全国医学院校高职高专新形态规划教材
供护理、助产及其他医学相关专业使用

急危重症护理学

JIWEIZHONGZHENG HULIXUE

主　审　朱　霖　李惠萍
主　编　胡凤琴　曹志国
副主编　王恒俊　王小丽　张雪霞　郝巧蓉
　　　　方　伟　高东霞
编　者　（按姓氏笔画排序）
王小丽　宁波卫生职业技术学院
王恒俊　安徽医学高等专科学校
方　伟　哈尔滨医科大学附属第四医院
刘晓菲　江苏护理职业学院
刘博文　潍坊护理职业学院
许　莹　广州卫生职业技术学院
连坤娜　郑州卫生健康职业学院
吴利平　安徽医学高等专科学校
张　静　江苏护理职业学院
张雪霞　四川中医药高等专科学校
陈东伟　乌兰察布医学高等专科学校
郝巧蓉　三峡大学附属仁和医院
胡凤琴　安徽医学高等专科学校
高东霞　河南护理职业学院
郭　晓　安徽医科大学第一附属医院
郭晓敏　乌兰察布医学高等专科学校
曹志国　皖西卫生职业学院
裴立霞　安徽卫生健康职业学院
樊　华　中国科学技术大学附属第一医院

中国协和医科大学出版社
北　京

图书在版编目（CIP）数据

急危重症护理学 / 胡凤琴，曹志国主编．— 北京：中国协和医科大学出版社，2024.5
ISBN 978-7-5679-2336-2

Ⅰ．①急… Ⅱ．①胡… ②曹… Ⅲ．①急性病—护理学—教材②险症—护理学—教材 Ⅳ．① R472.2

中国国家版本馆 CIP 数据核字 (2024) 第 023746 号

主　　编　胡凤琴　曹志国
策　　划　朱志祥
责任编辑　杨小杰
封面设计　周晓冰
责任校对　张　麓
责任印制　黄艳霞
出版发行　**中国协和医科大学出版社**
（北京市东城区东单三条 9 号　邮编 100730　电话 010-65260431）
网　　址　www.pumcp.com
印　　刷　江苏图美云印刷科技有限公司
开　　本　889mm × 1194mm　1/16
印　　张　19
字　　数　480 千字
版　　次　2024 年 5 月第 1 版
印　　次　2024 年 5 月第 1 次印刷
定　　价　69.00 元

前 言 Preface

急危重症护理是一门综合性、实践性很强的护理专业核心课程，是研究各类急性病、急性创伤、慢性病急性发作及危重患者抢救与护理的跨学科综合性应用课程。急危重症护理重在培养学生的急救意识，使学生掌握危重患者的抢救与监护技能，是其他课程无法替代的，对学生职业能力培养和职业素养形成起主要支撑作用。随着近年来各类急危重症以及突发公共卫生事件等的频发，《急危重症护理学》已成为重要的临床护理学科。

《国家教育事业发展规划》指出，高职教育应着重培育与社会发展需求真正相符合的人才，推行产教融合的教育模式。基于此，编者参考国内外急危重症护理最新理论和技术，对接职业标准和岗位要求，内容充分体现行业发展需求，以培养“能力为核心”的实用型、复合型高等护理人才为教材建设目标。结合编者丰富的临床和教学经验，从教学和临床工作实际出发，教材与临床护理紧密结合，遵循急诊救护规律进行编写，体现教学改革和专业建设最新成果。适应新时期医学教育改革发展要求，使教材具有较好的适用性、科学性、推广性，适用于全国高职、高专等学校护理、助产专业的教学，同时可作为临床低年资护士救护知识技能培训的参考用书。

本教材精选急危重症护理特色性内容，教材章节共 12 章，包括急危重症护理绪论、院前救护、急诊科的设置与管理、常见急症救护、心搏骤停与心肺脑复苏、创伤患者的救护、灾害救护、急性中毒患者的救护、环境及理化损伤患者的救护、ICU 患者的监测及护理、常用急救技能、急危重症患者用药及护理。把培养学生的实际应用能力和综合素质放在首位，结合国内外最新临床救护指导意见，使用临床情景案例导入形式引出知识点，培养学生临床思维能力，让学生做到举一反三、触类旁通。本教材内容全面、紧贴临床、形式新颖，配有大量的医院实践相关照片，便于学生理解记忆。临床情境案例的变化符合专科疾病的发展规律，以任务的方式对患者实施急救护理和操作，让学生提前感受临床氛围。知识链接内容融入了相关专科的最新护理知识，章节后编写了课后练习，对接护考重要知识点进行复习和总结。如近年加大了用药的护理知识考核及临床实习生调研也证实学生学习急救用药知识是较为薄弱的部分。因此，本教材针对临床常用急救药物进行了专门介绍，体现了对急症和危重症抢救用药知识需求的重视。同时纸质教材有机融合电子教材，教学配套资源（PPT、微课、视频等），题库系统，数字化教学服务（在线教学、在线作业、在线考试），使教材内容立体化、生动化，便教易学。急危重症护理在线课程通过扫描二维码即可查看和学习。

本教材更加注重护理人才素质目标的培养，“敬佑生命、救死扶伤、甘于奉献、大爱无疆”是医护人员的责任和精神，只有掌握各项急救知识和技能，树立“时间就是生命”的急救意识，有良好的团队合作能力，才能在急危重症患者的抢救过程中与死亡拼速度，为患者赢得生的希望，减轻痛苦，不负人民对我们教学育人的期望。同时，本教材将心理护理和合理护理操作深度融合，融心理护理于技能中是本教材的又一特色。

本教材在编写过程中，得到各参编单位领导和行业专家的大力支持，以及中国协和医科大学出版社的热情指导和悉心帮助，在此表示衷心的感谢！由于时间仓促，编者水平有限，疏漏和不当之处，诚恳希望使用教材的师生及同仁不吝批评指正。我们也相信这套教材在使用过程中，通过教学实践的检验和实际问题的解决，会不断完善和提高。

编　者

2024 年 4 月

目　录　Contents

第1章 绪 论

学习目标

1. 掌握急危重症护理学的范畴与任务、急诊医疗服务体系的概念。
2. 熟悉急危重症护理的概念、急诊医疗服务体系的运作和管理。
3. 了解急危重症护理学的起源与发展，急危重症护理人员应具备的素质。

随着人类社会活动范围的不断扩大、生活节奏的加快、现代化程度的提高及交通运输方式多样化，急危重症患者迅速增多，急危重症救护工作越来越受到重视。为了满足社会的服务需要，现代急诊医学、急危重症医学及急危重症护理学等学科应运而生，在挽救患者生命、提高抢救成功率、促进患者康复、减少伤残率、提高生命质量等方面发挥越来越重要的作用。

PPT·绪论

第一节 概 述

急危重症护理是一门研究各类急性病、急性创伤、慢性病急性发作及急危重症患者抢救与护理的跨学科综合性应用学科。它以挽救患者生命、提高抢救成功率、促进患者康复、降低伤残率，提高生命质量为目标。

急危重症护理与急诊医学、危重症医学同步建立和发展，既是护理学的重要组成部分，又是急诊医学、危重症医学的组成部分。随着医学和护理学科的发展，急危重症护理快速发展，在救治急危重症患者方面发挥了重要作用。在我国，它经历了急诊护理学、急救护理学、急危重症护理学等发展过程，其内涵也得到了极大丰富。

一、急危重症护理学的起源与发展

（一）国外急危重症护理学的起源与发展

20 世纪 50—60 年代，欧美国家一些大的医疗中心相继建立重症监护治疗病房。1963 年，美国耶鲁—纽黑文医院急诊科首次运用分诊技术。1966 年，美国颁布《道路安全法案》，规定要重视现场急救，并为此培训急救人员及非医务工作者的初级急救技术，取得较好的效果。1968 年，美国麻省理工学院建立急诊医疗服务体系。1972 年，英国皇家护理学院（the Royal College of Nursing，RCN）、A & E 护理团体（Accident & Emergency Nursing Group）成立，该团体的主要功能之一就是帮助 A & E 护士不断更新临床急救知识与技能，并由此形成急救护理课程的雏形。随着医学设备的发展，如心电示波器、电除颤器、人工呼吸机、血液透析机的出现并应用于临床，急救护理的理论和实践得到进一步发展。1975 年 5 月，红十字国际委员会在联邦德国召开急救医疗会议，提出急救事业国际化、国际互助和标准化方针，要求急救车装备必要的仪器，国际统一急救电话号码及要重视交流急救经验。1979 年，急救医学正式成为一门独立的医学学科，急救护理学也成为护理学中的一门重要学科。1983 年，美国医学专业委员会（American Board of Medical Specialties，ABMS）确立在麻醉、

重点·考点·笔记

内科、外科和儿科四大医学专科中设立急危重症医学专业。此后，急危重症护理学科在国际上迅猛发展，为急危重症患者提供最及时的救护，挽救了成千上万人的生命。

（二）我国急危重症护理学的起源与发展

我国的急危重症护理工作，始于抗日战争和解放战争时期对伤员的战地初级救护和转运。20 世纪 50 年代，我国按照苏联模式开始在大中城市建立急救站；20 世纪 70 年代开始建设心脏监护病房；20 世纪 80 年代各医院相继成立急救中心。1980 年 10 月，卫生部公布《关于加强城市急救工作的意见》，要求根据条件加强急救工作。1983 年，卫生部颁布《城市医院急诊室（科）建设方案》，该方案规定了急诊科的任务，急诊医疗工作的方向、组织和管理，以及急诊工作的规章制度。在此之后，许多医院相继成立急诊科、重症科或综合监护病房，我国的急危重症护理学科发展步入正轨。

1986 年 11 月，《中华人民共和国急救医疗法》颁布实施。此后，急救工作加快发展，设立全国统一呼叫号码为“120”。20 世纪 90 年代以来，随着我国经济实力的增强和全社会对急危重症护理重要性认识的提高，由院前急救、急诊救护、重症监护构成的急诊医疗服务体系逐步建立健全，拥有了现代化监护型救护车和移动通信工具，使抢救半径缩短至 5km 范围。1999 年，由我国 54 个民航医疗机构联合发起成立“中国民航协会机场管理委员会现代医学航空救援专业组”，使航空急救做到“应急、就近、方便”。

目前，我国急诊医疗服务体系基本健全，急救网络逐步形成，全民急救意识普遍提高。急危重症护理学的内容和范畴不断拓展，在急诊医疗服务体系中显示出举足轻重的地位和作用。

二、急危重症护理学的研究范畴

急危重症护理学是急救医学和危重症医学的重要组成部分，随着医学学科的发展，其研究范畴日益扩大，内容更加丰富。

（一）院前急救

院前急救是指急危重症患者进入医院前的救护，包括现场急救和途中监护两大任务。现场急救是指在发病现场对患者进行初步救护，如复苏、止血、包扎、固定、解毒等救护。途中监护是指从发病现场转送到医院途中施行的监测及护理，为后续救治争取时机。

（二）急诊科救护

急诊科救护是指急诊科医护人员对急危重症患者实行集中式抢救、监护、留院观察。经急诊科处理后，部分患者治愈出院；部分患者住院继续治疗；部分患者需要收入重症监护病房进一步救治。

（三）重症监护病房救护

重症监护病房救护是指受过专门训练的医护人员在配备先进急救设备和监护设备的重症监护病房，对危重症患者，如心搏骤停、休克、昏迷、多器官功能衰竭、急性多发性创伤和严重水、电解质紊乱及酸碱平衡失调等患者进行全面监护及治疗。

（四）灾难救护

灾难救护是指对自然灾难（如地震、泥石流等）、人为灾难（如交通事故、战争等）、生物学灾难（如蝗灾、鼠灾等）和技术性灾难（如核事故、化学泄漏等）所造成的人员伤害迅速有效地进行救治。

（五）急危重症护理教学、管理和科研

急危重症护理教学、管理和科研包括急危重症护士的技术业务培训、急救护理工作的管理、科学研究和情报交流等。

三、急危重症护理学的学科特点和任务

（一）急危重症护理学的学科特点

1. *思想素质要求高* 急危重症护理工作的特点之一就是工作异常艰辛，在许多情况下需要牺牲个人利益。因此，要想成为一名优秀的急危重症护理人员，首先应具备全心全意为患者服务的思想，要急患者所急，想患者所想。在救治过程中，需要有不怕脏、不怕累、不怕危险的精神，在抢救灾害性事故伤员时，还要有奉献精神。

2. *涉及知识范围广、技术技能要求高* 急危重症护理工作面对的是病情复杂多变、生命垂危的各种急症人群和意外灾害事故所致的多发伤伤员，其疾病的基础和病情的变化有许多未知的因素。护理人员在判断病情和制订护理计划时必须具备扎实的理论基础，此理论基础源于传统医学的理论及各专科疾病的护理知识。此外，患者疾病的复杂性，也要求护理人员具备广泛的理论知识和实践经验。

灾害的现场环境往往比较复杂，经常有一些意想不到的事情和事故发生。这就要求护理人员强化基本功训练，掌握在不同情况、不同环境下准确到位的技术。此外，还需要掌握现代化设备、仪器的使用方法，尤其是在特殊环境下的应用要到位。

（二）急危重症护理学的任务

1. 紧跟临床各专科急救新业务、新技术、新理论，研究各种急性伤病的评估、分诊及护理规律。

2. 研究灾害性事故的救护。

3. 总结急危重症护理经验，进行急危重症护理课题研究。

4. 研究急诊护理管理及教学理论和应用。

5. 研究、分析急诊工作质量的监控。

6. 研究因地制宜的急诊医疗服务体系及其组织方法。

7. 提高公众急救意识，普及公众急救常识。

四、急诊和 ICU 护士职业规划及要求

1. *进行自我评估* 急诊和 ICU 的护士在职业规划之前，首先需要进行自我评估。这包括对自己的技能、兴趣、价值观、优点和不足进行深入分析。对于急诊和 ICU 护士来说，需要具备丰富的医学知识、技能和经验，以及对紧急情况和重症患者的处理能力。此外，还需要具备良好的沟通技巧、团队协作和应对压力的能力。

2. *明确职业目标* 对于急诊和 ICU 护士来说，职业目标可能包括成为急诊专科护士、危重症专科护士或者护理管理者等。在制定职业目标时，需要结合自己的兴趣和优势，并考虑行业的发展趋势和需求。

3. *制定实施计划* 为实现职业目标，需要制定详细的计划。这包括提升专业技能、获取相关证书、参加培训课程、积累工作经验等。对于急诊和 ICU 护士来说，需要不断学习和掌握新的医学知识和技能，提高自己的专业水平。此外，还需要积极参与团队协作和交流，积累丰富的工作经验，增强自己的职业竞争力。

4. *持续自我评估和调整* 持续的自我评估和调整是职业规划的重要环节。在实现职业规划过程中，要保持耐心和毅力，不断调整自己的计划和目标，以适应不断变化的环境和需求。随着时间的推移，职业目标、计划和需求可能会发生变化。因此，定期进行自我评估，对职业规划进行调整是必要的。这样可以帮助你更好地应对职业发展的挑战，抓住机遇，实现个人价值。同时，还可以及时发现自己的不足和短板，积极采取措施进行改进和提高。

重点·考点·笔记

五、急危重症护理学学习要求

急危重症护理是一门跨学科的综合性学科，涉及临床各专科的知识，以及综合运用能力的培养。抢救患者的过程中需要应用各临床专科技术和急救技术，其业务范围涉及甚广，工作性质与临床科室既紧密相连，又有其独立性和专业性。急危重症患者具有起病急、病情危重、变化快和病因复杂等特点，要求护士在最短时间内用最有效的方法对接诊患者做出初步判断，并给予紧急救护。这对急危重症护士提出了更高的素质要求。

1. 培养良好的职业道德　急危重症患者起病急、病情危重、变化快，要求急危重症护士要具有强烈的责任心，牢固树立“时间就是生命”的观念，高速度、高效率抢救患者的生命。

2. 具有良好的协调管理能力　急危重症护士是各项救护措施的执行者，需要积极实施和配合各种急救操作，辅助使用各种仪器，保证用药及时准确。另外急危重症护士还是患者、医护人员、家属和对外的联系者，能否排除抢救时遇到的各种障碍，协调好各方面关系，直接关系到抢救能否顺利开展。因此，急危重症护士必须具备良好的协调管理能力。

3. 掌握扎实的理论知识　急救所面对的患者常有多种疾病共同存在，会涉及内、外、妇、儿等各专科疾病中的急性病、危重病，在工作中需要这些专业范畴的专业知识，还会涉及伦理学、社会学、心理学等方面的知识。这就要求护士不仅要有扎实的基础理论知识，还要善于将基础理论与各科知识相互联系、融会贯通，并将理论与实践结合，认真总结成功的经验和失败的教训，善于分析在抢救中遇到的各种问题，经过科学的思考，提高临床评判性思维的能力及分析解决问题的能力。

4. 熟悉常用的急救技术　对急诊患者的抢救，特别是灾害事件造成的群体伤员抢救，是一个系统工程，要求各方面人员并肩协同作战，因此对急救技术水平要求很高，必须准确到位。护士一定要熟练掌握急救技术，才能及时有效地应用。

5. 具备健康的体魄和良好的心理素质　急危重症患者的病情危重、变化快，抢救工作紧张，随时可能出现大批伤病员，要求急危重症护士具有充沛的精力，随时应对突发事件。同时，急危重症护士必须拥有强健的体魄和吃苦耐劳的精神。

知识链接

医务工作者素质要求

习近平总书记强调：“广大医务工作者是人民生命健康的守护者。要大力弘扬伟大抗疫精神，深入宣传抗疫先进事迹和时代楷模，在全社会营造尊医重卫的良好氛围。”“广大医务工作者要恪守医德医风医道，修医德、行仁术，怀救苦之心、做苍生大医，努力为人民群众提供更加优质高效的健康服务。”

第二节　急救医疗服务体系的构成及管理

一、急救医疗服务体系的构成

急救医疗服务体系（emergency medical service system，EMSS）是集院前急救、院内急诊科救护、重症监护室救护和各专科“生命绿色通道”为一体的急救网络，即院前急救负责现场急救和途中救护，急诊科和重症监护病房（intensive care unit，ICU）负责院内救护，这既适用于日常的急诊医疗，也适用于大型灾害和意外事故的急救。

考点提示

EMSS的构成。

急救医疗服务体系强调急诊的即刻性、连续性、层次性和系统性。具有较强的受理应答呼救能力的专业通讯指挥和承担院外急救的机构，实现了在事故现场或发病初期把急救医疗措施送到危重患者身边，对患者进行现场紧急处理后，将患者护送到医院急诊室接受进一步抢救和诊治，待其主要生命体征稳定后，根据病情需要将患者转送到ICU或专科病房。急救医疗服务体系使急危重症患者的救治更加快捷、安全和有效。为了缩短救护时间，急救系统应该有统一的电话号码，如美国的“911”、法国的“15”、日本的“119”、德国的“112”以及中国香港特别行政区的“999”。1986年，我国将“120”定为医疗急救电话。

知识链接

医疗卫生体系

习近平总书记指出：“要把保障人民健康放在优先发展的战略位置，坚持基本医疗卫生事业的公益性，聚焦影响人民健康的重大疾病和主要问题，加快实施健康中国行动，织牢国家公共卫生防护网，推动公立医院高质量发展，为人民提供全方位全周期健康服务。”党的十八大以来，我国已经建成世界上规模最大的医疗卫生体系，医疗服务总量居世界第一，人民健康水平总体上优于中高收入国家平均水平，中国特色医疗卫生制度框架基本建立，为中华民族伟大复兴打下坚实健康基石。

近年来，急救医疗服务体系在国内外迅速发展，日益受到各级卫生机构及广大患者的关注。建立一个组织结构严密，行动迅速，并能实施有效救治的医疗组织来提供快速、合理、及时的处理，将患者安全地转送到医院，使其在医院内进一步得到更有效的救治，成为急救医疗服务体系的主要目标。各国政府也逐渐认识发展急救医疗服务体系的重要性和迫切性，发达国家尤其重视EMSS的发展和完善，这种随着科技进步发展起来的急救医学模式一经建立就呈现出勃勃生机。

我国急救医疗服务始于20世纪50年代，大中城市出现院前医疗救治的专业机构——救护站。1980年10月，卫生部正式颁布新中华人民共和国成立后第一个关于急救的文件《关于加强城市急救工作的意见》，总结了新中国急救工作的基本状况，提出了建立、健全急救组织，加强急救工作，逐步实现急救医疗现代化的一系列意见，将发展急救事业作为医院建设的重要任务。随后，急救医疗服务体系在我国逐渐发展起来，建立了日益完备的城乡急救组织。它是院前急救中心（站）、医院急诊科、重症或专科监护病房三部分构成的一个完整的现代化医疗体系。目前，我国二级以上医院均设有急诊科，地市级城市均有急救中心或急救站，综合性大医院都建立了重症监护病房，配备了一定的专业队伍。

二、急救医疗服务体系的管理

我国EMSS工作起步较晚，与发达国家相比还存在一定差距。卫生行政部门从急救事业的组织建立、体制管理、救治质量等方面给予政策性和指导性支持，推动我国EMSS的进程，探索一条符合我国国情的EMSS发展道路。

（一）建立灵敏的通信网络

建立、健全灵敏的通信网络是提高急救应急能力的基础，在重要单位、重点部门和医疗机构设立专线电话，以确保紧急呼救时通信畅通无阻，提高反应时效。

（二）改善院前急救的运输工具

急救用的运输工具既是运送伤病员的载体，又是现场及途中实施抢救、监护的场所。救护车要配备必要的设备，可实施气管插管、静脉输液、电除颤等治疗措施和心电监护等监测仪器。在沿海地区、边远地区、牧区及有条件的城市，应因地制宜，根据急救需要购置直升机或快艇等高效运输装备。各级卫生行政部门要制定完善急救运输工具的使用管理制度，保证其功能正常良好。

（三）加强急救专业人员培训

编著统一并不断更新适合我国院前急救实际情况的培训教材，对急救专业人员进行理论知识和操作技能的培训。建立院前急救人员准入制度，确保院前急救人员都经过专业培训并具备相应业务水平。建立急救专业人员复训和考试制度，促进急救专业人员的业务水平不断提高。EMSS 的管理人员需要具有医学执业资格，并接受管理培训。

（四）普及社会急救

政府和各级各类医疗卫生机构应广泛宣传培训，普及急救技术，如徒手心肺复苏、骨折固定、止血、包扎、搬运等。意外灾害发生时，在专业人员尚未到达现场时，现场人员能自救和互救。广大群众在各种场所遇到急诊时，有义务向就近医疗机构或急救部门呼救。社会各部门、各单位接到呼救信息，必须从人力、物力、财力和技术方面给予全力援助。

（五）完善卫生法律法规

目前，我国的急救医疗规范、装备配备标准、急救人员培训与使用、院前急救服务标准还不统一。因此，需要完善相关卫生法律法规，稳定急救人员队伍，加快学科发展，提高服务质量。

（六）组建布局合理的急救网络

我国人口众多，各地经济发展差异较大，卫生资源的配置利用不平衡，EMSS 的各环节存在衔接不良的问题。根据实际情况，卫生行政部门在县级以上地区应组建本地区急救站、医院急诊科（室）、社区卫生服务中心等相结合的医疗急救网。省（自治区、直辖市）应建立急救中心，掌握急救信息，承担院前急救、院内抢救、培训和科研等工作。通过建立统一管理机构，优化急救网络，合理利用急救资源，促进 EMSS 更加完善。

（胡凤琴）

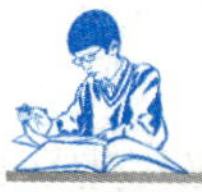

课后练习

A_1 型题

1. 国际上正式承认急诊医学为一门独立学科是在（　　）

A. 1972 年　　B. 1982 年　　C. 1979 年　　D. 1980 年　　E. 1986 年

2. 以下哪些不是急危重症护理学的研究范畴（　　）

A. 急性心肌梗死　　B. 胃穿孔　　C. 病毒性肝炎

D. 鼻出血　　E. 上消化道大出血

3. 急诊医疗体系不包括（　　）

A. 医院前的救护　　B. 到达急诊室后的处理

C. 普通病房的护理　　D. 重症监护病房的加强护理

E. 转运途中的监护

第2章 院前救护

学习目标

1. 掌握院前救护的现场评估程序及救护措施。
2. 熟悉院前救护的原则。
3. 了解院前救护的特点。
4. 学会按照护理程序对伤病员进行现场救护。
5. 具有强烈的责任感及使命感，对待工作严肃、认真、耐心、细致，有爱伤观念。同时培养学生树立抢救意识，发扬人道主义精神。

第一节 概 述

PPT·院前救护

院前救护（prehospital emergency care），也可称为院外救护（outhospital emergency care），是指在医院之外的环境中对各种危及生命的急症、创伤、中毒、灾害事故中的伤病者在进入医院前所进行的医疗救护。院前救护分为广义和狭义，主要区别在于是否有公众参与。院前救护是急诊医疗服务体系的首要环节，及时有效的院前救护对于维持患者生命、减轻患者痛苦、提高抢救成功率，防止再损伤及降低伤残率和死亡率。都有重要的临床意义。

一、院前救护的特点及原则

1. 院前救护的特点

（1）突发性：灾难事故，尤其是突发公共安全事件，如地震、火灾、洪灾、车祸、疫情暴发等何时发生、在何地发生往往是个未知数，且易造成次生灾害，令人措手不及。通常涉及的伤病员人数多，现场环境情况不明，呼救人员往往无法描述清楚伤病员情况。因此，院前救护的医护人员要随时准备展开专业救援的能力。

考点提示

院前救护的特点有哪些？

（2）紧迫性：院前救护的救治对象多是病情垂危的患者，如心肌梗死、心搏骤停、窒息等，若救治不及时，患者可能很快死亡。因此，院前救护必须充分体现“时间就是生命”的救护理念，必须做到争分夺秒，刻不容缓，要求救护人员必须具备良好的心理素质，做到沉着、冷静、果断。同时我们应关注伤病员亲属的情绪，要求我们在做好亲属心理疏导的同时迅速将伤病员送往医院进行紧急抢救。

（3）艰难性：院前救护工作多在复杂的环境下进行，往往出现人员设备有限、环境恶劣、伤病员病史不详、车辆运送途中的颠簸、围观群众拥挤嘈杂、事故现场仍有险情、救护车无法到达等给院前救护工作带来困难。

（4）复杂性：伤病员病种多，病情复杂，有的还涉及传染病或不明原因的疾病等。因此，院前救护人员必须具备扎实的急救知识、熟练的急救技能，针对不同病情迅速进行合理的紧急救护。

重点·考点·笔记

（5）灵活性：当灾难发生时，现场通常会缺医少药，应适当就地取材，机动灵活地在伤病员周围寻找能使用的代用品，因地制宜采取灵活多变的救护措施，挽救患者生命，等待救援到达。

（6）社会性：院前救护的医疗活动涉及社会各个方面，需要全社会公众都积极参与，甚至调动军队、武警、消防、交通、运输等救援力量。对民众普及现场救护的知识和技能，一旦出现突发事件，能及时进行自救和互救。

2. 院前救护的原则　院前救护最主要的内容是抢救生命、缓解症状、稳定病情和安全转运。因此，院前救护的总原则是“先救命后治病，先重伤后轻伤”，具体如下：

（1）先评估后救援：救援人员到达急救现场，首先应评估现场环境是否安全，如触电现场，先切断电源，必要时佩戴防护用品，排除险情，使伤病员脱离险情后再实施救援。

考点提示

院前救护原则有哪些？

（2）先救命后治伤：“先救命后治伤”是院前救护的重要原则之一，主要包括以下3个方面。

1）先重伤后轻伤：当伤病员有多处伤情时，要先处理危及生命的伤情，再处理一般伤情。遇有成批伤病员时，应根据伤病员病情分类，优先抢救危重者，后抢救较轻者。

2）先复苏后固定：遇有呼吸、心搏骤停合并骨折者，应先进行心肺复苏术，至患者心跳、呼吸恢复，再对骨折处进行包扎固定。

3）先止血后包扎：遇有大出血合并创面的患者，应综合评估患者伤情，选择合适的方法先止血，然后再进行创面消毒包扎处理，并注意观察止血效果，防止因持续性失血而导致失血性休克。

（3）急救与呼救并重：当现场只有一名救护员时，如果伤病情紧急，应先紧急施救，然后用短时间进行呼救。若面对伤病员时有多名救护员在现场，可进行分工合作，急救和呼救同时进行，以尽快争取到急救外援，动员更多人员参与到救治工作。

（4）争分夺秒，就地取材：经大量事实证明，救援人员越早对伤病员进行救治，伤病员的存活率就越高。这就要求救援人员到达现场后应快速反应，争分夺秒进行救援。如救援现场遇到急救物资紧缺等情况，应就地取材，快速找到可利用的代用品，如洁净的毛巾、衣物、木板等，挽救患者生命，等待救援到达。

（5）先救护后转送：在急救现场，应先争分夺秒挽救伤病员生命，尤其是威胁伤病员生命的情况，待缓解后再尽快运送。运送途中要密切观察病情，不中断救护。

（6）保留离断肢体和器官：发现患者的断肢、断指和/或其他离体组织器官后，可用无菌或清洁敷料包扎好，放入不透水、干净的塑料袋里，袋口扎紧后周围放冰块保存，尽快连同伤者一起离开现场，以抢救生命为主。与此同时记录断肢（指）及伤口的处理状况，做好交接工作，为断肢（指）再植争取时间。

（7）院前院内，救护衔接：认真书写医疗文书，做好与院内工作的交接。做到记录与交接完整，避免前后重复、遗漏或其他差错，保证急救工作的连续性和有效性。

二、院前救护的工作模式

院前救护是急救医疗服务体系的首要环节，院前救护体系是否完善和先进，是衡量该地区或国家的社会安全保障、应急救援反应能力和急诊医学水平的重要标志。

1. 国外院前救护模式　目前世界上主要的院前救护工作模式分别是英美模式和法德模式，这两种模式对于救援人员的要求各不相同，各有利弊。

（1）美英模式：美英模式的显著特征是“将患者带回医院”。救护理念强调的是“急”，救护车只配备医疗救护员和简单的器械及药品，在现场对患者进行简单处理后（一般不超过半小时），多采取对症治疗，较少使用药物，尽快将其送往附近医院，急救重点在院内处理。每个地区应急调度一般采用统一的电话号码，集消防、警察和医疗急救为一体。救护车上的医疗急救人员是经过相关培训的医疗救护员（emergency medical technician，EMT），一般由消防人员或警察组成，无医师参与。采用此模式的主要国家和地区有美国、英国、澳大利亚、日本、韩国、菲律宾、中国香港、中国台湾等。

（2）法德模式：法德模式的特征是“将医院带给患者”。救护理念强调的是“救”，即在患者到达医院前就提供高水平的医疗救护，救护重点在现场及途中处置。救护车上的医疗急救人员包括医生或助理医生、护士和驾驶员。现场处理时间大多超过半小时，不限于简单的对症治疗，使用药物较多，救护车上配备较高规格的医疗器械。采用此模式的国家主要有法国、德国、瑞典、瑞士、奥地利、比利时、芬兰、挪威、波兰、葡萄牙等。

2. *我国的院前救护模式* 我国的院前救护模式（表 2-1）总体上介于美英和法德模式之间，院前救护人员一般是具有执业资格的医护人员，但现场治疗的深度又不及法德模式。我国由于各地经济文化水平、地域特点等多方面因素的不同，在各地区原有的医疗体系的基础上，形成各具特色的院前救护模式，具体归纳如下。

（1）指挥型：急救指挥中心负责全市急救工作的总调度，以若干医院急诊科为区域，按医院专科性质分片负责救护的模式。急救指挥中心与各医院没有行政上的隶属关系，只拥有全市急救工作的调度指挥权。以广州急救中心为代表。

（2）依托型：急救中心依托于一所综合性医院的模式，院前救护机构实质上是医院的一个部门，同时受医院和卫生部门领导，既负责院前救护医疗，又负责院内救护。以重庆、海口急救中心为代表。

（3）院前型：急救中心配备专业人员和车辆，为独立的医疗卫生机构，既有调度指挥权，又有人、财、物等资源的调配权。城市按急救半径设立急救分站，并与急救网络医院紧密配合，形成完整的急救链。急救中心只负责院前救护部分，院内救护功能归各急救网络医院。以北京、上海急救中心为代表。

（4）独立型：是一种“大而全”的急救模式。急救中心具有院前救护、院内救护的全方位服务功能。以沈阳急救中心为代表。

（5）附属消防型：香港实行此模式。负责院前救护的组织隶属于消防机构，由消防队监管，并与警察部门密切协作，共同使用一个报警电话“999”。香港为此模式代表。

表 2-1 我国的院前救护模式

模式类型	代表城市	特 点
指挥型	广州	负责全市急救工作总调度，各医院分片负责
依托型	重庆、海口	依托一所综合医院，负责院前及院内救护
院前型	北京、上海	独立医疗机构，配备专业人员及车辆，只负责院前救护部分
独立型	沈阳	“大而全”的急救模式，具有院前及院内救护全方位服务
附属消防型	香港	隶属于消防机构，并与警察部门密切协作

三、院前救护的组织体系

院前急救的设置应网格化，网点布局要合理，相互之间要有机地联系和配合，为抢救患者生命赢得宝贵时间。

1. 院前救护系统的设置

(1) 急救网点的选择：原则上一个城市只能设置一个急救中心，可根据辖区人口分布、地域面积等设置相应的急救点，符合当地城市规划和区域卫生规划要求，主要注意以下几点原则。

1）设在当地的中心地带，覆盖尽可能多的人口。

2）交通便利，运送方便。

3）面积需足够大，能满足救护车辆的停放及自由出入。

(2) 急救半径与反应时间：急救半径是指急救中心（站）所承担院前急救服务区域的半径，市区内不应超过 5km，农村则不超过 15km；反应时间是指急救中心（站）接到“120”呼救电话至救护车到达现场所需要的时间，要求市区 15 分钟内、效区 30 分钟内到达现场，条件好且距离近的区域应在 5 ～ 10 分钟到达。急救半径和急救反应时间的长短是判断院前急救服务功能高低的重要综合指标之一。

(3) 院前救护三要素：院前救护需要通过现代化的通信、运输及先进的医疗救护技术来实现。因此，我们通信、运输和救护技术被认为是院前救护的三大要素。

1）通信：全国急救中心（站）统一电话为“120”。利用各种有线、无线通信，力求通信信息畅通。还可应用视频传输和全球定位系统（GPS），以便及时了解院前救护现场和急救车辆运行方位，可动态远程进行指挥和调度。

2）运输：院前救护运输工具是执行救护任务必不可少的设备，我国目前救护运输工具主要指的是救护车，在特殊情况及条件许可的情况下，飞机、轮船及快艇也加入了急救运输行列。应经常对救护运输工具进行检修，保持良好状况。

3）救护技术：院前救护的成功率在很大程度上与救护技术水平有关，而救护技术也在随科技的发展不断发生变化，因此，医护人员应熟练掌握各项救护操作技术。

2. 院前救护系统的管理　院前救护的成效与院前急救人员的专业水平密切相关，因此在管理上，应重视急救人才培养，重视“三基”训练（基础理论、基本知识和基本技能），尤其是常用的抢救技能及理论知识要熟练掌握，以提高抢救能力，建立健全院前救护专业人员的准入制度。各急救网点的管理应纳入质量管理轨道，以保证院前救护和护理的质量不断提高。

第二节　院前救护程序和配置

导入情景

某日，护士小张下班回家途中，遇到两辆私家车在十字路口发生车祸，两辆车变形较重，车内共有 6 名被困人员，病情不明。小张急忙拨打“120”电话呼救。

工作任务

1. 请思考如何正确进行现场呼救。
2. 请思考如何正确进行现场安全评估。
3. 请思考如何正确进行院前救护。

随着社会的快速发展，人口数量分布的变化，老龄化加速，交通日渐发达，自然和人为事故频繁出现，社会对急救医疗服务需求增加。及时有效的院前救护，可减少伤残的发生率，提高患者生命质量。因此，院前救护程序的优化和配置的完善，是时代发展的必然走向，也是人民内心的迫切需求。作为医护人员，更应该提高自身急救技能，扎实掌握急救知识，更好地为患者服务。

一、现场评估与护理体检

1. 现场评估

（1）现场安全评估：迅速判断伤病现场是否存在对伤病员或救护人员造成二次伤害的危险环境，如现场仍存在危险，应先排除险情，确保伤病员及救护人员的安全。

（2）现场病情评估：现场病情评估的目的是在最短的时间内找出危及伤病员生命的问题，尽快实施护理体检，及时给予救护措施，挽救患者生命。对急危重症伤病员快速评估危重病情，包括意识、气道、呼吸、循环、瞳孔等方面，注意尽量减少不必要的搬动，以免加重伤病情。

知识链接

急救生存链

2020年美国心脏协会发布了最新的《2020心肺复苏与心血管急救指南》，该指南每5年更新一次，并且首次更新了移动智能设备的应用和第一目击者CPR时视听反馈的重要性。全新的非创伤性院外心搏骤停（OCHA）生存链分别是：启动应急反应系统、高质量CPR、除颤、高级心肺复苏、心搏骤停恢复自主循环后治疗、康复。

本次指南中突出了除颤的重要性，党的二十大报告指出：把保障人民健康放在优先发展位置。“十四五”期间在公共场所逐步加大AED的投放。

1）意识：对于成年人可通过在患者两侧耳边大声呼唤、轻拍双肩等方法，观察伤病员的反应情况判断是否意识丧失。对婴儿则可拍打足跟或掐捏上臂看是否哭泣。如无反应，表明意识丧失。一旦初步确定患者意识丧失，应立即呼救，启动应急反应系统。

2）气道：检查伤病员气道是否通畅。清醒患者检查其说话及发音情况，若伤病者出现不能说话、咳嗽、口唇发绀等呼吸困难的表现，须迅速查明原因。检查口、鼻、咽、喉内有无异物，若有要及时清理，有活动性义齿者须取出，保持气道通畅。意识不清的患者检查有无舌后坠等可能造成气道阻塞的原因存在，如有应立即松解衣领及腰带，在排除头颈部损伤者，可采用仰头抬颏法开放气道。

3）瞳孔：观察瞳孔的大小、形状、对光反射情况。双侧瞳孔散大，应考虑颅脑损伤、颠茄类药物中毒或濒死状态；双侧瞳孔缩小，应考虑有机磷杀虫药、吗啡、氯丙嗪中毒；单侧瞳孔散人则提示同侧颅内病变或小脑幕切迹疝。

4）呼吸：通过观察患者胸腹部有无起伏（一看）、听患者是否有呼吸音（二听）、检查者面颊靠近伤病员口鼻感觉有无气流（三感觉）判断伤病员自主呼吸是否存在。有呼吸者，应观察呼吸频率、节律、深度等是否正常。若伤病员呼吸变快、变慢、变浅、不规则，提示病情危重。若伤病员呼吸呈叹息样式患者呼吸停止，则立即进行人工呼吸。

5）循环：成年人常规触摸颈动脉，儿童可触摸颈动脉或股动脉，婴儿则应触摸肱动脉。若脉搏快速、变弱，提示可能有严重缺氧、心力衰竭、休克等。若脉搏不规则，提示患者有心律失常。还可以通过检查伤者肢体皮肤，了解皮肤温度、有无湿冷，观察皮肤和黏膜颜色是否苍白、花斑或青紫，判断末梢血液循环情况。若脉搏、呼吸消失，则应立即进行心肺复苏。

2. 护理体检

(1) 院前救护伤病员情况复杂，尤其对病情不明确的危重患者，护理体检搜集资料要符合下列原则。

1) 切勿随意移动患者：尤其是有脊柱损伤的伤病员，以防发生二次伤害。

2) 注意做到“四清”：①听清，听清患者或其他目击者的主诉，了解发病经过；②问清，对意识清醒的患者，问清楚与发病或者创伤有关的细节；③看清，对意识清醒的患者，通过体格检查看清与患者主诉符合的症状和体征及其他局部表现；④查清，查清患者目前存在的阳性体征。

3) 适当应用基本物理检查，如心电图、X 线等，尤其需要密切关注生命体征。如有异常及时寻找原因并对症处理。

4) 护理体检动作应轻柔、快速、全面，重点突出。

5) 随时处理危及生命的症状与体征。

(2) 护理体检内容：进一步进行全身检查，不同病因，检查侧重点不同。可依次从体表、头颈部、胸部、腹部、脊柱及四肢、骨盆进行检查。

1) 身体表面：检查患者身体表面有无皮肤破损及出血情况，同时对于清醒的患者，可询问病史及发病情况。

2) 头颈部：检查患者头皮、颅骨，是否有损伤或骨折。检查耳鼻有无出血或液体的流出，判断是否出现脑脊液漏，有无颅内高压现象。观察眼球及晶体是否正常，有无结膜出血、角膜异物等。观察口唇有无发绀，口腔内有无异物或牙齿脱落。检查颈部有无压痛、畸形、肿胀、活动受限、气管移位，必要时使用颈托固定制动等。

3) 胸部：观察呼吸运动是否对称、两侧胸廓起伏是否一致，有无畸形，必要时加压包扎固定。检查胸部有无肋骨骨折、开放性伤口或血气胸情况，必要时胸膜腔穿刺或胸腔闭式引流。询问是否存在胸痛及疼痛的程度。

4) 腹部：检查有无压痛、反跳痛、腹肌紧张、移动性浊音，是否存在伤口出血、腹胀、疼痛及疼痛的性质，腹部有无膨隆、包块，肠鸣音是否消失，是否存在腹式呼吸等。

5) 骨盆：两手分别放在患者髋部两侧，轻轻挤压骨盆有无疼痛，检查有无骨盆骨折，注意失血量的评估。观察外生殖器有无损伤。

6) 脊柱及四肢：对于脊柱及四肢创伤的患者，不可盲目搬动患者，应先检查脊柱及两侧软组织有无损伤。检查四肢有无畸形、肿胀和疼痛，关节活动是否正常，观察肢体皮肤颜色、温度及末梢循环情况。

二、救护措施的实施

1. 紧急呼救　当意外事故和急症发生后，切勿惊慌，保持镇静。须快速评估现场和判断病情，立即对危重患者实施现场救护，同时应紧急拨打“120”急救电话或大声求救，请求援助。电话呼救时，讲话清晰，简练易懂，说明包括伤病员性别、年龄、事发详细地址和目前最危急的情况（呼吸或脉搏消失、大出血、昏迷、呼吸困难等），以便医务人员有针对性地准备急救物品。呼救人留下有效电话号码及姓名，便于“120”救护车与呼救人员随时保持联系。若为灾害事故，有多位伤病员时，则要说明伤害性质、发生原因、受伤人数及严重程度等。

2. 体位安置　在不影响抢救的情况下，应根据伤病员受伤性质、程度、部位等综合情况，为伤病员安置安全舒适体位。

(1) 复苏体位：对于无意识、无呼吸且无心跳者，应立即安置复苏体位，于平坦地面或硬木板上，立即进行现场心肺复苏术。

(2) 侧卧或平卧位：对于意识不清，但有呼吸和心跳者，应将伤病员置于侧卧位或平卧位头偏向一侧，以防止分泌物、呕吐物吸入气管导致窒息。

(3) 特殊病情，特殊体位：心脏病出现心力衰竭患者取端坐位，胸部外伤患者取半坐卧位，咯血患者取患侧卧位，颅脑损伤、脑出血、高血压患者可适当抬高头部，腹痛患者屈双膝于腹前，毒蛇咬伤患者下肢要放低，下肢损伤者则应平卧抬高患肢等。

3. 检伤与分类　在灾害事故现场伤病员较多，为了减少抢救的盲目性，应按照伤情轻重缓急进行有组织的救护，救护人员在检伤同时根据伤病员病情轻重进行分类。遵循边检伤、边分类、边抢救的原则，做到快速、准确、无误。

(1) 检伤：在快速完成危重病情评估后，根据实际情况，对伤员的生命体征、头部、颈部、胸部、腹部、骨盆、脊柱及四肢进行全身系统或有针对性的重点检查。

(2) 伤员分类：按照病情轻重分为4类，分别用红-黄-绿-黑不同颜色的标记卡（图2-1）将伤员分类标记并分区安置。

1) 危重伤：用红色标识，表示伤势危重，生命体征不稳定，随时有生命危险，需立即给予生命支持，并在1小时内转运到确定性医疗单位救治。

2) 中重伤：用黄色标识，表示生命体征稳定的严重损伤，有潜在生命危险，此类患者允许在一定时间内延缓处理和后送，在4～6小时内得到有效救治。

3) 轻度：用绿色标识，表示受伤较轻，没有生命危险，属于普通急诊病员，不需要立即送医。

4) 致命伤：用黑色标识，代表死亡伤员，无生还可能性、治疗为时已晚的伤病员。

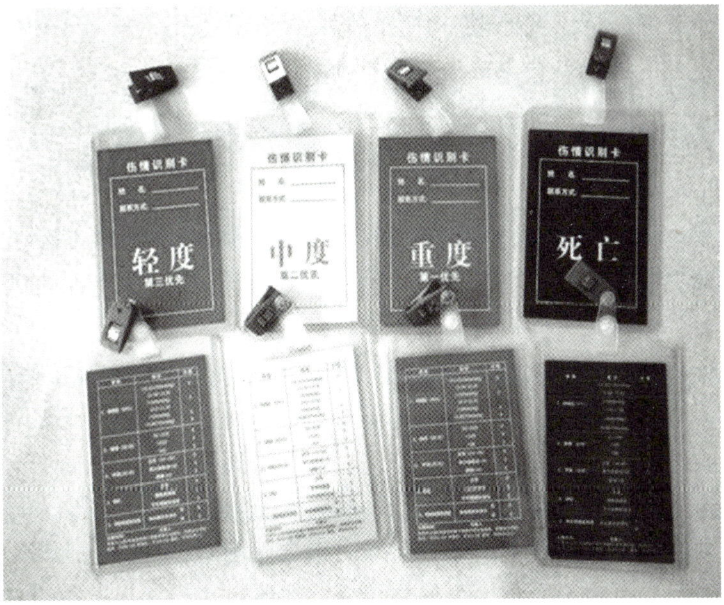

图 2-1　伤病员病情标识卡

4. 安全松解或脱去伤病员衣物

(1) 脱上衣法：解开衣扣，将衣服尽量推向同侧肩部，背部衣服向上平拉，若有一侧上肢受伤者，脱衣袖时应先健侧后患侧，提起健侧手臂，使其屈曲，将整个上肢从腋窝部位拉出。再将衣服从颈后平推至患侧，将衣袖从患侧上臂脱出，尽量不改变患侧上肢的位

重点·考点·笔记

考点提示

脱去伤病员衣物的注意事项。

置。如情况紧急或穿套头衣服，可直接用剪刀剪开衣服，争取急救时间。如紧急用剪刀剪开长裤。

（2）脱长裤法：伤病员无禁忌时尽可能平卧，解开腰带及裤扣，从腹部将长裤推至髋下，保持双下肢平直，不可随意抬高或屈曲伤肢，将长裤平拉脱去。如紧急用剪刀剪开长裤。

（3）脱鞋袜法：应托起并固定踝部，再向下、向前顺脚型方向脱去鞋袜。

（4）脱头盔法：如伤员无颅脑损伤且呼吸良好，可暂不去除头盔；如头部创伤且影响施救时，需要及时去除头盔。先解开颈部的扣环，用力将伤员头盔外侧板掰开，再将头盔向后上方脱去，整个动作应稳妥，以免加重伤者病情。

5. 维持循环功能　严密监测伤病员脉搏、血压、心电及皮肤的颜色和温度等循环指标。有条件者及时进行电除颤、心电监护并快速建立静脉通路，遵医嘱给药。对抢救大出血、休克等危重伤员时，应使用静脉留置针并固定牢固。若发生心搏骤停，立即进行心肺复苏。

6. 维持呼吸功能　及时去除伤病员口、咽及鼻腔中的异物和痰液，保持呼吸道通畅，有条件时给予吸氧。对呼吸停止者，立即实施口对口人工呼吸或人工气道。张力性气胸患者要立即进行穿刺排气。

考点提示

脊柱损伤患者搬运的注意事项有哪些？

7. 维持中枢神经系统功能　在现场实施基础生命支持的同时，监测伤病员的意识、瞳孔、肢体的感觉和运动、有无颅内压增高的表现等。对颅内压升高患者，迅速建立静脉通路，积极脱水降颅压，同时进行头部降温，提高脑细胞对缺氧的耐受性，减轻脑水肿。

8. 保护脊柱功能　疑有脊柱损伤者应立即给予制动，以免造成瘫痪。对颈椎损伤者，有条件可用颈托或头部固定器加以制动保护。搬运时必须保持脊柱制动，采取轴线翻身，以免造成或加重脊髓损伤而发生截瘫。

9. 配合医生现场急救　协助医生采用止血、镇痛、止吐、止喘、解痉等救护措施，如对抽搐惊厥患者给予镇静、抗惊厥处理；对急性哮喘发作患者给予平喘；协助医生对伤者进行止血、包扎、固定，为进一步安全转运创造有利条件。

三、转运与途中监护

由于现场救护条件有限，在伤病员病情允许的情况下应尽快安全地将伤病员就近转运至有条件的医院，尽早接受进一步的诊断与治疗。正确、安稳、迅速转运对伤病员的抢救、治疗和预后至关重要，这不仅要求医护人员有精湛的救护技术，更要求有崇高的敬业精神和高尚的道德品质。如若操作不当会加重病情，引发严重后果。

1. 转运前的准备工作　危重患者需要经过紧急处理后无直接威胁生命的因素存在，或直接威胁生命的因素得到有效控制的情况下，可考虑进行转运，并由专业救护人员护送。转运前需要联系好接收医院，和患者及家属做好沟通，取得同意。出发前检查患者各项体征并记录，确定患者气道通畅，各管道未打折受压，临时固定牢固等。

2. 转运方式的选择　转运工具的选择一般是根据院前救护任务、患者数量、患者病情及所在区域环境来确定，有担架、救护车、直升机、快艇、飞机和火车等方式，其中使用最多的是担架和救护车。

3. 转送及途中监护　在转运途中需要注意以下事项。

（1）合理安置体位：根据伤情和转运工具的特点安置合适体位，一般采取平卧位，恶心、呕吐伤病员采取侧卧位，有意识障碍的伤病员应去枕平卧头偏向一侧。使用担架在平行道路转运时，伤病员头部在后，足在前，便于随时观察伤病员病情变化；上、下楼梯时，头部在上；急救车转运患者时，伤病员头部方向与汽车行驶方向相反；空运中，将伤病员横放在机舱内，休克者头朝向机尾；颅脑外伤导致颅内高压者应先减压再空运。行进中注意保暖、防雨、防暑，按时翻身，保证伤病员安全。

（2）道路评估：在运送前提前做好道路状况的评估，救护车辆在行进过程中维持平稳，防止因颠簸或拐弯造成伤病员病情加重或发生坠落。

（3）病情观察：转运中要密切观察伤病员的意识、瞳孔、口唇黏膜颜色、生命体征及主要伤情的变化情况，有条件应使用便携式多功能监护仪。途中一旦出现心搏骤停、窒息、呼吸停止、休克等紧急情况，应立即进行急救。

（4）加强基础护理：转运途中要加强生命支持，做好输液、吸氧、吸痰、保暖等基础护理，保证各种管道的畅通与妥善固定。

（5）做好抢救和监护记录：做好转运途中抢救、监护观察等有关医疗文件记录，为伤病员的交接做好准备。

（6）心理护理：加强转运途中心理护理。院前急救伤病员病情一般较严重且复杂，患者及家属对于突然遭受的意外伤害或者疾病没有思想准备，普遍有焦虑恐惧的心理，因此，救护人员在救护的同时应关怀安慰患者，态度诚恳、言语温柔，给患者以充分的信任感，也可给予适度的病情介绍，以减轻或消除其恐惧感，既增进医患护患关系的和谐，也有利于患者的康复。

（7）交接完整：安全运送伤病员到达急救中心或医院急诊科时，应向接诊护士详细交接班，如伤病员现场情况、途中变化已采取的急救措施及目前情况等，以便对伤病员做进一步的救治及护理。

院前救护任务完成后，应及时补充急救药品，维护急救仪器，并对救护车进行消毒处理，使其处于完好的备用状态，急救人员继续待命。

（裴立霞）

课后练习

A_1 型题

1. 急救医疗服务体系的首要环节是（　　）

A. 紧急救护　　B. 院前救护　　C. 医院急诊科救护

D. 重症监护室救护　　E. 转运及途中监护

2. 下列哪项不是院前急救的特点（　　）

A 突发性　　B 紧迫性　　C. 艰难性　　D. 简单性　　E. 随机性

3. 下列哪项不属于院前救护的原则（　　）

A. 先排险后施救　　B. 急救与呼救并重　　C. 先复苏后固定

D. 先止血后包扎　　E. 先转送再救护

4. 急救人员到达创伤现场后，首要的任务是（　　）

A. 拨打急救电话　　B. 去除正在威胁患者生命的因素

C. 包扎止血　　D. 骨折固定　　E. 安全地转运

5. 灾难现场检伤分类标志中红色标志表示（　　）

A. 严重创伤，在短时间内得到有效抢救，没有生命危险

B. 没有严重创伤

C. 非常紧急，需要立即进行生命支持

D. 无法救治的创伤

E. 已经死亡

6. 关于院前救护患者的转运，下列说法错误的是（　　）

A. 病情不稳定者，应暂缓汽车长途转送

B. 担架在行进途中，伤员应头在前，足在后

C. 脊柱受伤者，应保持脊柱轴线稳定

D. 腹胀者行胃肠减压术后再空运

E. 途中要加强生命支持性措施

第3章　急诊科的设置与管理

学习目标

1. 掌握绿色通道的概念、急诊预检分诊的概念和要求。
2. 熟悉急诊科的任务、设置及护患沟通。
3. 了解急诊科的管理制度。
4. 具有应急救护和应变能力。

急诊科是抢救急危重症患者的重要场所，是在医院急危重症患者最集中、病种最多、抢救和管理任务最重的科室。加强急诊科管理是提高救护质量的关键。急诊科是医疗技术水平和医院管理的集中反映，在现代急诊医疗服务体系中具有重要地位。

PPT·急诊科的设置与管理

第一节　急诊科的工作任务和设施

一、急诊科的工作任务和特点

1. 急诊　急诊科接待与处理日常急诊就诊的各种患者，24小时开放随时接诊。对于急诊患者，经分诊护士评估后，根据病情轻重缓急给予分级处理，分区安置，做到及时合理、有效。遇成批伤病员时，要进行快速接诊、分诊、分流，及时做好有效的后续救治工作。这是急诊科的主要任务。

2. 急救　对各种急、危、重症患者的抢救、诊疗和病情观察是急诊科的重要任务。急救对象是由急救站（中心）、基层医院和自行送达医院时已危及生命的患者，如心搏骤停、心肺功能衰竭、严重休克、严重创伤、心肌梗死、急性中毒等。急救工作要做到及时、迅速、准确。

3. 转运　急诊患者经初步处理后，根据专科特点运送至各病区、监护室、手术室、导管室、输液室。需要转外院的患者，妥善安排“120”救护车，转运患者做到无缝衔接，保证患者安全。

4. 突发公共事件的救援　当突发公共事件发生时，急诊科医护人员应服从组织安排，尽最大努力参加救援活动。科室应建立完善的突发公共事件应急预案，有紧急扩容的临时急救组织、分流批量患者的方案，以及与多家医院协同抢救的能力；参与应急抢救预案制订，指挥、组织、协调大批伤员的院内急救工作。

5. 培训　建立健全各级、各类急诊工作人员的岗位职责、规章制度和技术操作规范。对急诊专科护士进行培训，加速急诊人才的成长，是提高急诊护理质量的重要手段，也是加强急诊建设的关键，是急诊科常年的任务。

6. 科研　总结急诊工作经验，探索规律，提高急诊救护水平。开展有关急症病因、发病

重点·考点·笔记

机制、诊断、治疗及护理方面的研究工作，进一步寻找规律；研究、分析急诊工作质量的监控指标，提高急诊护理质量。

7. 社会宣传　急诊科还承担急救知识的宣传教育、公众急救知识普及等任务。

二、急诊科的设置要求与设备

急诊科接收的多为突发的急危重患者，急诊科面积应与全院总床位数及急诊就诊总人数成合理比例，出入路线要短捷，对发热门诊、卒中中心、胸痛中心等科室和各种标识要明显，以方便患者就诊为原则。

1. 预检分诊处　是急诊患者就诊第一站，应设在急诊科入口的明显位置，标志要清楚，室内光线要充足，面积要足够，预检分诊员应由有经验的护士担任，要做到快速疏导患者进入专科诊室或抢救室。分诊室内应有诊查台、候诊椅、对讲机和呼叫设备，还需要备有就诊登记本、常用的化验单以及简单的医疗检查器械如听诊器、血压计、体温表、压舌板等。

考点提示

救治物品管理应做到“五定”，“五定”包括哪些?

2. 急诊抢救室　设在邻近急诊入口处，应有足够的空间，充足的照明；配有多功能抢救床，每床配有环形静脉输液架，遮帘布，床头设中心给氧装置、中心吸引装置；抢救室墙上应有常见急症的抢救流程图。此外，需要备有三类物品：①抢救、监护设备如心电图机、心电监护仪、呼吸机、血压监护仪、多参数监护仪、除颤仪、起搏器、快速血糖仪、移动 X 线机、超声诊断仪等。②各类抢救包和一次性用物如导尿包、气管切开包、静脉切开包、胸穿包、腹穿包、抢救包、导管、无菌手套、无菌物品等。③各类急救药品如抗休克药、抗心律失常药、强心药、血管活性药、中枢兴奋药、镇静镇痛药、止血药、解毒药、利尿药、降压药及常用的液体等。各种抢救物品应做到“五定”：定数量品种、定点放置、定人保管、定期消毒灭菌、定期检查维修，抢救物品完好率达 100%。

3. 急诊诊察室　综合医院一般设内科、外科、妇科、儿科、眼科、耳鼻喉科、口腔科等专科诊室。室内除备有诊察床、桌、椅外，还应根据各专科特点备齐专科常用器械和物品。

4. 急诊治疗室　位置一般靠近护士办公室，便于为急症患者进行各种护理操作，包括治疗室、注射室、输液室、处置室等。室内应有治疗桌、配药台、无菌物品柜、消毒用品、洗手池及照明设备等相关配套设施。

5. 急诊重症监护室　位置最好和急诊抢救室相近，监护床 3 ～ 8 张，应备有监护仪、呼吸机、除颤器、起搏器等急救设备。对于一些在急诊科诊断未明、生命体征不稳定的危重患者及急诊手术后的患者进行加强监护。

6. 急诊手术室　位置应与抢救室、外科诊室相邻，外伤患者经抢救和初步处理后，生命体征不稳定并且随时有可能危及生命者，应在急诊手术室进行急救手术。室内设有洗手池、手术床、手术包、消毒液、麻醉药物等手术物品。

考点提示

留观时间。

7. 急诊观察室　观察床位一般应按医院总床位的 5% 设置，室内设施、护理工作程序与普通病房相似，如建立病历、医嘱本、病室报告和护理记录等。留观时间原则上不超过 72 小时。

8. 隔离室　在条件允许的情况下应设有隔离室并应配有专用厕所，如有疑似传染病患者，护士应及时通知医生到隔离室内诊治，患者的呕吐物、排泄物要及时处理。凡确诊为传染病的患者，应及时转送传染科或传染病医院。

9. 辅助科室　包括急诊科挂号室、急诊挂号室、急诊收费处、急诊药房、急诊检验室、急诊超声室、急诊 X 线室和急诊 CT 室等。

三、急诊护理工作流程

急诊护理工作流程，见图 3-1。

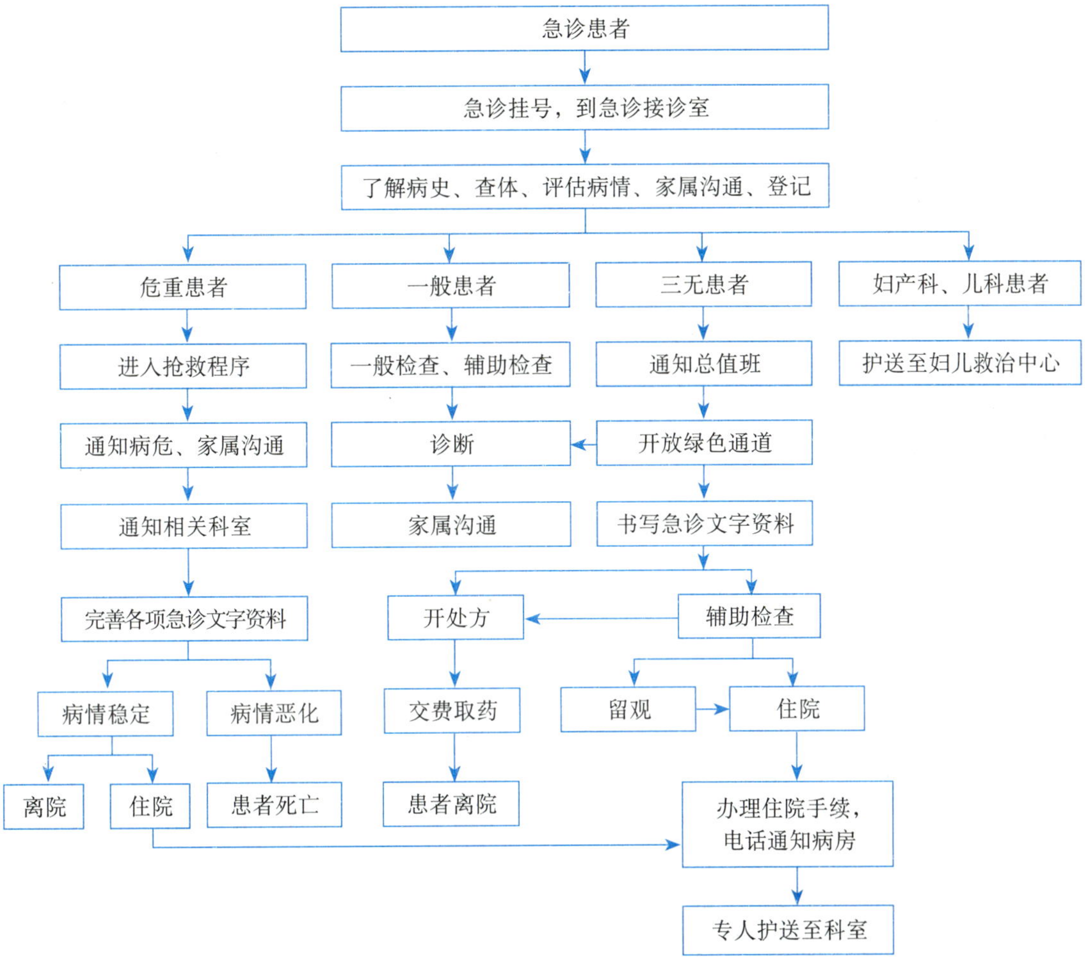

图 3-1　**急诊护理流程**

四、急救绿色通道

急救绿色通道即急救绿色生命安全通道，是指对急危重症患者一律实行优先抢救、优先检查和优先住院的原则，医疗相关手续酌情补办。我国目前医疗人力资源相对不足，建立急救绿色通道更能及时有效地抢救急危重症患者。

（一）进入急救绿色通道的患者范围

原则上所有生命体征不稳定和可预见危及生命的各类急危重症患者均应纳入急救绿色通道。但因不同医院的医疗人力资源、医疗配置、医疗水平、急救制度、患者类型等多种因素不同，具体把哪些患者纳入急救绿色通道各医院可能有所不同。

（二）急救绿色通道的硬件要求

1. *方便有效的通信设备*　对讲机、有线或移动电话、可视电话等通信设备，可以根据实际情况选择，设立急救绿色通道专线，不间断地接收院内、外的急救信息。

2. *急救绿色通道流程图*　在急救大厅设立简单明了的急救绿色通道流程图，方便患者、家属快速找到急救绿色通道的各个环节。

重点·考点·笔记

3. *急救绿色通道的醒目标志* 急救绿色通道，一般包括预检台、抢救通道、抢救室、急诊手术室、急诊药房、急诊化验室、急诊影像中心、急诊留观室、急诊输液室等，均应有醒目的标志，可采用绿色的标牌和箭头。

4. *急救绿色通道的医疗设备* 应备有可移动的床和推车、输液泵、常规心电图机、多导监护仪、固定和移动吸引设备、气管插管设备、除颤起搏设备、简易呼吸气囊、面罩、机械通气机等。

（三）急救绿色通道的人员要求

1. 急救绿色通道的各个环节 24 小时均有值班人员，随时准备投入抢救，并配备 3 ～ 4 名护士协助工作。需要会诊时，会诊医生应 10 分钟内到位。

2. 急救绿色通道的各个环节人员均应能熟练胜任各自工作，医护工作人员必须有 2 年以上的急诊工作经验。

3. 急救绿色通道的各个环节人员应定期进行座谈，探讨出现的新问题及解决办法，不断完善救护工作。

4. 设立急救绿色通道抢救小组，由医院业务院长领导、急诊科主任、急诊科护士长和各相关科室领导组成。

（四）急救绿色通道的相应制度

1. *急救绿色通道的首诊负责制* 由首诊医护人员根据病情决定启动急救绿色通道，通知相关科室，并及时报告科主任和护士长或相关院领导，科主任和护士长须能随叫随到，组织领导抢救工作。首诊医护人员在绿色通道急救要随时在场并做好各环节的交接，在适当的时间由患者家属和陪护人补办医疗手续。

2. *急救绿色通道的记录制度* 纳入急救绿色通道的患者应有详细的登记，包括姓名、性别、年龄、住址、就诊时间、陪护人员及联系电话、生命体征情况和初步诊断等。患者的处方、辅助检查申请单、住院单等单据上须加盖“急救绿色通道”的标志，保证患者抢救运输的畅通。

3. *急救绿色通道的转移护送制度* 首诊医护人员在转移急救绿色通道患者前必须电话通知相关人员，途中必须有急诊科首诊医护人员陪同，并具有途中抢救的能力，交接时应明确交接，注明急危重症注意事项和已发生或可能发生的各种情况。

4. *急救绿色通道的备用药管理制度* 急诊科应备有常规抢救药物，并有专门人员或班次负责保管和清点以保证齐全可用。抢救急救绿色通道患者时可按急需先用药，后付款。

第二节 急诊科的管理

一、急诊科护理人员素质要求

1. *良好的职业道德* 有全心全意为人民服务的工作态度，牢固树立“时间就是生命”的观念，一切从患者出发，争分夺秒，全力以赴地抢救患者的生命，保证抢救工作质量。工作认真负责，任劳任怨，不怕苦、不怕累、不怕危险。

2. *娴熟的急救技能* 有扎实的业务基础和丰富的临床工作经验，熟练掌握急救程序、心肺脑复苏技术、心电监护仪、呼吸机、除颤仪的使用和气管内插管等操作，在急救护理中能及时、准确、迅速地完成各项护理工作。

3. *健康的心理素质* 急诊护士应当开朗稳重、自信自爱、自尊自强，处事不乱不惊，应对从容。对患者正直诚恳、热情有礼。对工作作风严谨、干净利落、沉着冷静，并要时刻保持头脑清醒，思维敏捷，有条不紊，善于分析思考问题，从复杂多变的状态中做出快速准确的判断，正确妥善处理各种问题，用最短的时间做出最佳的抢救护理措施。

4. *较好的身体素质*　急诊护士因长期处于高度紧张状态，要求护理人员必须身体健康，能经受在紧张的抢救护理工作中的磨炼。无论在工作中还是生活中都应劳逸结合，保证充足的休息，多参加活动，以松弛高度敏感的神经，保证良好的身体素质。

5. *有团队精神*　能与科室人员及医院各部门团结协助。抢救工作是个合作过程，只有通过群体合作，才能产生巨大的力量，取得良好的效果。急诊护士应相互理解、相互尊重、相互配合协作，不相互推诿责任。

二、急诊科护理管理制度

急诊科还应制定切实可行的急救程序、各项急救技术操作规程及质量标准和相关的急救预案，主要制度有预检分诊制度、急诊科工作制度、首诊负责制度、急诊抢救室制度、急诊室留观制度、急诊监护室工作制度、急诊值班制度、急诊查房制度、出诊抢救制度、消毒隔离制度等，从而使急诊工作规范、有章可循。

（一）急诊科工作制度

1. 学习贯彻法律法规、医改及医保政策和医院规章制度，保证急诊科工作正常运行。

2. 急诊科必须 24 小时开诊，工作人员必须坚守岗位，随时做好抢救准备，如需要暂时离开，应告知值班护士去向。工作人员必须明确急救工作性质、任务，严格执行首诊负责制和抢救规则、程序、职责、制度及技术操作常规，掌握急救医学理论和抢救技术，实施急救措施及各项制度，严格履行各级各类人员职责。

3. 护士应严格执行查对制度，按照医嘱用药，严防差错事故的发生。

4. 急诊科各类抢救药品、器材要准备完善，由专人管理，放置固定位置，经常检查，及时补充更新、修理和消毒，保证抢救需要。

5. 急诊患者收入急诊观察室，由急诊医师书写病历，开好医嘱，急诊护士负责护理工作。对急诊患者要密切病情变化并做好记录，及时有效地采取治疗措施。观察时间一般不超过 72 小时。

6. 做好急诊科突发事件等各项统计工作。

7. 遇重大抢救患者需要通知医务科、护理部、门诊部、有关领导亲临参加指挥。凡涉及法律纠纷的患者，在积极救治的同时，要及时向有关部门报告。

（二）预检分诊制度

1. 由临床经验丰富、责任心强、技能娴熟、在急诊科工作 5 年以上的护士担任预检分诊岗位，不能让实习学生担任预检分诊。

2. 分诊护士必须坚守工作岗位，不擅自离岗，如有事离开时必须由护士长安排能胜任的护士代替。

3. 应主动热情地接待每一位前来就诊的患者，可以区别一般、危重、传染病患者，并进行必要的初步检查，按病情轻、重、缓、急依次办理分科就诊，并做好登记。

4. 预检分诊护士应有较强的急诊意识和急救理论，掌握急诊就诊标准和分诊原则，预检分诊正确率≥90%。如有分诊错误，应按首诊负责制处理，即首诊医生先看再转诊或会诊，分诊护士协助做好转科、会诊工作。

5. 分诊护士须在 2 ～ 5 分钟内对患者进行处置，判断病情危重程度并正确分诊，及时通知有关医生分诊到接诊处，并尽快完成分诊工作，以免影响预检分诊质量。

6. 从事预检分诊的医务人员，应严格遵守相关法规和规定，认真执行临床技术操作规范，

重点·考点·笔记

以及有关工作制度。

7. 急诊科医师，应对发热等患者进行详细的病史追诉和体格检查，对于排除传染病的，转到普通门诊就诊或留观室留观；疑似传染病的患者，要立即转入传染科或传染病医院，并在患者转走后及时对患者接触的场所和物品进行终末消毒。

8. 在预检分诊过程中，发现可疑特殊重大传染病疫情或聚集性病例发生时，要立即报科室领导及相关部门。遇事故、自杀等涉及法律问题的患者，应立即通知相关部门。

（三）首诊负责制度

1. 患者首先就诊科室为首诊科室，首位接诊医师为首诊医师，在一次就诊过程结束前或由其他医师接诊前，负责该患者全程诊疗管理。

2. 首诊医师发现涉及其他科或确系他科患者，应进行必要处置后，才能请有关科室会诊或转科。

3. 遇多发伤、跨科疾病或诊断未明的伤病员，首诊医师应首先承担主要诊治责任，并负责及时邀请有关科室会诊。

4. 首诊医师对须紧急抢救的危重患者应先抢救同时向上级医师汇报，并告知患者陪同亲属办理挂号和交费手续，不得以任何理由延误抢救时机。

5. 两个科室医师会诊意见不一致，分别请示本科上级医师直至本科主任。双方仍不能达成一致意见，由首诊医师负责处理并上报医疗管理部门（节假日夜间上报医疗总值班室）协调解决，不得推诿。

（四）急诊抢救室制度

考点提示

护士执行口头医嘱要求。

1. 急诊室设备齐全，保证完好状态，随时备用。

2. 消耗品使用后及时清理、补充，抢救中，各有关科室必须积极配合，各级人员必须听从在场工作人员中职务最高者指挥。

3. 抢救工作中遇诊断、治疗、技术操作等困难时，及时请示上级医生，一切抢救工作应做好记录，医护密切配合。护士在抢救执行口头医嘱时，应由医生主诉，护士向医生复述一遍，经医生确认无误后方可执行，防止差错事故发生。抢救结束后，应及时补记医嘱，并于 6 小时完成抢救记录。

4. 急救药物用后的安瓿、输液空瓶、输血空瓶等均应集中放置，以便统计和查对。

5. 遇有大批需要抢救的患者同时就诊时，应立即报告科主任及院领导。

（五）急诊室留观制度

1. 留观对象包括需要住院，但无床位，病情允许留观者；不能立即确诊，离院后病情可能突然变化；某些病症如高热、哮喘、腹痛、高血压等经治疗病情尚未稳定；其他特殊情况需要留观者（传染病、精神病患者不应在此留观察）。

2. 需要收入观察室的患者，由接诊医师通知观察室护士和医师；必须给留观时的患者建立病历，护士发现病情变化时，及时向值班医师报告。

第三节　急诊患者的观察分诊

导入情景

急诊科护士小郭值夜班，凌晨 2 点。患者陈某，30 岁，右下腹疼痛伴头痛头晕约 2 小时，其家人发现陈某疼痛难忍，表情痛苦，面色苍白，大汗淋漓，急送急诊科就诊。

重点·考点·笔记

工作任务

1. 请说出急诊护理工作程序。

2. 患者经监测 HR 139 次 / 分，BP 65/40mmHg，正确为该患者分诊。

3. 请您针对该患者的病情给予正确处理。

一、接诊

急诊患者到达急诊室后护士应热情接待，将患者快速接诊就位。危重患者应根据不同病情合理安置。如果患者由救护车等运输工具送来的，护士应主动到急诊室门口迎候，并与护送人员一起将患者搬运到合适的位置上。

二、分诊

分诊是指对急诊就诊患者进行快速、重点地收集资料，并将资料进行分析、判断、分类、分科，再按病情的轻、重、缓、急安排就诊顺序，一般应在 2 ～ 5 分钟内完成。护士高质量的分诊可以使患者得到及时救治，反之，则有可能因延误急救时机而危及生命。

（一）资料收集

1. 询问　通过对患者或知情人，了解与现病史有关的既往史、用药史、过敏史等，从而收集全面且真实的主观资料。

2. 观察　护士需要运用眼、耳、鼻、手感官来收集患者的客观资料，即主要的体征。用眼观察患者的一般状况，如患者的精神、面容表情、面色、体位、姿态等改变所代表的意义；观察排泄及分泌物的颜色、数量的改变所代表的意义；用耳去辨别身体不同部位发出的声音如呼吸音、咳嗽音、心音、肠鸣音等变化所代表的意义；用鼻去辨别患者散发出的特殊气味所代表的意义；用手去触摸患者的脉搏来了解其频率、节律及充盈度，还可以触摸患者疼痛部位来了解疼痛涉及的范围与程度等。在观察过程中可借助压舌板、电筒、体温计、血压计、听诊器、心电图机、快速血糖仪等进行检查，收集资料。

3. 查体　如有必要，在条件允许下，对患者的一定部位进行重点查体，收集资料。

（二）分诊公式

1. SOAP 公式　分诊工作中常用到的技巧。

S（subjective，主观感受）：收集患者的主观资料，包括主诉及伴随的症状。

O（objective，客观现象）：收集患者的客观资料，包括体征及异常征象。

A（assess，估计）：将收集的资料进行综合分析，初步判断。

P（plan，计划）：根据判断结果，进行专科分诊，按轻、重、缓、急有计划地安排就诊。

2. PQRST 公式　适用于疼痛患者。

P（provoke，诱因）：疼痛发生的诱因及加重与缓解的因素。

Q（quality，性质）：疼痛的性质，如绞痛、钝痛、刀割样、针刺样、烧灼样等。

R（radiate，放射）：有否放射痛，向哪些部位放射。

S（severity，程度）：疼痛的程度如何，若把无痛到不能忍受的疼痛用 1 ～ 10 表示，哪个数的程度。

T（time，时间）：疼痛开始、持续、终止的时间。

3. CRAMS 评分　CRAMS 评分是主要采用循环、呼吸、运动、语言 4 项生理变化加解剖部位的一种简易快速、初步判断伤情的方法。为便于记忆，以 CRAMS 代表，每项正常记 2 分，轻度异常记 1 分，严重异常为 0 分，总分 <8 为重伤。CRAMS 记分是总分越小，伤情越重。

考点提示

分诊公式——SOAP、PQRST、CRAMS 公式的含义。

重点·考点·笔记

C（circulation，循环）：毛细血管充盈正常和收缩压 >100mmHg 为 2 分，毛细血管充盈延迟和收缩压 85 ～ 99mmHg 为 1 分，毛细血管充盈消失和收缩压 <85mmHg 为 0 分。

R（respiration，呼吸）：正常为 2 分，急促、浅或呼吸频率 >35 次 / 分为 1 分，无自主呼吸为 0 分。

A（abdomen，腹胸部）：无压痛为 2 分，有压痛为 1 分，肌紧张、连枷胸或有穿通伤为 0 分。

M（motor，运动）：运动自如为 2 分，对疼痛有反应为 1 分，无反应或不能动为 0 分。

S（speech，语言）：正常为 2 分，谵妄为 1 分，讲不清完整的词语为 0 分。

（三）病情分类

1 级：濒危患者，患者生命体征极不稳定，可能随时危及患者生命，需要立即采取挽救生命的干预措施，如心脏呼吸骤停、休克、昏迷、大出血、持续严重的心律失常、严重的呼吸困难、反复抽搐、急性重度中毒、致命性的创伤、大面积烧伤等，需要采取干预措施挽救患者生命，这类患者应立即送入急诊抢救室。

2 级：危重患者，患者的病情在短时间内进展至 1 级，需要紧急处理与严密观察，如心肌梗死，外科危重急腹症，突发剧烈头痛，严重创伤、烧伤，严重骨折，高热，急性意识模糊 / 定向力障碍，复合伤，心绞痛等。

3 级：亚急患者，患者生命体征尚稳定，没有严重的并发症，应在一定的时间段内患者就诊。根据患者病情进展为严重疾病和出现严重并发症的可能性很低，并且没有严重影响患者舒适性，但需要急诊处理缓解患者症状。

4 级：非急症患者，可等候，患者无主诉，也可到门诊诊治，如轻、中度发烧，皮疹，皮擦伤等。

（四）分诊要求

1. 预检分诊的急诊护士须由业务能力强、责任心强的护士来担任。
2. 上班期间必须坚守工作岗位。
3. 预检分诊护士应对来急诊科就诊的患者，按轻、重、缓、急办理就诊手续，并做好预检分诊登记。
4. 如有分诊出现错误，按首诊负责制处理，首诊医生先看再转诊或会诊，护士应做好会诊、转科协调工作。
5. 遇急危重患者，应立即将其送入绿色通道，先抢救后补办手续。
6. 遇到重大事故有成批伤病员时，对患者进行快速检伤、分类，并立即报告上级及有关部门组织抢救。
7. 对于疑似患传染病患者来院急诊，应安排患者到发热门诊就诊。

三、处理

急诊处理是将进入急诊室的患者，经评估分诊后，根据不同的病种和病情，给予及时、合理的处置。

（一）一般患者的处理

分诊后引导其到相关科室就诊，视病情分别将患者收入专科病房、急诊观察室或带药离院。病情复杂按首诊负责制处理。

（二）危重症患者的处理

病情危急的患者严格按照抢救程序、操作规程实施抢救措施。医生未到之前，护士应根据病情给予紧急处理，如吸氧、建立静脉通道、胸外心脏按压等。医生到达后，立即报告处理情况，配合医生做好气管插管、电除颤、伤口包扎、清创等。

（三）大批伤病员的处理

大批伤病员就诊时，护士除积极参与抢救外，还应进行协调工作，应尽快分流患者。

（四）患者转运处理

对病重者需要辅助检查、急诊入院、转入 ICU、急诊手术或转科、转院，途中必须由医护人员陪送，并将患者病情及处理经过向相关人员进行交接。

（五）传染病患者的处理

疑似传染病患者应对其进行隔离，确诊后及时转入传染科或传染医院，同时做好传染病报告工作与消毒隔离措施。

（六）清洁、消毒处理

按医院规定要求做好物品、病室清洁消毒，以及排泄物、呕吐物的处理。

（郭晓敏）

课后练习

A_1 型题

1. 关于急诊科的布局，下列哪项**不正确**（　　）

A. 与门诊相连，不单独设置　　B. 有专门的出入口通道

C. 分诊室设立在入口明显位置　　D. 清创室与抢救室、外科诊室相邻

E. 抢救室靠近急诊科的进口处

2. 关于“急救绿色通道”的概念正确的是（　　）

A. 挂号—就诊抢救—付费—检查处置　　B. 检查处置—就诊抢救—付费

C. 交押金—先抢救—检查处置　　D. 先挂号后抢救，先抢救后付费

E. 优先抢救、优先检查和优先住院

3. 下列**不属于**急救监护仪器设备的是（　　）

A. 简易呼吸器　　B. 电动洗胃机　　C. 纤维胃镜　　D. 心电图机　　E. 除颤器

4. 关于抢救药品及设备管理的描述，**错误**的是（　　）

A. 定位放置，专人管理　　B. 定品种、数量

C. 定期检查维修　　D. 定期消毒、灭菌

E. 外借时一定要登记

A_2 型题

陈某，有冠心病史 7 年，30 分钟前于公交车上突然出现四肢抽搐，两眼上翻，呼吸心跳减弱，司机与乘客立即将其送到急诊室。分诊护士处理正确的是（　　）

A. 分诊护士立即协助医生进行心肺复苏

B. 分诊护士立即开通绿色通道让医护人员进行抢救

C. 分诊护士立即进行心肺复苏

D. 分诊护士立即协同其他护士进行心肺复苏

E. 分诊护士立即呼叫医生进行抢救

重点·考点·笔记

第4章　常见急症救护

学习目标

1. 掌握常见急症的急诊处理，病情监测与病情判断，治疗配合。
2. 熟悉常见急症的临床表现、诊断要点。
3. 了解常见急症的病因分类、治疗进展。
4. 能够对常见急症患者进行正确的护理。
5. 具有良好的急救意识、评判性思维和人文关怀思想。

PPT·常见急症救护

第一节　超高热危象

人的体温是由大脑皮质及下丘脑体温调节中枢控制，通过产热、散热保持平衡。当机体在致热原作用下，或因各种原因引起体温调节中枢功能障碍，使产热增加和/或散热减少，体温升高超出正常范围，称为发热。导致发热的原因错综复杂，诊断难度系数大，致病危险性高，部分发热患者为烈性传染病病原体携带者，对医疗诊断及感控工作等带来巨大影响。2003年，卫生部发出紧急通知，要求各级各类医院建立发热门诊，对发热门诊的建立提出了要求，发挥哨点作用。对入院发热患者严格按照发热门诊诊断流程实施救护，极大程度降低了传染性疾病蔓延的风险，为患者的生命安全保驾护航。

知识链接

2003年，卫生部发出紧急通知，要求各级各类医院建立发热门诊，对于发热门诊的建立有何特殊要求？其主要的工作任务是什么？

1. 发热门诊的建立要求　2003年，卫生部发出紧急通知，要求在全国各级各类医院普遍建立专门的发热门诊，在颁布的《传染性非典型肺炎医院感染控制指导原则（试行）》中对发热门诊的建立提出了一系列要求，为了预防和控制非典型肺炎的再次发生，医院现有的发热门诊将长期保留。

（1）在建立发热门诊和隔离留观室时，要与其他门诊和病区相隔离，并有明显标识。

（2）发热门诊要保持良好通风，禁用中央空调，防止人流、物流交叉感染。

（3）近距离内有隔离卫生间，有条件的，可以指定专门的检验室和放射室。

（4）诊室消毒期间，应当有备用诊室。

2. 发热门诊的工作任务　发热门诊实行24小时值班制。凡体温超38℃的就诊者，应先入发热门诊接受筛查。如果是怀疑患者，应留院隔离观察并组织专家会诊；如是疑似患者，则按规定办法转运到定点医院隔离治疗。

按发热的温度高低分为：低热（37.5～38℃）、中热（38.1～39℃）、高热（39.1～41℃）和超高热（41℃以上）。超高热危象（hyperpyrexia crisis，HC）是指未及时对高热进行处置，同时伴有心、脑、肾等重要脏器损害，患者出现抽搐、昏迷、休克、出血等危及生命的状态，是临床护理工作中常见的急危重症之一。若不及时抢救，患者数小时内可出现死亡。

一、病情评估

（一）健康史

详细询问患者及其家属既往健康状况，有无原发疾病，发病前的环境情况，是否去过流行病区，居住环境有无传染病存在，有无动物或昆虫叮咬史，是否曾受寒、注射疫苗等。

（二）分类

超高热危象病情十分复杂，分为感染性高热和非感染性高热。

1. 感染性高热　许多发热疾病具有特殊热型，根据不同热型，可提示某些疾病的诊断：如稽留热常见于大叶性肺炎、斑疹伤寒及伤寒高热期；弛张热常见于败血症、风湿热、重症肺结核及化脓性炎症等；间歇热常见于疟疾、急性肾盂肾炎等；波状热常见于布鲁氏菌病；回归热可见于回归热、霍奇金病等；不规则热可见于结核病、风湿热、支气管肺炎、渗出性胸膜炎等。

2. 非感染性高热

（1）中枢性高热：①物理因素，如中暑。②化学因素，如有机磷农药中毒。③机械因素，如颅脑外伤。

（2）变态反应性高热：输液反应、恶性肿瘤等。

（3）内分泌与代谢疾病：如甲状腺功能亢进。

（三）身体状况

1. 体温　体温 >41℃。

2. 多器官功能受损的表现

（1）中枢神经系统：意识障碍、抽搐、脑膜刺激征、瘫痪、脑疝、头痛、视神经乳头水肿、呕吐、大小便失禁等。

（2）心血管系统：休克、心功能不全、心律失常等。

（3）凝血障碍：早期出血和凝血时间延长等；晚期常有广泛而严重的出血、DIC 形成等。

（4）肝、肾功能损伤：肝功能异常、肾功能不全。

（5）水、电解质和酸碱平衡失调。

（四）心理 - 社会状况

患者高热不适，烦躁不安；高热导致患者意识不清，病因未明确，可引起患者及家属的焦虑，甚至恐惧，担心病情恶化、危及生命。

（五）辅助检查

高热多为复合原因所致，临床表现复杂，结合相关病史及体格检查可明确诊断。病因未明确前，要密切观察病情，保持生命体征平稳。

（六）救治原则及主要措施

救治原则：应积极寻找病因进行治疗，对超高热患者紧急给予降温措施，有效防治并发症。

1. 预检分诊　发热患者应先到发热门诊排除传染性疾病后，方可进入相关门诊诊室就诊。疑似或确诊传染病病例应在具备有效隔离条件和防护条件的定点医院隔离治疗。

2. 病因治疗　如为感染性高热，首先给予广谱类抗生素治疗，待病原学结果出来后再针对性地用药。如为非感染性高热，病情复杂，如输液反应所致，应立即停止输液，甲状腺危象者立即用抗甲状腺药物。对原因不明的高热，应进一步评估病情，明确诊断。

3. 降温　迅速而有效的降温是超高热危象抢救的关键措施。可以利用物理降温、药物降温、冬眠降温等方法短时间将体温降低至38.5℃。

4. 其他　卧床休息，维持水、电解质、酸碱平衡，对高热惊厥患者及时应用镇静药如苯巴比妥、地西泮等对症支持治疗；对疑似传染性疾病要注意隔离并加强个人防护；病因未明患者，应收治入院进一步检查治疗。

二、护理措施

（一）隔离与防护

发热病人应开展预检分诊，尽早识别疑似传染病患者。

（二）降温

1. 物理降温　首选的降温措施，适用于高热而循环良好的患者。

（1）方法：①冷敷。可在头部、腋下、腹股沟等大动脉处放置冰袋或冰帽。②温水或乙醇擦浴。对有寒战、四肢厥冷的患者，为防止寒冷刺激而加重血管收缩，可用32～35℃温水擦浴，也可用30%～50%、27～37℃的乙醇擦浴。③冰水擦浴或盆浴。对中暑和某些麻醉药所致的恶性高热患者，可用冰水擦浴以降温，或将患者放在冰水浴盆中，同时按摩四肢以促进血液循环，帮助散热。④用4℃ 5%葡萄糖盐水1000～1500ml快速静脉滴注或用冰盐水灌肠、洗胃等。

（2）注意事项：①不宜在短时间内将体温降得过低，以防虚脱。②乙醇擦浴以拍拭的方式进行，不用摩擦方式，因摩擦方式易产热，在腋窝、腹股沟等血管丰富处应适当延长时间，以利于散热；禁止擦拭颈后、心前区、腹部和足底。③伴皮肤感染或有出血倾向者不宜皮肤擦浴。④注意通风，夏季降低室温。

2. 药物降温　应谨慎使用，只有物理降温后体温再次上升或物理降温效果不理想时，才考虑在物理降温的同时使用药物降温。

（1）吲哚美辛（消炎痛）：口服、鼻饲或采用栓剂肛内留置，对某些不易控制的长期发热和癌症发热有效。

（2）肾上腺皮质激素：有扩张血管、稳定体温调节中枢、控制炎症反应、抑制致热源、降颅压、防治脑水肿的作用，常用的药物有地塞米松、氢化可的松。

（3）冬眠降温：有适应证时尽早使用，尤其对烦躁、惊厥的患者，可在物理降温的基础上静脉滴注冬眠药物。常用的冬眠药物有异丙嗪、氯丙嗪、哌替啶。在使用时要密切注意患者生命体征的变化，每隔30分钟评估1次患者的神志、瞳孔大小、对光反射、肢体运动和各种反射，以了解冬眠的深度。

（三）一般护理

保持室内安静、通风、温湿度适宜，卧床休息。降温过程中大汗的患者应及时更换衣服、被褥，保持皮肤清洁舒适。给予高热量半流质饮食，保证足够热量，每日液体入量达3000ml，多吃水果以保持大便通畅。

（四）病情观察

密切观察生命体征、神志、末梢循环和出入量的变化，特别应注意体温的变化，一般每4小时测1次体温；在给予物理、药物降温措施30分钟后复测体温1次，并记录在护理病历上；注意观察发热特点及伴随症状，患者大量出汗、退热时，注意有无虚脱现象。

（五）治疗配合

对发热患者应常规检查生命体征和意识状态，当患者出现血流动力学不稳定、意识改变、呼吸困难等危及生命的症状和体征时，应及时向医师报告，给予监护、吸氧、建立静脉通道、实施气道管理及补液，必要时给予机械通气治疗。发热时，遵医嘱予物理降温，如冰敷、温水擦浴、医用冰毯、静脉降温等。当物理降温效果不佳时，根据医嘱选择药物降温，如布洛芬、对乙酰氨基酚、复方氨基比林等。烦躁、惊厥的患者，遵医嘱使用镇静药，应注意保护，适当约束四肢，预防坠床或自伤。意识障碍者，加强口腔护理，保持口腔清洁，防止口腔感染。定时翻身、拍背、按摩受压部位的皮肤，以防压疮的发生。

（六）心理护理

在护理工作中要常看望患者，安抚患者，做好解释工作，消除患者疑虑，设法增加患者的舒适感，缓解压力；对于躁动、幻觉的患者，应从旁守护照料或允许亲人陪护，防止发生意外。

（七）健康指导

根据患者高热的病因，指导患者及家属采取必要的预防措施；指导患者及家属正确判断体温的升、降及降温的有效方法；指导患者高热期间应卧床休息，多饮水，不可随意用退热药物，以防出汗过多造成虚脱。

第二节　急性胸痛

引入情景

张先生，男，55 岁。因反复阵发性胸前区疼痛 2 年，加重 2 天入院。既往有高血压、高脂血症史，患者胸前区疼痛，常于活动后发生，与呼吸无关，有时向左上肢放射，持续几分钟，疼痛有时可自行缓解，有时含硝酸甘油后缓解，近 2 天疼痛加剧，发作频繁。查体：T 36.5℃，P 90 次 / 分，R 21 次 / 分，BP 160/100mmHg，神志清楚，双肺呼吸音清，HR 90 次 / 分，律齐，无杂音。

工作任务

1. 患者目前主要的护理诊断 / 问题有哪些？
2. 针对患者的护理诊断 / 问题，护士应采取哪些护理措施？

胸痛主要由胸部疾病引起，是一些胸部致命性疾病的主要临床表现，如急性冠脉综合征、主动脉夹层、肺栓塞、张力性气胸等，少数由其他部位的病变引起，是急诊常见的症状之一。

“胸痛中心模式”是当前一种新型的医疗模式，通过院内多学科联合，实现院前、院内、院后患者急救和及时治疗，为以急性胸痛为主要临床表现的急危重症患者提供快速诊疗通道和规范化治疗流程，最大限度地减少胸痛患者的救治时间，提高救治率，降低死亡率，改善患者预后。

知识链接

20 世纪 80 年代，欧美国家针对急性心肌梗死救治成立了急性胸痛患者快速诊疗通道——胸痛中心。胸痛中心是整合院内外多学科医疗资源、采用标准化的诊治流程、强调以患者为中心的胸痛救治平台。胸痛中心遵循“早期诊断、危险分层、正确分流、科学救治”十六字方针，通过信息共享、多学科协作诊疗（MDT），使高危患者能够得到及时救治、低危患者合理分流，从而达到急性胸痛患者准确诊断、及时治疗、改善预后的效果。

2011 年，我国开始探索胸痛中心认证工作，使胸痛中心建设进入发展快车道。2013 年，中华医学会心血管病学分会正式成立了胸痛中心认证机构，先后制定了适用于不同级别医院的认证标准，并开始组织实施自主认证工作。截至 2021 年 12 月，全国 304 个地市（州）区域内至少有一家胸痛中心，全国 96% 的县级行政区域启动了胸痛中心建设工作。

党的二十大报告指出："加快实施创新驱动发展战略，坚持面向人民生命健康，加快实现高水平科技自立自强。"在胸痛中心建设方面，我国卫生健康专家积极探索创新，建立了新时代中国特色模式：胸痛中心。

一、病情评估

（一）健康史

了解既往情况，重点询问有无高血压病、高脂血症、冠心病、糖尿病等病史。了解患者年龄，起病及起病前情况，发作是否与精神因素相关；有无心血管病家族史；了解已接受过的诊断性检查及结果，已采用的治疗措施及效果等。

（二）身体状况

1. 胸痛部位　心绞痛、心肌梗死所致疼痛，常位于胸骨中下段，可向左肩、左臂内侧等部位放射；夹层动脉瘤引起疼痛位于胸背部，向下放射至腹部、腰部、腹股沟和下肢；胸膜炎多为单侧胸痛；食管及纵隔病变引起疼痛多位于胸骨后；肋软骨炎疼痛常发生在肋软骨处，局部有压痛，无红肿表现；胸壁疾病引起胸痛常固定在病变部位，且局部有压痛。

2. 胸痛性质　心绞痛呈压榨样痛；心肌梗死为较剧烈的压榨样疼痛，伴恐惧、濒死感；夹层动脉瘤多为突发撕裂样剧痛；肺梗死为突发胸部剧痛，常伴严重的呼吸困难；气胸早期有撕裂样疼痛；食管炎呈烧灼感；胸膜炎常呈隐痛、刺痛；肋间神经痛多为阵发性灼痛或刺痛；带状疱疹常呈刀割样、灼热样持续性剧痛。

3. 持续时间　平滑肌痉挛或血管狭窄缺血所致疼痛多为阵发性；炎症、肿瘤、栓塞、梗死所致疼痛多为持续性。

4. 影响胸痛的因素　心绞痛多在劳力、情绪激动时发作，休息、含服硝酸甘油后缓解；胸膜炎在咳嗽、呼吸时疼痛加剧。

5. 伴随症状　伴血压下降、休克者，多见于心肌梗死、夹层动脉瘤、心脏压塞；伴呼吸困难者，多见于气胸、血胸、肺栓塞、心力衰竭等；伴咳嗽、咳痰者，多见于呼吸系统炎症等；伴咯血者，多见于肺栓塞、肿瘤；伴吞咽困难者，多见于食管疾病，如食管癌。

（三）心理 - 社会状况

大多数高危胸痛患者会有情绪紧张、烦躁、恐惧及伴有濒死感的感觉，多表现为悲观、绝望、无助的心理状态。

（四）诊断要点

胸痛患者应结合病史、症状、体征、辅助检查综合考虑。

1. 病史　如考虑冠心病者，是否有高血压、高脂血症、糖尿病等病史；肺栓塞者，是否有长期卧床病史等。

2. 症状　胸痛的部位、性质、程度、持续时间、发生发展、伴随症状等情况，有助于胸痛的诊断和病情的判断。

3. 体征　应进行全面体格检查。重点是生命体征，心脏阳性体征如心率快慢、心律失常、心音改变、额外心音、杂音、心包摩擦音等；肺部阳性体征如异常呼吸音，干湿啰音，胸膜摩擦音等。

4. 辅助检查　需常规做 12 导联心电图检查，必要时行心梗三联检查，以便及时发现心脏病。多数患者应做胸部 X 线或 CT、MRI 检查，特别对肺栓塞、主动脉夹层、张力性气胸、心脏压塞等致命性疾病有诊断价值。

（五）救治原则及主要措施

救治原则：急性胸痛的处理关键是快速识别出可能导致生命危险的急重症胸痛，主要是严重的心、肺急症，如急性冠脉综合征、主动脉夹层、心脏压塞、肺栓塞、张力性气胸等。

1. 根据病情给予吸氧，建立静脉通道。

2. 严密观察病情变化，注意心电、呼吸、血压、氧饱和度等生命指标。

3. 尽快完善检查，明确病因，积极治疗原发病。

4. 如果患者出现明显的呼吸困难，怀疑为张力性气胸者，要尽快给予胸腔穿刺排气、胸腔闭式引流等。

5. 怀疑为冠心病者，如生命体征平稳，可使用硝酸甘油来缓解疼痛，首次 0.5mg 舌下含服，3 ～ 5 分钟可重复。如无禁忌证，可予阿司匹林 150 ～ 300mg 口服。考虑心肌梗死患者，根据病情积极进行再灌注治疗。

二、护理措施

（一）即刻护理

疼痛发作时，立即停止活动，安静卧床休息，减少探视；指导患者避免诱因，如过度体力劳动、用力排便、情绪激动、饱餐、寒冷等。

（二）病情观察

观察胸痛的部位、性质、严重程度、有无放射、持续时间、诱发因素和缓解因素；密切监测血压、呼吸、心率、心律、心电图、血氧饱和度的变化，尤其是疼痛时的变化情况；注意胸痛时有无面色苍白、四肢厥冷、脉搏细速、血压下降等休克表现；及时向医师报告患者出现的症状。

（三）治疗配合

1. 连接心电、血压、呼吸和氧饱和度监测，注意电极位置应避开除颤区域和心电图胸前导联位置。

2. 描记 12 导联或 18 导联心电图，采取动脉、静脉血标本，如果病情允许，协助患者按医嘱行胸部 X 线、心脏彩超、CT、MRI 等检查。

3. 有呼吸困难、发绀者应给氧吸入，维持血氧饱和度大于等于 95%。

4. 建立静脉通路，保持给药途径畅通。

5. 遵医嘱给予镇痛药、镇静药及病因治疗，如硝酸甘油、吗啡等药物，监测药物反应。

6. 做好除颤和心肺复苏（CPR）的准备。

（四）心理护理

向患者解释疼痛的原因和诱因，减轻患者的紧张恐惧感；当疼痛剧烈时，应陪伴在患者身边，予以安慰，减轻患者的焦虑；鼓励患者树立战胜疾痛的信心，乐观接受治疗。

（五）健康指导

指导患者合理运动，劳逸结合，注意运动的强度和时间，以不致发生疼痛症状为度。在胸痛发作时在未明确诊断前尽量避免应用镇痛药物，以免掩盖病情。指导患者家属仔细观察患者的心理反应，关心、理解、尊重患者，鼓励患者表达自己的疼痛感受。

第三节 呼吸困难

导入情景

王先生，男，72岁。咳嗽、咳痰20余年，活动后呼吸困难6年，下肢浮肿2年，加重5天入院。30年前开始每遇冬季咳嗽、咳白痰，晨起明显，6年前出现活动后呼吸困难，2年前感心悸，间断下肢浮肿，5天前加重，并发热。有吸烟史30年，每日30支。体格检查：T 38.5℃，P 110次/分，R 28次/分，BP110/70mmHg，口唇发绀，球结膜充血，颈静脉怒张，桶状胸，语颤减弱，叩诊呈过清音，听诊双肺呼吸音低，呼气延长，可闻及干湿啰音，心率110次/分，心界向左扩大，心音遥远，P2亢进，肝大肋下3cm，肝颈回流征阳性，双下肢凹陷性水肿。

工作任务

1. 患者的初步诊断是什么？
2. 护理措施有哪些？

呼吸困难（dyspnea）是指患者主观上感觉“空气不足”或“呼吸费力”，客观上表现为呼吸运动费力，严重时可出现张口呼吸、鼻翼扇动、端坐呼吸甚至发绀、辅助呼吸肌参与呼吸运动，并且可伴有呼吸频率、深度、节律的改变。呼吸困难是急诊科的常见急症之一，常见于呼吸系统和循环系统疾病，如肺栓塞、哮喘、气胸、急性呼吸窘迫综合征（ARDS）、慢性阻塞性肺疾病（COPD）急性发作、心力衰竭等，其他系统疾病亦可累及呼吸功能而引起呼吸困难。不同原因引起呼吸困难的发病机制各异，但均可导致肺的通气和/或换气功能障碍，引起呼吸困难。

一、病情评估

（一）健康史

1. 询问既往咳、痰、喘等类似发作史与既往疾病，如咳、痰、喘症状与季节有关，可能为肺源性呼吸困难。既往有心脏病史，呼吸困难发作与活动有关，可能是心源性呼吸困难。

2. 呼吸困难按病程分为急性呼吸困难与慢性呼吸困难。急性呼吸困难是指病程3周以内的呼吸困难，慢性呼吸困难是指持续3周以上的呼吸困难（表4-1）。

表4-1 呼吸困难疾病分类

疾病分类	常见疾病
肺源性	急性支气管炎、肺炎、支气管哮喘、过敏性肺炎、急性呼吸窘迫综合征（ARDS）、肺结核、慢性阻塞性肺疾病（COPD）、急性肺水肿、肺栓塞、自发性气胸、大量胸腔积液、胸膜炎等
心源性	急性左心衰、心脏瓣膜病、缩窄性心包炎、急性冠脉综合征、心肌炎、心肌病、严重心律失常、先天性心脏病等
中毒性	一氧化碳中毒、药物中毒、毒蛇咬伤等
血源性	重度贫血、高铁血红蛋白血症、甲亢危象、糖尿病酮症酸中毒、急性大出血

3. 诱发因素

(1) 有过敏原（如鱼、虾、花粉、乳胶、霉菌、动物皮屑等）、运动、冷刺激（吸入冷空气和食用冰激凌）、吸烟、上呼吸道感染等诱因而出现的呼吸困难常提示哮喘或慢性阻塞性肺疾病急性发作。

(2) 有深静脉血栓的高危因素，如骨折、创伤、长期卧床、外科手术、恶性肿瘤等，排除其他原因的呼吸困难可考虑肺栓塞。

(3) 在严重感染、创伤、休克和误吸等直接或间接肺损伤后 12 ～ 48 小时内出现呼吸困难可考虑急性呼吸窘迫综合征。

(4) 有过度用力或屏气用力时而突然出现的呼吸困难可考虑自发性气胸。

(二) 主要症状

引起呼吸困难的原发病不同，其主要症状与伴随症状也各异。当患者有不能解释的呼吸困难、胸痛、咳嗽，同时存在深静脉血栓的高危因素，应高度怀疑急性肺栓塞的可能。既往曾诊断哮喘或有类似症状反复发作，突然出现喘息、胸闷、伴有哮鸣的呼气性呼吸困难可考虑支气管哮喘急性发作。急性起病，呼吸困难和 / 或呼吸窘迫，顽固性低氧血症，常规给氧方法不能缓解，出现非心源性肺水肿可考虑为急性呼吸窘迫综合征。呼吸困难伴有突发一侧胸痛（每次呼吸时都会伴随疼痛），呈针刺样或刀割样疼痛，有时向患侧肩部放射常提示气胸。

(三) 体征

可通过观察患者的胸廓外形及呼吸肌活动情况、有无“三凹征”和颈静脉充盈、叩诊胸廓和听诊呼吸音等评估呼吸困难患者的体征。肺栓塞患者可有颈静脉充盈，肺部可闻及局部湿性啰音及哮鸣音，肺动脉瓣区第二心音亢进或分裂，严重时血压下降甚至休克。支气管哮喘急性发作时胸部呈过度充气状态，吸气性三凹征，双肺可闻及广泛的呼气相哮鸣音，但非常严重的哮喘发作可无哮鸣音（静寂胸）。呼吸浅快、桶状胸、叩诊呈过清音。辅助呼吸肌参与呼吸运动甚至出现胸腹矛盾运动常见于慢性阻塞性肺疾病。患侧胸廓饱满、叩诊呈鼓音、听诊呼吸音减弱或消失应考虑气胸。

(四) 辅助检查

1. 血氧饱和度　监测了解患者缺氧情况。

2. 动脉血气分析　呼吸困难最常用的检查，了解氧分压、二氧化碳分压的高低及 pH 等，从而判断是否存在呼吸衰竭、呼吸衰竭的类型及是否有酸中毒、酸中毒的类型等情况。

3. 胸部 X 线或 CT 检查　了解肺部病变程度和范围，明确是否存在感染、占位性病变、气胸等情况。

4. 心电图　初步了解心脏情况，除心肌梗死和心律失常外，对诊断肺栓塞有参考意义。

5. 血常规　了解是否存在感染、贫血及严重程度。

6. 特殊检查　肺动脉造影，确诊或排除肺血栓栓塞症；肺功能检查，可进一步明确呼吸困难类型。

(五) 诊断要点

可以通过评估患者的心率、血压、血氧饱和度、意识，以及患者的呼吸形态、异常呼吸音、体位、讲话方式、皮肤颜色等，初步判断患者呼吸困难的严重程度。

三、护理措施

(一) 治疗原则

呼吸困难的救治原则是保持呼吸道通畅，纠正缺氧和 / 或二氧化碳潴留，纠正酸碱平衡

重点·考点·笔记

失调，为基础疾病及诱发因素的治疗争取时间，最终改善呼吸困难取决于病因治疗。对病因暂时未明的急性呼吸困难者，首先应迅速对其气道、呼吸和循环状况进行评估判断，同时进行相关病史收集和侧重的体格检查。对症状紧急、生命体征不平稳者，应立即监测生命体征、建立静脉输液通路并吸氧，同时针对可能病因进行初步治疗。对症状紧急、生命体征尚平稳者，须立即给予生命体征监测，同时针对可能病因初步治疗，如患者症状或生命体征恶化，应建立静脉输液通路并吸氧。

（二）急救护理措施

任何原因引起的呼吸困难均应以抢救生命为首要原则。

1. 保持呼吸道通畅。

2. 氧疗　鼻导管、面罩或鼻罩给氧。慢性阻塞性肺疾病伴有二氧化碳潴留和肺栓塞合并通气功能障碍时应先低流量给氧。哮喘急性发作时，可先经鼻导管给氧，如果缺氧严重，应经面罩或鼻罩给氧。急性呼吸窘迫综合征患者一般高浓度给氧，尽快提高氧分压。

3. 建立静脉通路，保证及时给药。

4. 心电监护　监测心率、心律、血压、呼吸和血氧饱和度。

5. 准确留取血标本　采血查动脉血气、血常规等。

6. 取舒适体位　嘱患者保持安静，取半坐卧位或端坐卧位，昏迷或休克患者取平卧位，头偏向一侧。

7. 备好急救物品　如患者呼吸困难严重，随时做好气管插管或气管切开、机械通气的准备与配合工作，备好吸引器、呼吸机，有条件者可准备体外膜肺氧合（ECMO）等抢救物品和抢救药品。

8. 做好隔离措施　对可疑呼吸道传染性疾病，应注意做好隔离与防护，防止交叉感染。

（三）用药护理

遵医嘱及时准确给予各种药物，控制感染，解痉，平喘，维持呼吸，血压平稳，纠正酸碱平衡失调。

（四）病情观察

1. 监测生命体征和呼吸功能　注意监测心率、心律、血压的变化，有无血流动力学障碍。观察呼吸频率、深度和节律改变，注意监测血氧饱和度和动脉血气情况。

2. 观察氧疗效果　氧疗过程中，应注意观察氧疗效果。如吸氧后呼吸困难缓解、发绀减轻、心率减慢，表示氧疗有效；如意识障碍加深或呼吸过度表浅、缓慢，可能为二氧化碳潴留加重。应定期按医嘱复查动脉血气，根据动脉血气分析结果和患者的临床表现，及时遵医嘱调整氧流量或呼吸机参数设置，保证氧疗效果。

（五）心理护理

呼吸困难患者因为突然发病，几乎都存在恐惧心理，应关注患者的神情变化，给予恰当的病情告知、安慰与心理支持，使其尽可能消除恐惧，保持情绪平稳，有良好的遵医行为。

（六）转运护理

急诊处理后需要手术或住院的患者，应做好转运的准备工作。根据病情，准备氧气、监护仪、简易呼吸器、除颤仪等必要的转运抢救设施，安排相应的工作人员护送至手术室或病房，保证转运途中安全。

第四节　急性腹痛

导入情景

王先生，男，72 岁。突发上腹痛 1 天入院。前晚进食较多，少量饮酒，后出现上腹饱胀不适、闷堵感，至夜间 3 点突感上腹痛，心慌，呕吐 2 次，腹痛加重难忍，向左肩背部放射，行走加重，头晕、大汗，无腹泻，无肛门停止排便排气，无发热。既往有胆囊炎、高血压病史。体格检查：腹软，上腹轻压痛，余无其他阳性体征。

工作任务

1. 患者的初步诊断是什么？
2. 护理措施有哪些？

急性腹痛（acute abdominal pain）是指发生在 1 周之内，由各种原因引起的腹腔内外脏器急性病变而表现在腹部的疼痛，是临床上常见的急症之一，具有发病急、变化多、进展快的特点，若处理不及时，极易发生严重后果，甚至危及患者生命。急诊科护士接诊急性腹痛患者时，细致的评估、严密的观察和及时的护理，对把握患者抢救时机和疾病的疗效与预后起到重要的作用。

一、病因与发病机制

（一）病因

引起腹痛的病因很多，可分为器质性和功能失调性两类。器质性病变包括急性炎症、梗阻、扩张、扭转、破裂、损伤、出血、坏死等；功能失调性因素有麻痹、痉挛、神经功能紊乱、功能暂时性失调等。

1. 腹腔脏器病变引起的腹痛

（1）急性炎症：如急性胃炎、急性胃肠炎、急性肠系膜淋巴结炎、急性肾盂肾炎、急性回肠或结肠憩室炎、自发性腹膜炎等；急性胰腺炎、阑尾炎、胆囊炎、急性化脓性胆管炎、腹腔内各种脓肿、急性盆腔炎、急性附件炎、急性泌尿系感染及急性细菌性或阿米巴性痢疾等。

（2）急性梗阻或扭转：常见的有急性肠梗阻（包括肠套叠、肠扭转）、腹内 / 外疝、胆道、泌尿系结石嵌顿性绞痛、胆道蛔虫症、肠系膜或大网膜扭转、急性胃或脾扭转、胃黏膜脱垂症、卵巢囊肿蒂扭转等。

（3）急性穿孔：消化性溃疡急性穿孔、胃肠道癌或肠炎症性疾病急性穿孔、胆囊穿孔、子宫穿孔、外伤性胃肠穿孔等。

（4）急性内出血：如腹部外伤所致肝、脾、肾等实质脏器破裂，肝癌等破裂；异位妊娠、卵巢或黄体破裂等。

（5）血管病变：见于腹主动脉瘤、肾梗死、肠系膜动脉急性栓塞或血栓形成、肠系膜静脉血栓形成、急性门静脉或肝静脉血栓形成、脾梗死、夹层动脉瘤等。

（6）其他：如急性胃扩张、痛经、肠易激综合征、腹壁皮肤带状疱疹等。

2. 腹腔外脏器或全身性疾病引起的腹痛　以胸部疾病所致的放射性腹痛和中毒、代谢疾病所致的痉挛性腹痛为多，常伴有腹外其他脏器病症，而无急性腹膜炎征象。

(1) 胸部疾病：如不典型心绞痛、急性心肌梗死、急性心包炎、主动脉夹层、肋间神经痛、下肺肺炎、肺脓肿、胸膜炎、气胸等。

(2) 代谢及中毒疾病：如铅、砷、汞、乙醇中毒，尿毒症，糖尿病酮症酸中毒，低钙血症等。

(3) 变态反应性疾病：如腹型过敏性紫癜、腹型风湿热。

(4) 神经源性疾病：如脊柱结核、带状疱疹、末梢神经炎、腹型癫痫、胃肠功能紊乱、神经功能性腹痛等。

(二) 发病机制

1. 躯体痛 (somatic pain) 脏腹膜上虽然没有感觉受体，但近脏器的肠系膜、系膜根部、小网膜及膈肌等均有脊髓性感觉神经，当病变累及其感觉神经时产生冲动，并上传至丘脑，被大脑感知。躯体痛较剧烈，定位较准确，与体位有关，变换体位常可使疼痛加重。

2. 内脏痛 (true visceral pain) 多由消化道管壁平滑肌突然痉挛或强力收缩，急性梗阻、缺血等刺激自主神经的痛觉纤维传导所致，常为脏器本身的疼痛。

3. 牵涉痛 (refered pain) 也称放射痛或感应性痛，是由某种病理情况致身体某一局部疼痛。疼痛部位非病变所在部位，但与病变脏器的感觉常来自同一节段的神经纤维。

二、病情评估与判断

(一) 病情评估

1. 快速评估全身情况 急诊护士接诊后应首先评估患者的总体情况，初步判断病情的轻、重、缓、急，以决定是否需要做急救处理。对危重患者，应重点评估（包括神志、回答问题能力、表情、血压、脉搏、体位、疼痛程度等)，之后迅速分诊送入治疗区进行急救处理，待情况允许再做详细检查。表情痛苦、面色苍白、脉搏细速、呼吸急促、大汗淋漓、仰卧不动或蜷曲侧卧、明显脱水等提示病情较重。如脉搏细速伴低血压，提示低血容量。

2. 评估一般情况

(1) 年龄：青壮年以急性胃穿孔、阑尾炎、肠梗阻、腹部外伤所致脏器破裂出血等多见。中老年以胃肠道癌肿及并发症、胆囊炎、胆石症及血管疾病等发病率高。

(2) 性别：如溃疡病穿孔、急性阑尾炎、肠梗阻、尿路结石以男性多见，而胆囊炎、胰腺炎则以女性多见。

(3) 既往史：了解既往有无引起急性腹痛的病史，如溃疡病、阑尾炎等，有无类似发作史，有无腹部外伤史、手术史，有无心肺等胸部疾病和糖尿病、高血压史等。女性应了解月经生产史，闭经且发生急性腹痛并伴休克者，应高度警惕异位妊娠破裂内出血。

3. 重点详细询问腹痛相关信息

(1) 诱发因素：胆囊炎或胆石症常于进食油腻食物后发作；急性胰腺炎发作前常有酗酒、高脂饮食、暴饮暴食史；部分机械性肠梗阻与腹部手术有关；溃疡病穿孔在饱餐后多见；剧烈活动或突然改变体位后突发腹痛可能为肠扭转；腹部受暴力作用引起剧痛伴休克者，可能是肝、脾破裂所致。

(2) 疼痛部位：最早发生腹痛及压痛最明显的部位常是发生病变的部位，可帮助推断可能的病因。

(3) 疼痛的起病方式、性质

1) 炎症性急性腹痛：以腹痛、发热、压痛或腹肌紧张为主要特点。一般起病较缓慢，多由轻渐重，剧痛呈持续性并进行性加重，炎症波及脏器浆膜和壁腹膜时，呈典型局限性或弥漫性腹膜刺激征。常见于急性阑尾炎、胆囊炎、腹膜炎、胰腺炎、盆腔炎等。

2）穿孔性急性腹痛：以突发持续腹痛、腹膜刺激征，可伴有肠鸣音消失或气腹为主要特点。突然起病，呈剧烈的刀割样痛、烧灼样痛，后呈持续性，范围迅速扩大。常见于外伤、炎症或癌肿侵蚀导致的空腔脏器破裂，如溃疡穿孔、胃癌穿孔、胆囊穿孔、外伤性肠穿孔等。

3）梗阻性急性腹痛：以阵发性腹痛、呕吐、腹胀、排泄功能障碍为主要特点。多突然发生，呈阵发性剧烈绞痛，当梗阻器官合并炎症或血供障碍时，常呈持续性腹痛，阵发性加重。常见于肾、输尿管结石、胆绞痛、胆道蛔虫病、肠梗阻、肠套叠、嵌顿性疝、卵巢囊肿蒂扭转等。

4）出血性急性腹痛：以腹痛、失血性休克与急性贫血、隐性（内）出血或显性（外）出血（呕血、便血、尿血）为主要特点。起病较急骤，呈持续性，但不及炎症性或穿孔性腹痛剧烈。由于大量积血刺激导致急性腹膜炎，但腹膜刺激症状较轻，有急性失血症状。常见于消化性溃疡出血、肝脾破裂出血、胆道出血、肝癌破裂出血、腹主动脉瘤破裂出血、异位妊娠破裂出血等。

5）损伤性急性腹痛：以外伤、腹痛、腹膜炎或内出血综合征为主要特点。因暴力着力点不同，可有腹壁伤、空腔脏器伤及实质脏器伤造成的腹痛，原发性休克恢复后，常呈急性持续性剧烈腹痛，伴恶心、呕吐。

6）绞窄与扭转性急性腹痛：又称缺血性急性痛。疼痛呈持续性，因受阵发牵拉，可有阵发性类似绞痛加剧，常可触及压痛性包块，可有频繁干呕、消化道排空症状，早期无腹膜刺激征，随着坏死的发生而出现。

7）功能性紊乱及全身性疾病所致急性腹痛：疼痛常无明显定位，呈间歇性、一过性或不规律性，腹痛虽然严重，但体征轻，腹软，无固定压痛和反跳痛，常有精神因素或全身性疾病史，如肠易激综合征、胃肠神经症、肠系膜动脉硬化或缺血性肠病、腹型癫痫、过敏性紫癜等。腹部绞痛多发病急、患者痛苦，应注意鉴别，尽早明确病因。

（4）疼痛程度：腹痛程度可反映腹内病变的轻重，但疼痛的个体敏感性和耐受程度差异较大，影响其评价。刀割样剧痛可能为化学刺激引起，如空腔脏器急性穿孔；梗阻性疾病为剧烈疼痛，如肠扭转、卵巢囊肿蒂扭转、肾绞痛等；脏器破裂出血性疾病引起的腹痛略次之，如宫外孕、脾破裂、肝破裂等；炎症性疾病引起的腹痛较轻，如阑尾炎、肠系膜淋巴结炎等。

（5）与发作时间、体位的关系：餐后痛可能由于胆、胰疾病，胃部肿瘤或消化不良所致；饥饿痛发作呈周期性、节律性者见于胃窦、十二指肠溃疡；子宫内膜异位者腹痛与月经周期有关；卵泡破裂者腹痛发作在月经间期。如果某些体位使腹痛加剧或减轻，有可能成为诊断的线索，如胃黏膜脱垂患者左侧卧位可使疼痛减轻；胰腺疾病患者前倾坐位或膝胸位时疼痛减轻；腹膜炎患者活动疼痛加剧，蜷缩侧卧疼痛减轻；反流性食管炎患者烧灼痛在躯体前屈时明显，而直立位时减轻。

（6）伴随症状

1）消化道症状：①恶心、呕吐。常发生于腹痛后，可由严重腹痛引起。急性胆囊炎、溃疡病穿孔均可伴有恶心、呕吐。急性胃肠炎、胰腺炎发病早期呕吐频繁，高位肠梗阻呕吐出现早而频繁，低位肠梗阻或结肠梗阻呕吐出现晚或不出现；呕吐物的性质及量与梗阻部位有关，如呕吐宿食不含胆汁则为幽门梗阻，呕吐粪水样物常为低位肠梗阻。②排便情况。腹痛伴有呕吐，肛门停止排气、排便多见于肠梗阻；腹痛伴有腹泻，多见于急性肠炎、痢疾、炎症性肠病、肠结核等；伴有果酱样便是肠套叠的特征；伴有血便，多见绞窄性肠梗阻、肠套叠、溃疡性结肠炎、坏死性肠炎、缺血性疾病等。

2）其他伴随症状：①休克，腹痛同时伴有贫血者可能是腹腔脏器破裂（如肝、脾或异位妊娠破裂），不伴贫血者见于急性胆管炎、胃肠穿孔、绞窄性肠梗阻、肠扭转、急性胰腺炎等。②黄疸，多见于急性胆管炎、胆总管结石、壶腹部癌或胰头癌。③发热，外科疾病一般是先有腹痛后发热，而内科疾病多先有发热后有腹痛。如伴发热、寒战者，多见于胆道感染、腹腔或腹内脏器化脓性病变、下肺炎症或脓肿等。④血尿、排尿困难，多见于泌尿系感染、结石等。⑤盆腔炎症或积液、积血时可有排便次数增多、里急后重感。

4. 体格检查　重点在评估腹部情况。腹部体格检查时应嘱患者取仰卧位，双腿屈曲充分暴露全腹，然后对腹部进行视、触、叩、听四个方面的检查。

（1）视诊：全腹膨胀是肠梗阻、腹膜炎晚期表现。不对称性腹胀可见于肠扭转、闭袢性肠梗阻。急性腹膜炎时腹式呼吸运动减弱或消失。注意有无胃肠蠕动波及胃肠型，腹股沟区有无肿块等。

（2）触诊：最重要的腹部检查，着重检查腹膜刺激征，腹部肌紧张、压痛与反跳痛的部位、范围和程度。压痛最明显之处往往就是病变所在，是腹膜炎的客观体征。炎症早期或腹腔内出血表现为轻度腹肌紧张，较重的感染性病变如化脓性阑尾炎、肠穿孔表现为明显肌紧张。胃十二指肠、胆道穿孔时，腹壁可呈“板状腹”，但随着时间延长，腹腔内渗液增加而使腹膜刺激征反而减轻。

（3）叩诊：先从无痛区开始，叩痛最明显处常是病变部位。肝浊音界消失提示胃肠道穿孔致膈下游离气体。移动性浊音表示腹腔积液或积血。

（4）听诊：判断胃肠蠕动功能，一般选择脐周听诊。肠鸣音活跃、音调高、有气过水音提示机械性肠梗阻。肠鸣音消失或减弱多见于急性腹膜炎、血供性肠梗阻和肠麻痹。上腹部振水音可能提示幽门梗阻或胃扩张。

5. 辅助检查

（1）实验室检查

1）血常规：白细胞计数和中性粒细胞计数增多提示感染性疾病；血红蛋白及红细胞计数进行性减少提示有活动性出血可能。

2）尿常规：尿中大量红细胞提示肾绞痛、泌尿系肿瘤和损伤，白细胞增多表示感染。糖尿病酮症酸中毒可见尿糖、尿酮体阳性。

3）大便常规：糊状或水样便，含少量红、白细胞可能为细菌性食物中毒引起的急性肠炎；黏液脓血提示痢疾可能；血便提示有消化道出血；大便隐血阳性提示消化道肿瘤。

4）血生化：血、尿或腹水淀粉酶增高常是急性胰腺炎；血肌酐、尿素氮升高提示肾功能不全；人绒毛膜促性腺激素有助于异位妊娠诊断。

（2）X 线检查：胸部 X 线检查可显示肺、胸膜及心脏病变；腹部透视和摄片检查如发现膈下游离气体，提示胃肠穿孔；肠内有气液平面，肠腔内充气较多，提示肠梗阻；怀疑有尿路病变可摄腹部平片或做静脉肾盂造影。

（3）超声检查：对肝、胆、胰、脾、肾、输尿管、阑尾、子宫及附件、膀胱等形态、大小、占位病变、结石、异位妊娠，腹腔积液、腹腔内淋巴结及血管等病变等均有较高的诊断价值，是首选检查方法。在超声指引下进行脓肿、腹腔积液及积血等穿刺抽液。

（4）内镜检查：包括胃镜、十二指肠镜、胆道镜、小肠镜和结肠镜等，对急性腹痛的诊断具有极其重要的意义。在明确消化道出血的病因同时可行内镜下止血或病灶切除。

（5）CT 检查：对病变定位定性有很大价值。其优点是不受肠管内气体的干扰。CT 是评估急腹症的又一个安全、无创而快速有效的方法，特别是对判断肝胆胰等实质性脏器病变、十二指肠和主动脉病变方面较超声检查更具优势。PET-CT 检查对肿瘤的诊断更加敏感。

（6）直肠指检：盆位阑尾炎可有右侧直肠壁触痛，盆腔脓肿或积血可使直肠膀胱凹窝呈饱满感、触痛。

（7）其他检查：疑腹腔有积液或出血，可进行腹腔诊断性穿刺，吸取液体进行常规检查和细胞学检查，可以确定病变性质；阴道后穹窿穿刺主要用于判断异位妊娠破裂出血、盆腔脓肿或盆腔积液；40 岁以上患者，既往无慢性胃病史，突然发作上腹痛应常规做心电图，以识别有无心脏及心包病变。

（二）病情判断

急性腹痛的病情严重程度可分为 3 类。

1. *危重*　先救命后治病。患者出现呼吸困难、脉搏细弱、严重贫血貌，如腹主动脉瘤破裂、异位妊娠破裂合并重症休克，应立即实施抢救。

2. *重*　配合医生诊断与治疗。患者持续腹痛伴器官功能障碍，如消化道穿孔、绞窄性肠梗阻、卵巢囊肿蒂扭转等，应配合医生尽快完成各项相关检查，纠正患者一般情况，准备急诊手术和相关治疗。

3. *普通，但可存在潜在危险性*　通常患者体征平稳，可按常规程序接诊，细致观察，及时发现危及生命的潜在病因，如消化道溃疡、胃肠炎等，也有结石、恶性肿瘤的可能性。需要强调的是，面对每一例腹痛患者，均须重视并优先排查。

二、救治与护理

（一）救治原则

急性腹痛的病因虽然不同，但救治原则基本相似，即挽救生命、减轻痛苦、积极的对因治疗和预防并发症。

1. *手术治疗*　手术是急腹症的重要治疗手段。如肠梗阻、内脏穿孔或出血、急性阑尾炎等病因明确，有手术指征者，应及时手术治疗。

2. *非手术治疗*　主要适用于病因未明而腹膜炎症状不严重的患者，给予纠正水、电解质紊乱，抗感染，防治腹胀，防止休克等对症支持措施。对病因已明确而不需要手术治疗、疼痛较剧烈的患者，应适当使用镇痛药。

3. *不能确诊的急腹症患者*　要遵循“四禁”原则，即禁食、禁灌肠、禁止痛、禁用泻药。经密切观察和积极治疗后，腹痛不缓解，腹部体征不减轻，全身状况无好转反而加重的患者可行剖腹探查，明确病因。

（二）护理措施

1. *现场救护措施*　应首先处理能威胁生命的情况，如腹痛伴有休克应及时配合抢救，迅速建立静脉通路，及时补液纠正休克。如有呕吐头应偏向一侧，以防误吸。对于病因明确者，遵医嘱积极做好术前准备。对于病因未明者，遵医嘱暂时实施非手术治疗措施。

2. *控制饮食及胃肠减压*　对于病情较轻且无禁忌证者，可给予少量流质或半流质饮食。病因未明或病情严重者，必须禁食。疑有空腔脏器穿孔、破裂，腹胀明显或肠梗阻患者须行胃肠减压，应注意保持引流通畅，观察与记录引流液的量、色和性状，及时更换减压器。对于病情严重，预计较长时间不能进食者，按医嘱应尽早给予肠外营养。

3. *补液护理*　遵医嘱给予输液，补充电解质和能量合剂，纠正体液失衡，并根据病情变化随时调整补液方案和速度。

4. *遵医嘱给予抗生素控制感染*　急腹症多为腹腔内炎症和脏器穿孔引起，多有感染，是抗生素治疗的确定指征。一般首先予经验性用药，宜采用广谱抗生素，且主张联合用药。待细菌培养，明确病原菌及药敏后，尽早采用针对性用药。

5. *严密观察病情变化*　观察期间要注意病情演变，综合分析，特别是对病因未明的急性腹痛患者，严密观察是极为重要的护理措施。观察内容包括：①意识状态及生命体征。②腹痛部位、性质、程度、范围及腹膜刺激征的变化和胃肠功能状态（饮食、呕吐、腹胀、排便、肠蠕动、肠鸣音等）。③全身情况及重要脏器功能变化。④腹腔异常，如腹腔积气、积液、肝浊音界变化和移动性浊音。⑤新的症状与体征出现等。

6. 对症处理　如腹痛病因明确者，遵医嘱及时给予解痉镇痛药物。但使用镇痛药物后应严密观察腹痛等病情变化，病因未明时禁用镇痛药。高热者可给予物理降温或药物降温。

7. 卧床休息　尽可能为患者提供舒适体位。一般状况良好或病情允许时宜取半卧位或斜坡卧位。注意经常更换体位，防止压疮等并发症。

8. 稳定患者情绪，做好心理护理　急性腹痛往往给患者造成较大的恐惧。因此，应注意对患者及家属做好解释安慰工作，对患者的主诉采取同情性倾听，减轻焦虑，降低患者的不适感。

9. 术前准备　对危重患者应在不影响诊疗前提下尽早做好必要的术前准备，一旦治疗过程中出现手术指征，立刻完善术前准备，送入手术室。

第五节　糖尿病急症

导入情景

李女士，67岁。多饮、多食、消瘦10余年，下肢水肿伴麻木1个月。10年前无明显诱因出现烦渴、多饮，饮水量每日达4000ml，伴尿量增多，门诊查血糖12.5mmol/L，尿糖（++++），服用降糖药物治疗好转。近一年来逐渐出现视物模糊，双下肢麻木，时有针刺样疼痛，伴下肢水肿。查体：T 36℃，P 78次/分，R 18次/分，BP 160/100mmHg，尿蛋白（+），尿糖（+++）。

工作任务

1. 患者的初步诊断是什么？
2. 为明确诊断，请为患者完善相关检查。
3. 护理措施有哪些？

糖尿病（diabetes melitus，DM）是一组由多病因引起的以慢性高血糖为特征的代谢性疾病。典型的症状为“三多一少”，即多尿、多饮、多食及体重减轻。长期代谢紊乱可引起多系统及器官的功能减退及衰竭，成为致死或致残的主要原因；病情严重或应激时可发生急性严重代谢紊乱，如糖尿病酮症酸中毒、高血糖高渗状态、低血糖症等。

一、高血糖症

【糖尿病酮症酸中毒】

糖尿病酮症酸中毒（diabetic ketoacidosis，DKA）是由于体内胰岛素活性重度缺乏及升糖激素不适当增高，引起糖、脂肪和蛋白质代谢紊乱，以致水、电解质和酸碱平衡失调，出现高血糖、酮症、代谢性酸中毒和脱水为主要表现的临床综合征，是糖尿病的急性并发症，也是内科常见的危象之一。

（一）病因与发病机制

1型糖尿病患者有自发DKA倾向，DKA也是1型糖尿病患者死亡的主要原因之一。2型糖尿病患者在一定诱因作用下也可发生DKA。最常见的诱因为感染，其他包括胰岛素突然治疗中断或不适当减量、饮食不当、创伤、手术、妊娠和分娩、脑卒中、心肌梗死、精神刺激等，但有时可无明显诱因。

胰岛素活性的重度或绝对缺乏和升糖激素过多（如胰高血糖素、儿茶酚胺类、皮质醇和生长激素）是 DKA 发病的主要原因。胰岛素缺乏和胰高血糖素升高是 DKA 发展的基本因素。糖、脂肪、蛋白质三大营养物质代谢紊乱，血糖升高，脂肪分解加速，大量脂肪酸在肝脏组织经 β 氧化产生大量乙酰乙酸、β- 羟丁酸和丙酮，三者统称为酮体。当酮体超过机体的氧化能力时，血中酮体升高并从尿中排出，形成糖尿病酮症。乙酰乙酸、β- 羟丁酸为较强有机酸，大量消耗体内储备碱，当代谢紊乱进一步加剧，超过机体酸碱平衡的调节能力时，即发生代谢性酸中毒。出现意识障碍时则为糖尿病酮症酸中毒昏迷。主要病理生理改变包括酸中毒、严重脱水、电解质平衡紊乱、周围循环衰竭、肾衰竭和中枢神经系统功能障碍。

（二）病情评估与判断

1. 病情评估

（1）病史及诱发因素：评估患者有无糖尿病病史或家族史，有时患者可能不清楚是否患有糖尿病。1 型糖尿病患者有自发 DKA 倾向；2 型糖尿病患者在某些诱因作用下也可发生 DKA，如感染、降糖药物应用不规范、胰岛素抗药性、拮抗激素分泌过多、应激状态、饮食失调或胃肠疾患、妊娠和分娩、糖尿病未控制或病情加重等，但亦可无明显诱因。

（2）临床表现：早期糖尿病原有“三多一少”症状加重，酸中毒失代偿后，患者出现四肢乏力、口干、食欲不佳、恶心、呕吐，伴头痛、烦躁、嗜睡等症状，呼吸深快，呼气中有烂苹果味。随着病情的迅速发展，出现严重失水、皮肤干燥且弹性差、眼眶下陷、尿量减少、心率加快、脉搏细速、四肢发冷、血压下降。晚期各种反应迟钝，甚至消失，患者出现不同程度的意识障碍，最终导致昏迷。少数患者临床表现为腹痛，似急腹症。

（3）辅助检查：①尿。尿糖、尿酮体均呈阳性或强阳性，可有蛋白尿及管型尿。②血。血糖明显升高，多数为 16.7 ～ 33.3mmol/L，超过 33.3mmol/L 时常伴有高渗状态或肾功能障碍；血酮体定量检查多在 4.8mmol/L 以上；CO_2CP 降低；酸中毒失代偿后血动脉血 pH 下降。

2. 病情判断　当尿酮体阳性，同时血糖增高，血 pH 降低者，无论有无糖尿病史均高度怀疑 DKA。根据酸中毒的程度，DKA 分为轻、中、重度。轻度是指仅有酮症而无酸中毒，即糖尿病酮症；中度指除酮症外，伴有轻度至中度的酸中毒，即 DKA；重度是指酸中毒伴随意识障碍，即 DKA 昏迷，或无意识障碍，但二氧化碳结合力低于 10mmol/L。

（三）救治与护理

1. 救治原则　DKA 一旦明确诊断，应及时给予相应急救处理。

（1）尽快补液以恢复血容量、纠正失水状态，是抢救 DKA 的首要措施。

（2）给予胰岛素，降低血糖。

（3）纠正电解质及酸碱平衡失调。

（4）积极寻找和消除诱因，防治并发症，降低病死率，包括防治感染、脑水肿、心力衰竭、急性肾衰竭等。

2. 护理措施

（1）即刻护理措施：保持呼吸道通畅，防止误吸，必要时建立人工气道。如有低氧血症伴呼吸困难，给予吸氧 3 ～ 4L/min。立即查验血糖、留尿标本，建立静脉通路，立即开放 2 条以上静脉通道补液。采取动脉血标本行血气分析，及时送检血、尿等相关检查标本。

（2）补液：对抢救 DKA 患者十分关键，补液治疗不仅能纠正失水，快速恢复肾灌注，还有利于降低血糖、排出酮体。通常先补充生理盐水。补液量和速度的管理非常重要，

DKA 失水量可超过体重的 10%，可根据患者体重和失水程度来估算。如患者无心力衰竭，开始时补液速度较快，在 2 小时内输入 0.9% 氯化钠溶液 1000 ～ 2000ml，以尽快补充血容量，改善周围循环和肾功能。以后根据血压、心率、每小时尿量、周围循环情况及有无发热、呕吐、腹泻等决定补液量和速度，老年患者及有心肾疾病患者，必要时监测中心静脉压，以便调节输液速度和量。第 2 ～ 6 小时输液 1000 ～ 2000ml。第一个 24 小时输液量总量一般为 4000 ～ 6000ml，严重失水者可达 6000 ～ 8000ml。如治疗前已有低血压或休克，快速输液不能有效升高血压，应按医嘱输入胶体溶液并采取其他抗休克措施。补液途径以静脉为主、胃肠道补液为辅，鼓励清醒患者多饮水，昏迷患者可通过胃管补液，但不宜用于有呕吐、胃肠胀气或上消化道出血者。

（3）胰岛素治疗：目前均采用小剂量（短效）胰岛素治疗方案，即每小时给予每公斤体重 0.1U 胰岛素，以便血糖快速平稳下降而又不发生低血糖，同时抑制脂肪分解和酮体生成，通常将短效胰岛素加入生理盐水中持续静脉滴注。血糖下降速度一般以每小时下降 3.9 ～ 6.1mmol/L（70 ～ 110mg/dl）为宜，每 1 ～ 2 小时复查血糖，若 2 小时后血糖下降不理想或反而升高，且脱水已基本纠正，提示患者对胰岛素敏感性较低，胰岛素剂量可加倍。当血糖降至 13.9mmol/L 时，可按医嘱开始输入 5% 葡萄糖溶液，按比例加入短效胰岛素，此时仍需每 4 ～ 6 小时复查血糖，调节输液中胰岛素比例。患者尿酮体消失后，可根据其血糖、进食情况等调节胰岛素剂量或改为每 4 ～ 6 小时皮下注射一次胰岛素，使血糖水平稳定在较安全的范围内。病情稳定后过渡到胰岛素常规皮下注射。

（4）纠正电解质及酸碱平衡失调：轻、中度 DKA 经输液和胰岛素治疗后，酮体水平下降，酸中毒随代谢紊乱的纠正而恢复，一般不必补碱。血 pH ≤7.1 的严重酸中毒影响心血管、呼吸和神经系统功能，应给予相应治疗，但补碱不宜过多、过快，以防诱发或加重脑水肿、血钾下降和反跳性碱中毒等。应采用小剂量等渗碳酸氢钠（1.25% ～ 1.4%）溶液静脉输入，补碱的同时应监测动脉血气情况。

（5）补钾：DKA 患者有不同程度失钾，治疗前的血钾水平不能真实反映体内缺钾程度，补钾的时间、速度和量应根据血钾水平和尿量来制定。①治疗前血钾低于正常，立即开始补钾。②血钾正常、尿量 >40ml/h，也立即开始补钾。③血钾高于正常或无尿时，暂缓补钾。在治疗过程中需要定时监测心电、血钾和尿量，调整补钾量及速度，病情恢复后仍须继续口服钾盐数天。对于治疗前血钾正常、偏低或因少尿升高的患者，警惕治疗后可出现低血钾，严重者可发生心律失常，血钠、血氯可降低，血尿素氮和肌酐增高。

（6）严密观察病情：在抢救患者的过程中需要注意治疗措施之间的协调，重视病情观察，防治并发症，尤其是脑水肿和肾衰竭等，以维持重要脏器功能。

1）生命体征的观察：严重酸中毒可使外周血管扩张，导致低体温和低血压，并降低机体对胰岛素的敏感性，故应严密监测患者体温、血压的变化，及时采取措施。

2）心律失常、心力衰竭的观察：血钾过低、过高均可引起严重心律失常，应密切观察患者心电监护情况，尽早发现，及时治疗。年老或合并冠状动脉病（尤其是心肌梗死）、补液过多可导致心力衰竭和肺水肿，应注意预防，一旦出现患者咳嗽、呼吸困难、烦躁不安、脉搏加快，特别是在昏迷好转时出现上述表现，提示输液过量的可能，应立即减慢输液速度，并立即报告医生，遵医嘱给予及时处理。

3）脑水肿的观察：脑水肿是 DKA 最严重的并发症，病死率高，可能与补碱不当、长期脑缺氧和血糖下降过快、补液过多等因素有关，需要密切观察患者意识状态、瞳孔大小及对光反射情况。如 DKA 患者经治疗后血糖下降、酸中毒改善，但昏迷反而加重，或患者虽然一度清醒，但出现烦躁、心率快等，要警惕脑水肿的可能。

4）尿量的观察：密切观察患者尿量的变化，准确记录 24 小时液体出入量。DKA 时失水、休克，或原来已有肾脏病变等，均可引起急性肾衰竭，肾衰竭是本症主要死亡原因之一，要注意预防。尿量是衡量患者失水状态和肾功能的简明指标，如尿量 <30ml/h 时，应及时通知医生，给予积极处理。

（7）积极处理诱因，预防感染，遵医嘱应用抗生素。

（8）其他：及时采血、留取尿标本，监测尿糖、尿酮、电解质及血气分析等结果。加强基础护理，昏迷患者应勤翻身，做好口腔和会阴护理，防止压疮和继发性感染的发生。

【高血糖高渗状态】

高血糖高渗状态（hyperosmolar hyperglycemic state，HHS），也被称为糖尿病高渗性非酮症昏迷，是糖尿病急性代谢紊乱的另一类型，临床以严重高血糖、无明显酮症酸中毒、血浆渗透压明显升高、不同程度的意识障碍和脱水为特点。多见于老年 2 型糖尿病患者，约 2/3 患者发病前无糖尿病病史或糖尿病症状较轻。

（一）病因与发病机制

最初表现常被忽视，诱因为引起血糖增高和脱水的因素：急性感染、外伤、手术、脑血管意外、水摄入不足或失水、透析治疗、静脉高营养疗法，以及使用糖皮质激素、免疫抑制剂、利尿药、甘露醇等药物，有时在病程早期因未确诊糖尿病而输入大量葡萄糖液或因口渴而摄入大量含糖饮料可诱发本病。HHS 的发病机制复杂，未完全阐明。各种诱因下，升糖激素分泌增加，进一步抑制胰岛素的分泌，加重胰岛素抵抗，糖代谢紊乱加重，血糖升高导致渗透性利尿，大量失水，失水多于失盐，血容量减少，血液浓缩，渗透压升高，导致细胞内脱水和电解质紊乱，脑细胞脱水和损害等。

（二）病情评估与判断

1. 病情评估

（1）健康史：评估有无糖尿病病史及诱发 HHS 诱因，如应激、摄水不足、失水过多、高糖摄入、使用易诱发的药物等。

（2）临床表现：本病起病缓慢，可从数日到数周，主要表现为多尿、多饮，有食欲减退或不明显的多食。随着病程进展，出现严重的脱水和神经系统症状和体征。脱水表现为皮肤干燥和弹性减退，眼球凹陷、唇舌干裂、脉搏快而弱，卧位时颈静脉充盈不良，立位时血压下降。神经系统表现为反应迟钝、烦躁或淡漠、抽搐、嗜睡，渐陷入昏迷。患者晚期尿少甚至尿闭。

（3）辅助检查：血糖达到或超过 33.3mmol/L（一般 33.3 ～ 66.6mmol/L），尿糖强阳性，尿酮体阴性或弱阳性，血尿素氮及肌酐升高，血浆渗透压显著增高。

2. 病情判断　对于昏迷的老年人，脱水伴有尿糖或高血糖，特别是有糖尿病病史并使用过利尿药、糖皮质激素、苯妥英钠或普萘洛尔者，应高度警惕发生高血糖高渗状态的可能。一旦发生，即应视为危重症。

出现以下表现者提示预后不良：

（1）昏迷持续 48 小时尚未恢复。

（2）血浆高渗透状态于 48 小时内未能纠正。

（3）昏迷伴癫痫样抽搐和病理反射征阳性。

（4）血肌酐和尿素氮持续增高不降低。

（5）合并革兰阴性菌感染。

（6）出现横纹肌溶解或肌酸激酶升高。

（三）救治与护理

1. 救治原则　HHS 需要给予紧急处理，有条件应尽快收住重症监护室。处理原则：尽快补液以恢复血容量、纠正失水状态及高渗状态，降低血糖，同时积极寻找和消除诱因，防治并发症，降低病死率。

2. 护理措施

（1）现场急救护理措施：立即给予吸氧，保持呼吸道通畅。建立 2 ～ 3 条静脉通路予以补液。遵医嘱采集血、尿标本进行急诊相关检查。

（2）补液：HHS 失水比 DKA 更严重，失水量多在发病前体液的 1/4 或体重的 1/8 以上，应积极谨慎补液以恢复血容量，纠正高渗和脱水状态。目前多主张先静脉输入等渗盐水（0. 9% 氯化钠溶液），以便较快扩张微循环而补充血容量，迅速纠正低血压。若血容量恢复，血压上升而渗透压和血钠仍不下降时，应注意按医嘱改用低渗氯化钠溶液（0.45% 氯化钠溶液）。补液的速度宜先快后慢。视病情可给予经胃肠道补液。

（3）胰岛素治疗与护理：宜应用小剂量短效胰岛素。大剂量胰岛素因使血糖降低过快而易产生低血糖、低血钾和促发脑水肿，故不宜使用。高血糖是维持血容量的重要因素，因此监测血糖尤为重要，当血糖降至 16.7mmol/L 时开始输入 5% 葡萄糖液并在每 2 ～ 4g 糖加入 1U 胰岛素，当血糖降至 13.9mmol/L，血浆渗透压≤330mmol/L 时，应及时报告医生，按医嘱停用或减少胰岛素。

（4）严密观察病情：与糖尿病酮症酸中毒的病情观察基本相同，此外，仍须注意以下情况。①补液量过多、过快时，可能发生肺水肿等并发症。②补充大量低渗溶液，有发生溶血、脑水肿及低血容量休克的危险，应随时注意观察患者的呼吸、脉搏、血压、神志、尿量和尿色情况。

二、低血糖症

低血糖症（hypoglycemia）是由多种原因引起的以静脉血浆葡萄糖（简称血糖）浓度低于正常值状态，临床上以交感神经兴奋和脑细胞缺糖为主要特点的综合征。一般以静脉血浆葡萄糖浓度低于 2.8mmol/L 作为低血糖症的标准。糖尿病患者在药物治疗过程中发生血糖过低现象，血糖水平≤3.9mmol/L 就属于低血糖范畴。当血糖降低时，出现交感神经兴奋的症状，持续严重的低血糖将导致患者昏迷，可造成永久性的脑损伤，甚至死亡。

（一）病因与发病机制

低血糖症是多种原因所致的临床综合征，按病因不同分为器质性和功能性；按照低血糖的发生与进食的关系分为空腹低血糖和餐后低血糖两种临床类型。空腹低血糖常见于使用胰岛素治疗、口服磺脲类药物、高胰岛素血症、胰岛素瘤、重症疾病（肝衰竭、心力衰竭、肾衰竭等）、升糖激素缺乏（皮质醇、生长激素、胰高糖素等）等；餐后低血糖常见于 2 型糖尿病患者初期餐后胰岛素分泌高峰延迟、碳水化合物代谢酶的先天性缺乏、倾倒综合征、肠外营养治疗等。人体内血糖的正常维持有赖于消化道、肝、肾及内分泌腺体等多器官功能的协调一致。

人体通过神经 - 体液调节机制来维持血糖的稳定。其主要的生理意义在于保证对脑细胞的供能，脑细胞所需的能量几乎完全直接来自葡萄糖，而且本身没有糖原储备。当血糖降到 28 ～ 30mmol/L 时，体内胰岛素分泌减少，而升糖激素如肾上腺素、胰升糖素、皮质醇分泌增加，肝糖原产生增加、糖利用减少，引起交感神经兴奋，大量儿茶酚胺释放。当血糖降到 25 ～ 28mmol/L 时，由于能量供应不足使大脑皮质功能抑制，皮质下功能异常。

（二）病情评估与判断

1. 病情评估

（1）健康史：评估有无糖尿病病史及诱发低血糖的病因，如进食和应用降糖药物等因素。

（2）临床表现：低血糖症常呈发作性，发作时间及频率随病因不同而有所差异。其临床表现可归纳为交感神经过度兴奋和中枢神经系统症状两组症状。

1）交感神经过度兴奋症状：表现为心悸、面色苍白、出汗、颤抖、饥饿、焦虑、紧张、软弱无力、流涎、四肢冰凉、震颤、血压轻度升高等。糖尿病患者由于血糖快速下降，即使血糖高于 2.8mmol/L，也可出现明显的交感神经兴奋症状，称为“低血糖反应（reactive hypoglycemia）”。

2）中枢神经系统症状：主要为脑功能障碍症状，是大脑缺乏足量葡萄糖供应时功能失调的一系列表现。表现为注意力不集中、思维和语言迟钝、头晕、视物不清等。大脑皮质下受抑制时可出现骚动不安，甚而强直性惊厥、锥体束征阳性。波及延髓时进入昏迷状态，各种反射消失。如果低血糖持续得不到纠正，常不易逆转甚至死亡。部分患者虽然低血糖但无明显症状，往往不被觉察，极易进展成严重低血糖症，陷于昏迷或惊厥，称为未察觉低血糖症（hypoglycemia unawareness）。低血糖时临床表现的严重程度取决于：①低血糖的程度；②低血糖发生的速度及持续时间；③机体对低血糖的反应性；④年龄等。

（3）辅助检查：血糖测定多低于 2.8mmol/L，但长期高血糖的糖尿病患者血糖突然下降时，虽然血糖高于此水平仍会出现低血糖反应的症状。

2. 病情判断　可依据 Whipple 三联征确定低血糖：①低血糖症状；②发作时血糖低于正常值（如 2.8mmol/L）；③供糖后低血糖症状迅速缓解。

（三）救治与护理

1. 救治原则　及时识别低血糖症、迅速升高血糖、去除病因和预防再发生低血糖。

（1）紧急复苏：遇有昏迷、心率加快者立即采取相应复苏措施。立即测定血糖，遵医嘱口服含糖溶液或静脉注射 50% 葡萄糖，必要时遵医嘱采用抑制胰岛素分泌的药物治疗。

（2）去除病因：及早查明病因，积极治疗原发病。

2. 护理措施

（1）现场急救护理措施：立即检测血糖水平。对意识模糊者，应注意开放气道，保持呼吸道通畅。必要时，给予氧气吸入。

（2）补充葡萄糖：意识清楚者，口服含 15 ～ 20g 糖的糖水、含糖饮料，或进食糖果、饼干、面包、馒头等即可缓解。15 分钟后监测若血糖仍≤3.9mmol/L，再给予 15g 葡萄糖口服。重者和疑似低血糖昏迷的患者，应及时测定毛细血管血糖，甚至不需要血糖结果，及时给予 50% 葡萄糖液 20ml 静脉注射，15 分钟后若血糖仍≤3.9mmol/L，继以 50% 葡萄糖液 60ml 静脉注射，也可给予 5% 或 10% 的葡萄糖液静脉滴注，必要时可遵医嘱加用氢化可的松和 / 或胰高糖素肌内或静脉注射。神志不清者，切忌喂食以避免呼吸道窒息。

（3）严密观察病情：严密观察生命体征、神志变化、心电图、尿量等。定时监测血糖。意识恢复后，继续监测血糖至少 24 ～ 48 小时，同时注意低血糖症诱发的心、脑血管意外事件，要注意观察是否有出汗、嗜睡、意识模糊等再度低血糖状态，以便及时处理。

（4）加强护理：意识模糊患者按昏迷常规护理。抽搐者除补充葡萄糖外，按医嘱可酌情使用适量镇静药，注意保护患者，防止外伤。

（5）健康教育：低血糖症纠正后，对患者及时地实施糖尿病教育，指导糖尿病患者合理饮食、进餐和自我检测血糖方法，让患者知晓在胰岛素和口服降糖药治疗过程中可能会发生低血糖；指导患者携带糖尿病急救卡，对于儿童或老年患者的家属也要进行相关的培训，教会患者及亲属识别低血糖的早期表现和自救方法。

重点·考点·笔记

第六节　脑　卒　中

导入情景

董先生，男，57 岁。因“言语不利 1 小时”入院。患者于外出后回到家中被家人发现言语不利，表现为言语内容比较混乱，说话缺乏逻辑性，家人问话“似懂非懂”，伴有右侧肢体力量减退。急诊头部 CT“未见出血及占位”收治入院。查体：血压 139/98mmHg，心、肺、腹部未见异常，神志清楚，不全混合性失语。双侧瞳孔等大、对光反射正常，视力、视野粗测正常。右肢肌力 4+ 级。肌张力正常，共济、深浅感觉检查欠合作。未见不自主运动。脑膜刺激征（－）、右侧巴氏征（+）。

工作任务

1. 患者的初步诊断是什么？
2. 护理措施有哪些？

脑卒中（stroke）是指由于急性脑循环障碍所致的局限或全面脑功能缺损综合征，患者发病急、病情较重，多数需要紧急处理。随着医疗水平的提升，医疗模式越来越精细化。对脑卒中患者的抢救趋于专科领域。各地区成立卒中中心，组织化管理卒中患者的医疗模式，把传统治疗脑卒中的各种独立方法，如药物治疗、肢体康复、语言训练、心理康复、健康教育等组合成一种综合的治疗系统，实现对卒中特别是急性期卒中进行高效、规范救治的相对独立的诊疗单元。目的是提供给卒中患者最佳医疗服务，包括高质量、标准化、有效的和“成本－效果”合适的措施。

脑卒中分为缺血性脑卒中和出血性脑卒中。缺血性脑卒中，又称脑梗死，是指各种原因所致脑部血液供应障碍，导致局部脑组织缺血、缺氧性坏死，出现相应神经功能缺损的一类临床综合征，是最常见的脑卒中类型，占全部脑卒中的 60% ～ 80%。按病理机制可将脑梗死分为脑血栓形成、脑栓塞和腔隙性脑梗死。其中，脑血栓形成和脑栓塞是急诊科常见的脑血管急症。出血性脑卒中，也称脑出血，是指非外伤性脑实质内出血，占全部脑卒中的 20% ～ 40%，根据出血部位不同可分为脑出血和蛛网膜下腔出血。

一、病因与发病机制

脑卒中的危险因素包括高血压、细菌性心内膜炎、高脂血症、糖尿病、吸烟、口服避孕药和心房颤动等。脑血栓形成的常见病因是动脉粥样硬化和动脉炎。脑栓塞按栓子来源不同可分为心源性、非心源性和来源不明三类，其中 60% ～ 75% 的栓子为心源性，如心房纤颤时附壁血栓脱落形成的栓子、心肌梗死形成的附壁血栓、心脏外科手术体外循环产生的栓子等。脑梗死最常见病因为脑动脉粥样硬化，其次为脑动脉炎、高血压、糖尿病和血脂异常等。80% 以上的脑出血是由高血压性脑内细小动脉病变引起，其他病因有动－静脉血管畸形、脑动脉瘤、血液病、抗凝或溶栓治疗等。蛛网膜下腔出血的常见病因是颅内动脉瘤。

二、病情评估与判断

（一）初步评估分诊

护士对于疑似脑卒中的患者必须立即进行迅速评估和分诊，评估时可使用卒中量表，如美国辛辛那提院前卒中量表（Cincinnati prehospital stroke scale，CPSS），其中出现 CPSS 中的 1 个异常结果，表示卒中的概率为 72%；如果出现所有 3 个异常结果，则表示卒中的概率大于 85%。

（二）卒中严重程度评估

卒中严重程度的评估可以使用美国国立卫生研究院卒中量表（National Institutes of Health Stroke Scale，NIHSS）。NIHSS 用于评估有反应的卒中患者，是目前世界上较为通用的、简明易行的脑卒中评价指标，根据详细的神经学检查，有效测量卒中的严重程度。

脑干和小脑大量出血的患者病情较危重。脑干出血尤其是脑桥出血预后很差，多在 48 小时内死亡。小脑大量出血病情进展迅速，因血肿压迫脑干发生枕骨大孔疝而死亡。此外，Glasgow 昏迷评定量表（GCS）也可评估患者的危重程度。

（三）临床表现

脑卒中的患者可有如下症状和体征：①原因不明的突发剧烈头痛；②眩晕、失去平衡或协调性；③恶心、呕吐；④一侧脸部、手臂或腿突然乏力或麻木；⑤不同程度的意识障碍；⑥双侧瞳孔不等大；⑦说话或理解有困难；⑧偏瘫；⑨吞咽困难或流涎等。

（四）判断

由于出血性脑卒中和缺血性脑卒中在治疗上有显著的不同，出血性卒中的患者禁忌给予抗凝和纤溶治疗，而缺血性脑卒中在症状出现后 3 小时内可以提供静脉溶栓疗法，应注意早期识别脑卒中，并对出血性和缺血性脑卒中进行鉴别。

三、救治与护理

（一）救治原则

急诊总体救治原则是保持呼吸道通畅，维持生命体征，减轻和控制颅脑损伤，预防与治疗各种并发症，并尽可能地提高患者的康复率与生存质量，防止复发。

1. 具体救治原则

（1）出血性脑卒中救治原则：安静卧床、保持呼吸道通畅、脱水降颅压、调整血压、防治继续出血、加强护理防治并发症。当病情严重致颅内压过高，内科非手术治疗效果不佳时，应及时进行外科手术治疗。

（2）缺血性脑卒中救治原则：脑血栓形成的急诊处理包括维持生命体征、处理并发症和溶栓、抗凝治疗等。

2. 溶栓治疗　急性期早期溶栓治疗可以降低死亡率、致残率，保护神经功能。

（1）静脉溶栓治疗

适应证：①年龄 18 ～ 80 岁；②临床确诊为缺血性卒中，神经功能障碍明显；③症状开始出现至静脉溶栓干预开始时间 <45 小时；④脑 CT 等影像学检查已排除脑出血；⑤患者或其家属已签署知情同意书。

禁忌证：①脑 CT 证实颅内出血；②近 3 个月内有颅内手术、脑卒中或脑外伤史，3 周内有胃肠道或泌尿系统出血史，2 周内有外科手术史，1 周内有腰穿或动脉穿刺史；③有出血或明显出血倾向者；④血糖 <2.7mmol/L，血压≥180/110mmHg；⑤ CT 显示低密度 >1/3 大脑中动脉供血区。

并发症：梗死灶继发性出血或身体其他部位出血。

（2）动脉溶栓治疗：对大脑中动脉等大动脉闭塞引起的严重卒中患者，可在 DSA 直视下进行动脉溶栓治疗。动脉溶栓的适应证、禁忌证和并发症与静脉溶栓基本相同。

3. 抗血小板治疗　未行溶栓的急性脑梗死患者可在 48 小时之内应用抗血小板聚集剂，如阿司匹林和氯吡格雷，降低死亡率与复发率。但在溶栓后 24 小时内不应使用。

4. 抗凝治疗　主要包括肝素、低分子肝素和华法林。一般不推荐急性缺血性卒中后应用。

5. 神经保护治疗　脑保护剂包括自由基清除剂、阿片受体阻断药、钙通道阻滞药等，可

重点·考点·笔记

降低脑代谢、减轻缺血性脑损伤。此外，早期应用头部或全身亚低温治疗也可降低脑代谢和脑耗氧量，减轻神经元损伤。

6. 对症治疗　维持生命体征和处理高血压、高血糖、脑水肿等并发症。

（二）护理措施

1. 即刻护理措施

（1）立即给予患者卧床，避免情绪激动；床头可抬高 30°，减轻脑水肿。

（2）保持呼吸道通畅，给氧，及时清除口腔内分泌物和呕吐物，舌后坠者予以口咽通气道协助通气，必要时做好气管插管或气管切开的准备。

（3）心电监护，密切观察患者的生命体征、意识、瞳孔及肢体的变化，评估是否有意识障碍加重、血压升高、瞳孔不等大、呕吐等再出血及颅内压增高表现，是否并发心肌梗死或心律失常。

（4）建立静脉通路，遵医嘱准确给药及正确留取血液标本进行血常规、出凝血时间、血糖等检查。

（5）对烦躁不安者，予以床栏，必要时给予保护性约束，防止坠床。

（6）迅速协助完成神经病学检查、十二导联心电图和脑 CT 扫描。

2. 降低颅内压　遵医嘱应用脱水药，通常使用 20% 甘露醇、呋塞米等药物。20% 甘露醇为高渗性液体，应选择粗大的上肢静脉输注，保证在 15 ～ 30 分钟内滴完，并注意保护血管及局部组织，防止外渗。密切观察瞳孔、血压、尿量的变化，监测肾功能和血液电解质浓度，动态评估用药效果及药物不良反应。

3. 调整血压　急性期血压升高是对颅内压升高的一种代偿反应，一般不需要紧急处理，但过高的血压增加再出血的风险。一般来说，当收缩压 >200mmHg 或平均动脉压 >150mmHg 时，应积极控制血压。遵医嘱静脉应用降压药物时，须使用输液泵严格控制给药速度，加强血压监测。并随时根据血压调整滴速，以免血压下降过快导致脑低灌注。此外，血压升高也可因躁动、气道梗阻、膀胱充盈等因素引起，须注意去除这些诱因。

4. 溶栓治疗的护理　严格按医嘱剂量给药，密切观察患者有无出血倾向，如头痛、呕吐、意识障碍加重等脑出血症状，以及牙龈、皮肤黏膜、穿刺部位、消化道出血征象，遵医嘱复查凝血时间、头部 CT，评价溶栓效果及病情变化。

5. 并发症护理

（1）高血糖：当血糖 >10mmol/L 时，应遵医嘱予以胰岛素治疗，将血糖控制在 7.8 ～ 10mmol/L。注意监测血糖，避免低血糖。

（2）心脏损伤：动态心电监测，随时做好检查心肌损伤标志物的准备，及时发现和治疗心脏损伤。

（3）上消化道出血：密切观察患者有无消化道出血征象，遵医嘱给予预防性措施。

6. 物理降温　出血性脑卒中急性期发热较多见，降低体温，使脑代谢率降低、耗氧量减少，有利于保护脑细胞和减轻脑水肿。可用头枕冰袋、冰帽、冰毯行物理降温，最好使体温保持在 32 ～ 36℃。

7. 加强基础护理　昏迷患者应及时清除其口腔和气管内分泌物，防止反流、误吸等，采取翻身、叩背等排痰措施，加强口腔护理，预防肺部感染。加强皮肤护理，预防压疮。保持肢体功能位置。做好尿管和会阴护理，防止尿路感染。

8. 做好术前准备及转运护理　当病情危重致颅内压过高，内科非手术治疗效果不佳时，及时完善外科手术治疗的准备。需要住院治疗的患者，应做好入院转运前的各项准备工作，保障转运途中患者安全，按要求做好交接工作。

（陈东伟）

课后练习

A_1 型题

1. 当患者由于呼吸困难而出现生命危险时，首要措施是（　　）
A. 建立静脉通路，保证及时给药　B. 准确留取血标本　C. 取舒适体位
D. 做好隔离措施　E. 保持呼吸道通畅
2. 致命性胸痛最常见的病因是（　　）
A. 肋间神经损伤　B. 急性心包炎　C. 胸膜炎
D. 心血管神经官能症　E. 急性冠状动脉综合征
3. 急性心肌梗死与心绞痛心电图鉴别最有意义的是（　　）
A. ST 段抬高　B. 病理性 Q 波　C. ST 段压低　D. T 波高尖　E. T 波倒置
4. 胆囊炎或胆囊结石所致的急性腹痛常发生于（　　）
A. 腹部手术后　B. 禁食、胃肠减压后　C. 进食油腻食物后
D. 酗酒、暴饮暴食后　E. 剧烈运动后
5. 溃疡病患者，提示有穿孔发生的表现是（　　）
A. 饮食突然减少　B. 嗳气反酸加重　C. 恶心腹胀明显
D. 上腹剧痛、腹肌紧张　E. 经常性“午夜痛”
6. 糖尿病酮症昏迷和非酮症高渗昏迷的主要区别是（　　）
A. 血糖的高低　B. 脱水的严重程度　C. 血、尿中酮体
D. 酸中毒程度　E. 起病年龄的大小

A_3 型题

患者，男，38 岁。脐周阵发性剧痛伴恶心、呕吐 4 小时就诊，既往有胆石症病史。查体：急性痛苦貌，腹平软，脐右上腹部压痛，轻度反跳痛，肠鸣音 12 次 / 分，可闻及气过水音。

1. 对该患者首要的救护措施是（　　）
A. 迅速建立静脉通道，尽快补液　B. 禁食、胃肠减压　C. 给予抗生素
D. 严密观察病情　E. 镇痛治疗
2. 为明确诊断，该患者首选的检查是（　　）
A. 血常规　B. 腹部卧位 X 线片　C. 腹部 B 超
D. 腹部 CT　E. 诊断性腹腔穿刺
3. 当医师决定先行非手术治疗时，在治疗同时最需要严密观察的病情变化是（　　）
A. 腹痛性质、程度、持续时间的变化　B. 意识状态
C. 全身情况及重要脏器功能　D. 生命体征　E. 动态辅助检查结果

案例分析题

患者，女，54 岁。有劳累后心前区疼痛 6 年病史，患者 4 小时前突发心前区剧痛，伴大汗淋漓、四肢厥冷，查体：BP 100/85mmHg，HR 118 次 / 分，两肺底可闻及湿啰音，心电图示，“Ⅰ、Ⅱ、Ⅲ、aVF、V5-V7、ST 段下降，T 波倒置”，半小时后出现心尖部及胸骨左缘收缩期吹风样杂音，随即血压降至 85/60mmHg。

问题：1. 该患者可能的医疗诊断是什么？
2. 对该患者的救护原则是什么？
3. 简述对该患者的护理措施包括哪些内容？

第5章　心搏骤停与心肺脑复苏

学习目标

1. 掌握心搏骤停的概念及诊断，心搏骤停患者的急救生存链，基础生命支持的方法，复苏有效的指征。

2. 熟悉心搏骤停的病因，心搏骤停患者的心电图表现，心搏骤停后治疗的脑复苏。

3. 了解心肺脑复苏后的监测和护理。

4. 树立以人为本、时间就是生命的急救意识，操作时具有精益求精的工匠精神。

PPT·心肺脑复苏

第一节　心搏骤停

心搏骤停（sudden cardiac arrest，SCA）是最危重的急症，可迅速导致患者死亡，应尽早施行高质量的心肺脑复苏，维持有效的循环和呼吸功能，保证脑血供，以增加患者存活机会，改善复苏后生存质量。

一、概述

心搏骤停是指心脏在严重致病因素作用下突然停搏，有效泵血功能消失，引起全身缺血、缺氧，尤其是脑组织遭受严重损害。心搏骤停者如及时采取有效的复苏措施，仍能挽救生命。

心搏骤停后，心脏泵血功能丧失，循环停止，血氧浓度显著降低，全身组织器官缺血缺氧，但体内各脏器对缺血缺氧的耐受力有差异。正常体温时，中枢神经系统对缺血、缺氧的耐受力最差，因此在缺血、缺氧时最先受到损害的是脑组织。一般心搏骤停3～5秒，患者即可出现头晕、黑矇；停搏10秒左右可引起晕厥，随即意识丧失，或发生阿-斯综合征，伴全身性抽搐，由于尿道括约肌和肛门括约肌松弛，可同时出现大小便失禁；心搏骤停发生20～30秒时，由于脑中尚存的少量含氧血液可短暂刺激呼吸中枢，呼吸可呈断续或无效呼吸状态，伴颜面苍白或发绀；停搏60秒左右可出现瞳孔散大；停搏4～6分钟，脑组织即可发生不可逆的损害，数分钟后即可从临床死亡过渡到生物学死亡。

（一）病因

根据心搏骤停是否由心脏病变引起，心搏骤停的病因分为心源性和非心源性两类。

1. 心源性因素

（1）冠心病：急性冠状动脉供血不足或心肌梗死常引发心室颤动或心室停搏，尤其是伴发休克、肺水肿时常引起恶性室性心律失常，是引起成年人心搏骤停的主要病因。由冠心病所致的心搏骤停，男女比例为（3～4）：1，大多数发生在急性症状发作1小时内。

（2）心肌病变：原发性心肌病、重症心肌炎常并发室性心动过速或严重的房室传导阻滞，易导致心搏骤停。

（3）主动脉疾病：主动脉瘤破裂、夹层动脉瘤、主动脉发育异常，如马方综合征、主动脉瓣狭窄等。

2. 非心源性因素

（1）呼吸停止：阻塞性肺部疾病、大块肺栓塞（血栓塞、空气栓塞、脂肪栓塞）及各种原因引起的窒息，由于气体交换中断，组织器官严重缺氧，可导致心搏骤停。

（2）严重的电解质紊乱和酸中毒：体内严重的低血钾、高血钾、高血镁可引起心搏骤停，血钠和血钙过低可加重高血钾的影响，血钠过高则可加重低血钾的表现，血钙过高则可致传导阻滞、室性心律失常甚至发生心室颤动。酸中毒时细胞内钾外移，血钾增高，心肌收缩力减弱，也可发生心搏骤停。

（3）药物中毒或过敏：洋地黄类、奎尼丁等药物的毒性反应可致严重的心律失常甚至发生心搏骤停。在体内缺钾时，上述药物毒性反应引起心搏骤停常以心室颤动多见。青霉素、链霉素、某些中药（如乌头碱）及某些血清制剂可引起严重的过敏反应而致心搏骤停。此外，某些药物静脉注射速度过快也可导致心搏骤停，如苯妥英钠、氨茶碱、氯化钙、利多卡因等。

（4）意外：电击或雷击的强电流通过心脏或头部，可致心搏骤停。溺水、麻醉和手术意外及惊吓、严重创伤等均可导致心搏骤停。

不论何种原因，最终都直接或间接影响心脏电活动和生理功能，或引起心肌收缩力减弱，心排血量降低，或引起冠状动脉灌注不足，或导致心律失常，成为导致心搏骤停的病理生理学基础。

考点提示

心搏骤停最常见的心源性因素。

（二）临床表现及判断

1. 临床表现　心搏骤停后，血液循环停止，脑血流量急剧减少，可引起明显的神经系统和循环系统症状。具体表现为：①意识丧失或伴有短暂的抽搐；②脉搏摸不到、血压测不出，听诊心音消失；③呼吸停止，或呈叹息样呼吸，而后停止，多发生在心搏骤停后 30 秒内；④皮肤苍白或发绀；⑤瞳孔散大。

2. 判断　心搏骤停时，最明显的临床征象是意识丧失伴大动脉搏动（颈动脉 / 股动脉）消失，呼吸停止或无效呼吸。检查大动脉搏动时通常成年人检查颈动脉，婴儿检查肱动脉。出现上述两个征象，心搏骤停的诊断即可成立，应立即进行初步急救，不能因寻找其余证据而延误复苏救护时机。

3. 心电图表现　根据心脏活动情况和心电图表现，心搏骤停可分为 3 种类型。

（1）心室颤动（ventricular fibrillation，VF）：是心搏骤停最常见的类型。心室肌发生极不规则、快速而不协调的颤动，心电图表现为 QRS 波群消失，代之以波形、振幅与频率极不规则的颤动波，频率为 200 ～ 400 次 / 分（图 5-1）。

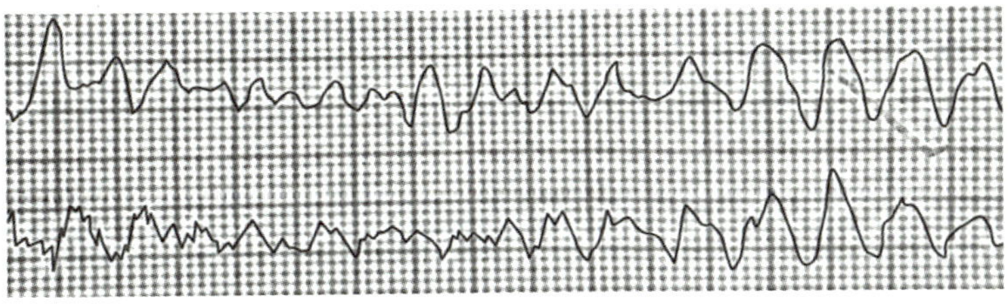

图 5-1　心室颤动

（2）心室停搏（ventricular asystole）：是指心肌失去机械收缩能力，丧失排血功能。此时，心室没有电活动，心电图往往呈一条直线，或偶有 P 波（图 5-2）。

（3）无脉性电活动（pulseless electrical activity，PEA）：也称心电 - 机械分离，是指心脏有持续的电活动，但没有有效的机械收缩，丧失排血功能。心电图可表现不同种类的电活动，但往往测不到脉搏（图 5-3）。

重点·考点·笔记

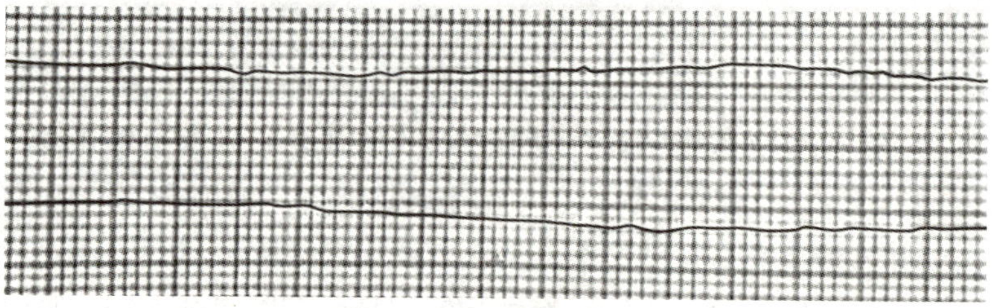

图 5-2　心室停搏

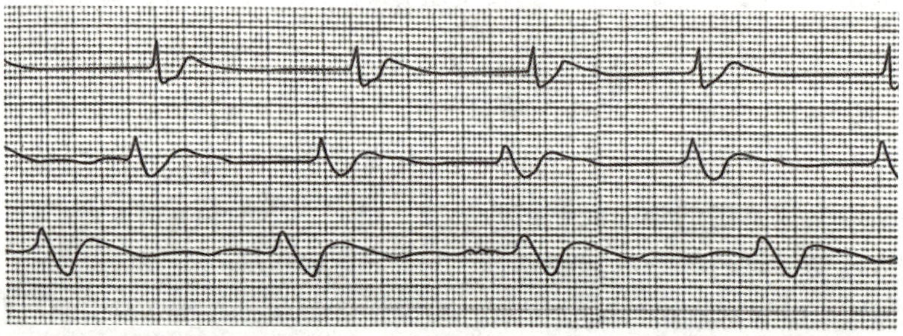

图 5-3　心电 - 机械分离

考点提示

心搏骤停的判断及最常见的心电图类型。

以上 3 种类型的心搏骤停其心脏活动和心电图表现各异，但血流动力学结果却相同，均可致心脏的有效收缩和泵血功能丧失，使血液循环停止而引起全身组织器官严重缺血、缺氧的临床表现。其中，以心室颤动最为常见。心室颤动多发生于急性心肌梗死的早期或严重心肌缺血时，是冠心病猝死的常见原因，也见于外科心脏手术后，其复苏成功率高。心室停搏多见于麻醉、外科手术及缺氧、酸中毒、休克等。心电 - 机械分离多为严重心肌损伤的结果，也可见于人工瓣急性功能不全、张力性气胸和心包压塞时。

二、心搏骤停患者的急救和急救生存链

心肺复苏（cardiopulmonary resuscitation，CPR）是针对心搏、呼吸骤停患者所采取的急救措施，包括胸外心脏按压或其他方法形成暂时的人工循环并最终恢复心脏自主搏动，用人工呼吸代替自主呼吸并最终恢复自主呼吸，达到挽救生命的目的。使心搏、呼吸骤停的患者迅速恢复循环、呼吸和脑功能的抢救措施称为心肺脑复苏（cardiopulmonary cerebral resuscitation，CPCR）。脑复苏是心肺功能恢复后，针对保护和恢复中枢神经系统功能的治疗，加强对脑细胞损伤的防治和促进脑功能的恢复，脑功能的恢复程度决定患者的生存质量。完整的 CPCR 包括 3 个阶段：基础生命支持（basic life support，BLS）、高级心血管生命支持（advanced cardiovascular life support，ACLS）和心搏骤停后的综合治疗。成功挽救心搏骤停患者的生命，需要很多环节紧紧相扣，1992 年 10 月，美国心脏协会（AHA）正式提出“生存链”（chain of survival）的概念。“生存链”定义了第一目击者（第一反应人）、急救调度、急救服务人员、急救医师和护理人员作为团队，共同为抢救生命所进行的有序工作。该项工作实施得越早，急危重症患者获救的成功率就越高。根据 AHA《心肺复苏与心血管急救指南》，成人生存链是指对突然发生心搏骤停的成年患者通过采取一系列规范有效的救护措施，将这些救护措施以环链形式序列连接起来，就构成一个挽救生命的“生存链”。生存链中各环节必须环环相扣，中断任何一个环节，都可能影响患者的预后。

由于在心搏骤停病因、施救场景、配套医疗条件、转运需求中的不同，院外心搏骤停（out-of-hospital cardiac arrest，OHCA）和院内心搏骤停（ in-hospital cardiac arrest，IHCA）有着各自不同的生存链（图 5-4）。其实，简单来看，无论 OHCA 还是 IHCA，与预后相关

重点·考点·笔记

的基本环节都包括以下几个方面：心搏骤停的预防和早期预警；心搏骤停发生时的早期识别和及时启动抢救；无自主循环时的充分生命支持和及早达到自主循环恢复的努力；自主循环恢复后脏器功能的监护、支持、保护、及时的预后评估和康复。

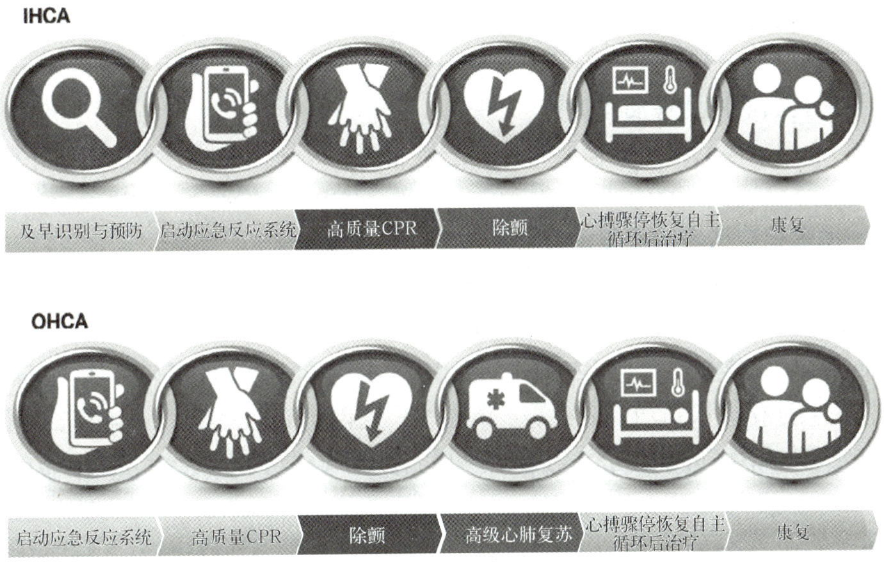

图 5-4　成年人 IHCA 和 OHCA 生存链

知识链接

急救“生存链”

2020 年 AHA 的《心肺复苏与心血管急救指南》中首次将康复加入到生存链中，在原有院前院内“双五环”生存链的基础上增加心搏骤停存活者的康复治疗计划环节，从而形成院前院内“双六环”生存链。该环节涉及患者的器官功能恢复、心理康复、重返社会能力等内容。党的二十大报告指出，发展壮大医疗卫生队伍，把工作重点放在农村和社区，我国的健康中国战略中，对基层医疗机构人才培养，极大丰富了急救“生存链”内涵。

（一）尽早识别心搏骤停，并启动急救医疗服务体系（EMSS）

遇到心搏骤停患者，从第一现场发出的呼救信号应能及时、迅速和畅通地到达当地接收呼救信号的应答系统，并启动急救医疗服务系统，使其派出救援力量到达现场。

（二）尽早进行 CPCR，着重于胸外心脏按压

在心搏骤停后，立即进行 CPCR，通常最为有效。也就是第一目击者即家属、同事或路人应该立即对身边发生心搏骤停的患者做出第一反应，实施现场 CPCR，为患者的存活赢得宝贵的抢救时机。

（三）快速电除颤

心搏骤停的主要原因是心室颤动，此时，若能及时有效地除颤，就能提高复苏的成功率，因而医疗救援必须备有心脏除颤仪，自动体外除颤仪（automated external defibrillator，AED）的问世开创了 CPCR 成功复苏的新局面。这种设备操作简单，使用者只须将电极片贴于患者胸部，仪器就能自动分析患者心电图并触发电流给予电除颤。目前，我们国家已逐

步推行在公共场所安装 AED 并鼓励公众使用，因为急救人员到达现场需要一定的时间，而心室颤动超过 4 分钟，电除颤的成功率便不高。非急救人员采用 AED 对患者进行及时除颤，能提高电除颤的成功率。

（四）有效的高级生命支持

高级生命支持需要借助急救器材并通常由受过专业培训的急救人员实施，以保证发挥有效的救助效果。

（五）综合性的心搏骤停后续治疗

综合性的心搏骤停后续治疗需要对患者进行监护，保护重要器官的功能，并且对原发疾病进行治疗。

（六）心搏骤停存活者的康复治疗计划

1. 约有 1/3 的心搏骤停存活者会经历焦虑、抑郁或创伤后应激反应，因此应对心搏骤停存活者进行焦虑、抑郁、创伤后应激和疲劳的结构化评估。

2. 大部分心搏骤停存活者会出现认知、生理、神经和心肺功能障碍。其中近半数患者在心搏骤停后 6 个月存在认知功能障碍，4 年后这一比例仍高达 29%，并伴有长期记忆缺陷。早期进行心脏康复和生理、职业及言语治疗可能有助于心搏骤停存活者克服、适应损伤并从中康复。

3. 心搏骤停存活者重返社会、工作及其他活动的进程虽然比较缓慢，但社会和周围人的支持可影响进度。根据昏迷时间和记忆缺失情况，可以预测患者心搏骤停后 2 ～ 7 年的日常生活功能和质量。但其日常生活能力的改善主要发生在心搏骤停后 45 天之内，提示早期干预获益更高。而通过制订和实施有效的康复计划，大部分患者可重新投入工作。因此，需要为心搏骤停存活者制订全面的多学科出院治疗计划。

第二节　心肺脑复苏

导入情景

陈某，男，65 岁。晨起后到公园跑步，在跑步过程中突感胸部压榨样疼痛，胸闷，大汗，突然倒地，呼之不应，你刚好在现场。

工作任务

1. 陈某发生了什么情况？

2. 如果要进行心肺复苏术，该如何实施？

一、基础生命支持

基础生命支持又称初级复苏或现场急救，主要目标是迅速有效地恢复生命器官（特别是心脏和大脑）的血液灌注和供氧。其主要环节包括：迅速、准确判断心跳、呼吸的停止；立即实施现场心肺复苏术，从体外支持患者的循环和呼吸功能；通过至少能维持人体重要脏器的基本血氧供应，延续到建立高级生命支持或患者恢复自主循环、呼吸活动，或延长机体耐受临床死亡时间。主要步骤包括判断患者的反应和呼吸，立即识别心搏骤停和启动急救反应系统，早期心肺复苏：胸外心脏按压、开放气道、人工呼吸和电除颤。

（一）判断并启动 EMSS

在评估环境安全、做好自我防护的情况下，快速识别和判断心搏骤停。

1. *综合分析判断环境*　通过眼睛看、耳朵听、鼻子闻，在综合分析的基础上，判断环境是否安全。环境安全可以进入现场救人，若环境不安全先解除不安全因素或使患者脱离危险环境，同时根据现场条件尽可能地做好自身防护。

2. *通过"轻拍重喊"判断患者反应*　成年人及儿童采取轻拍患者双肩，靠近耳边大声呼叫，观察患者有无反应判断意识；婴儿通过拍击足底判断反应。

3. *启动急救反应系统*　若患者无反应须立即启动急救反应系统，向他人快速求救并获取自动体外除颤仪（AED）。

（二）安置患者体位

置患者于复苏体位，即仰卧于硬质平面上，头、颈部应与躯干保持在同一轴面上，将双上肢放置在身体两侧，解开衣服，暴露胸壁。急救人员位于患者的一侧，近胸部部位。

（三）判断循环呼吸

同时判断大动脉搏动和呼吸，成年人及儿童检查颈动脉，方法是并拢右手的示指和中指，从患者的气管正中部位向旁滑移 2 ～ 3cm，在胸锁乳突肌内侧轻触颈动脉搏动（图 5-5）。婴儿检查肱动脉。在触摸大动脉搏动的同时，通过观察胸腹部起伏判断有无呼吸或是否为无效呼吸，时间控制在 5 ～ 10 秒完成。不能触及大动脉搏动，呼吸停止或无效呼吸，应立即实施 CPR。非专业人员不要求判断循环。

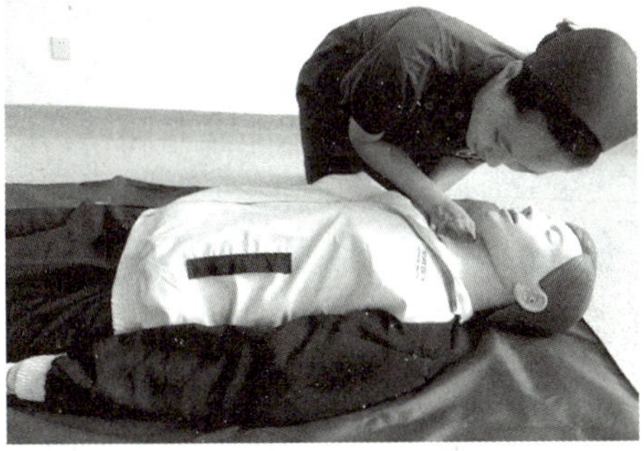

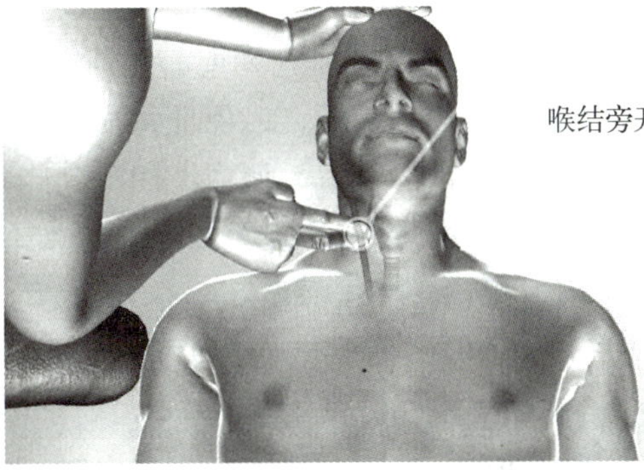

图 5-5　触摸颈动脉搏动

（四）实施心肺复苏的基本程序

心肺复苏的基本程序是 C—A—B—D，分别指胸外心脏按压、开放气道、人工呼吸和电除颤。

1. *胸外心脏按压*（compressions，C）　一旦发生心搏骤停，应立即进行胸外心脏按压，以恢复循环功能。目的是为心脏、脑和其他重要器官提供血液灌注。胸外心脏按压：是对胸骨下段有节律地按压，产生血流能为大脑和心肌输送少量但却至关重要的氧气和营养物质。

（1）按压部位的确定：成年人和儿童的按压部位在胸部正中，胸骨的下半部，两乳头连线中点的胸骨处（图 5-6）；婴儿按压部位在两乳头连线中点下一指处。

（2）胸外按压方法：操作者一只手的掌根部紧贴患者两乳头连线中点胸骨处，另一只手掌根叠放其上，两手手指交叉相扣，手指尽量向上，避免触及胸壁和肋骨，按压者身体稍前倾，双肩在患者胸骨正方，肩、肘、腕关节呈一条直线，按压时以髋关节为支点，应用上半身的力量垂直向下快速用力按压（图 5-7）。儿童可用单手按压，婴儿用两个手指进行按压。

（3）按压的频率和深度：成年人按压频率 100 ～ 120 次 / 分，胸骨下陷 5 ～ 6cm。儿童及婴儿患者按压深度至少达到胸廓前后径的 1/3，儿童约为 5cm，婴儿约 4cm，按压频率和成年人一样，为 100 ～ 120 次 / 分。

重点·考点·笔记

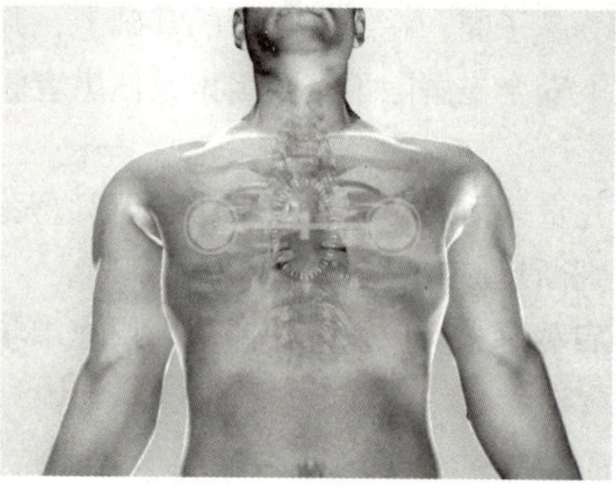

图 5-6　按压部位

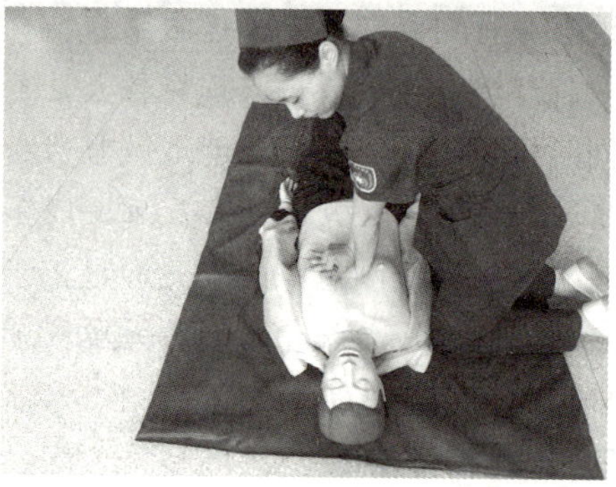

图 5-7　按压方法

（4）按压和放松时间：按压和放松所需时间相等，要保证每次按压后胸部回弹到正常位置，按压者不能倚靠在患者身上，手掌根部不能离开胸壁。

（5）尽量减少胸外按压间断，或尽可能地将中断控制在 10 秒以内，或按压分数值不低于 60%。

（6）在现场连续给予 30 次胸外按压后进入下一环节开放气道。

（7）循环支持注意事项

1）按压位置要准确。如位置太低，可能损伤腹部器官或引起胃内容物反流；位置太高，可能伤及大血管。

考点提示

胸外心脏按压的位置、手法、深度、频率。

2）按压方法要规范。按压时，救护者全部手指应离开胸壁，否则可能造成肋骨或肋软骨骨折、肝脾破裂、肺损伤、血气胸或心包压塞等。按压时，肘关节伸直，双肘正对双手，并居于胸骨正上方，身体稍前倾，以保证每次按压的方向都与胸骨垂直。每次按压后，双手放松使胸骨恢复到按压前的位置，使血液回流到胸腔，但放松时双手仍不能离开胸壁，以保持正确的按压位置。

微课·胸外心脏按压

3）按压节奏要正确。按压深度 5 ～ 6cm，按压频率 100 ～ 120 次 / 分。在一次按压周期内，按压与放松时间相等，若胸壁恢复不完全，会导致胸膜腔内压增加、冠状动脉灌注减少、脑灌注降低。

2. 开放气道（airway，A）　患者意识丧失时，由于肌张力下降，下颌肌肉松弛，使舌后坠可能阻塞咽喉部，这是造成气道阻塞最常见的原因。此时，将下颌上抬，使舌离开咽喉部，即可打开气道。在开放气道之前，应保持气道通畅，清除患者口中的异物和呕吐物，戴指套或指缠纱布清除口腔中的液体分泌物；清除固体异物时，救护者可一手开放患者口腔，用另一手的示指将固体异物钩出。

（1）仰头举颏法：适用于没有头和颈部创伤的患者。方法是将左手肘关节着地，小鱼际置于患者前额，使头后仰，右手的示指与中指抬起下颏，使下颌角和耳垂的连线与地面成一定角度，成年人 90°，儿童 60°，婴儿 30°（图 5-8）。

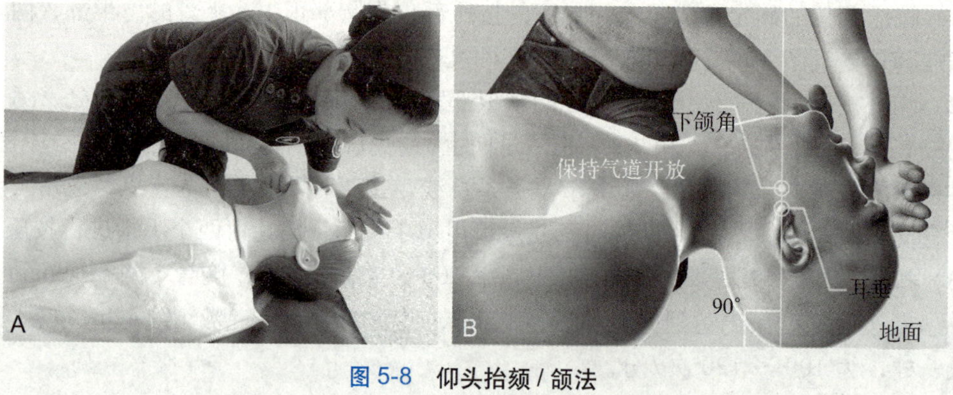

图 5-8　仰头抬颏 / 颌法

重点・考点・笔记

（2）托下颌法：此法用于疑似头、颈部创伤者。操作者站在患者头部，肘部放置在患者头部两侧，双手同时将患者两侧下颌角托起，将下颌骨前移，使其头后仰。

（3）使用口咽通气管开放气道：手法开放气道无效者，如果有条件，可以使用口咽通气管开放气道，但对频繁呕吐、咽反射亢进、牙齿松动、上下颌骨损伤严重、咽部占位性病变、喉头水肿、气管异物、哮喘等患者不宜使用口咽通气管。口咽通气管的使用步骤如下。

1）用物准备：选择合适的口咽通气管型号，选择的原则是宁长勿短、宁大勿小。因口咽管太短不能经过舌根，起不到开放气道的作用，口咽管太小容易误入气管。

2）协助患者取平卧位，头后仰，使口、咽、喉三轴线尽量重叠。清除口腔和咽部分泌物，保持呼吸道通畅。

3）置入口咽通气管：有直接放置法与反向插入法两种方法。采用直接放置法时，可用压舌板协助，将口咽通气管的咽弯曲部分沿舌面顺势送至上咽部，将舌根与口咽后壁分开。采用反向插入法时，把口咽管的咽弯曲部分向腭部插入口腔，当其内口接近口咽后壁时（即已通过悬雍垂），即将其旋转 180°，当患者吸气时顺势向下推送，弯曲部分下面压住舌根，弯曲部分上面抵住口咽后壁。反向插入法较直接放置法操作难度大，但在开放气道及改善通气方面更为可靠。对于意识不清者，操作者用一只手的拇指与示指将患者的上唇齿与下唇齿分开，另一只手将口咽通气管从后臼齿处插入。

4）检测人工气道是否通畅：置入口咽通气管后应立即检查自主呼吸，若自主呼吸不存在或不充分，应使用适当装置给予正压通气。此外，还应观察胸壁运动幅度和听诊双肺呼吸音。检查口腔，以防舌或唇夹置于齿与口咽通气管之间。

5）固定：如患者吞咽反射比较强，可适当固定口咽通气管，但不能将出口堵住，以防影响通气。

3. 人工呼吸（breathing，B）　如果患者没有呼吸或无效呼吸，应立即做口对口（鼻）、口对面罩、口对口咽通气管等人工呼吸方法。无论采用何种方法，每次通气应维持 1 ～ 2 秒，使胸廓明显隆起，保证有足够气体进入肺部。

（1）口对口（鼻）人工呼吸

1）采取口对口人工呼吸时，注意应用合适的通气防护装置，既能保证通气效果又能有效保护施救者。

2）施救者用按于前额一只手的拇指和示指捏闭患者的鼻孔，另一只手放在下颌角处，抬起患者的头部保持气道通畅。

3）施救者张开口紧贴患者口部，以封闭患者的口周围（婴幼儿可连同鼻一块包住，不能漏气）。

4）正常呼吸状态下缓慢吹气 2 次，每次吹气至患者胸廓隆起后，即与患者口部脱离，轻轻抬起头部，同时放松捏闭患者鼻部的手指，让患者胸廓依其弹性而回缩导致气体呼出。

5）对口周外伤或牙关紧闭、张口困难者可用口对鼻呼吸，吹气时要使上下唇合拢（图 5-9）。

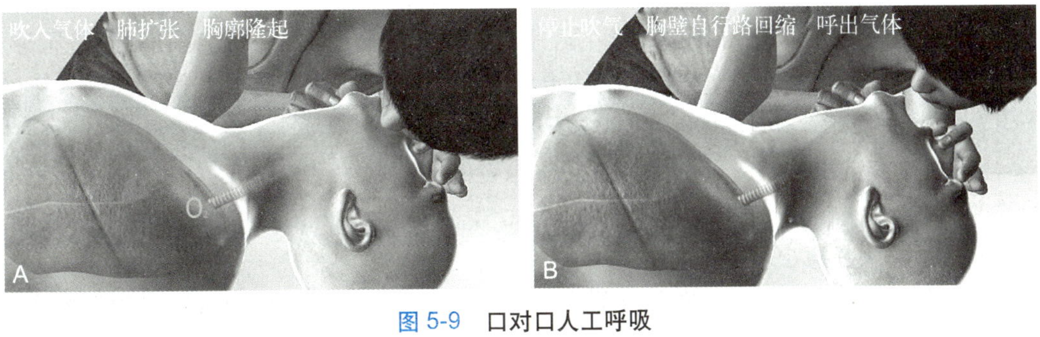

图 5-9　口对口人工呼吸

(2) 经通气面罩通气：通气面罩一般为透明的，可密闭于口腔周围。操作时，维持患者气道打开，将面罩覆盖于整个口和鼻部并妥善固定，施救者经面罩送气至患者胸廓抬起为止，然后将口离开面罩，使患者呼出气通过活瓣活动而排出。

(3) 简易呼吸器辅助通气：有条件时可用简易呼吸器辅助通气，还可用于转运途中或临时替代呼吸机的人工通气。简易呼吸器的使用包括球囊 - 面罩通气、球囊与人工气道的连接通气，它由一个有弹性的球囊、三通呼吸阀门、衔接管、压力限制阀和面罩组成，在球后面有一个四合一装置和储氧袋，保证空气的单向进入和储氧袋的安全。

1）物品准备：选择合适的面罩并检查其性能，球囊、面罩、储氧袋等连接正确，安全阀处于开启状态，能有效送气。如果是充气面罩，面罩压力适中，如有氧气条件连接氧气，氧流量 10 ～ 15L/min，使储氧袋充满氧气。

2）患者准备：松解衣领，去枕后仰保持气道开放。清除口腔内义齿与异物，必要时插入口咽通气管，防止舌咬伤和舌后坠。球囊面罩通气时，操作者位于患者头顶侧，使头后仰，并紧托下颌使其朝上，畅通气道。如果患者已经建立人工气道，实施球囊与人工气道的连接操作时可以站在患者的两侧。

3）固定面罩：单人操作时，操作者位于患者头顶侧，将面罩扣在患者口鼻处，用一只手的拇指和示指呈“C”形按压面罩，中指和环指放在下颌骨下缘，小指在下颌角后面，呈 E 形保持气道开放，两组手指相向用力，将面罩紧密置于患者面部，即“CE 手法”(图 5-10)。双人操作时则由一人双手“CE 手法”固定面罩，即双手拇指和示指呈“C”形按压面罩，中指、环指和小指呈“E”形紧托下颌骨下缘并使其朝上开放气道。

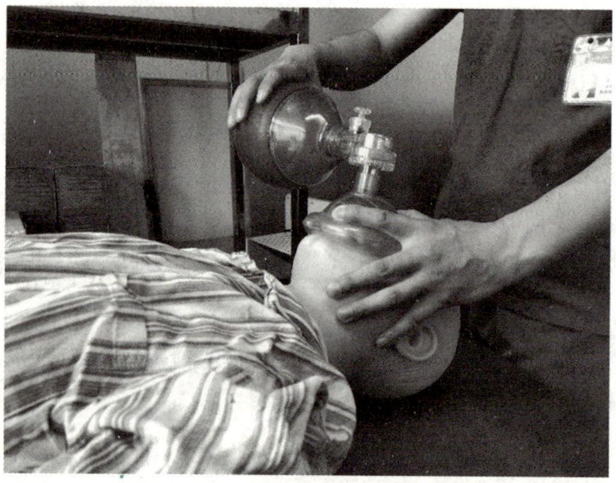

图 5-10　简易呼吸器辅助通气

4）挤压球囊：单人操作时，一只手固定面罩，另一只手均匀地挤压球囊送气；双人操作时，由另一人挤压球囊，通气量以见到胸廓起伏即可，一般为 500 ～ 600ml。在复苏过程中若患者无脉搏并且无高级气道的建立，按照 30：2 的比例进行按压和通气；若有脉搏无呼吸，按照 10 ～ 12 次 / 分的频率送气；若患者有微弱的自主呼吸，则在吸气时挤压球囊。如果患者建有高级气道，急救人员不再需要胸外心脏按压与人工通气交替实施，人工通气 10 ～ 12 次 / 分的频率，按压 100 ～ 120 次 / 分的频率。

5）观察：在挤压球囊的过程中注意观察患者的胸廓起伏、口唇皮肤的颜色及血氧饱和度的改变。

(4) 人工呼吸注意事项

1）口对口人工呼吸时可在患者口部垫一层呼吸膜，在医院环境中可用口对面罩或口对口咽通气管进行吹气，或使用单向活瓣吹气。

2）通气频率为 10 ～ 12 次 / 分，每次吹气持续 1 ～ 2 秒，潮气量为 500 ～ 600ml 即可为其提供足够的氧合。

3）吸呼时间比为 1：1，即吹气时间与呼气时间大致相等。

4）吹气时应捏紧患者鼻孔，呼气时应及时放松鼻孔。

5）救护者只须进行正常吸气即可，不必深呼吸，这样既可防止救护者发生头晕，又可防止患者发生过度通气。

6）若患者尚有微弱呼吸，人工呼吸应与患者的自主呼吸同步进行，即患者吸气时，施救者适当用力吹气以辅助进气；患者呼气时，松开口鼻，便于排出气体。

7）通气有效的指征是人工呼吸时可见患者的胸廓起伏。

8）单人复苏时成年人、儿童和婴儿胸外心脏按压和人工呼吸的比例为 30：2；如有 2 名医护人员配合施救时成年人比例仍为 30：2，儿童和婴儿比例为 15：2。持续完成 5 个循环或 2 分钟后对患者进行评估。

4. 电除颤（defibrillation，D）　由于引起心搏骤停最常见的致命心律失常的类型是心室颤动，而心室颤动可在数分钟内转为心搏骤停，所以其治疗最有效的手段是电除颤。因此，尽早快速除颤是 CPCR 中关键的一环。除颤成功的可能性随着时间的流逝而减少或消失，除颤每延迟 1 分钟，复苏成功率将下降 7% ～ 10%。因此目睹发生院外心搏骤停且现场有 AED，施救者应从胸外按压开始心肺复苏，并尽快在 3 ～ 5 分钟内使用 AED。在等待除颤仪过程中持续进行心肺复苏。AED 是一种便携式医疗设备，它可以诊断特定的心律失常，并且给予电击除颤，是可被非专业人员使用的用于抢救心源性猝死患者的医疗设备。

（1）AED 使用的步骤

1）打开电源开关，按语音提示操作。

2）AED 电极片安置部位：心尖部电极安放在左腋前线第 5 肋间外侧，心底部电极放置胸骨右缘，锁骨之下。婴儿及儿童使用 AED 时应采取具有特殊电极片的 AED，安放电板片的部位可同成年人，也可在胸前正中及背后左肩胛处。电极片安放时避开皮肤破损处，皮下起搏器等位置，如患者胸毛过多导致电极片不能和皮肤紧密贴合时则须先去毛。

3）救护员语言示意周边人员都不要接触患者，等候 AED 分析心律是否需要电除颤。

4）救护员得到除颤信息后，等待充电，确定所有人员未接触患者，且患者胸前两电极片之间无汗水，则准备除颤。

5）按键钮电击除颤。电极片在除颤后不去除，直至送到医院。

6）继续 CPR 2 分钟后，AED 将再次自动分析心律，医护人员可根据 AED 提示心电图决定下一步操作。

（2）AED 使用的注意事项

1）电极板上涂导电糊或垫一生理盐水浸润过的纱垫，以增加电流的穿透能力，防止皮肤烧伤。

2）牢固按压电极板，以减少胸壁阻力。

3）电击前观察周围，请在场人员离开，不要触及患者的身体及病床，以防伤及他人。

4）在准备除颤时要继续进行 CPCR，除颤成功之后立即进行 5 个循环（2 分钟）CPR。尽可能缩短除颤前后按压的中断时间，强调每次除颤后立即实施胸外按压，除颤过程对胸外按压的中断不应超过 5 秒。

5）除颤也可用于儿童，首次能量推荐为 2J/kg，随后的能量为 4J/kg（不超过 10J/kg）。

6）除颤有效的指征：除颤后监测心电图，如电击后 5 秒心电图显示心搏停止或非心室

重点·考点·笔记

颤动无电活动，均可视为电除颤成功。同时，还可判断患者是否恢复为规则的心律，包括室上性节律和室性自主节律等。

（五）心肺复苏效果的判断

1. 神志　复苏有效时，可见患者有眼球运动，睫毛反射与对光反射出现，甚至手脚开始抽动，发出呻吟声等。

2. 面色及口唇　复苏有效时，可见面色及口唇由发绀转为红润。如若变为灰白，则说明复苏无效。

3. 颈动脉搏动　按压有效时，每一次按压可以产生一次搏动，若停止按压，搏动亦消失，此时应继续进行心脏按压。若停止按压后，脉搏仍然存在，说明患者已恢复心跳。

4. 瞳孔　复苏有效时，可见瞳孔由大变小，同时出现对光反应。若瞳孔由小变大固定，则说明复苏无效。

5. 自主呼吸　患者出现较强的自主呼吸，说明复苏有效。但如果自主呼吸微弱，仍应坚持人工辅助呼吸。

> **考点提示**
> 心肺复苏的基本程序和效果判断。

（六）心肺复苏终止的指征

1. 恢复有效的自主循环和自主呼吸。
2. 由更专业的生命支持抢救小组接手。
3. 医生确认已死亡，临床死亡判断标准：①患者对任何刺激无反应；②无自主呼吸；③无循环特征，无脉搏，血压测不出；④心肺复苏 30 分钟后心脏自主循环仍未恢复，心电图为一直线（3 个以上导联）。
4. 施救者如果继续复苏将对自身产生危险或将其他人员置于危险境地时。

二、高级心血管生命支持

高级心血管生命支持（advanced cardiovascular life support，ACLS）是在基础生命支持的基础上，应用辅助设备及特殊技术，建立和维持更为有效的通气和血液循环，识别及治疗心律失常，建立静脉通路并应用必要的药物治疗，改善并维持心肺功能及治疗原发疾病的一系列救治措施。ACLS 与 BLS 密不可分，共同组成“生存链”。如抢救人员、抢救药物及仪器、设备准备就绪，最好与 BLS 同步进行。

ACLS 仍强调高质量心肺复苏的重要性，包括：以足够的速度和幅度进行按压，保证每次按压后胸廓回弹，尽可能减少按压中断并避免过度通气，以提高恢复自主循环的可能性。并强调应在心肺复苏的非中断间组织高级生命支持干预措施操作，最好通过心电、血压、脉搏、血氧饱和度、二氧化碳波形图等生理参数指导心肺复苏。

（一）明确诊断

尽可能迅速地进行心电监护和必要的血流动力学监测，明确引起心搏骤停的原因和心律失常的类型，以便及时采取有效的救治措施。

（二）呼吸支持

1. 建立人工气道　尽快应用辅助器械建立人工气道，包括咽部通气管、喉罩、气管食管联合通气管、面罩呼吸囊、环甲膜穿刺、气管内插管等。

（1）口咽通气管和鼻咽通气管：口咽气道主要应用于浅昏迷而不需要气管内插管的患者，但应注意其在口腔中的位置，因为不正确的操作会将舌推至下咽部而引起呼吸道阻塞。口咽通气管通常呈“S”形，横截面呈管状或“工”字形，可以通气。

鼻咽气道在牙关紧闭、咬伤、颞颌关节紧闭、妨碍口咽气道置入的颌面部创伤时使用。对疑似有颅骨骨折的患者使用鼻咽气道要谨慎。对于浅昏迷患者，鼻咽气道比口咽气道的耐受性更好。鼻咽通气管形状类似气管导管，长约 15cm，较气管导管短。

（2）喉罩：是一种新型的畅通呼吸道的工具，现已在临床中广泛应用。喉罩头端呈勺形，边缘为气囊，像个小面罩，尾端为一硬质通气管，与头端呈 30° 角相连。主要用于紧急情况下开放气道，特别是由于解剖原因致气管内插管困难，或担心搬动颈椎造成神经系统损伤等情况。

（3）气管食管联合通气管：是一种双腔管，操作时操作者将该管盲插入，直至标志刻度线到达牙齿，通常仅需 5s 即可开放气道。在声带不可见或有呕吐物时也可操作，在行正压通气时，由于食管被阻塞可防止胃液反流和减少胃胀气。

（4）简易呼吸器：是急诊中最常用的辅助通气装置。球囊充气容量为 1.6L，挤捏球囊可为患者行正压通气。主要适用于上呼吸道通畅而呼吸衰竭的患者，通常用于建立可靠人工气道前的辅助通气。单人使用时，注意固定面罩的手应呈“C”形，将面罩压于患者口鼻，尽量密封以保证有效通气。

（5）环甲膜穿刺：主要用于现场急救，适用于颈部或颌面部外伤或其他原因导致上呼吸道阻塞，但尚有自主呼吸的患者。用 16 号粗针头刺入环甲膜，接 T 形管输氧，可立即缓解缺氧情况，为下一步气管内插管或气管切开赢得时间。

（6）气管内插管：是最可靠的保持气道通畅的方法，有条件时，应尽早给予患者气管内插管。插管前，应充分供氧，操作要迅速，应在 30 秒内完成，以免停止 CPCR 时间过长。插管后，可有效保障人工呼吸和人工循环，而且人工呼吸和心脏按压可以不同步进行。

2. 氧疗和人工通气

（1）氧疗：心搏骤停后组织缺氧持续发展，尽管正确的 CPCR 可提供 25% ～ 33% 的心排血量，能够供应重要器官如心、脑的血流，然而组织的缺氧和细胞的无氧代谢仍可导致严重的问题。此时，尽量改善氧合是重要的治疗手段，给予高流量及高浓度的氧气，可提高动脉血氧分压（PaO_2），加大动脉血液中氧的溶解量，进而加强氧的运输（心排血量 × 血氧浓度）。但吸入 100% 的纯氧并非必需，而且使用高浓度氧的时间不宜太长，以免产生氧中毒。

（2）人工通气

1）简易呼吸器有单向活瓣，可确保球囊舒张时空气单向流入；其侧方有氧气入口，便于连接输氧装置，在有氧条件下可自此输氧，流量为 10 ～ 15L/min，可使吸入氧浓度增至 75% 以上。

2）通过气管内插管呼吸机加压给氧所建立的人工通气是目前在复苏急救中提倡使用的通气方式，可减少呼吸道无效腔，保证足够供氧。该方式也是最有效的通气方式，一旦在复苏中顺利实施气管内插管，则可持续给予辅助呼吸，每 6 ～ 8 秒给予一次通气，此时不再需要中断胸外按压。

（三）循环支持

除继续人工胸外心脏按压外，还可采用辅助手段维持循环。

1. 主动按压减压心肺复苏术（active compression decompression CPR，ACD-CPR）　使用一个类似于吸盘的装置，在按压后提升此吸盘可形成胸部的主动舒张，改善静脉回流，促进循环，增加心排血量，提高动脉血压。

2. 开胸心脏按压　实验证明开胸心脏按压时的心排血量高于胸外心脏按压约 1 倍，心、脑灌注也高于后者。但限于技术难度，很难在急救现场实施，若延后到院内再进行心脏按压，则开胸心脏按压的有效性大大降低。

（1）适应证：①胸部穿透伤引起的心搏骤停；②体温过低、肺栓塞或心包压塞；③胸廓畸形，体外 CPCR 无效时；④在手术室内发生的心搏骤停。

（2）方法：采用左前外侧第 4 肋间切口，以右手进胸。右手大鱼际肌和拇指置于心脏前面，另四指和手掌放在心脏后面，以 80 次 / 分的速度，有节律地按压心脏。也可用两手法，将两手分别置于左、右心室同时按压。

（四）药物治疗

1. 常用药物

（1）肾上腺素：为治疗心搏骤停的首选药物，有助于增加心肌和脑组织的血流量，并可以将细颤转为粗颤，提高除颤成功率。用法：肾上腺素 1mg 静脉注射，必要时每 3 ～ 5 分钟重复 1 次。

（2）利多卡因：治疗室性心律失常的首选药物。能抑制缺血心肌由折返激动所引起的室性心律失常。因室颤或无脉性室性心动过速导致心搏骤停，恢复自主循环后，可以考虑立即开始继续给予利多卡因。起始剂量为静脉注射 1.0g ～ 1.5mg/kg，必要时 5 ～ 10 分钟使用 0.5 ～ 0.75mg/kg，总量不超过 3mg/kg。

（3）血管加压素：可增加冠脉灌注压、重要脏器的血流量、室颤幅度和频率及大脑供氧。在肾上腺素 1mg 静脉注射无效时可应用 40U 的血管加压素。

（4）阿托品：解除迷走神经对心脏的抑制，加快心率，治疗缓慢性心律失常、心脏停搏。可抑制腺体分泌有助于改善通气。静脉推注 0.5mg，每隔 3 ～ 5 分钟重复 1 次。

（5）胺碘酮：用于治疗对 CPR、除颤和血管加压药物无反应的心室颤动或无脉性室性心动过速者，建议使用胺碘酮。用法：首次剂量 300mg，缓慢静脉注射。如无效，给予 150mg 胺碘酮静脉注射。

（6）碳酸氢钠：用于明确存在酸中毒、持续心搏骤停时间 15 分钟以上。用法：1mmol/kg 作为起始量，10 分钟后可重复使用 0.5mmol/kg。根据血气分析结果调整碳酸氢钠用量。

（7）碳酸氢钠：被指定用于明确存在酸中毒、持续心搏骤停、高钾血症及三环类药物或巴比妥类药物中毒的患者。用法为：以 1mmol/kg 作为起始量，10 分钟后可重复使用 0.5mmol/kg。如有可能应根据血气分析或实验室检查结果得到的碳酸氢盐浓度和计算碱剩余来调整碳酸氢盐用量。

2. 给药途径

（1）静脉内给药：首选给药途径。为保证复苏用药准确，药物迅速进入血液循环及重要器官，CPCR 开始即应尽快建立静脉通道，以上腔静脉系统给药最佳。可通过外周静脉给药，也可通过外周静脉将导管置入中心静脉给药，最佳的途径为经肘静脉插管到中心静脉，因其为近心端静脉通路，可保证复苏药物迅速进入血液循环发挥作用。中心静脉置管因须行锁骨下静脉或颈静脉插管，对 CPCR 操作有一定妨碍，但在外周静脉难以开通时应立即行中心静脉置管。在复苏时，推荐使用“弹丸式”注射给药方式，并在注射药物后再快速“弹丸式”注入 20ml 等张晶体液。若采用四肢远端静脉给药，可在注射药物后抬高肢体 10 ～ 20 秒，以利药物快速进入中心循环。

（2）气管内给药：如短时间内静脉通道无法建立，或静脉通道建立前已完成气管内插管，可将复苏药物（如肾上腺素、利多卡因等）通过气管内插管或环甲膜穿刺注入气管，经气管、支气管黏膜吸收入血液循环。方法：将常规剂量的药物溶解于 5 ～ 10ml 注射用水中，以稍长的细管自气管导管远端注射，并继续正压通气以便药物弥散到两侧支气管。因肺内有丰富的毛细血管网，故药物作用速度与静脉给药无明显区别。但是，气管内分泌物可稀释药物，气管黏膜血循环不足时可影响药物吸收。

（3）心内注射给药：心内注射方式因有许多缺点，目前已不主张采用。其理由是心内注射时，必须暂停胸外按压，而一次注射成功的机会不到 50%，任何延误或长时间暂停 CPCR 均不适宜。此外，心内注射可导致心脏及其血管损伤，可能引起严重的并发症。

三、心搏骤停后的治疗

大部分死亡发生在心搏骤停后 24 小时之内。一旦心搏骤停患者出现自主循环恢复，立即开始心搏骤停后综合系统的治疗将有助于防止再次发生心搏骤停，提高入院后长期生存的机会。

（一）心搏骤停后的治疗目标

1. 心搏骤停后治疗的初始目标　①优化心、肺功能和重要器官灌注；②转运到拥有心搏骤停后综合治疗系统的合适医院或重症监护病房；③识别并治疗心搏骤停的诱发因素，防止心脏再次骤停。

2. 心搏骤停后治疗的后续目标　①控制体温，优化生存和神经功能的恢复；②识别并治疗急性冠状动脉综合征；③优化机械通气，尽量减少肺损伤；④降低多器官损伤的风险，根据需要支持脏器功能；⑤客观评估预后恢复情况；⑥需要时协助生存者进行康复。

（二）心搏骤停后的治疗措施

患者复苏成功后，病情尚未稳定，有心跳呼吸再次停止而死亡的危险，且常有血流动力学不稳定和各项实验室检查结果异常，需要继续严密监测和护理。心搏骤停后治疗措施将包括维持有效的循环、呼吸与神经系统的功能，特别是脑灌注，及时提供低温治疗和经皮冠状动脉介入治疗等。

1. 维持有效的循环功能　自主循环恢复后，往往伴有血压不稳定或低血压、血容量不足或过多、周围血管阻力增加或降低、心功能衰竭、心率过快或过慢引起灌注不足及急性肺水肿等临床问题。为维持有效的循环功能，可采取如下措施：

（1）建立或维持静脉通路：如尚未建立静脉通路或应用紧急骨内通路，应建立静脉通路，或保证已插入静脉导管的位置合适和通畅。

（2）心电监测：复苏后的患者往往伴有心律和血压的不稳定，需要连续进行心电监护，注意心率、节律的变化，及时发现恶性心律失常先兆，如频发室性期前收缩、多源性室性期前收缩等。为避免很快发展为室性心动过速或心室颤动，应立即通知医师并做好除颤前准备，备好除颤器及抢救药品、物品。因引起心搏骤停最常见的原因是心血管疾病和冠状动脉缺血，因此，还应尽快描记 12 导联心电图，注意发现是否有急性心肌梗死（AMI）、左束支传导阻滞及电解质紊乱存在，一旦发生应给予相应的处理。如果高度怀疑 AMI，即使没有 ST 段抬高亦应做好进行 PCI 等再灌注治疗的准备。

（3）监测血压：每 15 分钟测量和记录一次脉搏、心率、血压，直至平稳。如果患者低血压（收缩压 <90mmHg），需要给予输液。为保证血压和全身灌注，亦可使用血管活性药、正性肌力药和增强心肌收缩力药物等。一般至少维持收缩压≥90mmHg 或维持平均动脉压≥65mmHg。

（4）有创血流动力学监测：患者血流动力学状态不稳定时，有时需要监测有创血流动力学情况，以评估全身循环血容量状况和心室功能，如进行中心静脉监测有助于判断心脏功能决定输液量和指导用药。

2. 维持呼吸　部分心搏骤停患者经复苏后心脏搏动得以恢复，但自主呼吸仍不能恢复，或虽呼吸恢复但其功能不足以满足机体需要，此时仍须给予有效的人工通气，进行血气监测。对于使用呼吸机维持呼吸的患者应保持呼吸道通畅，预防肺部并发症，加强基础护理。注意观察患者的呼吸情况，及时调整呼吸机参数。根据病情确定每分钟潮气量、吸呼时间比等，

重点·考点·笔记

防止导管阻塞和松脱，防止过度通气或通气不足，并注意给予气道湿化。

自主循环恢复后，心搏骤停患者可存在不同程度的肺功能障碍。其病因包括急性左心衰竭所致肺水肿、严重肺不张、心搏骤停或复苏期间所致误吸等。肺功能异常的严重程度常以测量 PaO_2/FiO_2 比值表示，如果 $PaO_2/FiO_2 \leq 300mmHg$ 通常定义为急性肺损伤（ALI）。$PaO_2/FiO_2<300mmHg$ 或 $<200mmHg$ 可用以区别急性肺损伤或急性呼吸窘迫综合征（ARDS）。PaO_2/FiO_2 正常值为 400 ～ 500mmHg。在继续进行有效的人工通气、及时监测动脉血气分析结果和促进自主呼吸的同时，应注意加强气道管理，保持气道通畅，注意防治肺部并发症。应用机械通气时，应密切注意监测所选择的通气模式和通气参数、呼吸频率与节律、血氧饱和度等反映呼吸功能的指标。应用呼气末正压（PEEP）及合适的通气量和通气次数改善肺功能，避免过度通气，维持 $PaCO_2$ 在正常高值（40 ～ 45mmHg）或 $PETCO_2$ 35 ～ 40mmHg。当血氧饱和度 100% 时，应以最低的 FiO_2 维持血氧饱和度 94% ～ 100%。但应注意观察血流动力学参数。

自主循环恢复后处于昏迷或呼吸功能异常的患者常需要气管插管和机械通气，从而引起不适、疼痛和焦虑。因此，可能需要间歇或持续镇静疗法以改善通气效果，应加强护理，保证患者安全。

3. 脑复苏　脑组织是一个高血流量、高代谢率、高耗氧量的器官，最易因缺血导致不可逆的损害。正常体温下，心脏搏动停止 3 ～ 4 分钟，即可造成不可逆转的脑损伤；脑缺血 15 分钟以上，即使脑循环恢复，95% 脑组织亦可出现“无血流”现象，即脑的再灌注损伤。这种急性缺血再灌注能引起脑细胞中毒、代谢紊乱、血 - 脑脊液屏障损害，导致体液中大量水分及某些电解质进入脑细胞和积聚于脑细胞外间隙，引起脑水肿。脑水肿导致脑的体积和质量增加，进一步引起颅内压增高。颅内压增高到某种程度时又明显影响脑血流量致使脑缺血、缺氧，严重时可致脑疝而使脑干受压，导致脑功能障碍甚至危及生命。严重的脑缺血、缺氧会导致神经细胞永久性损伤，继而引起相应的神经功能缺失。

脑复苏的目的在于通过增加脑组织对缺血、缺氧的耐受，改善脑血循环灌注，提供氧和控制脑水肿等措施保护脑的功能。具体措施如下：

（1）维持血压：将血压维持在正常或略高于正常的水平，可以促进脑循环恢复，但应注意血压过高可加重脑水肿，血压过低则可加重脑组织缺血、缺氧。

（2）呼吸管理：及早给予氧气吸入，维持正常 pH 和二氧化碳分压（$PaCO_2$）。

（3）低温疗法：低温疗法能够改善脑组织对缺血、缺氧的耐受性，同时也有助于防治脑水肿、降低颅内压。

1）降温开始越早越好，最好在复苏后 5 ～ 30 分钟进行，因为此时是脑细胞损害和脑水肿的关键时刻。

2）降温使中心体温降到 32 ～ 34℃较合适，低于 28℃易诱发心室颤动等严重心律失常，低温疗法一般持续 2 ～ 3 天。

3）降温方法通常同时采用物理降温和药物降温。头部可用冰帽，体表大血管处可用冰袋降温。冬眠药物常用盐酸哌替啶 100mg+ 异丙嗪 50mg+ 氯丙嗪 50mg 联合用药。

（4）防治脑水肿：给予脱水和利尿药减轻脑组织水肿，常用甘露醇和呋塞米静脉滴注。此外，应用激素可降低颅内压，改善脑循环，稳定溶酶体膜，防止细胞自容和死亡。首选地塞米松。

（5）高压氧治疗：对于心搏骤停患者实施高压氧治疗，可提高血氧含量，增加脑组织对氧的利用，同时可降低颅内压，改善脑循环。

知识链接

亚低温治疗

亚低温治疗是以物理方法将患者的体温降低到预期水平而达到治疗疾病的目的。亚低温治疗方法的基本生理学机制是降低全身代谢功能，当机体体温调节功能被完全抑制时，机体耗氧量也会随着体温的下降而降低，一般每降低 1℃，血流量与脑部耗氧量就下降 6.7%。

亚低温治疗能保护血脑屏障，减轻脑水肿并抑制炎症细胞的浸润，缓解兴奋性神经毒性，减轻炎症反应及自由基损伤，改善心搏骤停后脑缺血再灌注损伤等。其用于治疗 CPCR 后缺血、缺氧性脑病安全无痛苦且操作简单，并发症少，能有效提高抢救心搏骤停脑复苏患者的成功率，在脑复苏治疗中有着十分重要的意义，但在治疗过程中不能忽视其他综合治疗，同时应严密监测患者的生命体征变化情况，加强患者的基础护理工作，保持呼吸通畅，防止肺部出现继发性感染及局部冻伤。

心搏骤停后即刻治疗的目标是优化全身灌注，恢复代谢平衡，支持器官系统功能，以增加完整无损神经功能幸存的可能性。心搏骤停后期通常为血流动力学不稳定和代谢异常期。支持和治疗急性心功能异常和急性心肌缺血可以增加幸存的可能性。采取措施降低继发性脑损伤，如治疗性低温，可促进存活和神经功能恢复。在此期间每一个器官都处于危险状态中，患者极易发生多器官功能障碍。心搏骤停后的这些多方面问题涉及重症监护、心脏、神经等多学科的综合治疗。因此，在有条件的医院重症监护单位加强预见、监测和治疗中发生的问题，并对患者心搏骤停后的预后作出恰当评估是非常重要的。

（张　静）

课后练习

A$_1$ 型题

1. 心肺复苏首选的药物是（　　）

A. 阿托品　　B. 利多卡因　　C. 肾上腺素　　D. 异丙肾上腺素　　E. 氯化钙

2. 心肺复苏时首选的给药途径是（　　）

A. 中心静脉输注　　B. 气管内注射　　C. 心内注射

D. 外周静脉注射　　E. 骨髓腔注射

3. 心肺复苏后的处理措施**不包括**（　　）

A. 维持有效的循环和呼吸功能

B. 维持水、电解质和酸碱平衡

C. 防治脑缺氧和脑水肿

D. 做好心理护理，减轻患者的恐惧心理

E. 由家属代为陪护，满足患者的情感需求

4. 心肺脑复苏（CPR）CAB 三个步骤中的“A”是指（　　）

A. 胸外心脏按压　　B. 人工呼吸　　C. 清理口腔污物

D. 开放气道　　E. 头部降温

重点·考点·笔记

5. 心肺复苏时，判断及评价呼吸的时间不得过（　　）

A. 5 秒　B. 6 秒　C. 8 秒　D. 10 秒　E. 15 秒

6. 心搏骤停患者的心电图表现，最常见的是（　　）

A. 心室扑动或颤动　B. 心室停搏　C. 室性心动过速

D. 无脉性电活动　E. 心房扑动或颤动

7. 心搏骤停最常见的原因是（　　）

A. 心肌病　B. 急性心肌炎　C. 主动脉瓣狭窄

D. 冠心病及其并发症　E. 溺水

第 6 章　创伤患者的救护

学习目标

1. 掌握创伤的概念、病因与分类。
2. 了解创伤的病理生理变化及评分系统。
3. 学会创伤评分及一般创伤、特殊创伤的应急措施和处理原则。
4. 具备时间就是生命的急救意识和团队协作精神；精益求精，敬畏生命，凸显护理职业的人文素质。

第一节　概　　述

广义的创伤是指机体受到外界物理性（如激光、高热、电击等）、化学性（如强酸、强碱等）、生物性（如虫、蛇、犬的咬蛰等）致伤因素作用后引起的人体结构破坏和功能紊乱。狭义的创伤是指机械致伤因子（如重力挤压、锐器切割等）作用于人体所造成的机体结构完整性破坏和功能紊乱。

PPT·创伤患者的救护

一、创伤的分类

对创伤的正确分类是及时有效地抢救伤员、进行正确的院外急救和安全转运，并使伤员获得妥善处理的重要保证。

1. **按致伤原因分类**　分为火器伤、兵器伤、烧（烫）伤、冻伤、冲击伤、化学伤、放射损伤、复合伤等。

2. **按伤口是否开放分类**　分为开放性损伤和闭合性损伤。

3. **按致伤部位分类**　分为颅脑、颌面部、胸部、腹部、骨盆部（阴臀部）伤、脊柱脊髓伤、肢体伤等。

4. **按受伤组织与器官的多寡分类**　分为单发伤和多发伤。

5. **按创伤的严重程度和轻重缓急分类**

（1）危重伤：创伤严重，伤员有生命危险，需要行急诊手术或治疗的伤情，佩戴红色标记牌。危及生命的条件：①呼吸频率 <6 次 / 分或 >30 次 / 分；②毛细血管充盈时间超过 2 秒；③脉率 $\geqslant 120$ 次 / 分或 <50 次 / 分；④收缩压 <90mmHg；⑤意识障碍严重；⑥腕或踝以上创伤性断肢；⑦连枷胸；⑧有两处或两处以上长骨骨折；⑨ 3m 以上高空坠落伤，如内脏大出血、窒息、伴有休克的腹腔内脏伤、颅脑创伤合并颅内血肿或脑疝形成等，均属危重伤。

（2）重伤：伤员生命体征尚稳定，暂时无生命危险，可严密观察病情变化，力争在伤后 12 小时内做好相应术前准备或必要检查并进行急救处理的伤情，佩戴黄色标记牌。如颌面、颈部伤未发生窒息，胸外伤不伴呼吸衰竭，胸腹部贯通伤而无大出血可能等。此类伤员应严密观察病情变化，需要防止因处理不及时而转为危重伤员。

(3) 轻伤：伤员无生命危险，意识清楚，在现场无需特殊处理，此类伤基本不影响生活自理能力，部分患者经急诊处理后可出院，佩戴绿色标记牌。如局限性烧伤、无感染的局部软组织伤和闭合性四肢骨折等。

二、创伤后的病理生理变化

（一）创伤性炎症反应

创伤性炎症反应是一种保护性反应，是机体对有害刺激物导致的损伤的局部反应。受伤后 48h 内，局部组织细胞出现变性、坏死、溶解，释放炎性代谢物，使组织液化加速，引起组织水肿、渗出及代谢紊乱。受伤局部出现红、肿、热、痛反应。当炎症反应过强而广泛时，局部组织严重肿胀、张力过大、血循环障碍，发生组织坏死，造成炎症损害。同时，大量渗液可导致血容量减少，引起休克、器官功能障碍等不良后果。

（二）全身性反应

1. 创伤免疫与应激反应　严重创伤可引起机体免疫功能紊乱，防御功能低下，伤后引发各种并发症，特别是感染和多器官功能障碍。而创伤应激反应能调节机体内环境，并达到保护和防御的目的。

2. 创伤代谢变化　严重创伤后，机体出现高能量消耗及高分解代谢为主的代谢紊乱。高代谢状态可在短期内迅速导致营养不良，使机体组织细胞的结构和功能损害加重。

三、创伤评分系统

目前的创伤评分主要有两类：一类是用于现场急救和转运的院前评分；另一类是用于医院内救治工作（包括急诊科、ICU、病区）和创伤研究的评分。

（一）院前评分

1. 院前指数（pre-hospital idex，PHI）　PHI 是以收缩期血压、脉率、呼吸和神志四项生理指标作为评分参数。每项分 3 或 4 个级别，4 个参数的得分之和即为 PHI（表 6-1），分值为 0 ～ 24 分。特点是得分越高，伤情越重。PHI 总分 0 ～ 3 分为轻伤，死亡率为 0，手术率为 2%；4 ～ 20 分为重伤，死亡率为 16.4%，手术率为 49.1%。伴胸或腹部贯通伤者在原有 PHI 分值上加 4 分为最后分值（总分 0 ～ 24 分）。

表 6-1　院前指数（PHI）评分

分值	呼吸	神志	收缩压 [kPa/（mmHg）]	脉率（次 / 分）
5	<10 次 / 分或需要插管	不能理解言语	0 ～ 9.86（0 ～ 75）	<50
3	费力或浅	混乱或好动	—	≥120
2	—	—	10.0 ～ 11.3（75 ～ 85）	—
1	—	—	11.3 ～ 13.3（85 ～ 100）	—
0	正常	正常	>13.3（100）	51 ～ 119
总分	PHI= 呼吸 + 神志 + 收缩压 + 脉率 +（胸或腹部有贯通伤加 4）			

2. 创伤记分（trauma score，TS）　TS 是通过观察意识水平（用 GCS 评分）、呼吸频率、呼吸幅度、收缩期血压和毛细血管再充盈 5 个生理指标的情况来评价损伤严重程度（表 6-2）。TS 为 14 ～ 16 分，生理紊乱小，存活率高（96%）；1 ～ 3 分，生理紊乱大，死亡率高（>96%）；4 ～ 13 分，生理紊乱显著，而治疗可能存活；TS<12 分为重伤标准。

表 6-2　创伤记分（TS）

分值	A 呼吸频率（次/分）	B 呼吸状态	C 收缩压（mmHg）	D 毛细血管再充盈	E 哥拉斯哥昏迷量表（GCS 评分）			
					总分	睁眼反应（e）	语言反应（v）	运动反应（m）
6	—	—	—	—	—	—	—	按吩咐动作
5	—	—	—	—	14 ～ 15	—	回答切题	刺痛能定位
4	10 ～ 24	—	>90	—	11 ～ 13	自动睁眼	回答不切题	刺痛能躲避
3	25 ～ 35	—	70 ～ 90	—	8 ～ 10	呼唤睁眼	答非所问	刺痛肢体屈曲
2	>35	—	50 ～ 70	<2s	5 ～ 7	刺痛睁眼	自能发音	刺痛肢体伸展
1	<10	正常	50	>2s	3 ～ 4	不睁眼	不能发音	不能运动
0	0	浅或困难	0	无	—	—	—	—
总分	TS=A+B+C+D+E				E=e+v+m			

由于毛细血管再充盈及呼吸幅度这两个指标在现场较难测定，有学者提出了修正创伤记分（rectify trauma score，RTS），即保留 GCS 评分、呼吸频率和收缩期血压 3 个生理指标的情况来评价伤情（表 6-3），是目前应用较广泛的方法。

表 6-3　修正创伤记分（RTS）

分值	A　呼吸频率（次/分）	B　收缩压（mmHg）	C　GCS 评分
4	>29	>90	13 ～ 15
3	10 ～ 29	70 ～ 90	9 ～ 12
2	6 ～ 9	50 ～ 70	6 ～ 8
1	1 ～ 5	50	4 ～ 5
0	0	0	<4

RTS 的总分计算有两种方法，分别用于现场分检和院内评分。现场分检（triage）应用的为 T-RTS，由各参数的分值相加而得。有效分值为 0 ～ 12 分，分值越低创伤程度越严重。应用于院内评分时则取 GCS 评分、呼吸频率和收缩期血压等生理参数的权重值进行计算，有效值范围为 0 ～ 8 分，分值越低生理功能紊乱越严重。

3. CRAMS 评分法　1985 年 Clemmer 在 Giomican 基础上加以改进，CRAMS 是 5 个参数的英文字头，即循环（circulation，C）、呼吸（respiration，R）、胸腹部压痛（abdomen，A）、运动（motion，M）、语言（speech，S）。每项评分 0 ～ 2 分：正常计为 2 分；轻度异常计为 1 分；严重异常计为 0 分。CRAMS 总分共 10 分，<7 分，死亡率可达 62%；≥7 分，死亡率为 0.15%。CRAMS 的 Triage 标准为≤8，10 ～ 9 分为轻伤，8 ～ 7 分为重伤，≤6 分为极重伤。本评分的灵敏度达 83% ～ 91.7%，高于 TS；特异度为 49.8% ～ 89.8%（表 6-4）。

表 6-4　CRAMS 评分

分值	C（循环）	R（呼吸）	A（胸腹部压痛）	M（运动）	S（语言）
2	毛细血管充盈正常和收缩压 >13.3kPa（100mmHg）	正常	腹或胸无压痛	正常或服从命令	正常自动讲话

重点·考点·笔记

续表

分值	C（循环）	R（呼吸）	A（胸腹部压痛）	M（运动）	S（语言）
1	毛细血管充盈延迟或收缩压 11.3 ～ 13.2kPa（85 ～ 100nmHg）	异常（费力、浅或 >35 次 / 分）	腹或胸有压痛	仅对疼痛有反应	胡言乱语或不恰当语言
0	毛细血管充盈消失或收缩压 <11.3kPa（85mmHg）	无	腹肌抵抗、连枷胸或胸、腹有穿通伤	固定体位或无反应	无或不可理解

（二）院内评分

简明损伤定级法与损伤严重度评分法 简明损伤定级法（abbreviated injury scale，AIS）是一种以解剖学损伤为基础，用数字表示损伤级别及比较严重程度的方法。在 AIS 辞典中，每一名患者的伤情都可用一个六位数字表示。左起第一位数代表身体区域；第二、三位数代表该区域器官或特定部位；第四、五位数代表每个器官或特定部位的创伤类型；小数点后面的 1 位数字为多发伤伤员伤情严重性代码，共分六级：轻度 1，中度 2，较严重 3，严重 4，危重 5，致死性 6。

AIS 为单发伤编码定级的方法。而多处伤、多发伤及复合伤者须用损伤严重度评分法（injury severity score，ISS）进行伤情评分，即在 AIS 基础上，将 3 处最为严重创伤的最高 AIS 编码数的平方值相加，即得 ISS 计算分值。ISS 的区域编码见表 6-5。

表 6-5 ISS 的区域编码

编码	区域
1	头部或颈：脑、颈髓、颅骨、颈椎骨、耳
2	面部：口、眼、鼻和颌面骨骼
3	胸部：内脏、横膈、胸廓、胸椎
4	腹部或盆腔内脏器、腰椎
5	肢体或骨盆、肩胛带
6	体表

注：ISS 所分区域不必与 AIS 的区域相一致

ISS 的评分方法：对全身 6 个区域每一处进行分类。确定该区域最严重创伤的 AIS 值。如一位伤员诊断为：①左 3 ～ 5 肋骨骨折；②左侧气胸；③脾破裂；④骨盆骨折；⑤左上肢挫伤。取胸、腹、四肢三个部位伤，AIS 编码分别为 3、4、3，计算 ISS 为 $3^2+4^2+3^2=34$。AIS 与 ISS 评分能反映患者伤情，主要用于创伤临床和研究工作。ISS 最高分为 75 分，常以 ISS<16 分为轻伤，≥16 分为重伤，≥25 分为严重伤。

2. *急性生理学及既往健康评分*（acute physiology and chronic health evaluation，APACHE）APACHE 是对患者严重程度和预测预后较为科学的评估系统，主要用于 ICU 病房患者分类的评分系统。此评分包括三个部分：急性生理学评分（APS）、年龄（B）和慢性健康状态（CHS）。

APACHE Ⅱ计分为三者之和，其中急性生理学评分（APS）为 12 项参数，均取入 ICU 后前 24 小时内最差者。理论上 APACHE Ⅱ评分最高可得 75 分，分值越高说明病情越重。当 APACHE Ⅱ >20 分时，院内预测死亡率可达 50%。

3. *严重创伤结局研究*（major trauma outcome study，MTOS） 广泛应用于指导和帮助创伤救治、比较救治结局、评价新技术的效果、监测医院在减少人员和经费时对患者救治水平的影响。

目前用 ASCOT（a severity characterization of trauma）法和 TRISS（trauma and injury severity score）法计算生存概率（Ps）是评定创伤程度和预测创伤结局最常用的精确方法。TRISS 法把 ISS、RTS 和年龄因素结合起来预测伤员的 Ps。根据钝伤或穿透伤采取不同权重系数，以 Ps=0.5 作为评估结局的标准，Ps ≥0.5 预测生存可能性大，Ps<0.5 预测死亡的可能性大。对 Ps ≥0.5 的患者，如果出现死亡，应查明原因；对 Ps<0.5 的患者，如果救治成功，应总结经验。ASCOT 法也是一种生理变化和解剖部位相结合的预后评估方法，与 TRISS 比较，年龄分段更细致，用解剖要点分类法取代 ISS，对患者的全部严重损失给予较多权重，用逻辑函数和回归权重进一步确认头部创伤和昏迷对预测患者结局的重要性。因此，该法在预测 Ps 方面优于 TRISS 法。

第二节 一般创伤

导入情景

患者，男，30 岁。交通事故伤致全身多处疼痛，活动受限 1 小时入院。查体：血压 80/50mmHg，脉搏 106 次 / 分，SpO_2 95%，患者精神差、情绪紧张，面部及鼻腔出血，胸廓挤压试验阳性。辅助检查：CT 示右额硬膜下出血伴蛛网膜下腔出血；右侧多发性肋骨骨折（右侧 7 ～ 9 肋）。

诊断

1. 右额硬膜下出血伴蛛网膜下腔出血。
2. 右侧多发性肋骨骨折（右侧 6 ～ 9 肋）。

工作任务

1. 正确评估患者的伤情。
2. 正确进行急救与护理。

一、颅脑创伤

颅脑创伤包括头皮损伤、颅骨骨折和脑损伤，占全身各部位损伤的 15% ～ 20%，是由于暴力直接或间接作用于头部引起，可能出现的并发症与后遗症较其他部位损伤严重，甚至威胁生命。平时以闭合性损伤多见，由锐器、火器所致的开放性损伤为少数，战时则主要为开放性火器伤。

（一）伤情评估

1. *头皮损伤* 又分为头皮血肿、头皮裂伤和头皮大面积撕脱伤。头皮血肿依血肿部位的深浅分头皮下、帽状腱膜下和骨膜下血肿，表现为血肿部位肿块、压痛，甚至有波动感；头皮裂伤为常见开放性头皮伤，出血较多；头皮大面积撕脱伤多因发辫被卷入转动的机器所致，疼痛剧烈、大量出血，可引起伤员失血性休克。

2. *颅骨骨折* 按骨折部位分为颅盖骨折和颅底骨折。颅顶骨折按骨折的形态分为线性、凹陷性和粉碎性骨折。局部头皮有肿胀、压痛，凹陷性骨折可扪及局限性下陷区，甚至出现偏瘫、失语等神经系统定位特征。颅底骨折根据其发生部位不同有以下临床特点，见表 6-6。

重点·考点·笔记

表 6-6 颅底骨折的临床表现

骨折部位	脑脊液漏	瘀斑部位	可能累及的脑神经	临床表现
颅前窝	鼻漏	上、下眼睑及眼结膜下（“熊猫眼”征）	Ⅰ、Ⅱ、Ⅲ	鼻和口腔出血、失明、嗅觉丧失等
颅中窝	耳漏	乳突区（Battle 征）	Ⅶ、Ⅷ	失听、眩晕等
颅后窝	无	乳突区、咽后壁	后组（少见）	吞咽困难，呼吸道受阻、窒息

3. 脑损伤　是指脑膜、脑组织、脑血管及脑神经的损伤。脑损伤根据脑组织是否与外界相通分为开放性脑损伤和闭合性脑损伤，有时虽头皮裂开、颅骨骨折，脑挫伤严重，但只要硬脑膜未破，仍属闭合性脑损伤。根据脑损伤病理改变的先后发展又分原发性和继发性脑损伤两种：原发性损伤是指暴力作用于头部时立即产生的脑损伤，如脑震荡和脑挫裂伤；继发性损伤是指受伤一定时间后出现的脑组织病变，如脑水肿和颅内血肿。

（1）脑震荡：是最常见的轻度原发性脑损伤。表现为受伤后立即出现一过性的脑功能障碍，一般不超过 30 分钟，清醒后多不能回忆受伤经过和近期的情况，称逆行性遗忘。受伤后出现短暂的面色苍白、冷汗、血压下降、脉微弱、呼吸减慢、肌张力减退等症状，清醒后无神经系统阳性体征。患者常自诉头痛头晕、疲乏无力、恶心呕吐等。

（2）脑挫裂伤：是指大脑皮质及脑干的器质性损伤。伤后患者立即出现意识障碍，其深度和昏迷时间取决于损伤的范围和程度，重症者持续时间长。同时有剧烈头痛、恶心呕吐，神经系统阳性症状和生命体征紊乱，如锥体束征、肢体抽搐或偏瘫、失语等。继发脑水肿和颅内血肿时，有颅内压增高及脑疝的表现。合并下丘脑损伤时，可出现中枢性高热。

（3）原发性脑干损伤：脑干损伤常与弥漫性脑损伤并存。伤后常因网状结构上行活化系统受损而持久昏迷。在早期即可出现严重的生命体征紊乱，瞳孔时大时小，光反应消失，眼球位置不正或同向凝视，出现去大脑强直，频繁及持续的肌紧张，体温升高，甚至消化道出血。伤情重，死亡率高。

（4）颅内血肿：是一种较为常见的、致命的，却又是可逆的继发性病变。由于血肿直接压迫脑组织，常引起局部脑功能障碍的占位性病变的症状、体征和颅内压增高的病理生理改变，如未及时处理，可导致脑疝危及生命，因此及早发现及时处理是改善预后的关键。根据血肿发展的速度分为：特急型，伤后 3 小时内出现脑受压症状者；急性型，伤后 3 天内出现脑受压症状者；亚急性型，伤后 3 天至 3 周内出现脑受压症状者；慢性型，伤后 3 周以上才出现症状者。按血肿发生的部位分为：硬脑膜外血肿（占 30% ～ 40%）、硬脑膜下血肿（占 45% ～ 53%）、脑内血肿（占 5%）等。其临床表现分述如下。

1）硬脑膜外血肿：硬脑膜外血肿可同时存在各种类型的脑损伤，血肿又可以出现在不同部位，故其临床表现也各异。以典型的颞部硬脑膜外血肿为例，具有下列特征：①有轻型急性颅脑损伤病史；颞部可有伤痕、有骨折线跨过脑膜中动脉沟，伤后一般无神经系统阳性体征。②受伤时有短暂意识障碍，意识好转后，因颅内出血使颅内压迅速上升，出现急性颅内压增高症状，头痛进行性加重，烦躁不安，频繁呕吐等。生命体征变化表现为血压升高、脉搏和呼吸减慢。③随血肿增大及颅内压增高，逐渐出现脑疝症状。一般表现为意识障碍加重，血肿侧瞳孔先缩小、后散大，光反应也随之减弱而消失，血肿对侧明显的锥体束征及偏瘫。

2）硬脑膜下血肿：常继发于对冲性脑挫裂伤，多见于额颞前部。症状类似硬脑膜外血肿，但一般因脑实质损伤较重，原发昏迷时间长，所以中间清醒期往往不明显。

3）脑内血肿：出血来源均为脑挫裂伤所致的脑实质血管损伤所致，主要发生在额、颞叶的脑内，常与急性硬脑膜下血肿并存。

（二）伤情判断

1. 轻型颅脑创伤　GCS 计分 13 ～ 14 分。主要临床表现为短暂昏迷，不超过 30 分钟，醒后有轻度头痛、头昏、恶心等自觉症状，神经系统体征正常，生命体征可无明显改变，常有“近事遗忘”表现。

2. 中型颅脑创伤　GCS 计分 9 ～ 12 分。主要临床表现为昏迷时间在 12 小时以内，轻度神经系统体征异常和生命体征改变，常出现颈项强直或脑膜刺激征（Kernig 征阳性）。

3. 重型颅脑创伤　GCS 计分 5 ～ 8 分。表现为广泛性粉碎性颅骨骨折和重度颅脑损伤。主要临床表现为出现深昏迷或昏迷时间超过 12 小时，呈持续性昏迷或进行性加重，醒后短期出现再昏迷，有明显的神经系统阳性体征和生命体征改变。

4. 特重型颅脑创伤　GCS 计分 3 ～ 4 分。颅脑损伤后即出现持续深昏迷伴去大脑强直，双侧瞳孔散大，生命体征严重紊乱或呼吸已停止，提示患者有晚期脑疝。

考点提示

患者深昏迷 GCS 评分的分值。

（三）救治与护理

1. 立即进行密切监护及病情判断，选择适当的救治方法。

2. 线性骨折采用观察非手术治疗，但需要注意并发急性硬脑膜外血肿的可能。凹陷性骨折的治疗原则是手术复位。颅底骨折多数无需特殊治疗，而要着重处理合并的脑损伤和其他并发损伤。脑脊液漏不可堵塞或冲洗，以免引起颅内感染。多数脑脊液漏能在 2 周左右自行停止。

考点提示

患者颅底耳鼻出血和脑脊液漏的正确处理方法。

3. 脑损伤的手术治疗

（1）严密观察病情变化，必要时作 CT 或 MRI 检查以了解颅内伤情。

（2）保持呼吸道通畅，维持正常的气体交换，必要时作气管切开或气管内插管辅助呼吸。

（3）采用过度换气、脱水疗法对抗脑水肿，降低颅内压，亚低温疗法降低脑代谢率，清除自由基以减轻脑细胞的损害。

（4）营养支持，抗感染。

（5）对症治疗及时处理并发症。

（6）对开放性脑损伤者，应尽早手术清创，使之转为闭合性脑损伤。应力争在伤后 6 小时内进行清创缝合，最迟不超过 72 小时。清创时应由浅入深，彻底清除头发、骨骼碎片等异物及失活的脑组织，彻底止血，尽可能将污染伤口转变为清洁伤口。在无明显的脑水肿、颅内高压及颅内感染现象存在时，应缝合或修复硬脑膜和头皮创口，可在硬脑膜外放置引流管。

（7）闭合性颅脑损伤：手术主要针对颅内血肿或重度脑挫裂伤合并脑水肿引起的颅内高压和脑疝。常用的手术方式为开颅血肿清除术、去骨瓣减压术、钻孔引流术等。有手术指征者应及时手术，如伤后迅速出现深昏迷或昏迷程度进行性加深，单侧或双侧瞳孔散大的患者，应争取在 30 分钟至 1 小时以内进行手术减压。

4. 脑损伤的非手术处理

（1）头位与体位：为减轻颅脑损伤患者的脑水肿，降低颅内压，一般取头部抬高 15° ～ 30° 卧位，身体自然倾斜，避免颈部扭曲，以利颅内静脉回流。

（2）保持呼吸道通畅，维持通气功能：是首要的护理措施。颅脑损伤者常有不同程度的意识障碍，正常的咳嗽反射和吞咽功能丧失，不能主动排除呼吸道分泌物，血液、脑脊液及呕吐物可逆流进入呼吸道；又可因下颌松弛舌根后坠等引起严重的呼吸道梗阻。呼吸道阻塞可引起：①胸腔内压力增高，颅内静脉回流受阻，引起脑水肿，使颅内压增高后脑动脉供血

重点·考点·笔记

不足，脑缺氧更为严重，脑水肿随之加剧。②肺换气不足，血内二氧化碳含量增加导致脑血管扩张，毛细血管通透性增高，亦加重脑水肿，形成恶性循环。同时脑组织需氧量极大，对缺氧的耐受性差，常因短暂的严重缺氧导致脑组织不可逆损害。脑损伤患者既可因意识障碍，气道不通畅出现周围性呼吸障碍，亦可因病情危重，出现中枢性呼吸衰竭。因此，需要采取积极措施防止窒息：①尽快清除口腔和咽部的血块及呕吐物。②将伤员侧卧或放置口咽通气道。③情况未见改善时可行气管插管，实施机械辅助通气，以维持正常呼吸功能。应予持续吸氧，提高动脉血氧分压，减轻脑水肿。

（3）严密观察病情：颅脑损伤患者病情变化快，应密切监测生命体征及神经系统体征的变化，躁动不安是颅脑损伤急性期的一个常见表现。中、重型颅脑损伤者均有不同程度的意识障碍，做好昏迷患者护理。同时进行血气、血生化、脑脊液生化监测及重要脏器功能的监测，以便及时发现异常情况，采取相应措施。

考点提示

降低颅内压的措施有哪些?

（4）颅内压（ICP）监护：脑受伤后立即出现应激性的脑血管扩张，动脉血流量增加，出现脑肿胀使脑的体积增大。颅内压监测用于诊断颅内血肿、判断手术时机、术中监护、指导脱水剂的应用及估计预后。

（5）对抗脑水肿、降低颅内压：①脱水剂。常用的脱水剂为20% 甘露醇，成年人125 ～ 250ml 每 6 ～ 8 小时快速静脉滴注，病情危急时可加用呋塞米 20 ～ 40mg 静脉注射，10% 甘油果糖则可用于肾功能障碍者，2 ～ 3 次 / 天，250 ～ 500ml/ 次。②激素。主要应用地塞米松等糖皮质激素，具有稳定膜结果的作用，减少因自由基引发的脂质过氧化反应，从而降低脑血管通透性，恢复血脑屏障功能，减少损伤区的血流量，使脑水肿得到改善。其给药原则为给药宜早，剂量宜大，疗程宜短，停药宜缓。如地塞米松成年人给药量为 5 ～ 10mg 静脉滴注。③过度换气。可借助呼吸机行控制性过度换气，使动脉血 $PaCO_2$ 降低、PaO_2 升高，从而使脑血管适度收缩，脑血流量减少，降低颅内压。$PaCO_2$ 以维持在 25 ～ 30mmHg（3.33 ～ 3.99kPa）为宜，不应低于 20mmHg（2.67kPa），以免血管过度收缩引起脑缺血。④对抗高热。主要应用物理降温，如冰帽、冰袋、自主颅脑降温仪等。体温过高，物理降温无效时，须应用亚低温治疗。也可应用物理降温或结合使用冬眠疗法，使患者体温保持在 32 ～ 34℃。⑤清除自由基。应用维生素 C、维生素 E 等药物清除体内过剩自由基。

（6）加强护理，防治并发症：①饮食的护理。伤后 2 ～ 3 天禁食、禁水，每 24 小时补液量限制在 1500 ～ 2000ml，保持 24 小时尿量 600ml 以上。②防止低血钾。防止因禁食、呕吐、应用脱水剂、激素引起的低血钾。③防止坠积性肺炎。昏迷患者需要加强肺部护理，定时叩背吸痰，每 2 小时翻身 1 次。④预防泌尿系感染及压力性损伤的发生。

二、胸部创伤

胸部创伤时常由于心、肺等重要脏器损伤而危及生命，是临床常见的外科急症，是创伤死亡的主要原因之一。其特点为：危重症多，多发性损伤多，死亡率高。胸部创伤可分为钝性伤和穿透伤，钝性伤多属闭合性损伤，可因暴力如冲撞、挤压、坠落、减速伤等造成心脏、血管、支气管断裂或膈肌破裂等。穿透伤多属开放性损伤，可因锐器、枪弹碎片等贯穿胸壁，导致开放性气胸或血胸，出现呼吸和循环功能障碍。

（一）伤情评估

考点提示

连枷胸的呼吸运动特点。

胸部创伤后可表现为胸痛、咯血、呼吸困难、呼吸运动异常等症状。

1. 胸痛　伤处疼痛是胸部创伤的主要症状，随着呼吸运动而加剧。体检时发现局部有压痛，胸廓挤压试验阳性。

2. 咯血　痰中带血或咯血常为肺、支气管损伤者的症状。大支气管损伤者，伤后即咯出大量鲜血；肺挫伤或肺爆震伤后，则多为泡沫样血痰。

3. 呼吸运动异常　胸壁、胸膜、肺脏的创伤，可使伤侧呼吸运动减弱，甚至消失。多根多处肋骨骨折，出现胸壁软化、浮动现象，即呼吸时，浮动胸壁的运动方向与正常胸壁相反，称为“外伤性浮动胸壁”或“连枷胸”。此种呼吸也称为“反常呼吸”，可导致纵隔随呼吸摆动，称“纵隔摆动”。胸部创伤后患者出现不同程度的呼吸困难，严重时表现为呼吸急促、端坐呼吸，烦躁不安。

4. 休克　严重的胸部创伤多伴有休克，如血胸、气胸、创伤性膈疝、急性心包填塞或大血管损伤等，可导致血容量急剧下降或严重呼吸循环功能障碍，使患者很快陷入休克状态。

（二）救治与护理

1. 连枷胸患者的救护

（1）纠正反常呼吸运动的救护措施

> **考点提示**
> 如何纠正反常呼吸运动？

1）加压包扎固定法：适用于范围较小的软化胸壁。用敷料或棉垫等置于胸壁软化区，适当加压包扎固定。

2）胸壁外固定法：适用于大范围连枷胸的治疗和固定。在胸壁软化区的中央部位，用布巾钳钳夹游离段肋骨 1 ～ 2 根，作重力牵引，时间 1 ～ 2 周，牵引重量为 2 ～ 3kg。

3）手术内固定：合并有胸腔内脏损伤须行剖胸手术的多根多处肋骨骨折伤员，可在麻醉下行手术内固定。

4）呼吸机内固定法：气管内插管或气管切开后，连接呼吸机行机械辅助通气，使用低水平 PEEP（4 ～ 6cmH_2O）或 CPAP，从胸内纠正反常呼吸，称“内固定法”，主要用于双侧反常呼吸伴严重肺挫伤、低氧血症 [PaO_2<60mmHg（7.98kPa），$PaCO_2$>50mmHg（6.65kPa）]、肺分流≥25% 的患者。使用过程中应密切注意监测血气分析和血压变化。

（2）镇痛：可采用药物镇痛法、肋间神经阻滞法或留置硬膜外麻醉导管分次注入镇痛药的方法。

（3）保持气道通畅：给予超声雾化吸入，以利气道分泌物的排出，持续给氧。使用呼吸机进行机械辅助通气的患者，要做好气道管理如吸痰、气道湿化等防止呼吸道感染。

（4）控制输液量：准确记录出入量，防止肺水肿。

2. 心包填塞的救护　血液急剧聚积在心包腔可以导致颈静脉怒张，通常可见胸部穿透性损伤；心音遥远，可出现奇脉；心动过速，低血压。心包填塞是死亡的主要原因，急救措施如下。

（1）保护气道、给氧、开通静脉液路；适当控制输液量。

（2）立即心包穿刺减压：抽出心包内积血，进行心包腔引流。

（3）紧急开胸手术：在抗休克的同时，应紧急进行开胸手术以迅速解除心包填塞，修复破损的血管及心脏。

（4）术后监护及管理：多功能监护仪持续监测血压、心率及心律、呼吸、血氧饱和度（SPO_2）；每天 12 导联心电图记录一次；注意监测动脉血气、电解质及肝肾功能的变化；及时有效补充血容量、给氧、维持循环功能；维持各脏器功能如预防脑水肿，维持肾功能，维持水、电解质和酸碱平衡，及时发现和处理异常情况。

三、腹部创伤

腹部创伤较为常见，根据伤口情况可分为闭合性创伤和开放性创伤。前者因钝性暴力如挤压、冲撞等所致，可引起腹腔内实质脏器或空腔脏器破裂；后者多因锐器、火器造成。实质性脏器如肝、脾损伤时，引起腹腔内出血或腹膜后血肿，空腔脏器如胃、肠破裂，其内容

重点·考点·笔记

物外流引起急性腹膜炎。腹部创伤的特点是：常为多个脏器损伤；休克发生率高；腹部闭合伤的误诊、漏诊率高，死亡率可达 20% ～ 30%，正确及时的诊断和处理是腹部创伤救治成功的关键。

（一）伤情评估

对腹部创伤依据以下临床表现和诊断要点进行评估。

1. 了解受伤史　根据致伤因素进行检伤分类。仔细询问受伤时间、原因、部位及受伤时的体位，判断有无腹腔内脏器损伤。

2. 密切观察生命体征　密切观察伤员神志、脉搏、呼吸、体温、血压、尿量、皮肤色泽等，注意有无休克征象。实质性脏器破裂时大量血液进入腹膜腔后，可发生失血性休克，空腔脏器破裂引起急性腹膜炎，有发生感染性休克的可能。

3. 腹部创伤伤员的主要症状与体征

（1）腹痛：空腔脏器破裂的主要临床表现为腹痛、腹肌紧张、压痛、反跳痛等腹膜炎症状。一般来说，伤员诉说最先疼痛和疼痛最重的部位，常是损伤脏器的所在部位。如腹痛进行性加重及腹痛范围扩大，为内脏创伤的重要表现。当空腔脏器发生穿透伤时，胃液、肠液、尿液及胆汁等溢入腹膜腔，导致剧烈腹痛，并伴腹肌紧张甚至呈板状、压痛、反跳痛等腹膜刺激征。胰腺损伤且胰液漏出者引起急性胰腺炎，出现类似腹部炎症状和体征。实质性脏器如肝、脾破裂和肠系膜大血管破裂时，腹痛和腹膜刺激征较轻，腹痛呈持续性，主要表现为内出血导致的失血性休克如面色苍白、脉快而弱、血压下降等症状。

（2）恶心呕吐：空腔脏器及实质性脏器创伤均可刺激腹膜，出现反射性恶心呕吐；腹膜炎后期可引起麻痹性肠梗阻，表现为持续性呕吐，呕出物可为肠内容物。

（3）腹胀：腹胀可由于腹腔内积血、积气、尿液积聚等原因引起。创伤后短期内出现进行性加重的腹胀，提示腹腔内有积血或积气。

（4）胃肠道出血：实质性脏器破裂的主要临床表现为内出血，由于血液对腹膜刺激较轻，腹膜刺激征症状并不严重。而脉率加速、脉搏细弱、面色苍白、血压不稳、口渴、淡漠等血容量不足征象较为明显，严重者出现腹胀、腹部移动性浊音，甚至发生出血性休克。胃、十二指肠损伤者可出现呕血，呕吐物常混有胃液、胆汁或食物残渣；结肠或直肠有损伤者常在伤后，直肠指检有触痛，指套上有血迹大便带血。

4. 辅助检查

（1）实验室检查：实质性脏器破裂出血可见血红蛋白、红细胞压积下降，白细胞计数略升高；空腔脏器破裂可见白细胞计数明显升高；泌尿系损伤者可见不同程度的血尿；胰腺损伤者可见血、尿淀粉酶升高。

（2）腹腔穿刺：有助于协助诊断，在腹部创伤诊断中，其阳性率可达 90% 以上。抽出不凝固血液（因腹膜的去纤维蛋白作用引起），提示腹腔内出血；抽出胃肠内容物、胆汁，提示胃、肠或胆囊损伤；抽出尿性腹水，提示膀胱损伤。

（3）腹腔灌洗：腹腔灌洗对腹部创伤的诊断准确率高达 98.5%。在灌洗后，如能顺利虹吸出 10ml 以上的无凝块血性灌洗液，提示腹腔内出血，同时用灌洗液进行实验室细胞及生化检查，以判断脏器损伤。

（4）其他辅助检查：视伤员情况选择性作 X 线、B 超、CT、腹腔镜检查。

> **考点提示**
> 腹部创伤患者诊断明确前禁用的药物及措施。

（二）救治与护理

1. 术前处理

（1）有效处理威胁生命的合并伤：迅速有效地进行伤情判断，及时处理威胁生命的合并伤，重视呼吸循环系统功能的维持，保持气道通畅、充分给氧。

（2）积极抗休克：迅速建立两条以上的静脉通路，如有休克，应首先快速输入生理盐水或平衡盐液，循环血量严重不足的患者，可快速 15 分钟内输入 1000 ～ 2000ml。尽可能保持收缩压 >90mmHg（12kPa），脉率 120 次 / 分以下。若有血压下降等进行性大出血的表现，应在抗休克的同时，积极做好术前准备，尽快行剖腹探查术。

（3）体位：为避免加重伤情，不可随便搬动伤者，可采用半卧位或斜坡卧位。伴休克者应采用抗休克卧位。

（4）严密观察，及时判断伤情：①每 15 ～ 30 分钟检查腹部体征，注意腹膜刺激征程度及范围改变；②每 30 ～ 60 分钟测定红细胞计数、血红蛋白、红细胞比容、白细胞计数；③必要时重复进行诊断性腹腔穿刺或灌洗术；④放置胃管行持续胃肠减压，注意引流液的性质；⑤留置尿管，记录尿量，评估血容量及肾功能情况。

（5）诊断不明确前禁用镇痛药、泻药和灌肠，以免掩盖或加重伤情。同时腹部损伤者应禁食、禁水。

（6）及早应用广谱抗生素及抗厌氧菌的甲硝唑以控制感染。

2. 剖腹探查术　为进一步明确诊断及治疗内脏损伤应及时行剖腹探查。

（1）适应证：①腹痛及腹膜刺激征进行性加重或范围扩大者，肠鸣音逐渐减弱、消失或出现腹胀、白细胞计数逐渐上升等腹膜炎征象者；②出现口渴、烦躁、脉率增快，红细胞计数进行性下降，血压不稳定等疑有腹腔内进行性出血者；③疑有腹腔内脏器穿孔者或伴腹腔内感染者；④腹腔穿刺和腹腔灌洗结果阳性者。

（2）剖腹探查的原则：①探查时，应先查出血，后探穿孔；②探查后，先处理出血性损伤，再处理穿透性损伤，先处理污染重（如下消化道）的损伤，后处理污染轻的损伤；③对腹腔污染严重者，待原发病灶处理后，应使用大量生理盐水反复冲洗，吸净冲洗液后放置腹腔引流管。

3. 术后护理

（1）一般护理：①无休克者，术后宜采用半卧位，有利于改善呼吸、循环；减轻腹痛、腹胀；有利于腹腔渗液流入盆腔，便于局限、吸收、引流，控制感染。②术后禁食，待肛门排气后，方可进流食。

（2）病情观察：①严密观察生命体征的变化。应用监护仪动态测量患者的心率、心律、呼吸、血压、氧饱和度，每 30 ～ 60 分钟记录 1 次，直到麻醉作用基本消失或病情稳定。术后 3 天有轻度发热提示与创伤反应有关；术后体温逐渐升高或持续高热不退或体温下降数日后又升高，提示感染或继发感染。②观察出血情况。注意伤口及各种引流管有无出血现象。如为持续多量出血，应考虑手术所致的并发症，应及时处理。③观察肠蠕动恢复情况。每 2 ～ 4 小时听肠鸣音了解肠蠕动情况，一般患者术后有腹胀，肠蠕动恢复需要 24 ～ 72 小时。生命体征稳定后，应指导和协助患者早期下床活动，促进肠蠕动恢复。

（3）对症护理：保持静脉输液通道通畅，根据需要调节速度，维持营养及水、电解质平衡，观察并记录出入量；术后适当应用镇痛药，可使用镇痛泵。

（4）引流管的管理：各种引流管道的护理原则是保持术后引流通畅、固定妥善，严密观察引流物的量、性状、颜色，并及时记录，更换引流袋或冲洗时注意无菌操作。术后胃肠减压，一般留置胃管 3 ～ 4 天，待肛门排气、胃肠蠕动恢复后可拔除胃管；引流腹腔渗液的引流管，置管时间一般为 24 ～ 48 小时；各种造瘘管如空肠造瘘等，视病情择时拔除。

（5）防止并发症：定时给患者翻身叩背，鼓励和指导患者有效咳嗽、排痰，预防肺部感染；保持口腔卫生，床单位保持清洁、平整、舒适，预防压力性损伤。

重点·考点·笔记

第三节 特殊创伤

一、多发伤

导入情景

患者，女，36岁。高处坠落后半小时伴头痛、恶心、呕吐入院。入院后出现意识障碍，大小便失禁。生命体征：T 36.0℃，P 90次/分，R 21次/分，BP 85/55mmHg。左侧瞳孔直径4.5mm，右侧瞳孔直径4.0mm，对光反射迟钝；右侧大腿畸形。辅助检查：CT示左侧枕部颅骨骨折，颅内出血，量约60ml；T9椎体粉碎性骨折。

诊断

1. 多发伤。
2. 重度颅脑损伤。
3. T9椎体粉碎性骨折。

工作任务

1. 正确评估患者的伤情。
2. 正确进行多发伤的急救与护理。

考点提示

多发伤、复合伤、多处伤的异同点。

多发伤是指在同一致伤因子打击下，机体同时或相继出现两个以上的脏器或解剖部位严重创伤，同时这些创伤即使单独存在，也可危及生命。

多发伤是一种引起全身较严重的病理生理改变的损伤，在平时和战时均多见。

临床上按致伤因素、损伤脏器多寡等分为多发伤、多处伤、复合伤和联合伤。这几个概念需要加以区别。多处伤是指同一脏器或解剖部位有两处以上的损伤，与致伤因素无关，如交通事故伤引起的肝破裂、脾破裂或小肠多处破裂和穿孔。同时存在胸部伤和腹部伤，又称为胸腹联合伤。

多发伤的特点：①伤情较单一损伤复杂，不同器官可以相互影响，加重损伤反应；②应激反应剧烈、伤情变化迅速、死亡率高；③伤情严重、休克发生率高；④重度低氧血症；⑤容易漏诊及误诊；⑥受伤后并发症和感染发生率高。

（一）伤情评估

1. *暴露/环境控制* 到达现场后应立即察看周围环境，在评估伤员伤情的同时应尽快让患者脱离危险环境，转移至安全地带。评估伤情时应注意充分暴露患处，防止漏诊并注意保暖。

2. *危及生命的伤情评估* 对严重多发伤患者进行早期检查，主要判断有无致命伤，首先要确定的是伤员的生命体征、神志、面色、有无出血等，以迅速判断以下几点。

（1）中枢神经系统：意识、瞳孔大小及对光反射、有无截瘫或偏瘫。

（2）呼吸：有无通气不良、鼻翼扇动、胸廓运动是否对称、呼吸音是否减弱，特别注意有无张力性气胸或开放性气胸及连枷胸。

（3）循环判断：有无活动性出血及血容量减少；判断毛细血管再充盈时间，以评价组织灌注情况。用手触动脉法初步评估血压，如分别触及桡动脉、股动脉或颈内动脉搏动，则动脉收缩压大致为80mmHg（10.7kPa）、70mmHg（9.3kPa）、60mmHg（8.0kPa）。

3. 全身伤情评估　在紧急处理后，并保持生命体征稳定的情况下，须及时进行全身检查，作出伤情的全面估计。在检查时可应用 CRASHPLAN 方案，即心脏（cardiac，C），呼吸（respiration，R），腹部（abdomen，A），脊髓（spine，S），头颅（head，H），骨盆（pelvis，P），四肢（limbs，L），动脉（arteries，A），神经（nerves，N）。应详细采集病史，了解受伤原因和经过，配合进行各种实验室及影像学检查，如 X 线片、B 超、CT、MRI 等。根据上述评估，确立创伤救治顺序。

4. 确立多发伤诊断　凡因同一致伤因子导致下列损伤两条以上者定为多发伤。

（1）颅脑损伤：颅骨骨折，伴有不同程度昏迷的颅内血肿，脑挫裂伤，颌面部骨折。

（2）颈部损伤：气道阻塞、颈椎骨折、颈部钝性创伤、颈部穿透伤。伴有大血管损伤的颈部外伤、颈部血肿、颈椎损伤。

（3）胸部损伤：连枷胸、张力性气胸、血胸、肺挫伤。多根多处肋骨骨折，血气胸，肺挫伤，心脏、大血管和气管损伤，膈疝。主动脉撕裂伤、心包压塞、腹内出血。

（4）腹部损伤：腹腔内出血，腹腔内脏器损伤，腹膜后大血肿。

（5）泌尿生殖系统损伤：肾、膀胱、阴道或子宫破裂，尿道断裂。

（6）骨盆及脊椎损伤：骨盆骨折伴休克，脊椎骨折伴神经系统损伤。

（7）四肢损伤：上肢肩胛骨、长骨干骨折，下肢长骨干骨折，四肢广泛撕脱伤。

（二）救治与护理

多发伤伤员伤情重、变化快、死亡率高，因此对多发伤患者的抢救必须迅速、准确、有效，复苏及手术顺序安排合理。抢救流程包括现场急救、转送、急诊室的救治三部分。

1. 现场急救原则　先抢救生命，后保护功能；先重后轻；先急后缓。

（1）脱离危险环境：抢救人员抵达现场后，应首先使伤员迅速安全地脱离危险环境，并排除可造成继续伤害的原因。如将伤员从撞毁的汽车或倒塌的建筑物中抢救出来，须转移到安全、通风、保暖、防雨的地方实施急救。搬运伤员时要求动作轻巧稳定，做好必要的保护，切忌把伤肢从重物下硬拉出来，以免造成再度损伤或继发性损伤。

（2）解除呼吸道梗阻：伤员死亡的主要原因是呼吸道梗阻或窒息。呼吸道完全阻塞表现为不能呼吸、不能咳嗽、不能说话，部分阻塞表现为刺激性呛咳、喘鸣，应迅速采用一切可行措施开放气道。

（3）控制活动性出血：最有效的紧急止血法是直接压迫止血法。首先将无菌敷料覆盖在伤口上，可将手掌放在敷料上均匀加压，松紧度以能达到止血为宜。然后在伤口处用敷料加压包扎，并抬高伤部，以减少出血。对于出血不止的四肢大血管破裂，可采用橡皮止血带或充气止血带，必须加衬垫，并记录上止血带及松止血带时间，松开止血带时应压住出血伤口，切记不可突然松开。使用止血带要慎重，一般在压迫止血、加压包扎止血无效的情况下使用。

（4）处理血、气胸所致的呼吸困难：①开放性气胸者，立即用厚层无菌敷料、毛巾等严密封闭伤口，使开放性气胸转为闭合性气胸；②多根多处肋骨骨折引起的反常呼吸，须用棉垫加压包扎，固定胸壁；③张力性气胸者，应立即用粗针头（如 14G 套管针）在患侧胸壁锁骨中线第 2 肋间插入排气减压，有条件时放置胸腔引流管；④未能控制的活动性胸腔内出血可引起血胸，应迅速进行液体复苏，同时在患侧腋中线第 4 ～ 5 肋间置入胸腔引流管引流（儿童可选择腋前线第 4 ～ 5 肋间），必要时手术探查出血来源及部位并行手术止血。

（5）伤口处理：有条件时，伤口用无菌敷料覆盖；如无条件，可暂时用清洁的布类物品覆盖创面，然后用绷带或布条包扎。注意：①创面中外露的组织如骨折端、肌肉、内脏、脑组织等都切忌回纳入伤口，以防加重损伤及污染物进入伤口深部；②伤口内的血凝块或异物不可随意去除，以防止发生大出血。

(6) 保存好离断肢体：应利用无菌敷料或干净的布料将伤员的离断肢体包好，然后放入塑料袋中，在塑料袋周围置冰块，4℃左右低温保存，目的是减慢组织变性及防止细菌繁殖，冷藏时应注意防止冰水侵入断离创面或血管腔内，切记不可将离断肢体浸泡在任何液体中。应将离断肢体与伤员一起送往医院，以备断肢再植手术。

(7) 抗休克：创伤性失血的患者病情可急剧恶化，要学会识别休克早期的表现。在现场应迅速采取控制出血的措施，立即输液扩容，防止休克的发生，必要时应用抗休克裤。在送往医院途中需要实施连续的抗休克治疗，观察血压的回升情况。

(8) 现场观察与记录：了解致伤因素、暴力情况、详细的受伤时间、受伤时所处体位、神志、出血量等，便于向接收伤者的救治人员提供伤情记录，协助伤情判断，指导治疗。

2. 转送医院途中的护理

(1) 运送的条件：要求应准备好转送途中所需的抢救器材、药品及物品准备，确保运送途中不中断抢救工作，力争尽量缩短转送时间，快速安全地将患者送入医院。

(2) 伤员的体位要求：应根据不同的伤情选择转送途中的伤员体位。①一般创伤伤员取仰卧位，尤其是脊椎损伤、骨盆骨折。②为防止舌后坠或分泌物阻塞呼吸道，颅脑损伤、颌面部损伤伤员应取侧卧位或头偏向一侧。③为减轻呼吸困难，胸部损伤伤员应取半卧位或伤侧向下的低斜坡卧位。④为使腹壁松弛，腹部损伤伤员应取仰卧位，膝下垫高。⑤休克患者应取仰卧中凹位。

(3) 伤员的搬运方法：脊柱骨折的伤员俯卧在担架上进行运送。对于怀疑有脊椎损伤的伤员，应防止因搬运不当造成继发性脊髓损伤，尤其是颈椎损伤者要防止突然死亡，因此搬动时需要 3 ～ 4 人分工合作，保持头、颈、胸、躯干呈一直线。

(4) 转送过程中的注意事项：①担架运送时，为便于观察伤员面色、表情、呼吸等病情变化，伤员应头部在后，下肢在前。②飞机转运时，为防止飞机起落时头部缺血，体位应横放。③为减少颠簸，救护车车速不宜太快。

(5) 病情观察内容：应特别注意伤员的面色、呼吸、肢端循环、血压、脉搏、神志、瞳孔大小及对光反射等情况，如发现变化应及时处理。同时应保持输液通畅，留置导尿管观察尿量，评估休克状况等。

3. 救护措施　危及生命的多发性创伤，应尽可能在急诊室完成救命手术或抢救处理。紧急手术应在抢救生命、保留脏器和肢体的基础上尽可能地维持机体功能。采取各种必要措施保持呼吸道通畅，如气管插管、人工呼吸、吸氧。紧急情况可做环甲膜穿刺、气管切开等。

(1) 尽快抗休克：迅速建立至少两条静脉输液通道，有条件者应尽快建立中心静脉通道。可加压快速输入平衡盐、右旋糖酐、血浆、全血等补充有效循环血量。高渗盐溶液是用于创伤后现场、途中及急诊救护中的一种较为理想的复苏液体。必要时应用抗休克裤，并留置导尿管以观察每小时尿量。

(2) 有效控制出血：伤口有继续出血者，可在原包扎的敷料外加用敷料，并加压包扎，同时抬高出血肢体。对活动性的较大出血应迅速钳夹止血，对内脏大出血者应立即进行手术准备，争取短时间内手术处理。

(3) 正确处理各部位创伤：①开放性胸部创口，应迅速用各种方法将创口暂时封闭，张力性气胸应尽快穿刺行胸腔闭式引流，必要时行开胸手术。②颅脑损伤者，可采用静脉滴注 20% 甘露醇、50% 葡萄糖、地塞米松或甲泼尼龙等，并局部降温，以防止脑水肿，同时要防止呕吐物吸入。一旦明确颅内血肿者，应迅速做好急诊钻孔手术准备。③疑有腹腔内出血时，应立即行腹腔穿刺及 B 超检查。除尽快补液输血、纠正休克外，应做好手术准备，尽早剖腹探查。④呼吸道烧伤者必要时须行气管切开。⑤骨折者应给予临时止血固定，生命体征平稳后进行骨折处理。对于多处骨折者须尽早进行手术内固定，其处理顺序一般为：先股骨，后胫骨，尽量于 24 ～ 48 小时内治疗所有骨折。对长管骨骨折进行早期手术内固定，有利于防治休克、脂肪栓塞综合征，有利于肢体的功能恢复，降低死亡率。

二、复合伤

人体同时或相继受到两种以上不同性质的致伤因素的作用而发生的损伤称为复合伤。常见类型有放射复合伤、烧伤复合伤和化学复合伤。复合伤的基本特点为常以一伤为主、伤情可被掩盖和多有复合效应。

（一）放射复合伤

人体同时或相继遭受放射损伤和一种或几种非放射损伤（如烧伤、冲击伤等）称为放射复合伤(radiation combined injury)。它是以放射损伤为主，主要有放烧冲、放冲和放烧复合伤。

1. 伤情评估

(1) 伤情轻重、存活时间、死亡率主要取决于辐射剂量。

(2) 病程经过具有放射病特征：其病程包括有初期（休克期）、假愈期（假缓期）、极期和恢复期四个阶段。患者具有造血功能障碍、感染、出血等特殊病变和临床症状。

(3) 放射损伤与烧伤、冲击伤的复合效应：①整体损伤加重。休克、感染出现早，程度重，伤情恢复缓慢，死亡率高，表现为相互加重的复合效应。②休克加重。休克的发生率和严重程度较单一伤为重，复合伤休克发生率为 20% 左右，严重休克是早期死亡的重要原因之一。③感染加重。感染发生率高、出现早、程度重。复合伤时发热和感染灶开始时间均早于放射病，在极重度复合伤中，常见休克刚过，感染接踵而来，甚至休克期和感染期重叠，发生早期败血症。④出血明显。表现为血小板计数下降更快、更低，胃肠道出血严重，渗出的血液积留在肠壁，从大便排出，形成血便，一方面加重贫血的发生，另一方面出血处黏膜更易发生感染。

(4) 重要脏器的复合效应：①胃肠系统损伤明显。放射复合伤时，由于小肠黏膜细胞被破坏，出现核坏死，小肠肠壁血液循环障碍，临床上常表现为胃肠道功能紊乱，出现食欲减退、厌食、拒食、恶心、呕吐、腹泻等消化道症状。有时可发生肠套叠、肠梗阻。②造血器官损伤加重。核辐射加速加重造血组织破坏，表现为外周白细胞计数进行性下降，红细胞系的损伤表现为红细胞的破坏和贫血。

(5) 创面伤口愈合延迟：①炎症反应减弱，局部白细胞浸润减少，外观表现创面渗出减少、干燥、色暗，伤口收缩不良，坏死组织脱落迟缓。②易并发感染，出血、组织坏死更加严重，甚至发生创面溃烂，坏死组织中可有大量细菌繁殖。③烧伤、创伤和骨折的愈合时间推迟；肉芽组织形成不良，脆弱、苍白、易出血；骨折后骨痂形成慢，可造成骨折不愈合或形成假关节。

2. 救治与护理

(1) 现场救护：①迅速去除致伤因素，在伤情允许的情况下，皆应先洗消后处理；②根据伤情，针对性地进行急救处理，包括止血、止痛包扎、骨折固定、防治窒息、治疗气胸、尽早抗休克、抗感染等；③迅速使伤员撤离现场，按轻、重、缓、急转送伤员。

(2) 防治休克。

(3) 早期抗辐射处理：对伤员进行洗消，洗消的污水和污物用深坑掩埋，勿使扩散。胃肠道沾染者可催吐、洗胃、缓泻等。应尽早服用碘化钾 100mg。必要时，还可采用加速排出措施。

(4) 防治感染：早期、适量和交替使用抗菌药物，积极防治感染。加强对创面局部感染的控制，以防止和减少细菌进入血流。当存在严重感染时，可少量多次输注新鲜全血，以增强机体防御功能。应注意对厌氧菌感染的防治，如注射破伤风抗毒素，配合使用抗生素、早期清创等。

（5）防治出血：促进造血和纠正水、电解质紊乱，有条件时尽早进行骨髓移植。

（6）创面、伤口处理：①手术时机。一切必要的手术应及早在初期和假愈期内进行，争取极期前创面、伤口愈合；极期时，除紧急情况外（如血管结扎术和穿孔修补术等），原则上禁止施行手术；凡能延缓的手术，应推迟到恢复期进行。②尽量使沾染的创伤转为清洁的创伤，多处伤转为少处伤，开放伤转为闭合伤，重伤转为轻伤。③麻醉选择：静脉复合、局部麻醉和硬膜外麻醉在各期都可应用。有严重肺冲击伤者，不用乙醚麻醉，防止加重肺部症状。④严格无菌操作，清创应彻底，但注意保护健康组织，严密止血；对污染伤口，应用剪刀剪去周围毛发，以等渗盐水、1 ∶ 5 稀释的漂白粉液（勿用乙醇）彻底清洗；清洗消毒时，应先覆盖伤口，避免冲洗液带放射性物质流入伤口；清创后伤口一般进行延期缝合；骨折应及早复位，骨折固定时间应根据临床及 X 线检查结果适当延长。

（二）烧伤复合伤

烧伤复合伤是指人员同时或相继受到热能（热辐射、热蒸汽、火焰等）和其他创伤所致的复合损伤。较常见的是烧伤合并冲击伤。

1. 伤情评估

（1）伤情分类：烧冲复合伤通常以烧伤为主，伤情分类可参照下列分级。

1）轻度复合伤：烧伤和冲击伤损伤均为轻度伤者。

2）中度复合伤：烧伤和冲击伤损伤中有一种达中度者。

3）重度复合伤：烧伤和冲击伤损伤中有一种达重度或两种损伤均为中度伤。

4）极重度复合伤：烧伤和冲击伤损伤中有一种达极重度或两种损伤均达到重度。

（2）伤情特点

1）整体损伤加重：严重烧伤引起体表损伤，又引起多种内脏并发症。当合并冲击伤时，高速、高压的冲击波可直接或间接引起全身和各个器官的损伤。两伤合并后，出现相互加重效应，使休克、感染发生率高，出现早，程度重，持续时间长，并出现相应的内脏损伤的临床症状。

2）心肺损伤：心脏损伤主要病变为出血、坏死、心肌纤维断裂，临床表现为早期心动过缓，心率 40 ～ 50 次 / 分；以后为心动过速，心率可加快至 200 次 / 分；严重时可出现心功能不全。冲击波直接作用于胸腹壁，引起肺出血、肺水肿、肺破裂和肺大泡等，导致气胸、血胸、肺不张，伤员有胸痛、胸闷、咳嗽、咯血、呼吸困难，严重者很快出现肺出血、肺水肿症状，是现场死亡（伤后 4 小时内）的主要原因。

3）肝肾功能损伤：重度烧冲复合伤后肝脏可出现不同程度的撕裂伤及包膜下血肿，临床上出现最早的变化是血浆谷丙转氨酶（ALT）和天冬氨酸转氨酶（AST）升高。烧冲复合伤使肾功能损害加重，出现少尿、血尿、无尿、血尿素氮持续升高直至肾衰竭。

4）造血功能损害：严重的烧伤复合伤，造血组织呈抑制性反应，外周血白细胞计数、红细胞计数、血小板计数均减少。

5）烧伤伴有耳鸣、耳聋者，可能复合有听器损伤；伴有胸闷、咳嗽、呼吸困难、咳血性泡沫痰者，可能复合有肺冲击伤；伴有神志障碍者，可能复合有颅脑损伤；伴急腹症者，可能复合有腹腔脏器损伤。

2. 救治与护理

（1）防治肺损伤：严重肺出血、肺水肿是早期的主要死因。应从现场急救开始，保持呼吸道通畅。有呼吸困难、窒息者紧急插入口咽通气导管、气管插管或气管切开；给氧（氧流量 5 ～ 8L/min，氧浓度 40%～ 60%）；发生肺水肿时，可以 40%～ 50%乙醇湿化吸氧，必要时需要机械辅助呼吸。

（2）补液、抗休克：补液时应密切观察呼吸、心律、心率的变化，防止心力衰竭、肺水肿的发生。当烧伤合并颅脑损伤者抗休克补液指标应控制在低水平，休克控制后，适当限制输液量并及早使用脱水剂，根据血压、脉搏、呼吸的变化决定脱水剂的用量。

（3）抗感染：及早妥善处理创面，注意防止各种内源性感染。使用抗生素和破伤风抗毒素预防注射。

（4）保护心、脑、肺、肾功能。

（5）创面处理：需要转送的患者应做好烧伤创面的包扎处理；尽早对烧伤创面进行冷疗；争取在伤后 6h 内进行清创；深度烧伤创面位于长骨骨折处时，可早期切痂植自体皮；骨折可用内固定或石膏托固定；手术切口如不能避开烧伤创面，则手术应在烧伤创面发生感染之前尽早进行。手术操作要轻，逐层严密缝合切口，局部创面加用抗菌药物。

（三）化学复合伤

一种或多种化学致伤因素与其他致伤因素同时或相继作用于机体引起的损伤称为化学复合伤。多见于战时使用军用毒剂时，也可见于民用化学致伤因素，最常见的是农药、强酸强碱、工业有害气体与溶剂。

1. 伤情评估　化学毒物可经呼吸道、消化道、皮肤或黏膜进入人体，引起中毒甚至死亡。特别是有创伤伤口染毒后，毒物吸收快，中毒程度明显加重。依其毒剂种类不同，其临床表现有不同的特点。

（1）神经性毒剂：伤口染毒时无特殊感觉，染毒局部可出现明显肌颤。如不及时处理可很快自创面吸收，几分钟内出现中毒症状而死亡。其作用机制和临床表现与有机磷农药基本相同，但毒性更大，如沙林、梭蔓、VX 等。

（2）糜烂性毒剂：染毒当时伤口处立即发生局部剧痛，10 ～ 20 分钟后伤口严重充血、出血和水肿。全身吸收中毒症状迅速而强烈，常出现严重的中枢神经系统症状、肺水肿和循环衰竭。毒剂有大蒜和天竺葵气味，如路易气等。

（3）全身中毒剂：毒剂的氰根抑制组织呼吸，如氢氰酸、氯化氰等。中毒后呈现呼吸困难，严重者呼吸衰竭，呼气带有苦杏仁味。

（4）窒息性毒剂：如光气、双光气。有干稻草或生苹果味。主要损害支气管系统。染毒后，呈现咳嗽、胸闷、流泪，继而发生中毒性肺水肿。

（5）刺激性毒剂：西埃斯（CS）可有辣椒味，苯氯乙酮有荷花香味，亚当剂无特殊气味。染毒时表现为流泪、喷嚏、胸闷、胸痛、牙痛、头痛、皮肤损害等，严重者可发生肺水肿、烦躁、肌无力等。

（6）失能性毒剂：如毕兹（BZ），主要作用中枢神经系统，中毒时呈眩晕、头痛、嗜睡、幻觉、狂躁、木僵、昏迷等，同时有口干、瞳孔散大、皮肤潮红、心率加快、体温上升等阿托品类作用。

2. 救治与护理　包括尽快组织自救、互救：迅速穿戴防护面具和其他防护器材；洗消局部和包扎伤口；四肢伤口染毒时，立即在近心端扎止血带并彻底洗消伤口；迅速撤离染毒区等。

（1）尽快组织自救、互救；迅速穿藏防护面具和其他防护器材；洗消局部和包扎伤口；四肢伤口染毒时，立即在近端扎止血带并彻底洗消伤口；迅速撤离染毒区等。

重点·考点·笔记

(2) 清除毒物

1) 皮肤染毒者：用装备的皮肤消毒剂（或粉）消毒局部。消毒时，应先用纱布、手帕等擦去可见液滴，避免来回擦拭扩大染毒范围，然后用消毒剂消毒。消毒剂对局部皮肤有一定刺激，消毒 10 分钟后应用清水冲洗局部。无消毒剂时，肥皂水、碱水、清水等都可以应急消毒使用。大面积皮肤染毒局部处理不彻底时，应进行全身清洗消毒。

2) 伤口染毒者：立即除去伤口内毒剂液滴。四肢伤口上方扎止血带，以减少毒剂吸收。用消毒液加数倍水或大量清水反复冲洗伤口，简单包扎，半小时后松开止血带。

3) 眼睛染毒：立即用 2%碳酸氢钠液、0.5%氯氨水溶液或清水彻底冲洗。

4) 经口中毒者:立即用手指刺喉（或舌根）反复引起呕吐。最好用 2%碳酸氢钠、0.02%～0.05%高锰酸钾或 0.3%～0.5%氯氨水溶液，每次 500ml 反复洗胃 10 余次，水温及压力要适当，动作要轻，以免加重胃黏膜损伤，洗胃后取药用活性炭粉 15～20g 混于一杯水中吞服。洗出的胃液及呕吐物及时予以消毒处理。

三、挤压伤

患者受压部位解除挤压后，全身微循环障碍，肾小管阻塞、变性、坏死，出现肌红蛋白尿和急性肾衰竭为主要特征的临床症候群称为挤压综合征。

挤压综合征以四肢肌肉丰富的部位受压轧或长时间重力压迫致使肌肉组织缺血性坏死，坏死的肌肉分解吸收引起酸中毒、肌红蛋白尿、高血钾为特征，肌红蛋白经血流在肾造成损害，最终导致急性肾衰竭。

（一）伤情评估

1. *局部表现*　压伤的肢体肿胀、皮肤张力增加、有水疱形成、皮下有淤血斑、肌力下降、局部疼痛和感觉障碍、肢体远端动脉搏动减弱。

2. *全身表现*

(1) 休克：由于组织损伤、出血、大量血浆外渗，使血容量丢失而出现轻度或中度休克，也可因创伤后的剧烈疼痛和强烈的精神刺激而使休克加重。

(2) 肌红蛋白尿：一经查出肌红蛋白尿，则挤压综合征的诊断即可成立，伤后 24 小时内尿量如呈红褐色，一般应考虑肌红蛋白尿。在受压的肌肉组织恢复血循环 12 小时后，肌红蛋白尿浓度最高，以后逐渐减少。2～3 天尿液可自行转清。

(3) 酸中毒：肌肉坏死后释放出大量的酸性物质，使体液 pH 降低，损伤组织的分解使大量中间产物在体内聚积，发生代谢性酸中毒，使二氧化碳结合力下降，非蛋白氮和尿素氮迅速升高，肾功能受到严重损害。临床表现为呼吸深长、神志模糊、烦躁烦渴、恶心等酸中毒及尿毒症的一系列表现。

(4) 高血钾症：坏死肌肉细胞内的钾离子大量进入血循环，由于肾衰竭，尿少，排钾更加受阻，使体内的钾浓度明显上升。在少尿期，高钾血症可引起死亡。早期临床表现为反应迟钝、全身软弱无力、四肢麻木、心率缓慢，严重者甚至心脏停跳导致死亡。

考点提示

挤压伤的特点。

（二）救治与护理

主要是防止急性肾衰竭和高血钾的治疗。

1. *抗休克治疗*　受伤肢体解除压迫后迅速肿胀，组织大量破坏，代谢产物聚积，毒素吸收，血管扩张，通透性增加，有效循环血量减少，血压下降。应及时扩充血容量，纠正低血容量休克和中毒性休克。

2. *保护肾功能*

(1) 碱化尿液：输入碱性液体，输入量要根据尿的 pH、血 BUN 水平及时调整。

(2) 促进有害物质排泄：在补足血容量后常规应用利尿药。

(3) 解除肾血管痉挛：早期应用山莨菪碱、罂粟碱等药物。

(4) 维持水电解质平衡。

3. 护理措施

(1) 患肢制动，减少活动，以免损伤加重；患肢不得抬高，否则会加重肢体缺血缺氧。

(2) 患肢降温，可进行冷敷，使组织代谢减慢。

(3) 严密注意生命体征和尿液的变化，发现异常立即进行对症处理。

(三) 预防

1. 充分补血补液，防止休克。

2. 使用利尿药物以增加各种有毒物质的排泄，同时增加肾小球的滤过，防止毒性物质在肾小管的沉淀，保护肾功能。

3. 在补液的同时输入碱性药物，防止发生酸中毒。

4. 必要时行肢体肌肉切开减压，缓解组织缺血受压而发生坏死，也可减少毒性代谢物进入血循环，减轻症状，以利于患肢功能恢复。

(王小丽)

课后练习

A_1 型题

1. 下列属于闭合性损伤的是（　　）

A. 擦伤　　B. 切割伤　　C. 扭伤　　D. 刀刺伤　　E. 火器伤

2. 关于脊柱骨折患者急救转运方式的说法，正确的是（　　）

A. 软担架搬运　　B. 两人抱持法　　C. 一人背负

D. 三人平托放于硬板　　E. 椅子搬运

3. 颅脑损伤后出现深昏迷，下列 GCS 评分哪项正确（　　）

A. 15 分　　B. 13 分　　C. 11 分　　D. 9 分　　E. 7 分

4. 怀疑有腹部内脏损伤的患者，护理措施错误的是（　　）

A. 半坐位　　B. 禁食　　C. 输液　　D. 镇痛　　E. 少搬动

A_2 型题

1. 一名外伤患者有休克、开放性气胸、开放性肱骨骨折等情况，抢救时首先应（　　）

A. 手术止血　　B. 封闭胸壁伤口　　C. 骨折固定　　D. 输液　　E. 吸氧

2. 患者于高处坠落造成多发伤，急救首先处理的是（　　）

A. 大出血　　B. 脊柱骨折　　C. 肠外溢　　D. 颅脑外伤　　E. 膀胱破裂

重点·考点·笔记

第7章　灾害救护

学习目标

1. 掌握灾害现场救护的工作流程；检伤分类标识，检伤分类的方法和常见灾害的现场救护要点。

2. 熟悉灾害现场救护原则和常见灾害的伤情特点及灾害心理救援。

3. 了解灾害的分类、灾害的特点、灾害护理的定义。

4. 能对灾害现场伤员进行初步处理。

5. 具有救死扶伤、临危不惧、争分夺秒、精益求精、团队合作和富有人文关怀的专业素养。

PPT·灾害救护

第一节　概　　述

灾害即灾难（disaster），世界卫生组织将灾害定义为：任何能够导致设施破坏、使经济遭受严重损失、出现人员伤亡、致使人类健康状况及其卫生服务条件出现恶化的事件，如果其发生的规模已超出事件当地居民的承受能力而必须向外部寻求专门支援时，即可称之为灾害。灾难发生后，如何使伤员得到及时救助和治疗，减少死伤率和伤残率的发生，是医学救援工作的核心问题。作为灾难医学救援队伍中的主力军，护士掌握灾难医学救援的知识和技术是灾害救援成功的重要保证之一。

一、灾害分类

1. 按发生原因

（1）自然灾害：指因自然条件变化发生的灾害，包括洪水、干旱、虫害、地震、海啸、台风、暴风雪、泥石流、森林火灾等。人类尚不能完全征服自然灾害，但可以采取积极的预防和准备措施，尽量减少灾难造成的损失。

（2）人为灾害：指因人为影响发生的灾害，多数可通过加强防范意识防患于未然或努力避免，如火灾、瘟疫、煤气爆炸、建筑物倒塌、矿难、传染病传播（禽流感、传染性非典型肺炎等）、大型交通事故（汽车、火车、飞机和沉船事故）、战争及恐怖活动等。

2. 按发生的性质　分为地质灾害（如地震、山体滑坡等）、环境灾害（如空气污染、水源污染等）、气象灾害（如干旱、冰雹等）和疫病灾害（如禽流感、中东呼吸综合征等）。

3. 按发生的地点　分为陆上灾害、海上灾害和空难。

4. 按发生的顺序　许多自然灾害，特别是等级高、强度大的自然灾害发生以后，常诱发出一连串的其他灾害接连发生，这种现象叫灾害链。

（1）原生灾害：灾害链最早发生的起作用的灾害称为原生灾害。比如由地震直接引起的地面裂缝、塌陷、房屋倒塌、桥梁断裂、水坝开裂、铁轨变形、山崩、滑坡、海啸等。

（2）次生灾害：是由原生灾害诱导出来的继发性灾害。多发生在气象灾害和地质灾害等领域当中。如地震导致的建筑物、构建物或其他设施遭到破坏后可继发火灾、水灾、毒气泄露、爆炸、瘟疫、放射性物质扩散等。

（3）衍生灾害：自然灾害发生后，破坏了人类生存的和谐条件，由此导致的一系列其他灾害称为衍生灾害。如大旱之后，地表与浅部淡水极度缺乏，迫使人们饮用深层含氟量较高的地下水，从而导致了氟病。

5. 根据发生的方式 分为突发性灾害和渐变性灾害。

二、灾害医学

灾害医学（disaster medicine）是研究在灾害条件下维护人民群众的身体健康和生命安全、伤病预防和救治的组织工作与技术措施的医学学科，是灾害学与医学相互渗透、相互交叉而产生的新兴学科。它的主要内容包括医疗救灾中的组织指挥、灾区现场抢救、各类灾害致伤的规律、灾区卫生防疫工作、大灾引发的创伤后应激障碍（post-traumatic stress disorder，PTSD）及向公众进行救灾的科普教育和宣传等。

三、灾害医学救援

灾害救援是指在发生灾害后，由有应对技能的专业组织和专业人员，对灾害事故的相关受影响单位进行救助，以控制事态的发展，最大限度减少灾害所造成的后果及影响的过程。医学救援是指在政府的领导下，通过建立强有力的组织指挥系统和科学的应急救援网络，调动一切可以借助的卫生资源，对突发事件实施医学救治、疾病预防和卫生保障。医学救援是灾害救援中非常重要的一个环节。

（一）灾害医学救援特点

1. 突发性、紧迫性 灾害事件往往都是随机、突然发生的。灾害的突发性决定了救援的紧迫性，灾害一旦发生，医学救援应争分夺秒，迅速采取有效的措施进行抢救。

2. 救援力量构成的多元性 重大灾害的救援不仅需要医疗卫生部门人员参与，还需要消防、公安、运输、通信等其他的救援人员，涉及的专业多、部门多，是一项社会系统工程。需要政府主导、全社会投入，需要强有力的组织体系和多部门的协作。

3. 复杂性、艰巨性 灾害不可知因素多，致伤的机理和原因不同所致伤害的种类、程度也不同。重大灾害致伤人员众多。受灾人员所处环境复杂，变幻莫测。加上重大灾害使周围环境受到不同程度的破坏，道路、水电、通信中断，现场往往缺乏相关的医疗设备和必要的条件（如水、电等），导致救援复杂性强，难度增加，救援任务艰巨。

（二）灾害医学救援的基本原则

1. 组织原则 灾害造成的后果无法预料，为了提高救援的效果，应尽快制订应急救援预案，有效组织各种救援力量，统一指挥，相互协作，以便快捷、有序、有效地救援。

2. 灾情评估 灾情评估是实施救援的前提，通过灾情评估可做出救援决策，对遇到的困难提出解决办法。

3. 现场救援

考点提示
灾害现场救援的原则。

（1）先抢后救，抢中有救，尽快脱离事故现场。在任何可能再次发生事故的现场，应先抢后救，抢中有救，尽快脱离危险环境。医护人员以救为主，其他人员以抢为主，各负其责，相互配合，提高抢救效率。

（2）先救命后治伤，先重伤后轻伤。根据伤情对伤病员进行分类抢救，抢救原则应遵循先重后轻，先急后缓，先近后远。对于出现心搏骤停、气道异物梗阻、大出血等生命体征不稳定，伤情紧急，危及生命的情况，应立即救治，给予基础生命支持。

（3）先分类再后送。遇到大规模伤员时，应先进行检伤分类，确定救治顺序，分级救治。根据救治级别确定转送顺序，优先转送危及生命、需要立即治疗的严重创伤患者，再转送可能有生命危险的患者，最后转送不需要医疗救助或已死亡的患者。此外，每隔一段时间医护人员应重复检伤，根据患者病情变化，调整分拣策略和结论。

（4）注意自身防护。救援过程中，救援人员自身也面临着各类致伤因素，甚至是致命的损害，因此做好个人防护极其重要，应配备相应的防护服，防护手套、鞋靴，眼面防护用具及呼吸防护器。

4. 卫生防疫　“大灾之后有大疫”，应做好灾民食物、饮水、心理和卫生等方面的工作，做好疫情监测和报告，预防灾后传染病的暴发流行。

四、灾害现场医学救援

（一）组队报到，接受统一指挥和调遣

参加急救工作医护人员在接到医疗救援的指令后应该立即组队并赶赴现场，到达现场后应当立即向“灾害事故现场医疗救援应急指挥中心”报到，并接受统一指挥和调遣。

（二）现场评估，排除险情

现场有很多不确定的危险因素，应先排除险情，必要时将伤员转移到安全的地方。转移伤员时应注意预防二次伤害。

（三）现场检伤分类，设立救护区标志

在突发的灾害事故现场，医疗救援力量通常是有限的，尤其在事发初期，医疗救援资源可能十分匮乏。因此必须将有限的急救资源用在那些最有希望被救活的伤员身上。检伤分类就是将众多的伤员按伤情的严重程度进行分类，其目的是分配急救优先权和确定需要转送的伤员，是分级救治的基础。

考点提示

灾害现场检伤分类的原则。

1. 检伤分类的原则

（1）迅速准确原则：现场检伤分类应简单迅速，平均每名伤员分类时间小于等于1分钟。同时应遵循准确原则，防止分类错误导致应得到救治的伤员未能得到及时救治。

（2）生命第一原则：灾害现场检伤分类一般不包括伤病员的抢救。但出现危及生命而简单手法即可缓解伤病员情况时，如气道异物梗阻，则可先救后分或边救边分。

（3）自主决策原则：检伤分类人员有权根据现场需要和可利用资源等情况，自主决定伤员流向和医学处置类型。

（4）动态评估原则：每隔一段时间医护人员应再次对伤病员进行伤情评估，动态了解伤病员情况。

（5）公平有效原则：为尽可能救更多的伤病员，兼顾公平性和有效性是现场检伤分类的基本伦理原则。

2. 常用检伤分类方法——START法　简明检伤分类与快速急救系统（simple triage and rapid treatment，START）是基于呼吸、心跳及精神状态的检伤分类方法，为最常用的检伤分类方法。具体操作流程见图7-1。在此检伤分类过程中，救治方面一般仅做三项处理措施：开放气道、止血、抬高患肢。

3. 检伤分类的标志　为显示检伤分类结果，传递分类信息，避免检伤分类工作的重复和遗漏，在灾难现场通常以颜色醒目的“伤情识别卡”贴于伤员的左胸部或其他明显部位。目前，大多数国家广泛采用的是红、黄、绿、黑四色分检标签。

（1）红色标识：代表危重伤，第一优先。表明伤员病情危重，有生命危险，需要紧急救治。

重点·考点·笔记

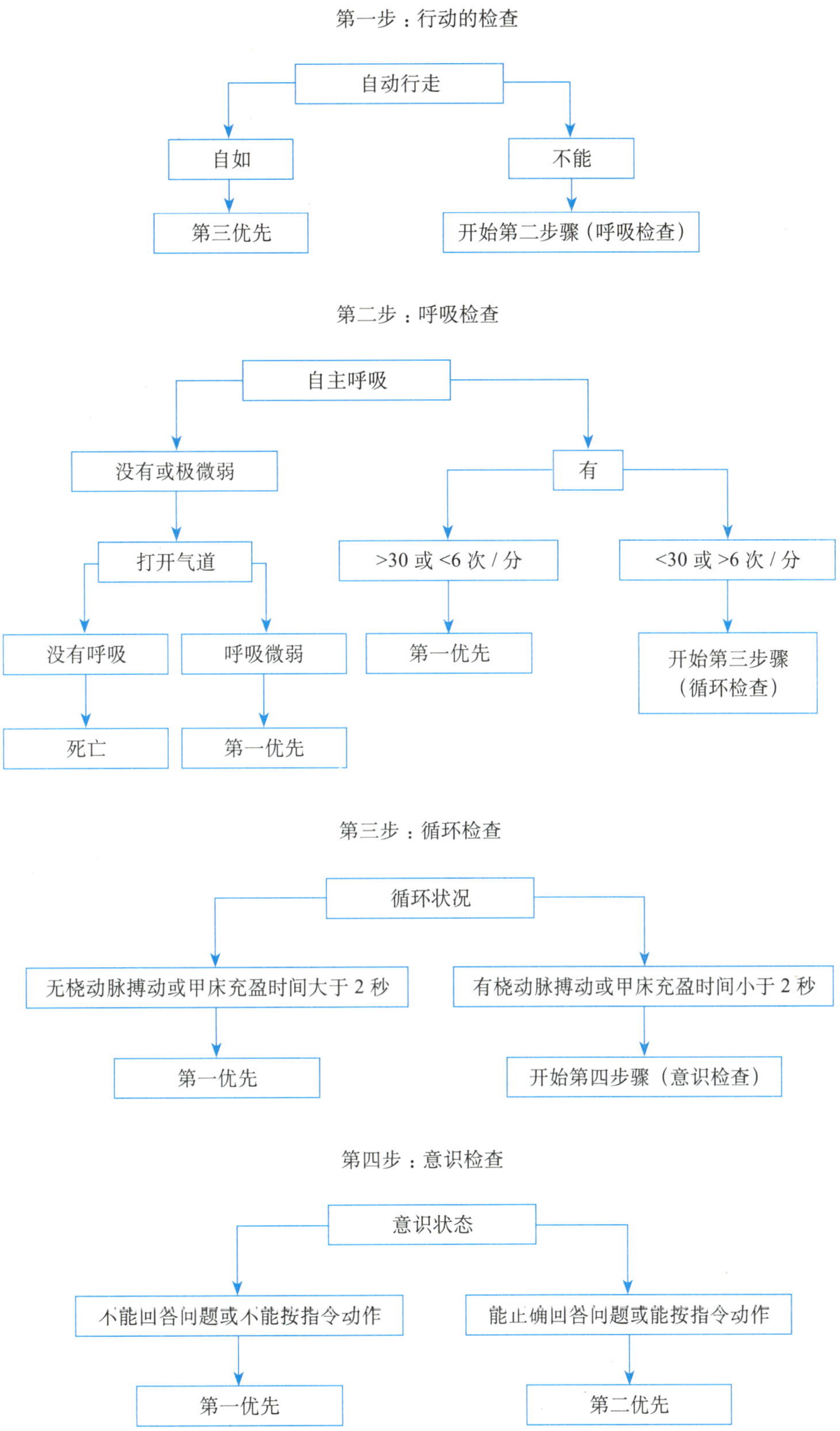

图 7-1　简明检伤分类操作流程

（2）黄色标识：代表中重伤，第二优先。表明病情严重，但暂无生命危险，允许在一定时间内救治。

（3）绿色标识：代表轻伤，第三优先。表明病情较轻，不需要紧急处理。

（4）黑色标识：代表死亡或无救治希望者。

重点·考点·笔记

4. 设立救护区标志　根据现场情况设置救护区、急救处置室、手术室等。在混乱的现场用彩旗显示救护区的位置尤为重要，彩旗颜色与检伤分类相一致。将伤员依照伤情分别送往不同的救护区，利于医护人员的救治。并根据现场伤病员情况及现场条件，设置手术室、急救处置室。

Ⅰ类伤救护区插红色旗显示。

Ⅱ类伤救护区插黄色旗显示。

Ⅲ类伤救护区插绿色旗显示。

0 类伤救护区插黑色旗显示。

（四）分级救治

本着先救命后治伤、先治重伤后治轻伤的抢救原则，将经治伤员伤情、急救处置、注意事项等逐一填写于伤员情况单上，并置于伤员衣袋内。

（五）护送伤员

伤员经过现场分检和急救处理后，需要转运至医院接受进一步治疗时，将伤员护送至医院，转运方式及注意事项详见本书第 2 章。

第二节　自然灾害救护

导入情景

某日，某地发生 7.8 级地震，震源深度达 12km。地震导致大片房屋倒塌，公路摧毁，大量人员伤亡。

工作任务

1. 作为第一批到达现场的医疗救护人员，请对现场伤员进行检伤分类。
2. 作为第一批到达现场的医疗救护人员，请对伤员进行现场救护。
3. 对社区居民进行一次避震脱险及震后自救的宣教。

自然灾害种类繁多，主要包括洪涝、干旱灾害，台风、冰雹、暴雪、沙尘暴等气象灾害，火山、地震灾害，山体崩塌、滑坡、泥石流等地质灾害，风暴潮、海啸等海洋灾害，森林草原火灾和重大生物灾害等。自然灾害是地理环境演化过程中的异常事件，是阻碍人类社会发展的最重要的自然因素之一。

一、地震

地震（earthquake）又称地壳震动，是地球内部缓慢积累的能量在快速释放过程中造成的地表振动，期间会产生地震波的一种自然现象。地震灾害是指地震造成的人员伤亡、财产损失、环境和社会功能的破坏。地震在自然灾害中属于受灾面积广、破坏性强、死伤人数多的地质灾害。全球每年发生地震约 550 万次，即每天要发生上万次的地震。其中绝大多数太小或太远，以至于人们感觉不到，真正能对人类造成严重危害的如汶川地震、唐山地震、日本关东大地震，每年约有一两次。我国地处全球两大地震带——环太平洋地震带和欧亚地震带之间，受太平洋板块、印度洋板块和菲律宾板块的挤压，地震活动频度高、强度大、震源浅、分布广，是地震灾害严重的国家之一。

（一）危害特点

1. 突发性强，难以预测　地震发生突然，震前往往无明显预兆。而人们对地震目前仍停留在监测阶段，还不能准确有效地预报地震的发生，地震发生时人们在心理上、防护上往往毫无准备。

2. 破坏性大　地震发生迅猛，一次地震虽然持续时间往往只有十几秒到几十秒，却足以摧毁整座城市。当大地震发生在人口稠密和经济发达地区时，会造成巨大的人员伤亡和严重的经济损失。

3. 次生灾害多　地震除导致直接灾害外，往往根据地震区域的自然环境条件和社会经济状况，引发不同类型的次生灾害，如海啸、洪水、泥石流、火灾等。有些次生灾害的危害性可能会超过直接灾害。

4. 持续久远　一是余震往往持续相当长的一段时间；二是强震破坏性大，灾区恢复和重建的周期比较长。

（二）主要伤情

地震因其巨大的破坏力可瞬间制造大批伤员，且伤情复杂，部分伤员病情危重。

1. 机械性损伤为主，骨折最多　地震中以坍塌的建筑物、家具、滚石等砸压和掩埋人体所致的机械力学损伤为主。现有资料统计，地震中四肢骨折和软组织伤最常见，其次为脊柱损伤、胸腹部损伤。

2. 挤压综合征　此类伤情也是常见的地震伤。受灾人员长时间受坍塌物挤压，肌肉组织广泛缺血、坏死、变性，随之坏死组织的分解物（肌红蛋白、乳酸等）吸收，有可能发生挤压综合征，出现高钾血症和急性肾衰竭。

3. 坠落伤　多因受灾人员在地震发生时跳楼所致。

4. 完全性饥饿　受灾人员长时间被困于废墟中，断食断饮，体内储存物质耗竭，导致代谢紊乱、虚脱而濒临死亡。

5. 其他　地震不仅可以造成严重的原生灾害，还可引发许多次生灾害，如火灾、水灾、毒气泄漏等，这些次生灾害可致人员发生烧伤、淹溺等伤害。

（三）救护要点

1. 检伤分类　在排除险情，脱离危险环境后，由经验丰富的医护人员按照程序迅速对伤员进行检伤，按轻、中、重、死亡分类标志为每类伤员系戴颜色不同的伤亡识别标签，以帮助进行有效的分级救治和转运。根据分类结果将伤员安置到不同区域，按先救命后治伤，先抢救危重伤员后治疗轻伤，先救活人后处置遗体进行救护。

2. 现场救护

(1) 维持呼吸道通畅：保持呼吸是首要环节，现场措施主要有清除伤员口鼻内的泥土，呼吸道内的异物、血液、呕吐物等，手法开放气道，必要时紧急建立人工气道。这个过程中要注意颈椎骨折患者脊髓的保护。对于张力性气胸、开放性气胸，按气胸的急救方法进行急救。

(2) 止血与包扎：有活动性出血的伤员，应立即止血包扎，并迅速建立静脉通道，扩充血容量，失血严重者应立即输血和使用血管活性药物。

(3) 固定与搬运：骨折在地震伤员中是最常见的，应关注骨折所致的大出血，对骨折本身可就地取材进行固定；应特别注意颈椎骨折伤员的固定与搬运，以避免造成或加重瘫痪；肋骨骨折易造成开放性气胸，应立即封闭伤口再进行骨折固定。

(4) 防治挤压综合征：挤压综合征是地震灾害中广泛性组织损伤者迟发性死亡的首要原因，对长期大面积软组织受压者，应快速建立静脉通道，早期开始补液，在解除挤压前尽快进行扩容治疗；如条件有限，不能及时静脉补液，可口服补充含碳酸氢钠的液体；必要时在

重点·考点·笔记

局部进行止血带短期结扎直至给予静脉补液，同时密切监测血压、尿量、尿液颜色和受压局部情况。在有条件的情况下尽早转运至后方医院行血液净化治疗。

（5）完全性饥饿救护：快速建立静脉通道，遵医嘱应用碱性液体及兴奋剂，注意保暖、给氧及适当的热饮料内服。

（6）其他危重伤员现场救护：对于呼吸、心搏骤停者，立即进行心肺复苏；对伴颅脑、胸腹部损伤者，要迅速转送至医疗单位。

3. 转送护理　根据患者受伤部位选择合适的搬运方法，可采用汽车、火车、飞机、轮船等工具转运。转运途中，密切观察患者病情变化，及时处理危急情况。

4. 心理干预　对地震灾害后的伤员尽早进行心理治疗是非常重要的。及早进行心理干预，可以舒缓其恐惧、焦虑等不良情绪，减轻应激损害，减少转运途中并发症的发生。

（四）避震脱险

地震时就近躲避，震后迅速撤离到安全地方是应急避震较好的办法。

1. 室内避震

（1）地震到来一般有 10 秒左右的反应时间，不要惊慌失措，不可在慌乱中跳楼。可双手抱头，或就近拿起枕头等软物护住头颈部。

（2）如果时间允许，可将门打开，确保有出口，关闭家中的电源总闸和燃气，防止由于地震导致爆炸或者火灾危险。

（3）转移到易形成三角空间、承重墙较多、开间较小的卫生间、厨房、内墙墙根、墙角等处暂避，或低矮、坚固家具旁，但尽量离煤气灶、煤气管道、家用电器及易破碎的碗碟远些。若厨房、卫生间处在建筑物的角落里，且隔断墙为薄板墙时，就不要把它选择为最佳避震场所。

（4）不要躲在桌子、床铺下，也不要钻进柜子或箱子里，而是要以比桌子、床铺等坚固物高度更低的姿势，躲在桌子、床铺等坚固物的旁边。低头、闭眼，以防异物伤害眼睛；保护口、鼻，条件允许时用湿毛巾捂住口、鼻，以防灰土、毒气吸入。

（5）躲过主震后，应迅速撤到宽敞的户外。撤离时注意保护头部，最好用枕头、被子等软物护住头部。

（6）地震时，不要滞留床上，不要到外墙边、窗边或阳台上。屋内最不利避震的场所是没有支撑物的床上，吊顶、吊灯下，周围无支撑的地板上，玻璃（包括镜子）和大窗户旁。不要躲在楼梯处和电梯里。如果震时在电梯里，应尽快离开；若门打不开要抱头蹲下，抓牢扶手。

2. 户外避震

（1）就地选择开阔地蹲下或趴下，用手保护头部，不要乱跑，不要返回室内，躲开人流。避开高大建筑物，特别要避开有玻璃幕墙的建筑、过街桥、立交桥、高大的烟囱、水塔等；避开危险物，如变电器、电线杆、路灯、广告牌等；避开其他危险场所，如生产危险品的工厂、储藏易燃易爆品的仓库等。

（2）如果在野外，不要在山脚下、悬崖边停留。遇到山崩、滑坡，要沿着与岩石滚动相垂直的方向跑，切不可顺着滚石方向向山下跑，也可躲在结实的障碍物下，或蹲在地沟、坎下，特别注意保护头部。

（3）如果在海边、河边、湖边，应尽快离开，向高处转移，以防河堤坍塌、溃坝、洪水或出现海啸。避开桥面或桥下，以防桥梁坍塌。

（五）震后自救措施

1. 要树立生存信念，相信有人来救你，千方百计保护好自己。

2. 判断所处位置，避开身体正上方不结实的悬挂物或其他危险物品，小心搬开碎砖瓦，扩大生存空间，寻找和开辟脱险通道。

3. 保证呼吸通畅。闻到异味或灰尘太大时，要用湿衣物捂住口鼻。

4. 如有外伤出血，用衣物进行包扎，如有骨折，就地取材进行固定。

5. 不要大喊大叫，尽量保存体力。听到动静用砖头、铁器等物敲击铁管和墙壁或吹响口哨，发出求救信息。

6. 尽量寻找食物和饮用水，保护和节约饮用水和食物，设法延长生命，等待救援。

7. 不要使用明火，空气中可能存在易燃易爆气体，远离电源。

8. 设法用砖石、木棍等支撑残垣断壁，以防余震时被再次埋压。

二、其他（洪涝、台风）

（一）洪涝灾害

洪涝（flood）灾害包含洪水灾害与雨涝灾害这两种情况。所谓洪水灾害指的是受强降雨、堤坝溃决、风暴潮及冰雪融化等因素的影响而导致江河湖泊水量急剧增加，河水泛滥所引起的灾害。雨涝灾害通常指的是因为特大暴雨或者长期降雨导致路面产生大量积水后，由于排水不及时从而导致人民生命财产安全受到冲击的灾害。洪水灾害和雨涝灾害通常会同时发生，一时间是难以区分究竟属于洪水灾害还是雨涝灾害，因此人们把这两种灾害统称为洪涝灾害。

1. 主要伤情

（1）淹溺：是洪涝灾害中引起死亡的主要原因。伤员可能因为溺水、呛入泥沙等引起肺水肿、心力衰竭，也可能因为长期浸泡在水中导致低温引发凝血功能障碍甚至呼吸、心跳停止。

（2）机械性损伤：在洪涝灾害中机械性损伤很常见。比如建筑物倒塌，山石、树木冲撞都可造成挤压伤、骨折等多发性损伤。

（3）传染性疾病的暴发和流行：洪涝灾害后人畜尸体腐烂、水源污染、蚊蝇滋生可导致各种传染性疾病的暴发流行，疫情比较复杂。

（4）电击伤：洪水毁坏输电设备或建筑物内电器设备，致人触电或雷电击伤。

（5）虫蛇咬伤：灾民为躲避洪水可能居住野外，从而受到虫、蛇咬伤增多。咬伤处可出现瘙痒、肿胀、疼痛或出血，严重时甚至危及生命。

2. 救护要点

（1）尽快救出溺水者，移至陆地或船上，清除口、鼻、呼吸道内的污泥、杂草，保持呼吸道通畅。检查伤员呼吸、心搏情况，如呼吸、心搏骤停，条件许可情况下立即行心肺复苏。

（2）外伤者，进行对症处理如止血、包扎、固定等。

（3）给予干燥衣物、被褥、热水、食物以补充体力消耗，进行保暖。

（4）电击伤：迅速关闭电源，用木棍等绝缘物体挑开电线；施救者在保证自己与地面绝缘的情况下拉开伤员；将伤员平卧，解开衣扣，保持呼吸道通畅；呼吸心跳停止者立即行心肺复苏。

（5）毒蛇咬伤：稳定患者情绪，嘱患者安静休息；伤肢制动下垂；在伤肢近心端关节以上，或距创口 5 ～ 10cm 处，用止血带或就地取材加以缚扎，松紧以能阻断淋巴和静脉回流为度；用清水、双氧水或肥皂水冲洗伤口；有条件时可口服和外敷“季德胜蛇药片”，尽早应用抗蛇毒血清。

（6）做好灾后传染病的发生与蔓延工作。

（二）台风灾害

台风（typhoon）是形成于热带与副热带洋面上强大深厚的气旋性涡旋，往往伴有暴风雨、风暴潮和巨浪等，活动范围广，破坏性强，是一种极具灾害性的天气。我国是一个沿海城市众多的国家，受台风影响较为严重。南方沿海如江苏、浙江、福建、广东、广西、海南、台湾都是台风高危地区。

1. 主要危害

（1）机械性损伤：强风有可能吹倒卷走建筑物、广告牌、高空设施、高空物品、汽车、行人等，造成人员砸伤、压伤等。强风加暴雨使能见度欠佳，同时还可引起山区道路塌方，容易酿成交通事故。

（2）电击伤：被强风刮断的电线，还可能造成电击、触电事故的发生。

（3）淹溺：台风伴随的巨浪可掀翻轮船，台风过境时的强降雨可使河溪水位上涨，低洼处积水等，甚至引发泥石流，均可造成人员淹溺。

2. 救护要点

（1）排除险情，在安全区域施救。先救命后治伤，伤员较多时，立即进行检伤分类。

（2）如有呼吸心跳停止者，立即实施心肺复苏。

（3）抢救电击伤、淹溺的伤员。

（4）给外伤的伤员进行止血、包扎、骨折固定。

（5）做好灾后传染病的发生与蔓延工作。

3. 避险要点

（1）关注天气预报，注意台风预警。目前科学技术无法阻止台风的到来，也无法改变台风运行的路线，人们可做到的是预测台风的到来和做好防范工作。

（2）尽量不要外出，注意关好门窗，清理阳台上的杂物和盆景；远离危房、危墙、广告牌、电线杆等易造成倒塌的地点；车辆不要停靠在树下、海岸等地；准备手电、食物和饮用水。

（3）出海船只立刻回港或就近到港避风。

（4）固定室外物品，关闭门窗，堵好缝隙。

（5）在室外行走时，当心断落的电线、损坏的路基、积水的洼地、暴涨的河水、半倒的树木等，千万不可勉强涉行，防止意外。

第三节　人为灾害救护

导入情景

某日，魏某驾驶大型客车（搭有乘客 53 人），由北往南方向行驶在某公路上，适遇周某驾驶的重型普通货车由南往北行驶至同一路段，魏某驾驶的客车越过道路中心黄色虚线与周某驾驶的货车发生正面碰撞。事故发生后立即启动应急预案，组织力量进行救援。

工作任务

1. 作为现场救护人员，请尽快协助医生完成检伤分类。
2. 作为现场救护人员，请协助医生进行现场救护。
3. 请将危重患者转运至就近医院。

近年来，人为因素已成为导致灾害事故发生的重要诱因之一，给各国造成了严重的经济损失和人员伤亡。人为灾害与自然灾害不同，它具有主观规避性，我们应采取措施加以防范。

一、火灾

火灾（fire）是指在时间和空间上失去控制的燃烧所造成的灾害。在各种灾害中，火灾是最经常、最普遍的威胁公众安全和社会发展的主要灾害之一。一旦发现失火，一方面要积极灭火，另一方面要及时拨打“119”或“110”报警，并迅速展开自救和互救。

（一）主要伤情

火灾主要的危害是高温烟雾对呼吸系统造成的吸入性损伤、烧伤、中毒、休克、感染等。

1. 烟雾中毒窒息　是火灾致死的主要原因。常用的建筑材料燃烧时所产生的烟气中，一氧化碳的含量高达2.5%。火灾中的烟气里还含有大量二氧化碳。在通常的情况下，二氧化碳在空气中约占0.06%，当其浓度达到2%时，人就会感到呼吸困难，达到6%～7%时，人就会窒息死亡。聚氯乙烯、橡胶、尼龙、羊毛、丝绸等原料和物品燃烧时，能产生剧毒气体，对人的威胁更大。

2. 火焰/烟雾烧伤　是火灾当中最常见的伤情。

3. 机械性损伤　被倒塌的建筑物砸伤、刺伤及割伤的也多见。另外火灾逃生时的跌伤、坠落伤、踩踏伤也时有发生。

（二）现场救护

1. 脱离热源　迅速脱离火场，营救人员可向着火人身上泼水，但不可将灭火器直接对着人体喷射。用流动的清水冲洗烧伤部位，脱去或剪开燃烧的衣服。

2. 检查　检查伤员全身情况，有无合并损伤。重点检查有无合并颅脑损伤、胸腹损伤、呼吸道烧伤及骨折，观察有无合并中毒。

3. 烟雾中毒窒息伤员　迅速将伤员转移至通风良好处，保持呼吸道通畅，给予吸氧；如若呼吸、心跳停止者，则立即行心肺复苏，并转送至医院进一步救治。

4. 火焰烧伤的伤员　保持呼吸道通畅，给氧；保护好烧伤的创面，不要弄破水疱，用清水连续冲洗或浸泡，用清洁的被单或衣物简单包扎，手足烧伤时，应将各个指、趾间加敷料再包扎，以防粘连；给予镇痛药，口服烧伤补液盐；尽快建立静脉通道，给患者输液，补充血容量，预防低血容量性休克。

5. 机械性损伤伤员　对于砸伤、刺伤或高处坠落伤、跌伤等患者可能合并多发性创伤，按创伤急救原则进行收治。

6. 分流转送　转送途中注意密切观察伤员生命体征、神志、尿量等，做好记录，如有变化，及时处理；确保静脉通道通畅，按医嘱予以补液；伤员头部同车辆行进方向相反，以保证脑部血液供应，亦可将担架横放，车辆运行宜平稳，不宜过快，减少颠簸及急刹车，如交通不便则以担架转送为宜。

（三）火灾避险与逃生

火灾无情，一旦发现火灾，要保持镇静清醒，争分夺秒，迅速离开。万一被火围困，要随机应变，设法脱险。火灾避险原则是报警、扑救、撤离。

1. 报警与扑救　无论何时、何地，一旦发生火灾，报警与救火应同时进行。火灾初始阶段火势较弱，燃烧面积很小，自己有把握将火扑灭，就应立即组织力量，利用消防力量将火扑灭。如果发现火势已很大，自己难扑救，就应当立即报警。公安消防部门的报警电话号码是“119”，接通电话后要沉着冷静，向接警中心讲清火灾地址、火势大小及着火的范围，同时还要注意听清对方提出的问题，以便正确回答，并把自己的电话号码和姓名告诉对方以便联系。打完电话后，要立即到交叉路口等候消防车到来，以便引导消防车迅速赶到火灾现场。

2. 撤离　如果发现火势较大，超过自己的扑救能力时，应想方设法脱离火灾现场。

重点·考点·笔记

（1）保持镇静，迅速判断，确定逃生的路线和办法。一般建筑物都有两个以上逃生楼梯、通道或安全出口，平时进入各场所，应注意安全出口、安全通道的位置。如楼梯火势猛烈，无法通过时，可准备绳子或把床单撕成条状或用衣物、窗帘自制简易救生绳连接起来，条件允许时可用水打湿，一端系在牢固的门窗栏杆或其他重物上，沿绳索滑到安全楼层或地面。逃离火场时不要乘电梯，防止因电路等被火烧坏而被困。逃离时不要为穿衣、找钱财而耽误宝贵的逃生时间；不可轻易跳楼。

（2）简易防护，低姿逃生。找一块湿毛巾捂住口鼻，保护呼吸道。逃离火灾时应尽量降低身体或是爬行，不要直立行走。因为火灾中产生的浓烟大量飘浮在上层，直立行走会导致吸入浓烟而窒息。条件允许，还可将头部、身上浇冷水或用浸湿的棉被、浴巾、毯子、衣物等将头、身裹好撤离。逃离中不可用手扑打火焰、奔跑呼叫。

（3）防烟堵火。当各种逃生之路均被切断时，应退居室内，建立避难场所，等待救援。关闭门窗，向门窗上浇水，以延缓火势蔓延。用多层湿毛巾捂住口鼻，做好个人防护，同时向室外扔鲜艳东西，发出求救信号、寻求救援。千万不要趴在床下、桌下或钻到壁橱里面躲藏。消防人员营救时主要是沿墙壁摸索行进，故当失去自救能力时，做到尽量靠墙或通道躲避。

（4）如果烟火威胁严重，有生命危险且在低层，可考虑跳楼逃生。可先向地面抛下一些棉被等软性物品，然后用手扶住窗台向下滑，尽量减低跳落高度，落地前双手抱紧头部，身体蜷缩，保证双脚先落地，以减少颅脑损伤及对内脏的损害。

（5）山林着火时应先辨别风向、风力及火势大小，选择逆风或侧方向的逃离路线。如风大，火势强烈，距离人较近，可选择崖壁、沟洼处暂时躲避，待火势减弱，及时脱身。

二、矿难

矿难（mine disaster）是指在采矿过程中发生的事故，通常造成伤亡的危险性极大。世界上每年至少有数千人死于矿难。常见的有瓦斯爆炸、煤尘爆炸、透水事故、矿井失火、板顶坍塌等。我国是一个产煤大国，同时也是一个矿难大国。

（一）主要伤情

1. 爆炸伤/烧伤　我国的煤矿均为瓦斯矿井，瓦斯爆炸会产生巨大的冲击波和反射冲击波，温度可达数千摄氏度。矿工如果未及时脱离，这些都会造成致命性的损伤。

2. 窒息、中毒　瓦斯爆炸后氧浓度降低，同时产生大量有毒的气体，加上巷道被堵，导致新鲜风流无法及时输送至被困人员，可导致窒息和中毒的发生。此外，顶板脱落，人体受埋压，口鼻被阻塞，也可导致窒息。

3. 淹溺　矿井在建设和生成过程中，地面水和地下水通过裂隙、断层、塌陷区等各种通道涌入矿井，如果水流量大，可瞬间淹没整个井下巷道，导致井下矿工淹溺。

4. 机械损伤较多，如矿山冒顶、片帮、塌方等可致砸伤、挤压伤、坠落伤等。

（二）救护要点

1. 检伤分类　对伤员按检伤分类的原则进行快速评估和分类处置。

2. 现场救护

（1）爆炸伤/烧伤：保持呼吸道通畅，充分给氧；检查有无颅脑、胸腹重要器官损伤；止血包扎、保护创面；固定骨折部位；镇痛；抗休克；防治感染。

（2）窒息、中毒：立即将患者转运至通风良好处，维持呼吸道通畅，给氧；根据中毒情况采取相应救护措施，如硫化氢中毒可把含氯溶液的纱布放入伤员口腔内解毒，二氧化硫中毒应给伤员口服牛奶、蜂蜜或用苏打溶液漱口减轻刺激。

（3）淹溺、机械性损伤：按照相应医疗救援程序实施救护。

3. 分流转送　根据伤员的数量和严重程度进行分流转送至医院，进行进一步的救治。

三、交通事故

交通事故（traffic crash）是指车辆在行驶的途中因为过错或者意外而发生相应的人身财产安全损失事件。交通事故伤（traffic crash injury）是指交通事故时因各种因素作用于机体造成组织结构破坏和功能障碍。

（一）伤情特点

1. 伤情严重、死亡率和致残率高　在交通事故发生时，伤员可同时或相继受到多种创伤，容易造成多发伤、复合伤、严重颅脑和胸腹部损伤及大出血等致命伤。

2. 致伤因素多　疲劳驾驶、超速、酒后驾驶、违规驾驶等驾驶人的因素，机械故障和设计缺陷的车辆因素，道路设计施工缺陷和恶劣天气的因素等可导致交通事故发生过程中同一伤员同时发生多种损伤，同一类损伤出现在身体多个器官和组织。

3. 诊治难度大　交通事故伤既可以导致闭合性损伤，也可以导致开放性损伤，多发伤、复合伤发生率高，伤情相互掩盖，病情危急，患者常无法自述伤情，容易漏诊和误诊，确定救治的顺序困难。

（二）救护要点

1. 检伤分类　首批到达现场的救援人员应快速评估现场环境，排除险情，确保伤员和施救者的安全，设置必要的醒目的警戒线和警戒标志；同时根据现场评估确定是否需要增援；对伤员按检伤分类程序进行快速有效的分类，并配以醒目的颜色标志（红色、黄色、绿色和黑色），按照病情轻重分级救治。

2. 现场救护　根据伤员的具体伤情采取有效的救护措施。

（1）抢救生命：优先处理危及生命的紧急情况，如心搏骤停、窒息、活动性大出血、张力性气胸或开放性气胸、休克、腹腔内脏脱出等。

（2）进一步判断伤情：迅速进行全面、简略且有重点的检查，注意有无其他创伤情况，并做出相应处理。

（3）维持呼吸道通畅：清理口腔异物，保持呼吸道通畅。

（4）迅速有效地进行止血及包扎：有出血的迅速有效地进行止血和包扎。

（5）维持循环：条件允许，尽快建立静脉通道。

（6）妥善固定骨折和脱位：四肢骨折、关节脱位应在现场加以固定；脊柱损伤妥善固定后，需要采取轴线搬运，防止继发性损伤。

3. 分流转送　根据周围医疗资源进行分流转送，以确保伤员都能得到最好的救治。

四、踩踏伤

踩踏（stampede）事故是指在聚众集会中，特别是在整个队伍产生拥挤移动时，有人意外跌倒后，后面不明真相的人群依然在前行，对跌倒的人产生踩踏，从而产生惊慌、加剧的拥挤和新的跌倒人数，并恶性循环产生群体伤害的意外事件。其中伤亡者大多为妇女、儿童及老年人。踩踏事故好发生于酒吧、夜总会、车站、校园、会议场、体育场、演唱会现场、大型商场等场所，当场所空间有限而人群又相对集中时，应注意防范踩踏事故的发生。

（一）成因

1. 人群移动时，如果前面有人摔倒或蹲下来系鞋带，后面人群未留意，继续前行可造成踩踏事故发生。

2. 人群受到惊吓，产生恐慌，如听到爆炸声、枪声等，出现惊慌失措的失控局面，在无组织无目的逃生中可造成踩踏事故发生。

3. 人群因情绪过于激动比如兴奋、愤怒等而出现骚乱，或在人群中撒钱、起哄、打闹、分发或争抢免费品或优惠品时亦可造成踩踏事故的发生。

4. 因好奇心驱使，专门找人多拥挤处去看热闹，造成不必要的人员集中而发生踩踏事故。

（二）伤情特点

1. 踩踏事故的主要致伤因素包括挤压、撞击、碾挫等，患者可能有单一伤害，更多的是多种致伤因素集于一身。

2. 最初倒地受伤的患者，因得不到及时救护，被人群反复踩踏，伤势进一步加重，同时又造成人群中更多的人被绊倒受伤，造成踩踏事故特有的恶性循环。

3. 在人群踩踏的直接暴力作用下，患者伤情大多比较重，如颅脑损伤、血气胸、肝脾破裂、四肢及肋骨骨折、脊柱脊髓损伤等，伤者的致残及死亡率很高。

4. 人群踩踏事故容易引发设备支架、围栏、房屋、楼梯的坍塌及桥梁断裂等次生灾害。

（三）救护要点

1. 当发生踩踏事故时，不要惊慌失措，保持镇定，立即报警，设法维护好现场秩序，为伤员的及时救护创造合适的环境。

2. 检伤分类：按检伤分类原则进行分类，并贴上分类标志。

3. 根据检伤分类结果进行分级救治。当发现伤者呼吸、心跳停止时，立即实施心肺复苏。

4. 分流转送：根据周围医疗资源进行分流转送，以确保伤员都能得到最好的救治。

（四）自救与他救

1. 观察安全出口，熟悉安全疏散路线。

2. 远离人群，不要在人群拥挤的地方停留，遇到人群时走在人群边缘。

3. 公共场所发生意外情况时，要听从工作人员的指挥，有序撤离。

4. 人群涌来时，尽量避开，靠墙站或在附近的墙角蹲下，抱起儿童，等人群过后再离开。

5. 被卷入人群时，可采取以下措施。

（1）顺着人群前进方向，不捡掉落的任何物品，包括踩掉的鞋。

（2）在拥挤的人群中，应左手握拳，右手握住左手手腕，双肘撑开平放胸前，以形成一定空间保证呼吸。

（3）还可以将双手握拳架在胸前，就像拳击手的防守姿势，这样也可以尽量保证胸腔不被挤扁。

（4）如果不慎摔倒时

1）手部：双手十指交叉相扣，护住后脑和颈部，两肘向前，护住两侧太阳穴。

2）腿部：双膝尽量前屈，护住胸腔和腹腔重要脏器，侧躺在地。

3）躯体：顺势侧躺在地，这样可以形成一定空间保证呼吸。侧躺在地上可避免脊椎、脑部受到踩踏，即便腿部、身体侧面被踩成骨折，也不至于立即致命。

4）找机会第一时间站起。

（5）发现有人摔倒，停下脚步，大声呼救并告知后面人不要靠近。可采用人体麦克风法进行自救，一起有节奏地呼喊“后退”，你先喊“一、二”，然后和周围人一起大声喊“后退”。如此有节奏地反复呼喊，让更外围的人加入呼喊，在核心圈形成了一个稳定的呼喊节奏之后，呼喊者要示意身边的人一起加入呼喊，以此把呼喊声一直传递到拥挤人群的最外围，最外围的人迅速撤离疏散；如果你是身处拥挤人群最外围的人，当你听到人群中传出有节奏的呼喊声“后退”时的警示信号，此时你要立即向外撤离，并尽量让你周围的人也向外撤离，同时尽量劝阻其他人进入人群。

五、急性放射性损伤

急性放射性损伤（radiation injury）是指机体全身或局部受到放射线照射引起的组织损害。目前，由于科学技术的发展，放射性物质在越来越多的领域中应用，致使人们招致放射性损伤的概率也越来越大。

（一）危害特点

1. 突发性、快速性　放射事故往往突然发生，人们还来不及做好防护时，大量放射物质已快速蔓延到周围空气中，对人们健康的威胁极大。

2. 影响范围大、持续时间长　核辐射事故出现后，不仅对社会秩序冲击极大，而且事故波及范围大、危害人群多、持续时间长。只要发生事故区域的空气中夹杂着放射物，那么该区域中生活的所有居民都可能沾染放射物。再次，放射物在空气中的停留时间会特别长，无法在短时间内消除。

（二）主要伤情

1. 全身放射性损伤　主要为急性大剂量全身照射所致。

（1）大脑综合征：最初的症状是恶心、呕吐，随后出现疲倦、昏睡，甚至昏迷。

（2）胃肠综合征：症状有严重恶心、呕吐和腹泻，导致严重失水。

（3）造血系统综合征：射线损伤骨髓、脾和淋巴结等生成血细胞的造血器官。

2. 局部放射性损伤　是身体局部受到急性或慢性大剂量照射造成的损伤。如放射性皮肤损伤、放射性肺炎、放射性白内障等。

（三）现场救护

1. 启动灾害事件指挥系统。一旦发生放射性事故，应立即向上级汇报，启动应急预案，将事故控制在最小的范围，减小事故的后果。

2. 做好自身防护。应及时使用防护器材如防护面具、斗篷、套靴、手套等。

3. 迅速将伤员从放射沾染区救出，脱离放射源。

4. 对不同严重程度的放射性损伤采取不同的方法进行治疗。

5. 防护宣教

（1）发生核辐射事故时，尽可能及时使用防护器材。如果没有防护器材，可用湿的毛巾、手帕、衣服等掩盖口鼻，迅速转入掩蔽处。

（2）不要在沾染区饮水、进食、抽烟。

（3）离开沾染区后，立即彻底清洗。用水洗鼻孔及漱口，沐浴，更衣。

（4）催吐，并用力把痰咳出来。

第四节　突发公共卫生事件救护

突发公共卫生事件是指突然发生，造成或者可能造成社会公众健康严重损害的重大传染病疫情、群体不明原因疾病、重大食物和职业中毒及其他严重危害公众健康的事件。突发公共卫生事件有两部分含义：一是具有不可预知的突发性，二是影响公众健康和安全，强调的是一种紧急状态。突发公共卫生事件的处置已经成为各国公共卫生的一项重要工作。

一、突发公共卫生事件的特点

1. 突发性　指的是事件来的迅速又出乎意料，很难预测，无法做出相应的应对措施，或因发生突然导致医疗资源快速耗尽、储备物资迅速用完。突发公共卫生事件的发生虽然不可预测，但其发生与转归也具有一定的规律性，如传染病的发病率与季节、地域有关，此外还与人群的分布差异等有关。可以提前做好预防工作。

2. 公共属性　指的是事件所危及的对象不是特定的人，而是不特定的社会群体，波及范围广，所有事件发生时在事件影响范围内的人都有可能受到伤害。

3. 复杂性　公共卫生事件成因多样，往往需要多学科专业知识相结合共同去处理，例如医治诊疗、科学研究、生命系统研究学等方面的技术。

4. 分布的差异性　在时间和空间分布上有差异性，不同季节不同地区传染病的发病率不同。

5. 传播的广泛性　传染病一旦具备了传染源、传播途径和易感人群三个基本流通环节，就可能在无国界的情况下广泛传播。

6. 治理的综合性　突发公共卫生事件涉及社会诸多方面，是一个社会问题。应急处理必须由政府统一指挥、综合协调，需要各个方面乃至全社会通力协作、共同努力，甚至与国际合作，才能妥善处理，将危害降到最低程度。

二、突发公共卫生事件分级

各类突发公共卫生事件，根据《国家突发公共卫生事件应急预案》对达到分级标准的事件分为特别重大（Ⅰ级）、重大（Ⅱ级）、较大（Ⅲ级）和一般（Ⅳ级）四级。对于达到《国家突发公共卫生事件相关信息报告管理工作规范（试行）》相关信息报告标准而未达到一般级别标准的事件，定义为未分级事件。

三、突发公共卫生事件分类

根据《突发公共卫生事件相关信息报告卡》的事件类型，事件分类分为传染病类突发公共卫生事件（甲类、乙类、丙类和除法定传染病以外的其他类传染病）、突发中毒事件（食物中毒、急性职业中毒和其他中毒）、环境因素事件（空气污染、水污染和土壤污染）、群体性不明原因疾病、预防接种服药事件、医源性感染事件、放射事件、其他公共卫生事件、高温中暑事件 9 类。

四、突发公共卫生事件的报告

突发公共卫生事件情况紧急，必须及时向上级领导汇报。应急报告要求任何单位和个人对突发事件不得隐瞒、缓报、谎报或者授意他人隐瞒、缓报、谎报。

（一）报告的范围

1. 发生或者可能发生传染病暴发、流行的。
2. 发生或者发现不明原因的群体性疾病的。
3. 发生传染病菌种、毒种丢失的。
4. 发生或者可能发生重大食物和职业中毒事件的。

（二）报告方式、时限和程序

获得突发公共卫生事件相关信息的责任报告单位和责任报告人，应当在 2 小时内以电话或传真等方式向属地卫生行政部门指定的专业机构报告，具备网络直报条件的同时进行网络直报，直报的信息由指定的专业机构审核后进入国家数据库。不具备网络直报条件的责任报告单位和责任报告人，应采用最快的通信方式将突发公共卫生事件相关信息报告卡报送属地卫生行政部门指定的专业机构，接到突发公共卫生事件相关信息报告卡的专业机构，应对信息进行审核，确定其真实性，2 小时内进行网络直报，同时以电话或传真等方式报告同级卫生行政部门。接到突发公共卫生事件相关信息报告的卫生行政部门应当尽快组织有关专家进行现场调查，如确认为实际发生突发公共卫生事件，应根据不同的级别，及时组织采取相应的措施，并在2h内向本级人民政府报告，同时向上一级人民政府卫生行政部门报告。如尚未达到突发公共卫生事件标准，由专业防治机构密切跟踪事态发展，随时报告事态变化情况。

五、突发公共卫生事件应急救护

突发公共卫生事件应急救护工作，应当遵循预防为主，常备不懈的方针，贯彻统一领导、分级负责、反应及时、措施果断、依靠科学、加强合作的原则。

1. **统一指挥** 处理重大疫情和中毒事故必须认真执行相关法律法规，遵循突发公共卫生事件发生和发展的客观规律，按照相关法规由有关部门成立突发事件应急处理指挥部，实行统一领导、统一指挥。

2. **做好应急预案** 包括对突发事件的监测和预警；突发事件信息的收集、分析、报告与通报制度；事件的分级、应急工作方案；现场控制，应急设施、设备，救治药品和医疗器械等储备和调度。

3. **上报突发公共卫生事件** 情况紧急，必须及时向上级领导汇报。

4. **现场处理** 突发公共卫生事件情况紧急，应遵循现场救护和疾病防控相结合的原则，边抢救、边调查、边核实，核实事件的原因、性质，有针对性地开展现场救护。应坚持控制优先，控制与流行病学调查相结合。对传染病患者和疑似传染病患者，应当采取就地隔离、就地观察、就地治疗的措施，减少危险因素的扩散；同时配合并协助相关部门对患者进行流行病学调查，查找传染源和传播途径；协助开展疫区疫点的消毒处理；采取控制措施，防止疫情扩散。坚持分级救治与合理转运相结合，对伤员进行分级、分区救护和转运，合理利用现场有限的人力物力，尽可能多地救治有生存希望的伤员。

5. **心理护理、健康教育** 给患者和社区居民提供所需的心理护理和干预；对灾民开展突发公共卫生事件的健康教育。

知识链接

红十字救护员

应急救护是指在突发伤病或灾害事故的现场，在专业人员到达前，为伤员提供初步、及时、有效的救护措施。能够实施应急救护的人员统称为应急救护员。

红十字救护员是指接受红十字救护课程培训，通过考试取得证书者。其基本任务是向伤病员提供初级的有效的现场应急救护。红十字救护员在应急救护中应表明“红十字救护员”身份，救护行为要符合正确的现场救护操作方法，且施救不可存在偏见，要能平等对待每一位伤员，抢救伤员为志愿无偿行为，不可擅自拿取伤病员的财物。

红十字救护员的法律保障——《中华人民共和国民法总则》第184条规定：因自愿实施紧急救助行为造成受助人损害的，救助人不承担民事责任。

党的二十大报告指出：“创新医防协同、医防融合机制”。红十字应急救护培训，红十字救护员有效传播和普及应急救护知识和技能，为危重症伤员抢救，赢得了更多的时间，最大限度地保护生命和健康。

（吴利平）

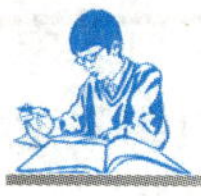

课后练习

A_1 型题

1. 灾害现场检伤分类的原则，以下说法中正确的是（　　）

A. 检伤分类要迅速，平均每名伤员分类时间不超过 3 分钟

B. 不可浪费时间重复检伤

C. 分类时不做急救处理

D. 不放弃每一名伤员

E. 检伤分类人员可自主决定伤员流向和医学处置类型

2. START 分类法，以下说法中**错误**的是（　　）

A. 是基于呼吸、心跳及精神状态的检伤分类方法

B. 分为红、黄、绿、黑色四组

C. 呼吸的判断指标为有无呼吸和呼吸频率

D. 循环的判断指标为有无桡动脉搏动

E. 意识的判断指标为回答问题或听命令做动作

3. 关于灾难现场检伤分类标志的描述，**错误**的是（　　）

A. 常用红、黄、绿、黑四色标志

B. 红色代表伤情危重，随时有生命危险

C. 黄色代表伤情不重，不需要尽快救治

D. 绿色代表轻伤，没有生命危险

E. 黑色代表死亡

第 8 章　急性中毒患者的救护

学习目标

1. 掌握急性中毒的救治原则和常见急性中毒的护理评估、现场急救及护理措施。
2. 熟悉常见急性中毒的概念、常见类型和健康指导。
3. 了解常见急性中毒的病因、发病机制及辅助检查。
4. 学会按照护理程序对常见急性中毒患者实施整体护理。
5. 具有强烈的责任感和使命感，对待工作严肃、认真、耐心、细致，体谅患者的病痛。

PPT·急性中毒患者的救护

第一节　概　述

某些物质接触或进入人体后，在一定条件下与体液相互作用，损害组织，破坏神经和体液的调节功能，使其正常的生理功能发生障碍，引起一系列症状和体征，称为中毒。引起中毒的物质称为毒物。急性中毒是指有毒的化学物质短时间内或一次性超量进入人体而造成组织、器官器质性或功能性损害。

一、病因

1. 职业性中毒　在工作中，不注意劳动保护或因违反安全防护制度，导致密切接触有毒原料、中间产物或成品而引起的中毒。

2. 生活性中毒　因误食或意外接触有毒物质、用药过量、自杀或故意投毒等原因使过量毒物进入人体内而引起的中毒。

二、毒物的体内过程

1. 毒物进入人体的途径　毒物主要经消化道、呼吸道、皮肤黏膜等途径进入人体，也可通过咬伤、肌内注射、静脉滴注等途径进入人体。

2. 毒物的代谢　毒物被吸收进入血液后，分布于全身体液和各处组织中。主要在肝脏通过氧化、还原、水解、结合等方式进行代谢。毒物代谢还受到年龄、性别、剂量、肝功能、进入途径等因素影响。大多数毒物经代谢后毒性会降低，但也有少数毒物代谢后毒性增强。

3. 毒物的排泄　肾是毒物从体内排出最主要的途径。气体和易挥发的毒物在吸收后，一部分可以原形形式经呼吸道排出。某些重金属如铅、汞、砷等及生物碱经消化道排出。还有些毒物可经皮肤、汗腺、唾液腺、乳腺、胆道等途径排出。

三、中毒的发病机制

1. 局部腐蚀刺激　强酸、强碱类腐蚀性毒物可吸收组织中的水分，并与蛋白质或脂肪结合，使细胞变性、坏死。

2. 缺氧　刺激性气体可引起喉头水肿、喉痉挛、支气管炎、肺炎或肺水肿，导致氧气吸入或肺泡的气体交换发生障碍引起缺氧。心肌细胞和脑细胞对缺氧敏感，可出现继发性损害。

3. 麻醉作用　有机溶剂和吸入性麻醉剂有较强亲脂性，而脑组织和细胞膜的脂质含量高，故其可通过血脑屏障进入脑内抑制脑功能。

4. 抑制酶的活力　部分毒物或其代谢产物可通过抑制酶的活力而产生毒性。

5. 干扰细胞膜或细胞器的生理作用　四氯化碳经体内代谢产生三氯甲烷自由基，作用于肝细胞膜中的不饱和脂肪酸后，可导致脂质过氧化，引起线粒体和内质网变性，肝细胞死亡。

6. 竞争受体　阿托品阻断毒蕈碱受体产生毒性作用。

四、病情评估

1. 健康史　急性中毒的临床表现复杂多样，且多缺乏特异性，因此了解中毒现场情况、查明接触毒物的依据对于确诊具有重要意义。神志清楚者可询问患者本人，神志不清或企图自杀者应询问患者家属、同事或现场目击者等。

2. 临床表现　不同化学物质引起的急性中毒表现各不相同。首先应检查生命体征，然后重点检查呼吸系统、循环系统、瞳孔及皮肤黏膜的变化。

3. 辅助检查

（1）血液检查：包括外观、生化检查、凝血功能检查、动脉血气分析、异常血红蛋白检测、酶学检查等。

（2）尿液检查：包括尿液颜色、尿常规等检查。

（3）毒物检测：是诊断中毒最客观的方法，特异性强但敏感性较差，因此，诊断时不能过分依赖毒物检测。对怀疑中毒或不明原因的中毒，应留取剩余食物、毒物或采集患者的血、尿、粪、呕吐物、胃内容物等送检，标本尽早送检，尽量不放防腐剂。

4. 病情判断

（1）一般情况：包括体温、脉搏、呼吸、血压、意识、血氧饱和度、皮肤色泽、瞳孔、心率、心律、尿量、尿液性状等。生命体征变化通常与病情严重程度基本吻合。

（2）毒物情况：种类、剂量、中毒时间、院前处置等。

（3）有无严重并发症：病情危重的信号包括深昏迷、癫痫发作、高热或体温过低、高血压或休克、严重心律失常、肺水肿、吸入性肺炎、呼吸功能衰竭、肝衰竭、少尿或肾衰竭。

五、救治与护理

急性中毒的特点是发病急、进展快、病情多变，医护人员必须争分夺秒进行救治。

1. 立即终止接触毒物

（1）迅速脱离危险环境：评估环境是否安全。吸入性中毒应立即将患者撤离有毒环境，转移至空气新鲜的地方，并解开衣扣，以利于呼吸，注意保暖；接触性中毒者立即将其转移至安全处，脱去污染衣物，用敷料或现场便于找到的干净布料去除肉眼可见的毒物。

（2）维持生命体征稳定：若患者出现呼吸、心搏骤停，立刻进行心肺复苏，快速建立静脉通路，并采取相应的救治措施。

2. 清除尚未吸收的毒物

（1）催吐：可排出胃内大部分的毒物，减少毒素吸收。昏迷、惊厥、口服腐蚀剂者不应催吐。神志清楚、无催吐禁忌证、能合作的患者，均应催吐。使用压舌板或手指等刺激咽后壁或舌根以诱发呕吐，应动作轻柔，避免损伤咽部。如此反复，直至吐出液体变清。催吐时宜取左侧卧位，头部放低，面向左侧；幼儿应俯卧，头向下，以免呕吐物被误吸入气管发生窒息或引起吸入性肺炎。

（2）洗胃：洗胃应尽早进行，一般在服毒后 6 小时内效果最佳。若服毒量大、毒物吸收缓慢或毒物可抑制胃蠕动功能时，超过 6 小时仍需洗胃。洗胃禁忌证包括服食强腐蚀性毒物、食管胃底静脉曲张、上消化道大出血或其他原因导致的抽搐、大量呕血。根据不同毒物的特点，选择合适的洗胃液。原因不明的中毒，一般用清水或 0.45% 生理盐水洗胃。洗胃时患者取坐位，危重患者取平卧位，头偏向一侧。洗胃液每次注入 200 ～ 300ml，不宜过多，以免加速毒物进入肠内。反复灌洗直到回收液澄清为止。

（3）导泻：洗胃后灌入泻药以清除进入肠道的毒物。常用盐类导泻剂，如硫酸钠或硫酸镁 15g 溶于 200ml 水中，口服或在洗胃后、拔胃管前经胃管注入。一般不用油脂类泻剂，以免促进脂溶性毒物的吸收。脱水严重及强腐蚀性毒物中毒的患者不宜导泻。

（4）灌肠：适用于口服中毒超过 6 小时且导泻无效及抑制肠蠕动的毒物中毒患者，腐蚀性毒物中毒除外。一般用温清水、盐水或肥皂水连续多次灌肠，以清除肠道内的毒物。

3. 促进已吸收毒物的排出

（1）利尿：适用于以原形由肾排泄的毒物，加强利尿可促进毒物排出。常用方法包括补液、应用利尿药、碱化或酸化尿液等。

（2）氧疗：吸氧可促进碳氧血红蛋白尽快解离，有助于一氧化碳排出。高压氧治疗是一氧化碳中毒的特效疗法。

（3）血液净化：常用方式有血液透析、血液灌流和血浆置换。

1）血液透析：适用于清除血液中分子量较小、水溶性强、蛋白结合率低的毒物。氯酸盐、重铬酸盐中毒易引起急性肾衰竭，应首选血液透析。脂溶性毒物一般不进行血液透析。血液透析一般在中毒 12 小时内进行，因中毒时间过长，毒物与血浆蛋白结合则不易透出。

2）血液灌流：用于吸附水溶性、脂溶性毒物，是目前最常用的中毒抢救措施。常用来清除血液中的有机磷杀虫药、百草枯、镇静催眠药、毒鼠强等。血液灌流时，应注意监测血常规，适当补充凝血因子、葡萄糖、钙离子等。

3）血浆置换：将患者的血液用特制的血浆交换装置引入其中，分离出的血浆弃去并补充新鲜血浆或代用液，以达到清除血浆中的有害物质、减轻脏器损害的目的。主要用于清除蛋白结合率高、分布容积小的大分子物质，比如蛇毒、毒蕈及砷化氢等中毒。

4. 特效解毒剂的应用　对于有特效解毒剂的中毒患者，应及时使用进行解毒。如重金属铅中毒可用依地酸钙钠；砷、汞、金、锑等中毒可用二巯丙醇、二巯丙磺钠；亚硝酸盐、苯胺、硝基苯等中毒可用亚甲蓝（美蓝）；氰化物中毒一般用亚硝酸盐 - 硫代硫酸钠。

5. 对症治疗　许多中毒目前尚无特效解毒剂或拮抗剂，因此，对症支持治疗保护和维持重要脏器功能是一项非常重要的抢救措施。比如呼吸、心搏骤停者立即心肺复苏；保持呼吸道通畅，吸氧吸痰，必要时高压氧治疗；给予营养支持，积极补液维持水、电解质及酸碱平衡；高热者进行降温治疗，若有感染选用合适抗生素等。

6. 护理措施

（1）即刻护理措施：保持呼吸道通畅，及时清除呼吸道分泌物，根据病情给予氧气吸入，必要时行气管插管辅助通气。

（2）洗胃：严格掌握洗胃的适应证及禁忌证，防治洗胃并发症。洗胃前做好准备工作，洗胃时严格规范操作，动作宜轻柔、快捷，插管深度要适合。首次抽吸物留取送检做毒物鉴定。拔胃管时先将胃管尾端夹住，以免拔管过程中管内液体反流入气管；拔管后立即嘱患者用力咳嗽，或用吸引器抽吸出患者口咽部或气管内的分泌物、胃内容物。洗胃后整理用物，观察洗胃液的量、颜色及患者的反应、生命体征并记录。严格清洗和消毒洗胃机。

（3）病情观察：密切观察生命体征、意识、瞳孔、血氧饱和度的变化。防治感染，及时处理皮肤溃疡、破损。观察并记录每日出入液量，适当补液。严重呕吐、腹泻者应详细记录呕吐物及排泄物的量及性状，必要时留标本送检。

（4）生活及饮食护理：急性中毒者应卧床休息，注意保暖。若病情允许，鼓励患者进食，建议进食高蛋白、高碳水化合物、高维生素的无渣饮食；腐蚀性毒物中毒者早期应给予乳类流质饮食，还应特别注意口腔护理，严密观察患者口腔黏膜的变化。昏迷患者须注意保持呼吸道通畅，维持呼吸、循环功能，做好皮肤护理，定时翻身，防止压疮发生。

（5）对症及支持治疗：惊厥发作时保护患者避免受伤，应用抗惊厥药物；高热者给予降温；尿潴留者给予导尿等。对服毒自杀者，应做好心理护理，以防止患者再次自杀。

（6）健康教育：向群众介绍中毒预防和急救的相关知识。不吃有毒或变质的食物；加强毒物管理，严格遵守有关毒物的防护和管理制度；加强保管，毒物标记清楚，防止误食。

第二节　急性有机磷杀虫药中毒

导入情景

老伴2个月前去世了，老赵最近情绪都不是太好。一日其子女在家中发现老赵恶心、呕吐、腹痛、流涎、口鼻有大量分泌物伴呼吸困难。急诊入院，护理体检呼吸有浓烈蒜味，双侧瞳孔缩小。

工作任务

1. 为明确诊断，请为该患者完善相关检查。
2. 急诊科正确进行院内救护。
3. 解毒药物使用的注意事项。

急性有机磷杀虫药中毒是我国常见的急诊危重症。有机磷杀虫药是指含磷元素的有机化合物农药，多呈油状或结晶状，淡黄色至棕色，稍有挥发性，有蒜味。按毒性强弱可将有机磷杀虫药分为剧毒类、高毒类、中度毒类和低毒类四类。

一、概述

1. 病因

（1）职业性中毒：多因防护不当或生产设备密闭不严导致泄漏，农药经皮肤或呼吸道进入人体引起中毒。

（2）生活性中毒：因误服或服毒自杀、投毒谋杀他人所致。用杀虫药治疗皮肤病或驱虫也可导致中毒。

2. 毒物的体内过程

（1）毒物的吸收：主要经胃肠道、呼吸道和皮肤黏膜吸收。吸收后迅速分布于全身各器官，其中肝浓度最高，肾、肺、脾等次之，肌肉和脑内浓度最低。

（2）毒物的代谢：主要经肝代谢，进行多种形式的生物转化。一般先经氧化反应毒性增强，后经水解反应毒性降低。如美曲磷脂，代谢时先转化为敌敌畏，毒性倍增，后通过水解等降解反应失去毒性。

（3）毒物的排出：有机磷杀虫药代谢产物主要通过肾排泄，少量可经肺呼出。

3. 发病机制　有机磷杀虫药的毒性作用是与体内胆碱酯酶结合形成磷酰化胆碱酯酶而失

去酶活性，丧失分解乙酰胆碱的能力，导致乙酰胆碱不能被胆碱酯酶水解而在体内大量蓄积，引起胆碱能神经先兴奋后抑制，从而出现一系列毒蕈碱样、烟碱样和中枢神经系统症状。严重者可出现昏迷、呼吸衰竭甚至死亡。

二、病情评估

1. 健康史　了解患者有无有机磷杀虫药接触史及毒物的种类、剂量、中毒途径、中毒时间和中毒经过。患者身体污染部位或呼出气体、呕吐物中闻及有机磷杀虫药特有的大蒜臭味有助于诊断。

2. 身体状况　急性中毒发病时间与毒物的种类、剂量和侵入途径密切相关。口服中毒者多在 10 分钟至 2 小时内发病，吸入中毒者可在 30 分钟内发病，皮肤吸收中毒者常在接触后 2 ～ 6 小时发病。

（1）全身损害

1）毒蕈碱样症状：即 M 样症状，出现最早，主要因副交感神经末梢兴奋所致，引起腺体分泌增加和平滑肌痉挛。具体表现包括头晕、头痛、多汗、全身湿冷、流泪、流涕、流涎、恶心、呕吐、腹痛、腹泻、瞳孔缩小（严重时呈针尖样缩小）、视物模糊、心率减慢、支气管痉挛和分泌物增多、呼吸困难等，严重者出现肺水肿。

考点提示

急性有机磷杀虫药中毒的典型临床表现。

2）烟碱样症状：即 N 样症状，主要是横纹肌运动神经过度兴奋，表现为肌纤维颤动。常先从眼睑、颜面、舌肌开始，逐渐发展至四肢和全身横纹肌发生肌纤维颤动，甚至强直性痉挛。患者常有肌束颤动、牙关紧闭、抽搐、全身紧束压迫感，后期可出现肌力减退和瘫痪，甚至呼吸肌麻痹，引起周围性呼吸衰竭。

3）中枢神经系统症状：早期可有头痛、头晕、乏力，逐渐出现烦躁不安、谵妄、抽搐及昏迷。严重时可发生呼吸中枢衰竭或脑水肿而死亡。

急性严重中毒症状消失 2 ～ 3 周，极少数患者可发生迟发性神经病，主要表现为下肢瘫痪、四肢肌肉萎缩等症状。急性中毒症状缓解后，迟发性神经病发生前，多在急性中毒后 24 ～ 96 小时突然发生死亡，称“中间综合征”。

（2）局部损害：对硫磷、美曲磷脂、敌敌畏接触皮肤后可引起过敏性皮炎，皮肤红肿及出现水疱。眼内溅入有机磷杀虫药可引起结膜充血和瞳孔缩小。

3. 心理 - 社会支持状况　患者常因发病突然，出现焦虑、恐惧心理，蓄意服毒者可能会有抵触情绪，不配合治疗。

4. 辅助检查

（1）全血胆碱酯酶（cholinesterase，CHE）活性测定：是诊断有机磷杀虫药中毒，判断中毒程度、疗效和预后评估的主要指标。一般正常人的 CHE 活性值为 100%，降至 70% 以下即有意义，但需要注意的是 CHE 活性下降程度与病情轻重不完全平行。

考点提示

诊断有机磷杀虫药中毒的特异性指标。

（2）尿液中有机磷杀虫药分解产物测定：如对硫磷在体内氧化分解成对硝基酚，美曲磷脂分解转化为三氯乙醇，通过检测尿液中的对硝基酚或三氯乙醇有助于中毒的诊断。

5. 病情判断

（1）轻度中毒：头晕、头痛、恶心、呕吐、多汗、流涎、视物模糊、瞳孔缩小，CHE 活性为 50% ～ 70%。

（2）中度中毒：除上述症状外，还出现肌纤维颤动、瞳孔明显缩小、轻度呼吸困难、大汗、腹痛、腹泻、意识清楚或轻度障碍、步态蹒跚，CHE 活性为 30% ～ 50%。

（3）重度中毒：除上述症状外，发生肺水肿、惊厥、昏迷及呼吸麻痹等，CHE 活性在 30% 以下。

重点·考点·笔记

6. 救治原则及主要措施

（1）现场救治：立即将患者撤离中毒现场，彻底清除未被吸收的毒物。皮肤、黏膜吸收中毒者迅速脱去污染衣物，用肥皂水反复清洗污染皮肤、头发和指甲缝隙部位，禁用热水或乙醇擦洗。眼部污染可用2%碳酸氢钠溶液、生理盐水或清水连续冲洗。

（2）院内救治

1）迅速清除毒物：口服中毒者，可用清水或选择适合的液体反复洗胃，直至洗出液清亮为止，再用硫酸钠导泻。

2）紧急复苏：急性有机磷杀虫药中毒患者常因肺水肿、呼吸肌麻痹、呼吸衰竭而死亡，一旦发生上述情况，立即采取复苏措施：清除呼吸道分泌物，保持呼吸道通畅并给氧，必要时采用机械通气。发生心搏骤停时，立即行心肺复苏等抢救措施。

3）解毒剂的应用：解毒剂的应用原则为早期、足量、联合、重复用药。①抗胆碱药，代表药物为阿托品和盐酸戊乙奎醚；②胆碱酯酶复能剂，常用药物有碘解磷定、氯解磷定和双复磷；③解磷注射液，为含有抗胆碱剂和复能剂的复方注射液，起效快，作用时间较长。

4）对症治疗：有机磷杀虫药中毒的死因主要为呼吸衰竭，其原因是肺水肿、呼吸机瘫痪或呼吸抑制所致，故维持正常呼吸功能极其重要。重度有机磷杀虫药中毒患者常伴有多种并发症，如酸中毒、低钾血症、严重心律失常、休克、消化道出血、肺内感染、弥散性血管内凝血（DIC）、多器官功能障碍综合征（MODS）等，应及时予以对症治疗。

三、护理措施

1. 即刻护理措施　保持呼吸道通畅，维持有效通气功能，如及时清除呼吸道分泌物、正确维护气管插管和气管切开、正确应用机械通气等。

2. 洗胃护理　洗胃宜尽早、彻底和反复进行，直至洗出液体清亮且无农药味为止。不能确定有机磷杀虫药种类者，可选择清水或0.45%盐水作为洗胃液。美曲磷脂中毒时应用清水洗胃，忌选用碳酸氢钠溶液和肥皂水。洗胃过程中需密切观察患者生命体征的变化，若出现呼吸、心搏骤停，应立即停止洗胃并进行抢救。

3. 用药护理

（1）阿托品：根据病情应每10～30分钟或1～2小时给药1次，直至毒蕈碱样症状消失或患者出现“阿托品化”表现（表8-1），再逐渐减量或延长给药间隔时间。当出现“阿托品化”，则应减少阿托品剂量或停药。用药过程中，若出现阿托品中毒表现（表8-1），应及时停药观察，必要时使用毛果芸香碱进行拮抗。

考点提示

阿托品化与阿托品中毒的区别。

表8-1　阿托品化与阿托品中毒的主要区别

	阿托品化	阿托品中毒
神经系统	意识清楚或模糊	谵妄、躁动、幻觉、双手抓空、抽搐、昏迷
皮肤	颜面潮红、干燥	紫红、干燥
瞳孔	由小扩大后不再缩小	极度散大
体温	正常或轻度升高	高热，>40℃
心率	心率120次/分，脉搏快而有力	心动过速，甚至有心室颤动发生

（2）胆碱酯酶复能剂：使用原则为早期、足量。注意观察不良反应，如短暂眩晕、视物模糊或复视、血压升高等。碘解磷定药液对组织刺激性强，漏于皮下可出现剧痛及麻木

感，应先确定针头在血管内再注射给药，不宜肌内注射；注射速度不宜过快，以免引起呼吸抑制。

4. 病情观察

（1）生命体征：有机磷杀虫药中毒容易引起呼吸困难，在抢救过程中应密切观察患者的体温、脉搏、呼吸、血压，在“阿托品化”后亦不可掉以轻心。

（2）神志、瞳孔：多数患者中毒后即发生意识障碍，也有些患者入院时神志清楚，而随着毒物的吸收很快陷入昏迷。瞳孔缩小是有机磷杀虫药中毒的典型体征之一，瞳孔扩大则为达到“阿托品化”的判断指标之一。重点评估神志、瞳孔的变化，有助于准确了解病情。

（3）中毒后“反跳”：部分有机磷杀虫药中毒（如乐果和马拉硫磷），经治疗后症状已好转，在数日至 1 周后，病情突然急剧恶化，再次出现急性中毒症状，甚至昏迷、肺水肿或突然死亡，此即中毒后“反跳”现象。应密切观察“反跳”的先兆症状，一旦出现，迅速通知医生，立即静脉补充阿托品，再次达到“阿托品化”。

5. 心理护理　护士了解患者服毒或接触毒物的原因，根据不同的心理特点予以心理疏导，以诚恳的态度为患者提供情感支持，并认真做好家属的思想工作。

6. 健康教育　普及有机磷杀虫药中毒的预防和急救知识。生产杀虫药时严格遵守安全操作规程，生产人员注意防护。加强监督有机磷杀虫药的保管、运输和使用。喷洒农药时穿质厚的长袖上衣及长裤，扎紧袖口、裤管，戴帽子、口罩及手套，及时洗净污染的衣物。凡接触农药的器物均须用清水反复冲洗。盛过农药的容器绝不能再盛食物。接触农药过程中出现头晕、胸闷、流涎、恶心、呕吐等有机磷杀虫药中毒先兆时应立即就医。自杀中毒者出院时做好心理护理，争取家人及朋友的帮助支持。

第三节　百草枯中毒

导入情景

某日，王奶奶带着小孙子在门口玩耍，小孙子与邻居小朋友不知道怎么回事打了起来，邻居小朋友的妈妈骂得很难听。王奶奶回家一时想不开喝了百草枯约 30ml，不久出现恶心、呕吐，口腔及食管有烧灼感。家人陪同她前来急诊科就诊，既往身体健康。

工作任务

1. 如何进行现场救护。
2. 急诊科正确治疗措施。
3. 作为急诊科护士进行正确的病情观察。

百草枯又名克芜踪、对草快，是一种速效触灭型除草剂，喷洒后很快发挥作用，其接触土壤后即迅速失活，对人、牲畜有很强的毒性作用。我国以口服中毒多见。

一、概述

1. 病因　口服自杀或误服中毒较多见，成年人口服致死量为 2 ～ 6g。

2. 发病机制　百草枯进入机体后，可迅速分布至全身各处，其中肺和骨骼浓度最高。中毒机制目前尚未完全清楚，一般认为百草枯是一种电子受体，可作用于细胞内的氧化 - 还原过程，导致细胞膜脂质过氧化，出现以肺部病变为主、类似氧中毒损害的多脏器损伤。

3. 病理改变　中毒早期肺泡充血、水肿、炎症细胞浸润，晚期出现肺间质纤维化。若皮肤黏膜被污染，因百草枯的刺激性和腐蚀性可对其造成损伤。

二、病情评估

1. 健康史　应重点询问患者中毒的时间、经过和已采取的急救措施、毒物侵入途径、服毒剂量及患者既往健康状况等。

2. 身体状况　中毒患者的表现与毒物摄入的量、速度和途径有关。大多数患者为口服中毒，常表现为多脏器功能损伤或衰竭，其中肺的损害常见而突出。

（1）局部刺激：①皮肤接触部位出现接触性皮炎、皮肤灼伤，表现为暗红斑、水疱、溃疡等。②高浓度药物污染指甲，指甲可出现脱色、断裂甚至脱落。③药物入眼则引起结膜角膜灼伤，并可形成溃疡。④呼吸道吸入后，可对鼻、喉产生刺激，出现鼻出血等。

（2）呼吸系统：对肺的损伤是最严重、最突出的。小剂量中毒者早期一般无呼吸系统症状，少数患者出现咳嗽、咳痰、胸闷、胸痛、呼吸困难、发绀及肺水肿。大剂量服毒者在24～48小时内可出现呼吸困难、发绀、肺水肿、肺出血，常于1～3天内因急性呼吸窘迫综合征（ARDS）死亡。肺损伤者多因弥散性肺纤维化在2～3周死于呼吸衰竭。

（3）消化系统：口服中毒者表现为口腔、咽喉部烧灼感，舌、咽、食管及胃黏膜糜烂、溃疡，吞咽困难、恶心、呕吐、腹痛、腹泻，严重者可出现呕血、便血、胃肠穿孔等。一些患者在中毒后2～3天即出现中毒性肝病，如肝大、肝区疼痛、黄疸、肝功能异常等。

（4）泌尿系统：中毒后2～3天可有尿频、尿急、尿痛等膀胱刺激症状，尿常规、血肌酐和尿素氮异常，严重者出现急性肾衰竭。

（5）中枢神经系统：出现头痛、头晕、幻觉、抽搐、昏迷等。

（6）其他：发热、心肌损害、纵隔及皮下气肿、贫血等。

3. 心理-社会支持状况　早期因应激自杀表现为激动、烦躁、不配合治疗；中后期因强烈求生欲望表现为后悔、抑郁，逐渐转为恐惧、悲哀。

4. 辅助检查　取患者尿液或血标本进行检测。血清百草枯检测有助于判断病情的严重程度和预后，血清百草枯浓度≥30mg/L，提示预后不良。服毒6小时后可在尿液中测出百草枯。

5. 病情判断

（1）轻型中毒：摄入量<20mg/kg，无临床症状或仅有口腔黏膜糜烂、溃疡，可出现呕吐、腹泻。

（2）中-重型中毒：摄入量20g～40mg/kg，多数患者2～3周内死于呼吸衰竭。服后立即呕吐者，数小时内出现口腔和咽喉部溃疡、腹痛、腹泻，1～4天内出现心动过速、低血压、肝肾损害，1～2周内出现咳嗽、咯血、胸腔积液，肺功能随肺纤维化出现进行性恶化。

（3）暴发型中毒：摄入量>40mg/kg，患者多在中毒1～4天内死于多器官功能衰竭。口服后立即呕吐者，数小时至数天内出现口腔咽喉部溃疡、腹痛、腹泻、胰腺炎、中毒性心肌炎、肝肾衰竭、抽搐、昏迷甚至死亡。

6. 救治原则及主要措施　百草枯中毒目前尚无特效解毒剂，中毒早期应尽快控制病情发展，阻止肺纤维化出现。

（1）现场急救：立即催吐并口服白陶土悬液，或就地取材口服泥浆水100～200ml。

（2）终止接触毒物，减少毒物吸收：尽快脱去被污染的衣物，清洗皮肤、毛发、眼部等被污染部位。给予口服吸附剂、洗胃、导泻等措施，减少毒物的吸收。

（3）促进毒物排出：输液、应用利尿药，尽快在患者服毒后6～12小时内进行血液灌流或血液透析。血液灌流对毒物的清除率是血液透析的5～7倍，故常作为首选。

（4）防治肺损伤和肺纤维化：遵医嘱给予自由基清除剂，如维生素 C、维生素 E、还原型谷胱甘肽、茶多酚等。早期大剂量应用肾上腺糖皮质激素，可延缓肺纤维化的发生，降低百草枯中毒的死亡率。中到重度中毒患者可用环磷酰胺。

（5）对症与支持疗法：保护胃黏膜，保护肝、肾、心脏功能，防治肺水肿，积极控制感染。中毒性肝病、肾衰竭的出现提示预后差，应积极给予相应的治疗措施。

三、护理措施

1. *即刻护理措施*　脱去被污染的衣物，用肥皂水彻底清洗被污染的部位，包括皮肤、毛发。毒物不慎入眼即刻用流动清水冲洗，时间应超过 15 分钟。

2. *维护重要脏器功能*　开放气道，保持呼吸道通畅。遵医嘱给予心电、血压监护，严密监护生命体征。关注血气分析指标，观察患者有无呼吸困难、发绀等。一般不建议吸氧，以免加重肺损伤，当 $PaO_2<40$mmHg 或出现 ARDS 时可使用浓度 >21% 的氧气吸入或使用呼气末正压通气（positive end-expiratory pressure，PEEP）给氧。肺损伤早期给予正压机械通气联合使用激素对百草枯中毒引起的难治性低氧血症患者具有重要意义。

3. *洗胃的护理*　用碱性液体（如肥皂水）充分洗胃后，口服吸附剂（活性炭或白陶土）以减少毒物的吸收，然后用 20% 甘露醇（250ml 加等量水稀释）或 33% 硫酸镁溶液 100ml 口服导泻。百草枯具有腐蚀性，洗胃时应避免动作过大而导致食管或胃穿孔。

4. *血液灌流的护理*　密切监测生命体征变化，若有异常及时通知医生。观察患者有无出血倾向，如牙龈出血、便血、意识改变等，注意防止颅内出血。操作时严格遵守无菌原则，监测体温，预防感染。妥善固定血管通路，防止管道脱落，观察敷料情况，定时给予换药。

5. *生活及饮食护理*　加强对口腔溃疡、炎症的护理，可在创面喷洒冰硼散、珍珠粉，促进愈合，减少感染发生。除早期出现消化道穿孔的患者外，均应给予流质饮食，保护胃肠道黏膜，防止食管缩窄、粘连。

6. *心理护理*　给患者讲解治疗措施对抢救生命的重要性，加强心理疏导，给予安慰、鼓励，尽可能满足患者的合理要求，帮助患者度过情绪低谷，使其能积极配合治疗与护理。

7. *健康教育*　自杀中毒者应做好心理护理。正确使用除草剂，注意个人防护。保管好除草剂，防止意外中毒。

第四节　镇静催眠药中毒

导入情景

李女士 2 小时前与丈夫吵架争执，一时气愤之下吃了 80 余片阿普唑仑，家属发现随即将其送往医院。途中患者头痛、头晕、恶心、言语不清、步态不稳、嗜睡，继而昏迷，急诊入院。

工作任务

1. 急诊科正确进行院内救治应遵循的原则有哪些？
2. 急诊科护士正确进行病情观察。
3. 急诊科护士正确进行心理护理。

镇静催眠药是中枢神经系统抑制药，具有镇静和催眠作用。小剂量应用可使人处于安静或嗜睡状态，大剂量可麻醉全身，甚至延髓中枢。一次性大剂量服用可引起急性镇静催眠药中毒。

重点·考点·笔记

一、概述

1. 病因　过量服用镇静催眠药是中毒的主要病因。

2. 发病机制

（1）苯二氮䓬类：苯二氮䓬类药物与苯二氮䓬受体结合后，可加强γ-氨基丁酸与γ-氨基丁酸受体结合的亲和力，使与γ-氨基丁酸受体偶联的氯离子通道开放，增强γ-氨基丁酸对突触后的抑制功能。

（2）巴比妥类：巴比妥类主要作用于网状结构上行激活系统，引起意识障碍。巴比妥类对中枢神经系统的抑制有剂量-效应关系，即随着剂量的增加，效应逐步增强，具体表现为镇静、催眠、麻醉甚至延髓中枢麻痹。

（3）非巴比妥非苯二氮䓬类：对中枢神经系统的作用机制与巴比妥类相似。

（4）吩噻嗪类：主要作用于网状结构，抑制中枢神经系统的多巴胺受体，抑制脑干血管运动和呕吐反射、阻断α肾上腺素能受体、抗组胺、抗胆碱能等。

二、病情评估

1. 健康史　了解有无应用镇静催眠药病史及相关情况，包括用药的种类、剂量、服药时间、服药频率、服药前后有无饮酒、发病前有无情绪激动等。

2. 身体状况

考点提示

不同类型镇静催眠药中毒的临床表现。

（1）苯二氮䓬类中毒：中枢神经系统抑制较轻，主要表现为嗜睡、头晕、言语含糊不清、意识模糊、共济失调。较少出现长期深昏迷、呼吸抑制、休克等严重症状，因此若有此类改变，应考虑是否同时服用了其他药物引起中毒。

（2）巴比妥类中毒

1）轻度中毒：嗜睡、情绪不稳定、注意力不集中、记忆力减退、共济失调、步态不稳，各种反射存在，生命体征一般正常。

2）中度中毒：昏睡或浅昏迷，腱反射消失、呼吸浅而慢、眼球震颤，血压可正常，角膜反射、咽反射仍存在。

3）重度中毒：进行性中枢神经系统抑制表现，由嗜睡到深昏迷。呼吸抑制由呼吸浅慢而到呼吸停止；心血管功能由血压下降到休克；腱反射消失、肌张力下降。可并发肺炎、肺水肿、脑水肿、急性肾衰竭而危及生命。

（3）非巴比妥非苯二氮䓬类中毒

1）水合氯醛中毒：可有心律失常、肝肾功能损害，因局部刺激性可致口服时胃部有烧灼感。

2）格鲁米特中毒：意识障碍周期性波动，出现抗胆碱能神经症状，如瞳孔散大等。

3）甲喹酮中毒：可有明显呼吸抑制，出现锥体束征，如肌张力增强、腱反射亢进、抽搐等。

4）甲丙氨酯中毒：常有血压下降。

（4）吩噻嗪类中毒：最常见的表现是锥体外系反应，包括震颤麻痹综合征、静坐不能、急性肌张力障碍反应（如斜颈、吞咽困难、牙关紧闭）及嗜睡、低血压、休克、心律失常、瞳孔散大、肠蠕动减慢，甚至昏迷、呼吸抑制等，全身抽搐少见。

3. 心理-社会支持状况　患者因误服中毒，常表现为焦虑、恐惧。自杀服毒者可能会有抵触情绪，不配合治疗。

4. 辅助检查

（1）血液、尿液、胃液中药物浓度测定：对诊断有参考意义。

（2）血液生化检查：血糖、尿素氮、肌酐、电解质等。

（3）动脉血气分析。

5. 病情判断

（1）病情危重指标：①昏迷；②气道阻塞、呼吸衰竭；③休克、急性肾衰竭；④合并感染，如肺炎等。

（2）预后：轻度中毒无需治疗即可恢复；中度中毒经正规治疗和护理，24 ～ 48 小时大多可恢复；重度中毒患者 3 ～ 5 天才能恢复意识。其病死率低于 5%。

6. 救治原则及主要措施

（1）维持重要器官功能：保持呼吸道通畅，深昏迷患者行气管插管、呼吸机辅助通气。维持正常血压，输液补充血容量。遵医嘱给予心电监护，密切监测血氧饱和度。给予葡萄糖、维生素 B 和纳洛酮等促进意识恢复。

（2）迅速清除毒物：洗胃、活性炭吸附、利尿。血液净化对苯二氮䓬类无效，但对苯巴比妥和吩噻嗪类药物中毒有效，危重患者可考虑应用。

（3）特效解毒剂：氟马西尼是苯二氮䓬类特异性拮抗剂，能通过竞争性抑制苯二氮䓬类受体而阻断苯二氮䓬类药物的中枢神经系统毒性作用。巴比妥类及吩噻嗪类中毒目前尚无特效解毒剂。

考点提示

苯二氮䓬类药物中毒的特效解毒剂。

（4）对症治疗：如吩噻嗪类中毒引起的呼吸抑制、昏迷、震颤麻痹综合征、肌肉痉挛及肌张力障碍、心律失常及血流动力学不稳定等。

（5）治疗并发症：急性肾衰竭、肺炎、肝功能损伤等。

三、护理措施

1. 即刻护理措施　口服中毒者早期用清水洗胃，大量服药者即使服药超过 6 小时仍需洗胃。活性炭可有效吸附各种镇静催眠药，常同时使用硫酸钠进行导泻。呋塞米和碱性液体能抑制毒物在肾小管中的重吸收，使长效巴比妥类镇静催眠药的肾排泄量提高 5 ～ 9 倍，但对吩噻嗪类中毒无效。

2. 维护重要脏器功能　保持呼吸道通畅，仰卧位时头偏向一侧，以免呕吐物或痰液阻塞气道。注意有无缺氧、呼吸困难、窒息等，昏迷患者痰多时吸痰，呼吸困难、发绀者给予持续氧气吸入，防止脑组织缺氧而加重脑水肿。给予心电血压监护，及时发现心律失常、低氧血症。尽快建立静脉通路，维持水、电解质和酸碱平衡。促进意识恢复，可用纳洛酮 0.4 ～ 0.8mg 静脉注射，根据病情需要间隔 15 分钟重复注射 1 次。

3. 严密观察病情

（1）意识状态和生命体征的观察：监测生命体征，观察患者意识、瞳孔、对光反应、角膜反射等。以下表现常提示病情恶化，包括瞳孔散大、血压下降、呼吸变浅或不规则，应立即向医生报告，采取紧急措施进行处理。

（2）药物治疗的观察：遵医嘱给予静脉输液，密切观察药物的作用、不良反应及患者的反应，监测脏器功能变化，及早防治各种并发症和脏器功能衰竭。

4. 饮食护理　昏迷时间超过 3 ～ 5 天、不易维持营养的患者，可经胃管鼻饲补充营养及水分，给予高热量、高蛋白、易消化的流质饮食。

5. 心理护理　对于服药自杀的患者，因有再度自杀的潜在风险，不宜让其单独留在病房。

6. 健康教育　向失眠患者宣教引起睡眠紊乱的原因及避免失眠的知识。长期大量服药的患者，应逐渐减量后停药，切忌突然停药，以免引起“反跳现象”。严格控制镇静催眠药处方的使用、保管，尤其是对情绪不稳定或精神不正常者，须慎重用药，同时防止药物依赖性。

第五节　急性灭鼠剂中毒

导入情景

一日，小童跟大伯一起参加了村里的喜宴，一位老人给小童一颗糖果，小童吃后20分钟感觉不舒服。大伯将她带回家后，小童开始抽搐、口吐白沫、脸色发青，随后小童被送入儿科PICU抢救。

工作任务

1. 急诊科正确进行院内救治。
2. 通过辅助检查进一步确诊病情。
3. PICU护士采取恰当的护理措施。

灭鼠剂是指一类可杀死啮齿类动物的化合物。急性灭鼠剂中毒多见于幼儿误食或自杀口服等情况。

一、概述

1. 分类　根据毒性作用机制不同可分为：①抗凝血类灭鼠剂，如敌鼠钠、溴鼠隆（大隆）等；②中枢神经系统兴奋性灭鼠剂，如毒鼠强（四亚甲基二砜四胺）、氟乙酰胺（敌蚜胺）等；③其他无机化合物类（磷化锌）。

2. 病因　常见的中毒原因包括误食灭鼠剂制成的毒饵或被灭鼠剂污染的动植物、故意服毒或蓄意投毒及在生产加工过程中皮肤接触或呼吸道吸入。

3. 发病机制

(1) 溴鼠隆：因化学结构与维生素K相似，能干扰肝脏利用维生素K，抑制凝血因子和凝血酶原合成，同时其代谢产物苄叉丙酮可损伤毛细血管，使血管壁通透性增加，引起严重内出血。

(2) 毒鼠强：可拮抗γ-氨基丁酸受体，使γ-氨基丁酸失去抑制中枢神经系统的作用，导致中枢神经系统过度兴奋而发生惊厥、抽搐。

(3) 氟乙酰胺：进入机体后生成氟柠檬酸，后者能抑制乌头酸酶，使柠檬酸向异柠檬酸转化，导致正常代谢过程中断，三羧酸循环受阻，三磷酸腺苷合成障碍。氟柠檬酸还可引起中枢神经系统兴奋，致抽搐发作。

(4) 磷化锌：口服后在胃酸作用下分解产生磷化氢和氯化锌。因磷化氢抑制细胞色素氧化酶，阻断电子传递，抑制氧化磷酸化，可造成组织缺氧，诱发惊厥、意识障碍。氯化锌具有强烈刺激和腐蚀作用，可引起胃黏膜溃疡、出血。

二、病情评估

1. 健康史　有误食灭鼠剂史或徒手配置毒饵后未洗净双手，直接进食引起中毒。

2. 身体状况

(1) 溴鼠隆：早期表现为恶心、呕吐、食欲减退及精神不振、头晕、头痛等。中毒量小者无出血倾向，可自愈。达到一定剂量时，多在3～4天出现广泛性出血，全身皮肤及黏膜出血、紫癜。注射针眼处因难以止血而形成小血肿。

(2) 毒鼠强：常在30分钟内发病。发作期典型症状为剧烈的抽搐、惊厥。严重者呈癫痫持续状态，伴发绀、意识障碍，出现谵妄或昏迷。间歇期有小抽搐、入睡时有惊跳现象；老人和小儿耐受力较差，易发生死亡。

（3）氟乙酰胺：神经系统症状是最早也是最主要的表现，少数患者出现心肌损害。中毒轻者表现为恶心、呕吐、头痛、头晕、心悸、烦躁不安，严重者可发生昏迷、抽搐、呼吸和循环衰竭等。

（4）磷化锌：一般口服后 15 分钟至 2 小时内出现中毒症状。轻度中毒者以消化道症状为主，可嗅到磷化氢所特有的电石气臭味。严重者表现为抽搐、昏迷、呼吸衰竭、休克及无尿、黄疸等多脏器损害症状。

3. 心理 - 社会状况　抽搐的突然发作可引起排尿、排便等排泄形态的改变，存在因个人或家庭无法应对突发抽搐所致的压力。

4. 辅助检查

（1）毒物分析：血液、尿液或胃内容物中检出灭鼠剂是诊断最可靠的依据。

（2）血液生化检查

1）毒鼠强中毒：肝酶、心肌酶增高，血常规示白细胞计数增高，多为（10 ～ 30）$\times 10^9$/L；尿常规可出现血尿、蛋白尿及酮体；少数出现急性肾损伤。

2）溴鼠隆中毒：出血时间、凝血时间及凝血酶原时间均延长；血小板计数一般正常；严重出血者血红蛋白可降低。

3）氟乙酰胺中毒：肌酸激酶等肌酶活性升高；血钙降低、血酮体增加；可有胆碱酯酶降低。

（3）脑电图检查：是判断中毒程度、指导治疗和评估预后的重要指标。大多呈癫痫样高电位棘慢波放电改变。

（4）心电图检查：可有心肌损害表现。

（5）头颅 CT：一般检查结果正常。重度中毒持续惊厥发作者可有中毒缺氧性脑病改变，极少数继发蛛网膜下腔出血。脑脊液检查正常，少数可有轻度异常。

5. 救治原则及主要措施　尽早清除毒物，迅速控制癫痫发作，积极防治呼吸衰竭与脑水肿，保护心、肝等脏器功能。

（1）清除毒物：尽早催吐、洗胃、导泻。血液净化效果较好，能促进血液中的毒物排泄。

（2）特效解毒剂：应用原则是早期、足量、持续。抗凝血类灭鼠剂可使用维生素 K_1，待凝血功能恢复正常后停药。补充维生素 C、应用糖皮质激素。必要时输新鲜全血、补充凝血酶原复合物等纠正凝血功能障碍。氟乙酰胺可使用乙酰胺、无水乙醇。

（3）控制抽搐：是重要的救治措施。可选用地西泮、苯巴比妥钠或冬眠合剂等，交替使用。注意纠正低钙血症、低血糖，有助于控制抽搐。

（4）其他对症支持治疗：有心肌损害者注意保护心肌，防治心律失常。注意监测血糖，预防低血糖的发生。防止脑水肿，改善中毒缺氧性脑病，促进清醒和脑功能恢复。控制感染，保护重要脏器功能。

三、护理措施

1. 迅速清除毒物　立即催吐，及早彻底洗胃及导泻。保持呼吸道通畅，吸氧。必要时行气管插管、呼吸机辅助机械通气。重度中毒者，宜尽早、间歇多次进行血液灌流治疗，避免“反跳”现象发生。

2. 病情观察　严密观察患者意识及生命体征变化，对无法有效控制的持续惊厥者，给予

重点·考点·笔记

镇静止惊药。床旁应备好抢救物品及药物。

3. 生活护理　确保患者安全，防止患者在剧烈抽搐时与周围硬物碰撞致伤，但不可强行将患者抽搐的肢体压住，以免引起骨折。

4. 对症及支持护理　纠正水、电解质紊乱，防治脑水肿。常规给予20%甘露醇125～250ml，6～8小时给药1次，或加用呋塞米、地塞米松等交替使用。高压氧加药物综合治疗是目前主要的治疗措施，以促进脑细胞功能恢复和苏醒。防治感染，应慎用喹诺酮类、亚胺培南，以免诱发抽搐惊厥发作。保护心、肝、肾等脏器功能。

5. 健康教育　加强灭鼠剂防中毒知识宣传。严格保管灭鼠剂，标记清楚，防止误食。

第六节　急性乙醇中毒

导入情景

> **考点提示**
> 急性乙醇中毒的临床表现。

某日，孙女士被路人发现躺在驾驶室内，车门大开，车内充满酒味。恰好此时孙女士电话响了，是她的妹妹打来的，于是在路人的帮助下，立刻拨打“120”将孙女士送往医院。

工作任务

1. 作为目击者正确进行现场处理。
2. 正确拨打“120”叙述病情。
3. 急诊科正确进行院内救护。

乙醇，俗称酒精，是无色、易燃、易挥发的液体，具有醇香气味，能与水或大多数有机溶剂任意比混溶。一次过量饮入乙醇或酒精类饮料，引起先兴奋后抑制的状态称为急性乙醇中毒或急性乙醇中毒。

一、概述

1. 病因　主要病因是短时间内饮入过量乙醇或酒精类饮料所引起。

2. 乙醇的体内过程　乙醇被吸收后会迅速分布于全身，其中90%在肝进行代谢、分解，10%以原形形式从肺、肾排出。在肝内乙醇先被转化为乙醛，后转化为乙酸，最终代谢为二氧化碳和水。摄入过量乙醇将超出肝的代谢能力，导致乙醇在体内蓄积并进入大脑。

3. 发病机制

（1）抑制中枢神经系统：乙醇的脂溶性让它能通过血脑屏障作用于大脑神经细胞膜上的某些酶，影响细胞功能。乙醇对中枢神经系统的作用呈剂量依赖性：小剂量可产生兴奋效应；随着剂量逐渐增加，可依次抑制小脑、网状结构和延髓，引起共济失调、昏睡、昏迷、呼吸或循环衰竭。

（2）干扰代谢：乙醇经肝脏代谢生成的产物可影响体内多种代谢过程，使乳酸增多、酮体蓄积，引起代谢性酸中毒、糖异生受阻，诱发低血糖症。

二、病情评估

1. 健康史　重点评估饮酒情况，包括酒的种类和量、乙醇度数、饮酒时间及患者对乙醇的耐受程度、是否同时服用其他药物（如头孢菌素类、非甾体抗炎药等）。

2. 身体状况　急性乙醇中毒临床表现与饮酒情况及个人耐受性有关，可分为3期。

（1）兴奋期：血乙醇浓度>50mg/dl。表现为头痛、欣快、兴奋、健谈、饶舌、情绪不稳、易激怒，颜面潮红或苍白，呼出气带酒味，可有粗鲁行为或攻击行为，亦可有沉默、孤僻表现。

（2）共济失调期：血乙醇浓度 >150mg/dl。表现为肌肉运动不协调，动作笨拙，言语含糊不清、眼球震颤、视物模糊、复视，步态不稳、共济失调，恶心、呕吐、嗜睡等。

（3）昏迷期：血乙醇浓度 >250mg/dl 时，患者进入昏迷期，表现为昏睡、瞳孔散大、体温下降。血乙醇浓度 >400mg/dl 时，患者陷入深昏迷，心率快、血压下降，呼吸慢而有鼾音，可发生呼吸、循环麻痹而威胁生命。重症患者可伴有意外伤害及水、电解质、酸碱平衡紊乱，低血糖症、肺炎、急性肌病，甚至出现急性肾衰竭等。

3. 心理 - 社会支持状况　患者因饮酒入院，清醒后常感到有失面子；或因让家人担心而后悔、愧疚，表现为紧张、焦虑。

4. 辅助检查

（1）血清乙醇浓度：呼出气中乙醇浓度与血清乙醇浓度相当。

（2）动脉血气分析：可有轻度代谢性酸中毒。

（3）血液生化检查：低血钾、低血镁、低血钙。

（4）血糖检查：可有低血糖症。

（5）心电图检查：乙醇引起的中毒性心肌病表现为心律失常和心肌损害。

知识链接

车辆驾驶人员血液、呼气乙醇含量阈值

国家《车辆驾驶人员血液、呼气乙醇含量阈值与检验》（GB 19522—2010）标准规定，车辆驾驶人员血液中的乙醇含量大于等于 20mg/100ml 且小于 80mg/100ml 的驾驶行为即为饮酒后驾车；车辆驾驶人员血液中的乙醇含量大于等于 80mg/100ml 的驾驶行为即为醉酒后驾车。

5. 预后　多数急性乙醇中毒患者预后良好。若患者伴有心、肺、肝、肾病变且昏迷时间长达 10 小时以上，或血中乙醇浓度 >400mg/dl 时，预后较差。

6. 救治原则及主要措施　轻症患者无需治疗，昏迷患者需要注意是否同时服用其他药物。重点是维持生命脏器的功能，严重急性中毒者可通过血液透析促使体内乙醇的排出。

知识链接

双硫仑样反应

双硫仑样反应，又称戒酒硫样反应，是由于服用药物（主要是头孢类）后饮用含有乙醇的饮品（或接触乙醇）导致的体内“乙醛蓄积”的中毒反应。表现为胸闷、气短、喉头水肿、口唇发绀、呼吸困难、心率增快、血压下降、四肢乏力、面部潮红、多汗、失眠、头痛、恶心、呕吐、眼花、嗜睡、幻觉、恍惚，甚至发生过敏性休克，血压下降至 60 ～ 70mmHg/30 ～ 40mmHg，并伴有意识丧失。易误诊为急性冠脉综合征、心力衰竭等。另外，双硫仑样反应严重程度与应用药物的剂量、饮酒量呈正比。饮用白酒较啤酒、含乙醇饮料等反应重，用药期间饮酒较停药后饮酒反应重。

重点·考点·笔记

考点提示

急性乙醇中毒血液透析的指征。

三、护理措施

1. 即刻护理措施 乙醇经胃肠道吸收极快，一般不需要催吐或洗胃。若患者摄入乙醇量较大或同时服用其他药物，则需要洗胃，且越早越好。当血乙醇浓度 >500mg/dl，且伴有酸中毒或同时服用其他药物者，应及时采用血液透析治疗。在透析过程中，注意观察患者的生命体征及反应。急性意识障碍者可静脉注射 50% 葡萄糖溶液 100ml，肌内注射维生素 B_1、维生素 B_6 各 100mg，加速乙醇在体内代谢。

2. 维持重要脏器功能 保持呼吸道通畅，吸氧。取平卧位头偏向一侧，及时清除呕吐物及呼吸道分泌物，防止窒息，必要时行气管插管、机械通气。给予心电监护，及时发现心律失常和心肌损害的表现。

3. 病情观察 注意观察患者生命体征、意识状态及瞳孔变化，维持水、电解质和酸碱平衡。低血糖是急性乙醇中毒最严重的并发症之一，应严密监测血糖水平。

4. 用药护理

（1）纳洛酮：为阿片受体拮抗剂，具有兴奋呼吸和催醒的作用，但因其作用持续时间短，用药时应注意维持药效，尽量减少中断。心功能不全和高血压患者应慎用。

（2）地西泮：遵医嘱应用小剂量地西泮，使用时应注意推注速度不宜过快，且不宜与其他药物或溶液混合使用。对烦躁不安或过度兴奋者，禁用吗啡、氯丙嗪及苯巴比妥类镇静药，以免出现呼吸抑制。

5. 生活护理 注意保暖，维持正常体温。兴奋躁动者给予适当约束，共济失调者需要严格限制其活动，以免跌倒或坠床。除做好患者的安全防护外，还要防止其伤害他人。

6. 健康教育 开展反对酗酒的宣传教育，积极创造替代条件，发展、加强文娱体育活动。对嗜酒者，早发现，早戒酒，并对相关并发症采取治疗及康复治疗。

第七节 气体中毒

导入情景

某日，老周在砖窑干活，直到中午吃饭时仍不见出来，同事赶过去看时，发现老周倒在地上，怎么也喊不醒。老周既往身体健康。同事紧急拨打“120”电话呼救。

工作任务

1. 急救中心值班人员电话正确指挥现场救护。
2. 救护队伍到达现场正确救护及转运。
3. 急诊科正确进行院内救护。

常见急性气体中毒包括刺激性气体中毒和窒息性气体中毒。刺激性气体对机体作用的特点是对眼和呼吸道黏膜有刺激作用，并可致全身中毒。窒息性气体是指造成组织缺氧的有害气体。常见的窒息性气体可分为单纯窒息性气体和化学性窒息性气体两大类。

一、刺激性气体中毒——氯气中毒

氯气为黄绿色有强烈刺激性气味的有毒气体，溶于水和碱性溶液，可引起呼吸道的严重损伤，对眼睛、黏膜和皮肤有高度刺激性。

（一）概述

1. 病因　氯的制造及使用过程中若设备管道密闭不严或检修时泄漏，或液氯灌注、运输和贮存时钢瓶密封不良或有故障，可发生大量氯气逸散，引起中毒。主要见于制造各种含氯化合物、造纸、印染及自来水消毒等行业。

2. 发病机制　进入机体后，氯与黏膜和呼吸道中的水反应，形成氯化氢和新生态氧。氯化氢可致黏膜充血、水肿、坏死。新生态氧对组织有很强的氧化作用，并能形成具有细胞原生质毒性的臭氧，还能刺激眼睛、鼻子、咽喉和上呼吸道，导致急性肺水肿和肺炎。氯气较低浓度时作用于上呼吸道，高浓度则作用于下呼吸道，极高浓度时可刺激迷走神经引起反射性呼吸、心搏骤停。

（二）病情评估

1. 健康史　有氯气接触史。注意了解中毒时所处的环境、停留时间及对黏膜、呼吸道等部位的刺激情况。

2. 身体状况

（1）轻度中毒：急性化学性支气管炎或支气管周围炎，表现为咳嗽、咳少量痰、胸闷等。双肺可闻及散在干啰音或哮鸣音，可有少量湿啰音。

（2）中度中毒：急性化学性支气管肺炎、间质性肺水肿或局限的肺泡肺水肿。表现为阵发性呛咳，可有粉红色泡沫痰或痰中带血，以及胸闷、呼吸困难、心悸等，还可出现头痛、乏力、恶心、呕吐、腹胀。轻度发绀，两肺可闻及干、湿啰音。

（3）重度中毒：表现为弥漫性肺泡性肺水肿或成人呼吸窘迫综合征，支气管哮喘或喘息性支气管炎。有以下严重病变时，亦属重度中毒：①高浓度氯气吸入后引起迷走神经反射性呼吸、心搏骤停，甚至“闪电式死亡”。②由于喉头、支气管痉挛或水肿造成窒息。③发生休克或出现中、深度昏迷。④并发严重的气胸或纵隔气肿。⑤并发严重的心肌损害。

3. 心理 - 社会支持状况　患者常因发病突然，表现为焦虑、恐惧。

4. 辅助检查

（1）胸部 X 线检查：轻度中毒表现为肺纹理增多、增粗、边缘不清，一般以下肺野较明显，经治疗后症状于 1 ～ 2 天内消失。中度中毒则肺门影不清，透过度降低或局限性的散在点、片状阴影。

（2）血常规：白细胞计数升高。

5. 救治原则及主要措施　帮助患者立即脱离现场，切断与毒物接触，合理进行氧疗，积极防治肺水肿和继发感染。轻度中毒者观察至少 12 小时，并对症处理。重度中毒者卧床休息，吸氧，保持呼吸道通畅，解除支气管痉挛。

（三）护理措施

1. 即刻护理措施　迅速将患者转移至空气新鲜处，脱离危险环境。注意保暖。若为眼和皮肤直接接触，则立即用大量清水彻底冲洗干净。保持呼吸道通畅，防治喉头水肿、痉挛、窒息，必要时气管切开。

2. 病情观察　注意患者咳嗽的音调、频率、时间，痰的颜色、量、黏稠度及呼吸系统的伴随症状。同时加强对心、肾功能监测。

3. 氧疗护理　及时清洁或更换鼻塞，防止分泌物堵塞影响供氧。观察鼻塞及导管有无脱出、折叠和扭曲，一旦发现问题及时处理。应用高压氧治疗，有助于改善缺氧和减轻肺水肿。

4. 吸痰护理　吸痰过程中，严格执行操作规程。观察并记录呼吸道分泌物的量和性状。可用沙丁胺醇气雾剂或氨茶碱 0.25g、地塞米松 5mg 加入生理盐水 20 ～ 50ml 中雾化吸入，亦可用 5% 的碳酸氢钠加地塞米松雾化吸入。

5. 激素应用的护理　早期、适量、短程应用肾上腺皮质激素。注意预防感染，密切观察有无应激性溃疡的发生。停用激素时注意是否出现反跳现象。

6. 心理护理　中、重度中毒患者可留有不同程度的后遗症，导致丧失正常劳动能力，患者及家属心理上较难接受。应及时向其讲明病情、治疗及注意事项，取得患者及家属的合作。给予安慰疏导，缓解患者紧张恐惧心理，以便积极配合治疗。

7. 健康教育　加强安全教育，健全操作规程，定期检查生产设备，加强通风。注意运输过程中的安全和个人防护。严格按规定办事，正规操作，定期检修，按时更新设备零件，不隐瞒事故隐患。

二、窒息性气体中毒——急性一氧化碳中毒

一氧化碳为含碳物质不完全燃烧所产生的一种无色、无臭、无味和无刺激性的气体。吸入过量一氧化碳气体引起的中毒称为一氧化碳中毒，俗称煤气中毒。

（一）概述

1. 病因

（1）生活性中毒：环境通风不良时，使用燃气灶、燃气热水器及煤气泄漏或在密闭空调车内滞留时间过长等均可引起一氧化碳中毒。火灾现场空气中一氧化碳浓度可高达10%，也会引起中毒。

（2）工业性中毒：炼钢、炼焦、烧窑、矿井放炮等过程中可产生大量一氧化碳，若炉门关闭不严、管道泄漏或通风不良，亦可引起一氧化碳中毒。煤矿瓦斯爆炸时可产生大量一氧化碳，导致中毒。

2. 发病机制　一氧化碳经呼吸道进入血液，与红细胞内的血红蛋白结合形成稳定的碳氧血红蛋白。一氧化碳与血红蛋白的亲和力比氧与血红蛋白的亲和力大240倍，而碳氧血红蛋白的解离速度仅为氧合血红蛋白的1/3600，故易造成碳氧血红蛋白在体内的蓄积。碳氧血红蛋白不能携带氧，还会影响氧合血红蛋白的解离，阻碍氧的释放和传递，引起组织缺氧，导致低氧血症。一氧化碳还可影响细胞内氧的弥散，抑制细胞呼吸。中毒导致脑缺氧后，脑血管迅速麻痹扩张，脑容积增大，血管内皮细胞肿胀，造成脑血液循环障碍，进一步加剧脑组织缺血缺氧。缺氧和脑血液循环障碍可引起血栓形成、缺血性坏死或广泛的脱髓鞘病变，导致部分中毒患者经过假愈期后，出现迟发性脑病。一氧化碳中毒时，脑、心对缺氧最敏感，常最先受损。

（二）病情评估

1. 健康史　询问有无一氧化碳接触史。注意了解中毒时所处的环境、停留时间及突发昏迷情况。

2. 身体状况　与环境中一氧化碳浓度、暴露于一氧化碳环境的时间、血中碳氧血红蛋白浓度及是否伴有其他有毒气体中毒有关，还与患者中毒前的健康状况及中毒时的体力活动有关。

（1）神经系统：①中毒性脑病。不同程度的意识障碍、精神症状、抽搐、癫痫、偏瘫、单瘫、震颤等。②脑水肿。意识障碍、呕吐、颈抵抗、视盘水肿等。③脑疝。昏迷加深、呼吸不规则、瞳孔不等圆、对光反应消失等。④迟发性脑病（神经精神后发症）。重度中毒患者经抢救清醒后，经过一段看似正常的假愈期（多为2～3周）后出现以痴呆、精神症状和锥体外系异常为主要表现的神经系统疾病。昏迷时间超过48小时者，迟发性脑病发生率较高。具体表现为痴呆、谵妄、木僵，表情淡漠、四肢肌张力增强、静止性震颤、前冲步态，偏瘫、病理征阳性或大小便失禁，失明、失语、不能站立或继发性癫痫，视神经萎缩、听神经

损害及周围神经病变等。

（2）呼吸系统：可有急性肺水肿和 ARDS 的表现。

（3）循环系统：少数患者表现为休克、心律失常，急性左心衰竭的发生率极低。

（4）泌尿系统：因呕吐、摄入不足、脱水、尿量减少及血压降低等因素引起急性肾小管坏死和急性肾衰竭。

3. 心理 - 社会支持状况　重度中毒者清醒后可因并发症、后遗症而产生焦虑、悲观失望的心理反应。

4. 辅助检查

（1）血液碳氧血红蛋白定性法和定量法：定量检测血碳氧血红蛋白浓度可信度较高。采取血标本一定要及时，否则离开现场后数小时碳氧血红蛋白会逐渐消失。

（2）实验室检查：①血清酶学检查。血清酶学异常增高与血气分析结合是诊断一氧化碳中毒的重要实验室指标。中毒时，磷酸肌酸酶、乳酸脱氢酶、天门冬氨酸转氨酶、丙氨酸转氨酶可达正常值的 10 ～ 100 倍。②肾功能检查。重症患者应作为常规检测项目。

（3）脑电图检查：可见缺氧性脑病的波形。

5. 病情判断

（1）轻度中毒：血液碳氧血红蛋白浓度为 10% ～ 20%。患者感头痛、头晕、四肢无力、胸闷、耳鸣、眼花、恶心、呕吐、心悸、嗜睡或意识模糊等。如及时脱离中毒环境，吸入新鲜空气，症状较快消失。

（2）中度中毒：血液碳氧血红蛋白浓度为 30% ～ 40%。患者除以上症状加重外，常出现浅昏迷、脉快、皮肤多汗、面色潮红、口唇黏膜呈樱桃红色、瞳孔对光反射、角膜反射迟钝等。如及时脱离中毒环境，给予加压吸氧后，数小时后清醒，一般无明显并发症。

（3）重度中毒：血液碳氧血红蛋白浓度达 40% ～ 60%。患者出现深昏迷、抽搐、呼吸困难、面色苍白、四肢湿冷，可有大小便失禁、血压下降。最后因脑水肿、呼吸循环衰竭死亡。

6. 预后　轻度中毒可完全恢复。重症患者尤其昏迷时间过长者，多数预后较差，但也有部分患者仍能恢复。迟发性脑病恢复较慢，少数患者可留有持久性症状。可利用四项评分标准对预后进行量化判定，包括格拉斯哥昏迷评分、Barthel 指数评分、简易智力状况检查评分和改良的肌张力评分。

7. 救治原则及主要措施

（1）现场急救：立即将患者转移至空气新鲜处，松解衣服，注意保暖，保持呼吸道通畅，应将昏迷患者摆成侧卧位，避免呕吐物误吸。给予高流量、高浓度的现场氧疗。

（2）急诊科救治：高流量、高浓度氧疗和积极的对症支持治疗，纠正水、电解质和酸碱平衡失调，治疗肺水肿和脑水肿，纠正全身缺氧引起的主要脏器功能障碍。经吸痰、吸氧等积极处理不能改善低氧血症，应及时行气管插管。

（三）护理措施

1. 即刻护理措施　保持呼吸道通畅，平卧位头偏向一侧，及时清除口咽分泌物及呕吐物。注意保暖。开放静脉通路，遵医嘱给予输液和药物治疗。

2. 氧疗护理　氧疗能加快血液中碳氧血红蛋白解离和一氧化碳的排出速度，是治疗一氧化碳中毒最有效的方法。氧疗的原则是高流量、高浓度，患者脱离中毒现场后应立即给氧。

（1）吸氧：轻、中度中毒患者给予面罩或鼻导管吸氧，氧流量为 8 ～ 10L/min。

（2）高压氧：重症患者应及早采用高压氧治疗以加速碳氧血红蛋白解离，促进一氧化碳排除。常规大气压下通过鼻导管吸氧来改善缺氧需要很长时间，与之相比，高压氧治疗能增加血液中物理溶解氧含量，提高总体氧含量，缩短昏迷时间，有效预防迟发性脑病的发生。

重点·考点·笔记

考点提示

诊断一氧化碳中毒的特异性指标。

考点提示

一氧化碳中毒严重程度的评估。

一般高压氧治疗每次 1 ～ 2 小时，每日 1 ～ 2 次。症状缓解和血液碳氧血红蛋白浓度降至 5% 时可停止吸氧。

知识链接

高压氧舱

高压氧舱是进行高压氧疗法的专用医疗设备，按加压的介质不同，分为空气加压舱和纯氧加压舱两种。通常由舱体、供排气（氧）系统、空调系统和控制系统等组成。

舱体是一个密闭圆筒，密闭耐压，通过管道及控制系统向舱内输入高压氧或高压空气，使舱内形成一个高压环境，患者在舱内吸氧治疗，向缺氧机体提供有效、充足的氧，增加组织中的氧储量，促进组织的新陈代谢，有利于神经功能的恢复。舱外医生通过观察窗和对讲器可与患者联系。大型氧舱有 10 ～ 20 个座位。

高压氧舱的适用范围很广，临床主要用于厌氧菌感染、一氧化碳中毒、气栓病、减压病、缺血缺氧性脑病、脑外伤、脑血管疾病等的治疗。

3.“选择性脑部亚低温”治疗　指通过颅脑降温进行脑部的选择性降温，使脑温迅速下降并维持在亚低温水平（33 ～ 35℃），肛温在 37.5℃左右，有助于降低脑部代谢及耗氧量，加强对缺氧的耐受。对昏迷患者早期可维持亚低温 3 ～ 5 天，尤其注意复温速度不宜过快。

4. 用药护理　严重中毒时，积极纠正缺氧的同时给予脱水治疗，遵医嘱给予 50% 葡萄糖溶液、20% 甘露醇或呋塞米。注意观察生命体征、意识、瞳孔、眼底变化和影像学变化，特别是有无过度脱水表现。还可给予糖皮质激素、抗抽搐药物及促脑细胞功能恢复的药物，降低颅内压，恢复脑功能。

5. 病情观察　注意观察生命体征，特别是呼吸和体温。高热和抽搐患者应防止坠床和自伤。监测瞳孔大小、液体出入量及静脉滴速等，防治脑水肿、肺水肿及水、电解质代谢失衡等并发症。注意是否出现急性痴呆性木僵、癫痫、失语、惊厥、肢体瘫痪、压疮、皮肤水疱及破溃等，防止受伤和皮肤损害。

6. 生活护理　应向家属交代可能出现的病情变化，警惕患者因认知功能障碍导致走失，避免意外。随着病情进展，家属和医护人员要特别注意对大小便失禁、肌张力高、行动困难的护理。

7. 对症支持治疗　高热惊厥者遵医嘱给予地西泮静脉或肌内注射，并给予物理降温，头戴冰帽，体表大血管处放置冰袋。卧床患者定时翻身拍背，避免食管胃内容物反流而引起吸入性肺炎和反复感染。肢体位置恰当，以免肢体痉挛、挛缩和足下垂。进食困难者给予鼻饲饮食，计算出入量和热量。在康复医师指导下进行肢体被动性功能锻炼。

8. 心理护理　中毒患者因担心遗留后遗症常焦虑不安，护士应给予安慰，鼓励患者积极配合治疗及功能锻炼，以最大限度地促使机体功能康复。

9. 健康教育　加强宣传预防一氧化碳中毒的知识。家庭内用火炉、煤炉要注意安全，安装烟筒或排风扇，定期开窗通风。尽量避免在密闭空调车内滞留。厂矿要加强劳动防护措施，煤气发生炉和管道要经常维修，最好配备一氧化碳浓度监测、预警设施。进入高浓度一氧化碳环境执行紧急任务时，戴好防毒面具，系好安全带。在可能产生一氧化碳的场所停留，若出现头痛、头晕、恶心等先兆，应立即离开。鼓励出院时仍留有后遗症的患者继续治疗，家属应悉心照顾痴呆或有智力障碍的患者，并学会正确协助患者进行语言和肢体锻炼。

重点·考点·笔记

第八节　急性细菌性食物中毒

导入情景

某学校食堂早上 6 : 30 开始供应早餐，有新蒸馒头、鸡蛋汤、炒土豆丝。半小时后，馒头售完，食堂厨师把前一天剩的米饭加土豆、豆芽、洋葱翻炒后，供应就餐学生。当天 7 : 40 ～ 10 : 30 共有 62 名学生陆续出现头晕、恶心、呕吐等症状。

工作任务

1. 正确拨打“120”急救电话。
2. 救护队伍到达现场正确救护及转运。
3. 急诊科正确进行院内救护。

急性细菌性食物中毒即食用被致病菌及其毒素污染的食物引起的急性中毒性疾病。急性细菌性食物中毒具有潜伏期短、急性发病、群体发病等特征，且有明显的季节性，多发生在夏秋季。常见的致病菌有沙门菌属、副溶血弧菌、变形杆菌、大肠埃希菌、金黄色葡萄球菌和肉毒杆菌等。

一、概述

1. 病因　摄入被致病菌及其产生的毒素污染的食物而中毒是最常见的原因。

2. 发病机制　按照发病机制不同可分为以下几类。

（1）感染型中毒：细菌在食物中大量繁殖，食用此种带有大量活菌的食物，肠道黏膜受感染而发病，如沙门菌、副溶血弧菌、变形杆菌、大肠埃希菌等。

（2）毒素型中毒：细菌在食物中繁殖产生毒素引起的中毒。摄入的食物中可没有原来产毒的活菌，如肉毒中毒、葡萄球菌肠毒素中毒等。

（3）过敏型中毒：由于细菌的作用，食物中产生大量的有毒胺（如组胺）而使人产生过敏样症状的食物中毒，引起此型中毒的食品多为不新鲜或腐败的鱼类。

3. 流行病学特点

（1）传染源：被致病菌感染的人和动物。

（2）传播途径：进食污染的食物，经消化道传播。苍蝇、蟑螂等可作为沙门菌、大肠埃希菌污染食物的媒介。

（3）易感人群：普遍易感，且病后无明显免疫力。

二、病情评估

1. 健康史　重点询问发病前的饮食情况，包括时间、地点、食物的种类和量等，以及是否有剩余食物以便送检。

2. 身体状况

（1）沙门菌属食物中毒：潜伏期一般为 4 ～ 24 小时，短的可 2 小时，长的可达 2 ～ 3 天。起病急，畏寒、发热伴呕吐、腹痛、腹泻等，大便呈水样便、量多，深黄色或绿色，有恶臭。严重者有脱水征及中毒症状。小儿重症患者可出现昏迷、惊厥等。病程一般 3 ～ 5 天。

（2）副溶血弧菌食物中毒：潜伏期一般为 6 ～ 20 小时。严重的上腹部绞痛和腹泻，多为水样便，典型者为洗肉水样便。可有脱水表现，病程一般为 3 ～ 5 天。

（3）变形杆菌食物中毒：起病急骤，呈胃肠炎型和过敏型两类症状。①胃肠炎型：潜伏期为 3 ～ 20 小时。表现为恶心、呕吐、腹痛、腹泻、头晕、头痛、发热，病程 1 ～ 3 天。②过敏型：潜伏期为 0.5 ～ 2 小时，主要表现为皮肤潮红、酒醉貌、头痛及荨麻疹等，伴有胃肠道症状，病程 1 ～ 2 天。

（4）大肠埃希菌食物中毒：潜伏期通常为 4 ～ 6 小时。起病急，以腹痛腹泻为主要症状，重症者有发热。

（5）金黄色葡萄球菌食物中毒：潜伏期短，通常为 2 ～ 5 小时。恶心、呕吐最为剧烈，呕吐物可含胆汁、黏液或血液。水样腹泻可导致虚脱。体温大多正常或偏高，多于 1 ～ 2 天内恢复。

（6）肉毒杆菌食物中毒：潜伏期 6 ～ 36 小时。以神经系统症状为主，如眼肌、咽肌瘫痪，言语及呼吸困难等。体温一般不高，胃肠道症状轻。一般于数日内恢复，严重者可因呼吸中枢麻痹而死亡。

3. 心理 - 社会支持状况　细菌性食物中毒是一种急性中毒性疾病，发病突然，吐泻症状明显，患者常可出现焦虑、紧张等情绪。肉毒杆菌中毒病情重，病死率高，患者、家属常出现紧张、恐惧心理。

4. 辅助检查

（1）血常规：白细胞计数多正常，部分增高。

（2）粪便检查：大便镜检可见白细胞、红细胞。

（3）细菌学检查：对患者的呕吐物、粪便、剩余食物、餐具等进行细菌培养，发现致病菌可确诊。

5. 救治原则及主要措施　多数中毒患者临床症状较轻且为一过性，不需要特殊处理。严重者可抗感染、对症支持治疗。

（1）病原治疗：根据不同的致病菌选择敏感抗生素。如沙门菌感染食物中毒者可用喹诺酮类或氯霉素等，副溶血弧菌感染中毒选用氯霉素和四环素或喹诺酮类，大肠埃希菌感染食物中毒可选用阿米卡星等。

（2）对症治疗：是最主要的治疗。吐泻腹痛剧烈者暂禁食，解痉，腹部放热水袋，注意纠正水、电解质代谢紊乱。高热者降温治疗。

（3）神经型食物中毒：进食 4 小时以内者，不论是否发病均应洗胃，并口服导泻剂，以清除毒素。一旦疑为此病，应早期一次足量注入抗毒素，注射前须皮试。

三、护理措施

1. 即刻护理措施　怀疑发生细菌性食物中毒者立即停止进食，留存剩余食物以便送检。症状严重者及时送医治疗。

2. 生活及饮食护理　严格执行消化道隔离。呕吐物与排泄物消毒处理。急性期患者卧床休息，减少体力消耗。严重呕吐者暂禁食，待呕吐停止后给予易消化、清淡流质或半流质饮食，忌食高脂肪、高纤维素食物。

3. 病情观察　严密观察患者呕吐物和粪便的性状、量、次数及腹痛的部位和性质。观察生命体征、意识、面色、皮肤黏膜弹性等变化，认真记录出入量，及时发现并处理脱水、酸中毒等并发症。

4. 皮肤护理　每日沐浴，保持患者会阴部、肛周清洁。每次排便后清洗肛周，并涂以润滑剂，减少刺激。每日可用温水或 1 : 5000 高锰酸钾溶液坐浴，防止感染。

5. 对症护理　腹痛患者应注意腹部保暖，禁食凉食、冷饮。必要时遵医嘱使用解痉药。呕吐有助于清除胃肠道内残留的毒素，故呕吐者一般不予止吐处理；吐后协助患者及时清除呕吐物，清水漱口，保持口腔清洁及床单位整洁。腹泻有助于清除胃肠道内毒素，早期不用止泻剂。为补充丢失的水和电解质，鼓励患者多饮水或饮淡盐水。有脱水症状者及时口服补液盐或遵医嘱静脉补充生理盐水和葡萄糖盐水。

6. 健康教育

（1）管理传染源：重点检查食品、食物、饮食行业从业人员，及时发现带菌者，进行监督、管理和治疗。

（2）切断传播途径：加强公共饮食卫生的管理，搞好粪便、水源和个人卫生管理，做到饭前、便后洗手。消灭蟑螂、苍蝇、老鼠等传播媒介。严格管理与检查食品，特别是腊肉、罐头等。禁止出售与食用变质食物。

（3）保护易感者：加强饮食卫生，严把“病从口入”关。发生肉毒素中毒时，同食者应给予多价抗毒血清预防。

（连坤娜）

课后练习

A_1 型题

1. 误服下列哪种药物禁忌洗胃（　　）

A. 东莨菪碱　B. 苯巴比妥　C. 氢氧化钠　D. 亚硝酸盐　E. 水合氯醛

2. 有机磷杀虫药中毒时，代谢失常的神经递质是（　　）

A. 多巴胺　B. 乙酰胆碱　C.5- 羟色胺　D. 肾上腺素　E. 去甲肾上腺素

3. 有机磷杀虫药中毒患者的尿液气味呈（　　）

A. 蒜臭味　B. 烂苹果味　C. 粪臭味　D. 氨臭味　E. 腥臭味

4. 急性有机磷农药中毒患者使用胆碱酯酶复能剂的原则，正确的是（　　）

A. 应该尽量地少用　B. 应该尽早地使用　C. 不与阿托品合用

D. 只用于轻度中毒　E. 只用于重度中毒

5. 血液 COHb 浓度达到多少时，提示一氧化碳重度中毒（　　）

A. 5% ～ 10%　B. 10% ～ 20%　C. 20% ～ 30%

D. 30% ～ 40%　E. 40% ～ 60%

6. 关于社区开展预防一氧化碳中毒的健康教育，正确的叙述是（　　）

A. 关闭门窗　B. 煤气淋浴器安装在浴室里

C. 定期检查管道安全　D. 使用不带有自动熄火装置的煤灶

E. 通气开关可长期开放

第 9 章　环境及理化损伤患者的救护

学习目标

1. 掌握中暑、淹溺、电击伤、呼吸道异物梗阻、烧伤与冻伤、动物咬伤及蜇伤的概念、救治原则和护理措施。
2. 熟悉中暑、淹溺、电击伤、呼吸道异物梗阻、烧伤与冻伤、动物咬伤及蜇伤的病情评估。
3. 了解中暑、淹溺、电击伤、呼吸道异物梗阻、烧伤与冻伤、动物咬伤及蜇伤的发病原因及发病机制。
4. 学会按照护理程序对常见急性中毒患者实施整体护理。
5. 具有救死扶伤的精神和争分夺秒的抢救意识，对待工作严肃、认真、耐心、细致，体谅患者的病痛。

PPT·环境及理化因素损伤患者的救护

第一节　中　　暑

导入情景

某夏日中午，烈日炎炎，老王在农田里劳作，出现了多汗、疲乏、无力、眩晕、恶心、呕吐等症状，被老伴送来急诊。

工作任务

1. 老王可能出现了何种情况。
2. 请对该患者进行紧急救护。
3. 请在该患者康复出院时做好健康宣教。

中暑（heat illness）是在暑热天气、湿度大和无风的高温环境下，由于体温调节中枢功能障碍、汗腺功能衰竭和水电解质丧失过多而引起的以中枢神经和 / 或心血管功能障碍为主要表现的急性临床综合征，又称急性热致疾患（acute heat illness，heat emergence，heat injury）。根据临床症状轻重分为先兆中暑、轻度中暑和重度中暑。重度中暑根据发病机制和临床表现分为热痉挛（heat cramp）、热衰竭（heat exhaustion）和热射病（heat stroke）3 种类型。其中以热射病为最严重。

一、概述

1. 病因　中暑的病因可概括为机体产热增加、散热减少和热适应能力下降等因素。

（1）产热增加：在高温或高辐射环境下长时间从事体力劳动或运动强度大，机体产热增加，容易发生热蓄积，如果没有足够的防暑降温措施，就容易发生中暑。

（2）散热减少：在高温、高湿、高辐射和通风不良的环境中，穿紧身或透气不良的衣裤从事重体力劳动，均会使机体散热减少，造成热量蓄积，易发生中暑。

（3）热适应能力下降：热负荷增加时，机体会产生应激反应，通过神经内分泌的各种反射调节来适应环境变化，维持正常的生命活动。当机体这种调节能力下降时，对热的适应能力下降，机体容易发生代谢紊乱导致中暑。现代社会由于空调的普遍使用，人们的热适应能力明显下降。

2. 发病机制　正常人体在下丘脑体温调节中枢的控制下，体内产热与散热处于动态平衡，体温维持在 37℃左右。高温环境可使机体大量出汗，当机体以失盐为主或只注意补水会造成低钠、低氯血症使细胞外液渗透压降低，水进入细胞内，导致肌细胞水肿，引起肌肉疼痛或痉挛，发生热痉挛。大量液体丧失会导致失水、血液浓缩、血容量不足，若同时发生血管舒缩功能障碍，易发生因外周循环衰竭而致低血容量性休克。如果得不到及时治疗，可导致脑部供血不足和心血管功能不全，发生热衰竭。当外界环境温度增高，机体散热绝对或相对不足，汗腺疲劳，引起体温调节中枢功能障碍，致体温急剧增高，可高达 40 ～ 42℃。持续高热可造成中枢神经系统不可逆性损伤，重要脏器也随之损伤，导致心排血量急剧下降，从而发生循环衰竭，继而发生热射病。

二、护理评估

1. 健康史　重点询问患者有无引起机体产热增加、散热减少或热适应不良的原因存在，如有无在高温环境中长时间工作、未补充水分或饮用含盐饮料等病因存在。

2. 身体状况

（1）先兆中暑：在高温环境下工作一段时间后，出现大汗、口渴、头晕、头痛、注意力不集中、耳鸣眼花、胸闷、心悸、恶心、四肢无力、体温正常或略升高。如及时脱离高温环境，转移到阴凉通风处休息、补充水盐，短时间即可恢复。

> **考点提示**
> 不同类型重度中暑的临床表现。

（2）轻度中暑：除上述先兆中暑症状加重外，体温升至 38℃以上，出现面色潮红、大量出汗、皮肤灼热等表现；或出现面色苍白、四肢湿冷、血压下降、脉搏增快等早期周围循环衰竭的表现。如进行及时有效处理，常在数小时内恢复。

（3）重度中暑：除上述轻度中暑症状加重外，伴有高热、痉挛、晕厥和昏迷。包括热痉挛、热衰竭、热射病 3 型。

1）热痉挛：多见于健康青壮年人。在高温环境下进行剧烈活动，大量出汗后出现肌肉痉挛性、对称性和阵发性疼痛。肌痉挛多发生在四肢肌肉、咀嚼肌和腹直肌，最常见于腓肠肌，也可因腹直肌、肠道平滑肌痉挛引起急腹痛。体温无明显升高。症状的出现可能与钠缺失和过度通气有关。热痉挛也可为热射病早期表现。

2）热衰竭：此型最常见，多见于老年人、儿童和慢性疾病患者。在严重热应激时，由于体液和钠丢失过多、补充不足导致周围循环衰竭。表现为多汗、疲乏、无力、眩晕、恶心、呕吐、头痛等。有明显脱水征，如心动过速、直立性低血压或晕厥。出现呼吸加快、肌痉挛。体温基本正常或轻度升高，无明显中枢神经系统损害表现。热衰竭可以是热痉挛和热射病的中间过程，如不治疗可发展为热射病。

3）热射病：是一种致命性急症，以高热（直肠温度≥41℃）、无汗、意识障碍“三联征”为典型表现。早期受影响的器官依次为脑、肝、肾和心脏。热射病是中暑最严重的类型，其病死率与温度的上升相关。

3. 辅助检查　血常规外周血白细胞计数增高，以中性粒细胞为主，尿常规可见不同程度的蛋白尿、血尿、管型尿改变。严重病例常出现肝、肾、胰和横纹肌损害的实验室改变。尿

重点·考点·笔记

考点提示

中暑的救治措施。

液分析有助于发现横纹肌溶解和急性肾衰竭。血清电解质可有高钾、低钠、低氯血症。血尿素氮、血肌酐升高提示肾功能损害。有凝血功能异常时，应考虑 DIC。

4. 病情判断　根据病史和临床表现可判断患者是否发生中暑。但重度中暑应与脑膜炎、脑血管意外、脓毒血症、甲状腺危象、伤寒及中毒性痢疾等疾病相鉴别。

5. 救治原则及主要措施　救治原则为尽快使患者脱离高温环境、迅速降温和保护重要脏器功能。

（1）现场救治

1）脱离高温环境：迅速将患者转移到通风良好的阴凉处或 20 ～ 25℃房间内，帮助患者松解或脱去外衣，平卧休息。

2）迅速降温：轻症患者可反复用冷水擦拭全身，直至体温低至 38℃。可应用扇子、电风扇或空调帮助降温，口服含盐清凉饮料或淡盐水，体温持续在 38.5℃以上者可口服水杨酸类解热药物。降温以患者感到凉爽舒适为宜。

一般先兆中暑和轻度中暑的患者经现场救护后均可恢复正常，但对于疑为重度中暑者，应立即转送医院。

（2）院内救治

1）降温：迅速降温是抢救重度中暑的关键，降温速度决定患者的预后。通常应在 1 小时内使直肠温度降至 38℃左右。物理降温可采用环境降温、体表降温（局部降温和全身降温）和体内降温。药物降温必须与物理降温同时使用。

2）对症处理：保持呼吸道通畅；吸痰、吸氧；纠正水、电解质及酸碱平衡紊乱；四肢肌肉抽搐者或有痉挛性疼痛者，在补钠的基础上可缓慢静脉注射 10% 葡萄糖酸钙 10 ～ 20ml。发生循环衰竭的患者，可酌情输入 5% 葡萄糖盐水 1500 ～ 2000ml，但速度不宜过快，并加强观察，以防发生心力衰竭；及时发现和防治器官功能不全、脑水肿、DIC 等并发症。

三、护理措施

1. 即刻护理　环境通风凉爽，平卧休息，饮食以清淡为宜，以半流质为主。休克患者采取中凹卧位，保持呼吸道通畅，头偏向一侧，及时清除鼻咽分泌物，防止误吸引起窒息。

2. 保持有效降温

（1）环境降温：将患者安置在 20 ～ 25℃空调房间内，以增加辐射散热。

（2）体表降温：①局部降温。可采用冰袋和冰帽进行头部降温。②全身降温。可采用冰毯、冰水或乙醇擦拭、冰水浴等方法。老年人、新生儿、昏迷、休克、心力衰竭、体弱或伴心血管基础疾病者，不能耐受 4℃冰水浴，应禁用。必要时可选用 15℃冷水浴或凉水淋浴。

（3）体内中心降温：适用于重度中暑、体外降温无效者。用冰盐水 200ml 注入胃内或灌肠；或用 4℃ 5% 葡萄糖盐水 1000 ～ 2000ml 静脉滴注，开始滴注速度应稍慢，30 ～ 40 滴 / 分，患者适应低温后再增快速度，但应密切观察，以免发生急性肺水肿。有条件者可用低温透析液（10℃）进行血液透析。

3. 密切观察病情变化

（1）降温效果的观察：①降温过程中应密切监测体温，根据体温变化调整降温措施。②观察末梢循环情况，以确定降温效果。无论何种降温方法，只要体温降至 38℃左右即可考虑终止降温，防止体温再度回升。③如有呼吸抑制、深昏迷、血压下降则停用药物降温。

（2）病情的监测观察：①监测生命体征、神志、瞳孔的变化。②监测血流动力学的变化、凝血酶原时间、血小板计数和纤维蛋白原。③监测水、电解质失衡。④监测重要脏器功能状况。

（3）伴随症状的观察：如是否伴有寒战、大汗、咳嗽、呕吐、腹泻、出血等，以协助明确诊断。

4. *加强基础护理*　做好口腔和皮肤的护理，预防发生口腔感染和压疮等。

5. *健康教育*　加强防暑降温知识的宣传，尤其是老年人、产妇、体弱等对高温耐受差的人群，指导其不要长时间处于高温环境中，夏季避免在 10 点至 16 点时在烈日下行走，如外出也要注意做好防护。注意穿衣宜选宽松透气的浅色服装，家中常备防暑降温剂，如十滴水或藿香正气散等，出现症状及时治疗。平时多吃新鲜应季的蔬果，注意多补水，特别是在高温环境下工作大量出汗者，多补充含盐清凉饮料，如淡盐水、冷西瓜水、绿豆汤、绿茶水等。

第二节　淹　　溺

导入情景

患者小明，男，14 岁。在湖里游泳时不慎溺水，被人救起。呼吸急促，面色青紫，腹部膨隆，四肢冰冷。

工作任务

1. 请思考该患者出现了何种情况。
2. 请对该患者进行现场紧急处理。
3. 该患者被转送医院后，请对其进行救护。

淹溺（drowning）又称溺水，是指人淹没于水或其他液体中，由于液体、污泥、杂草等物堵塞呼吸道和肺泡，或反射性喉痉挛，引起窒息和缺氧。若抢救不及时可造成呼吸和心搏骤停而死亡。在我国，淹溺是意外伤害致死的主要原因之一。约 90% 淹溺者发生于淡水，多见于儿童、青少年。从水中救出后暂时性窒息，尚有大动脉搏动者称为近乎淹溺（near drowning），淹溺后窒息并合并心搏骤停者称为溺死（drown）。

一、概述

1. *发病机制*　人淹没于水中后，本能地出现反射性屏气和挣扎，避免水进入呼吸道。但由于缺氧，被迫深呼吸，从而使大量水进入呼吸道和肺泡，阻滞气体交换，加重缺氧和二氧化碳潴留，造成严重缺氧、高碳酸血症和代谢性酸中毒。

2. *分类*

（1）根据发生机制，淹溺可分为干性淹溺和湿性淹溺。

1）干性淹溺：指人入水后，因受强烈刺激（惊慌、恐惧、骤然寒冷等），引起喉痉挛导致窒息，呼吸道和肺泡很少或无水吸入。干性淹溺约占淹溺者的 10%。

2）湿性淹溺：指人入水后，喉部肌肉松弛，吸入大量水分充塞呼吸道和肺泡发生窒息，患者数秒后神志丧失，发生呼吸、心搏骤停。湿性淹溺约占淹溺者的 90%。

（2）根据浸没的介质不同，淹溺可分为淡水淹溺和海水淹溺（表 9-1）。

1）淡水淹溺：一般江、河、湖、池中的水渗透压低，属于淡水。人体浸没于淡水后，水进入呼吸道后影响通气和气体交换，水损伤气管、支气管和肺泡壁的上皮细胞，并使肺泡塌陷萎缩，进一步阻滞气体交换，造成全身严重缺氧；低渗性液体很快通过呼吸道、肺泡进入血液循环，血容量剧增可引起肺水肿和心力衰竭，并可稀释血液，引起低钠、低氯和低蛋白血症。低渗液体使红细胞肿胀、破裂，发生溶血，出现高钾血症和血红蛋白血症。过量的

重点·考点·笔记

血红蛋白堵塞肾小管引起急性肾衰竭。高钾血症可使心搏骤停。

2）海水淹溺：海水含3.5%氯化钠及大量的钙盐和镁盐，为高渗性液体。因此，吸入海水后，其高渗透压使血管内的液体或血浆大量进入肺泡内，引起急性肺水肿、血容量降低、血液浓缩、低蛋白血症、高钠血症，发生低氧血症。此外，海水对肺泡上皮细胞和肺毛细血管内皮细胞的化学损伤作用更易引发肺水肿。高钙血症可导致心律失常，甚至心搏骤停。高镁血症可抑制中枢和周围神经，导致横纹肌无力、扩张血管和降低血压。

表9-1 海水淹溺与淡水淹溺的病理改变特点比较

	海水淹溺	淡水淹溺
血容量	减少	增加
血液性状	血液浓缩	血液稀释
红细胞损害	很少	大量
血浆电解质变化	高血钠、高血钾、高血镁	低钠血症、低氯血症和低蛋白血症、高钾血症
心室颤动	很少发生	常见
主要致死原因	急性肺水肿、急性脑水肿、心力衰竭	急性肺水肿、急性脑水肿、心力衰竭、心室颤动

二、病情评估

1. *健康史* 应向淹溺者的陪同人员详细了解淹溺发生的时间、地点和水源性质及现场施救情况，以指导急救。

2. *身体状况* 淹溺患者表现为神志丧失、呼吸停止及大动脉搏动消失，处于临床死亡状态。近乎淹溺患者的临床表现个体差异较大，与淹溺持续时间长短、吸入水量、吸入水的性质及器官损害范围有关。

（1）症状：近乎淹溺者可有头痛或视觉障碍、剧烈咳嗽、胸痛、呼吸困难。淡水淹溺者多见咳粉红色泡沫样痰；海水淹溺者口渴感明显，最初数小时可有寒战、发热。

（2）体征：皮肤发绀，颜面肿胀，球结膜充血，口鼻充满泡沫或泥污。近乎淹溺者常出现精神状态改变，烦躁不安，抽搐、昏迷和肌张力增高；呼吸表浅、急促或停止；肺部可闻及干湿啰音，偶尔有喘鸣音；心律失常、心音微弱或消失；腹部膨隆，四肢厥冷；有时可伴头、颈部损伤。

3. *辅助检查*

（1）血、尿常规检查：淹溺者常有白细胞计数轻度增高，淡水淹溺者可出现血液稀释或红细胞溶解，出现低钠、低氯血症，血钾升高，血和尿中出现游离血红蛋白。海水淹溺者出现血液浓缩，轻度高钠血症或高氯血症，可伴血钙、血镁增高。重者出现DIC的实验室检测指标异常。

（2）动脉血气分析：约75%病例有明显混合性酸中毒；几乎所有患者都有不同程度的低氧血症。

（3）心电图检查：常有窦性心动过速、非特异性ST段和T波改变，病情严重时出现室性心律失常、完全性心脏传导阻滞。

（4）X线检查：肺门阴影扩大和加深，肺间质纹理增粗，胸片常显示斑片状浸润，有时出现典型肺水肿征象。约20%病例胸片无异常发现。已有颈椎损伤时，应进行颈椎X线检查。

4. *病情判断* 有确切的淹溺史和/或伴有下列症状，如面部肿胀、四肢厥冷、呼吸和心跳微弱或停止；口、鼻内充满泡沫或污泥；腹部膨胀，胃内充满水呈胃扩张，即可诊断为淹溺。

5. *救治原则及主要措施* 救治原则为迅速将患者救离水中，立即恢复有效通气，实施心肺复苏，根据病情对症处理。

（1）现场救治

1）迅速将淹溺者救出水面（救上岸）：施救者应镇静，尽可能脱去衣裤，尤其要脱去鞋靴，迅速游到淹溺者附近。抢救者应从淹溺者背后接近，一手托着他的头或颈，将其面部托出水面，或抓住其腋窝仰游，将淹溺者救上岸。救护时应防止被淹溺者紧紧抱住。

2）保持呼吸道通畅：淹溺者一救出水面，应迅速清除其口、鼻腔中的污物、污水、分泌物及其他异物，有义齿者取出义齿，并将舌拉出，对牙紧闭者可先捏住两侧颊肌然后再用力将口开启，松解衣领和紧裹的内衣和腰带，保持呼吸道通畅，快速判断患者的意识、呼吸和心跳等情况。

3）心肺复苏：对无反应、无呼吸者立即实施心肺复苏。

4）如淹溺者有呼吸心跳、意识不清，则采取侧卧位，使口鼻自动排出液体，同时做好保暖，防止低体温。

5）迅速转运：迅速转送医院，途中不断救护；搬运患者过程中注意有无头、颈部损伤和其他创伤，怀疑有颈部损伤者要予颈托保护。

（2）院内救治

1）维持呼吸循环功能：给予高流量吸氧，根据情况行气管插管并给予机械通气，必要时行气管切开。患者恢复心跳后，常有血压不稳定或低血压状态，监测预防低血容量的发生。

2）防止低体温：对于冷水淹溺者及时复温对预后非常重要。可酌情采用体外或体内复温措施。

3）纠正低血容量、水电解质和酸碱失衡：淡水淹溺者，应适当限制水入量，及时应用脱水剂防治脑水肿，适量补充氯化钠溶液、浓缩血浆和白蛋白。海水淹溺者，需要及时补充液体，可用葡萄糖溶液、低分子右旋糖酐、血浆。严格控制氯化钠溶液，注意纠正高钾血症及酸中毒。

4）对症处理：积极治疗肺部感染、脑水肿、急性肾衰竭等并发症的发生；及时处理骨折和外伤。

考点提示

淹溺的救治措施。

三、护理措施

1. *即刻护理*　①迅速将患者安置于抢救室内，换下湿衣裤，注意保暖；②给予高流量吸氧，保持呼吸道通畅，根据情况行气管插管并予机械通气；③建立静脉通路。

2. *输液护理*　对淡水淹溺者，应严格控制输液速度，从小剂量、低速度开始，防止短时间内进入大量液体，加重血液稀释和肺水肿。对海水淹溺者出现血液浓缩症状的应及时按医嘱输入 5% 葡萄糖溶液和血浆液体等，切忌输入生理盐水。

3. *复温护理*　复温方法包括：①被动复温，如覆盖保暖毯或将患者置于温暖环境；②主动复温，如应用热水袋、热辐射等加热装置进行体外复温，有条件者可采用体内复温法，如采用加温加湿给氧、加温静脉输液（43℃）等方法。复温速度要求稳定、安全，不能太快，使患者体温恢复到 30 ～ 32℃即可。但重度低温患者复温速度应加快。

4. *密切观察病情变化*　观察生命体征、心律和意识的变化；监测尿液的颜色、量、性状，准确记录出入量；观察有无咳痰，痰液的颜色、性状等；有条件者行中心静脉压（CVP）监测。

5. *心理护理*　向患者解释各项护理措施的目的，消除焦虑与恐惧心理，使其能积极配合；对自杀淹溺的患者应尊重其隐私，注意正确引导，提高其心理承受能力，同时做好其家属的思想工作，协同帮助患者消除自杀念头。

6. *健康教育*　对从事水上或水中活动者应经常进行游泳和水上自救与互救技能培训；水

重点·考点·笔记

上运动前不要饮酒；在农村，外出洗澡或游泳前应对所去的水域情况有所了解；小孩外出洗澡或游泳时应有家长陪伴。

第三节 电 击 伤

导入情景

某地电线杆上的高压电线被大风刮断，掉在地上。农民老王，从附近经过时未跨几步即倒地。

工作任务

1. 请思考该患者出现了何种情况。
2. 请对该患者进行现场紧急处理。
3. 该患者被转送医院后，请对其进行救护。

电击伤（electrical injury），俗称触电，是指一定量的电流通过人体引起全身或局部的组织损伤和功能障碍，甚至发生心搏和呼吸骤停。电击伤可以分为超高压电或雷击伤、高压电伤和低压电伤 3 种类型。

一、概述

1. 病因

（1）人体直接接触电源：如电动机、变压器等电器设备不检修，未装接地线；不懂安全用电知识，自行安装电器；家用电器漏电而手直接接触开关等。

（2）电流或静电电荷经空气或其他介质电击人体：因台风、火灾、地震、房屋倒塌等使高压线断后掉在地上，在高压电和超高压电场中，10m 内都有电击伤的危险；在大树下避雷雨，衣服被淋湿后更易被雷击。

2. 发病机制　电击伤主要发病机制是组织缺氧。人体作为导电体，在接触电流时，即成为电路中的一部分。电击通过产热和电化学作用引起人体器官生理功能障碍（如抽搐、心室颤动、呼吸中枢麻痹或呼吸停止等）和组织损伤。电击伤对人体的危害与接触电压高低、电流强弱、电流类型、频率高低、电流接触时间、接触部位、电流方向和所在环境的气象条件都有密切关系。

二、病情评估

1. 健康史　具有直接或间接接触带电物体的病史。

2. 身体状况　轻者仅有瞬间感觉异常，重者可致死亡。

（1）全身表现：①轻型，表现为精神紧张、表情呆滞、面色苍白、四肢软弱、呼吸及心跳加速。敏感的患者可发生晕厥、短暂意识丧失。②重型，表现为神志清醒，患者有恐惧、心悸和呼吸频率快；昏迷患者则出现肌肉抽搐、血压下降、呼吸由浅快转为不规则以致停止，心律失常，很快导致心搏骤停。

（2）局部表现：主要表现为电流通过的部位出现电灼伤。①低压电引起的灼伤：伤口小，呈椭圆形或圆形，焦黄或灰白色，干燥，边缘整齐，与正常皮肤分界清楚，一般不损伤内脏。如有衣服点燃，可出现与触电部位无关的大面积烧伤。②高压电引起电烧伤：烧伤面积不大，但可深达肌肉、血管、神经和骨骼，有“口小底大、外浅内深”的特征；肌肉组织常呈夹心性坏死；电流可造成血管壁变性、坏死或血管栓塞，从而引起继发性出血或组织的继发性坏死。

(3) 并发症：可有短期精神异常、心律失常、肢体瘫痪、继发性出血或血供障碍、局部组织坏死继发感染、急性肾功能障碍、内脏破裂或穿孔、周围性神经病、永久性失明或耳聋等。孕妇电击后常发生死胎、流产。

3. *辅助检查* 早期可出现肌酸磷酸激酶（CPK）及其同工酶（CK-MB）/ 乳酸脱氢酶（LDH）、丙氨酸氨基转移酶（ALT）的活性增高。尿液检查可见血红蛋白尿或肌红蛋白尿。

4. *救治原则及主要措施* 救治原则为迅速脱离电源，分秒必争地实施有效的心肺复苏及心电监护。

(1) 现场救治

1) 迅速脱离电源：根据触电现场情况，采用最安全、最迅速的办法脱离电源。①切断电源：拉开电源闸刀或拔除电源插头。②挑开电线：应用绝缘物和干燥的木棒、竹竿、扁担等将电线挑开。③拉开触电者：施救者可穿胶鞋，站在木凳上，用干燥的绳子、围巾或干衣服等拧成条状套在触电者身上拉开触电者。④切断电线：如在野外或远离电源闸及存在电磁场效应的触电现场，施救者不能接近触电者，不便将电线挑开时，可用干燥绝缘的木柄刀、斧或锄头等物将电线斩断，中断电流，并妥善处理残端。

2) 防止感染：烧伤局部应进行创面的简易包扎，防止感染。

3) 轻型触电者：就地观察及休息 1 ～ 2 小时，以减轻心脏负荷，促进恢复。

4) 重型触电者：对心搏骤停或呼吸停止者，应立即实施心肺复苏术。

(2) 院内救治

1) 维持有效呼吸：呼吸停止者应立即气管插管，给予呼吸机辅助通气。

2) 补液：低血容量性休克和组织严重电烧伤的患者，应迅速给予静脉补液，补液量较同等面积烧伤者要多。

3) 纠正心律失常：最严重的心律失常是心室颤动。心室颤动者应尽早给予除颤。

4) 创面处理：局部电烧伤与烧伤创面的处理相同。

5) 筋膜松解术和截肢：肢体受高压电热灼伤，大块软组织灼伤引起的局部水肿和小血管内血栓形成，可使电热灼伤远端肢体发生缺血性坏死。因而有时需要进行筋膜松解术，以减轻灼伤部位周围压力，改善肢体远端血液循环。严重时可能需要做截肢手术。

6) 对症处理：预防感染，纠正水和电解质紊乱，抗休克，防治应激性溃疡、脑水肿、急性肾衰竭等。

三、护理措施

1. *即刻护理* 心搏骤停或呼吸停止者应立即实施心肺复苏术，应配合医生做好抢救，尽早尽快建立人工气道和机械通气。

2. *用药护理* 尽快建立静脉通路，根据医嘱给予输液，恢复循环容量。应用抗生素后所造成的厌氧菌感染，应注射破伤风抗毒素预防发生破伤风。

3. *合并伤的护理* 因触电后弹离电源或自高空跌下，常伴有颅脑伤、气胸、血胸、内脏破裂、四肢与骨盆骨折等合并伤。搬运过程中注意保护颈部、脊柱和骨折处，配合医生做好抢救工作。

4. *严密观察病情变化* 监测生命体征、心律失常、心肌损伤和肾功能情况。

5. *加强基础护理* 保持患者局部伤口敷料的清洁、干燥，防止脱落。做好口腔和皮肤护理，预防发生口腔感染和压疮等。

重点·考点·笔记

6. 健康教育　教育患者出院后自我保健知识、普及安全用电知识，尤其应加强学龄前儿童和小学生的安全用电知识教育。

第四节　呼吸道异物梗阻

导入情景

王先生，65 岁。在寿宴上与亲朋好友边吃边谈，气氛热烈。突然，王先生左手捏着自己的喉咙，剧烈咳嗽说不出话来。大家发现，王先生呼吸困难，脸色发青。

工作任务

1. 识别气道异物梗阻的临床表现。
2. 能正确对该患者进行病情评估。
3. 能正确对该患者实施救护。

一、概述

呼吸道异物梗阻在日常生活中非常多见，多见于儿童与有吞咽困难的老年人，常发生于进食时。异物进入呼吸道后，大的异物停滞在气道口，小的异物易嵌于支气管。严重的患者因缺氧可很快出现发绀，最终引起意识丧失和心搏、呼吸骤停。早期识别气道梗阻是抢救成功的关键，如超过 4 分钟就会危及生命，而且即使抢救成功，也常因脑部缺氧过久而致失语、智力障碍、瘫痪等后遗症。而超过 10 分钟，其损伤几乎不可恢复。

气道梗阻常见的原因有以下几种。

1. 饮食不慎　婴幼儿和儿童，特别是 1 ~ 3 岁的儿童，会厌软骨发育不成熟，反射功能差，防御咳嗽能力弱，常有饮食时嬉闹和口含异物的习惯，易将口腔中的物品误吸入呼吸道导致梗阻。成年人大多发生在进餐时，因进食急促，尤其是在摄入大块的、咀嚼不全的硬质食物时，若同时大笑或说话，极易使这些食物团块滑入呼吸道引起梗阻。部分老年人可因咳嗽、吞咽功能差，稍有不慎可使食物或活动的义齿误入呼吸道而引起梗阻。

2. 酗酒　大量饮酒时，由于血液中乙醇浓度升高，使咽喉部肌肉松弛而吞咽失灵，食物团块极易滑入呼吸道。

3. 昏迷　各种原因所致的昏迷患者，因舌根后坠，胃内容物反流入咽部，阻塞或误吸入呼吸道导致气道梗阻。

4. 其他　如企图自杀或精神病患者，故意将异物送入口腔而插进呼吸道。

二、病情评估

1. 身体状况　呼吸道部分或完全梗阻后，患者常突发呛咳、声音嘶哑、呼吸困难、发绀等。

（1）特殊表现：由于异物进入气道时感到极度不适，患者常不由自主地以一手呈“V”形紧贴于颈前部咽喉部，表情痛苦和求救。

（2）呼吸道不完全阻塞：患者出现咳嗽、喘气或咳嗽弱而无力、呼吸困难、张口吸气时有高调鸡鸣音或犬吠声，面色苍白，口唇发绀。

（3）呼吸道完全阻塞：患者突发气急，无法发音说话，不能咳嗽，不能呼吸，面色发绀，如不及时处理，数分钟即意识丧失，昏倒在地，可引起心搏骤停导致死亡。

2. 病情判断　就餐过程中，患者突然面色发绀，意识不清、呼吸停止，容易误认为是心脏病发作。这时，目击者应及时询问患者："是否噎住了？"清醒的患者会点头告知。

3. 救治原则及主要措施　呼吸道阻塞患者常突然发病，病情危重，短时间可危及生命，急救的原则是立即解除气道梗阻保持呼吸道通畅。

（1）自救法

1）咳嗽：异物仅造成不完全性呼吸道阻塞，患者尚能发音、说话、有呼吸和咳嗽时，应鼓励患者自行咳嗽和尽力呼吸，不应干扰患者自己力争排出异物的任何动作。自主咳嗽所产生的气流压力比人工咳嗽高 4 ～ 8 倍，通常用此方法排除呼吸道异物的效果较好。

2）腹部手拳冲击法：患者一只手握拳置于自己的上腹部，在脐和剑突中间，另一只手紧握该拳，用力向内、向上做 5 次快速连续冲击（图 9-1）。

3）上腹部倾压椅背：患者将上腹部迅速倾压于椅背、桌角、铁杆和其他硬物上，然后做迅猛向前倾压的动作，以造成人工咳嗽，排出呼吸道异物（图 9-2）。

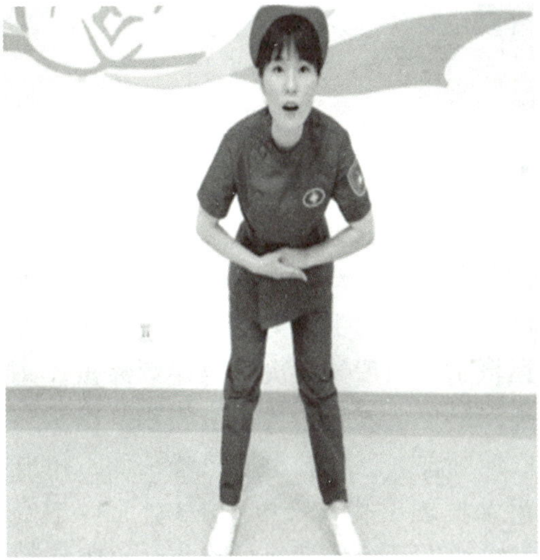

图 9-1　腹部手拳冲击法

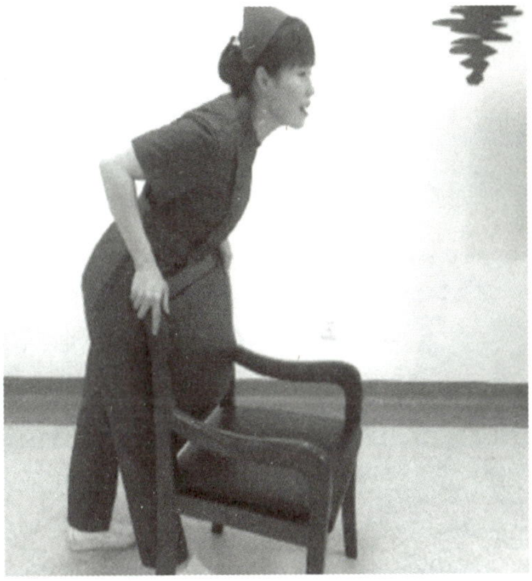

图 9-2　上腹部倾压椅背

（2）清醒儿童和成年人气道异物梗阻的互救法

1）如果患者只表现出轻度的气道梗阻症状，则鼓励继续咳嗽，但要严密观察患者病情变化。

2）拍背法：如果患者表现为严重的气道梗阻症状，但意识尚清楚，可取立位或坐位，急救者站在患者的侧后位。一只手置患者胸部以支撑患者，另一只手的掌根在患者两肩胛骨之间进行 5 次大力拍击。拍击时应注意，患者头部要保持在胸部水平或低于胸部水平，充分利用重力使异物驱出体外，拍击应快而有力。

3）手拳冲击法：又称 Heimlich 急救法。

a. 腹部手拳冲击法：对意识清楚的患者，取立位或坐位，急救者站于患者身后，用双臂环抱其腰部，嘱患者弯腰、头部前倾。抢救者一只手握空心拳，拳眼置于患者腹正中线脐上 2 横指处，另一只手紧握该拳压紧腹部，并用力快速向内、向上冲压 5 次，以此造成人工咳嗽，驱出异物（图 9-3）。对意识不清的患者，可将患者放置于仰卧位，头偏向一侧。

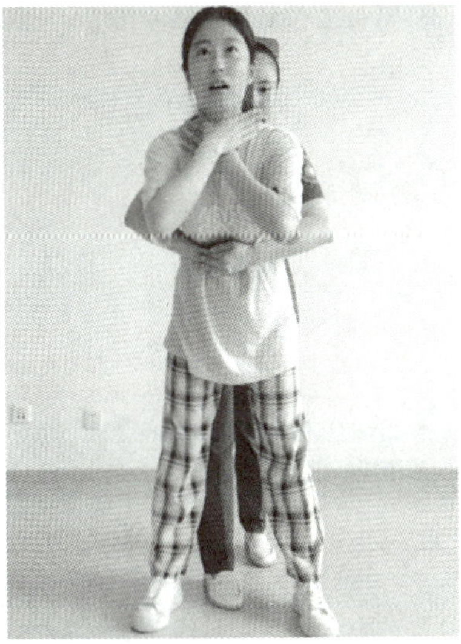

图 9-3　立位腹部手拳冲击法

重点·考点·笔记

急救者骑跨在患者的髋部，一只手掌根部置于腹正中线脐上 2 横指处，另一只手直接放于该手手背上，两只手掌根重叠，快速向内、向上用力向腹部冲击 4 ～ 6 次，检查口腔，直至异物排出，切勿偏斜或移动，以免损伤肝、脾等器官。注意施力方向，防止胸部和腹内脏器损伤（图 9-4）。

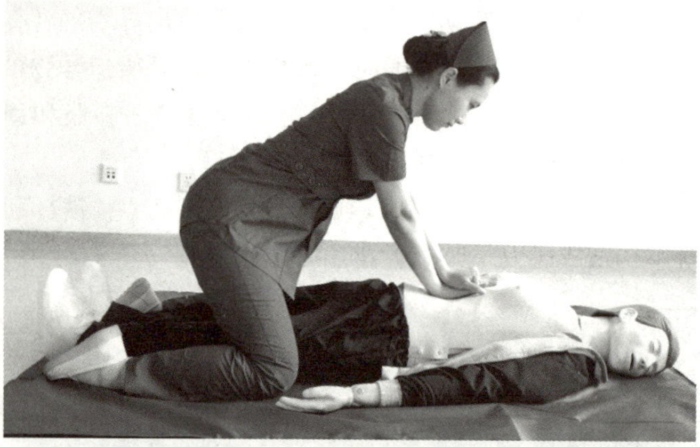

图 9-4　卧位腹部手拳冲击法

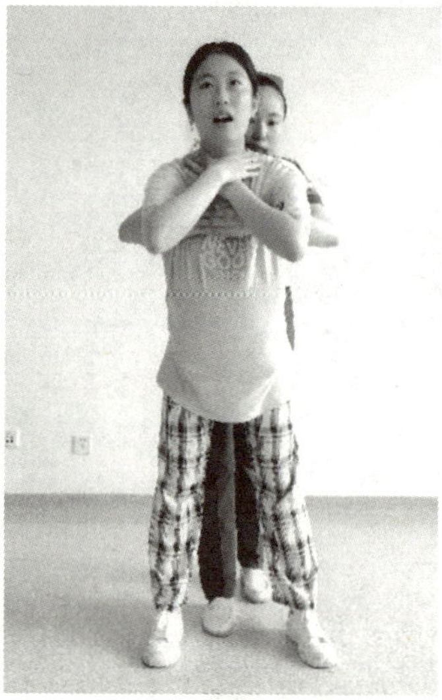

图 9-5　立位胸部手拳冲击法

b. 胸部手拳冲击法：适用于孕妇或腹部肥胖患者。意识清楚的患者，取立位或坐位，急救者站于患者背侧，双臂经患者腋下环抱其胸部，一只手的手拳拇指侧顶住患者胸骨中下部，另一只手紧握该拳，向后做 5 次快速连续冲击。注意不要将手拳顶住剑突，以免造成骨折或内脏损伤（图 9-5）。意识不清的患者，取仰卧位，急救者跪于患者一侧，相当于患者的肩胛水平，用掌根置于其胸骨中下 1/3 处，向下做 5 次快速连续冲击。每次冲击须缓慢，间歇清楚，但应干脆利索（图 9-6）。

4）手指清除异物法：一般只适用于可见异物，且为昏迷患者。急救者先用拇指及其余四指紧握患者的下颌，并向前下方提牵，使舌离开咽喉后壁，以使异物上移或松动。然后急救者的拇指与示指交叉，前者抵于齿列，后者压在上齿列，两指

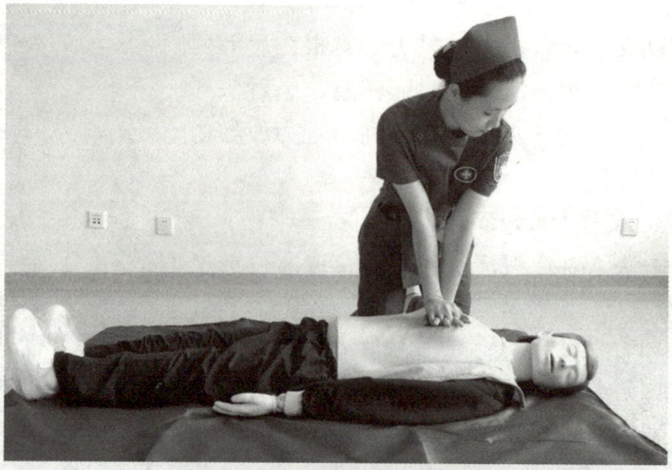

图 9-6　卧位胸部手拳冲击法

重点·考点·笔记

交叉用力，强使口腔张开。急救者用另一只手的示指沿其颊部内侧插入，在咽喉部或舌根处轻轻勾出异物。另一种方法是用一只手的中指及示指伸入患者口腔内，沿颊部插入，在光线充足的条件下，看准异物夹出。手指清除法不适用于意识清楚者，因手指刺激咽喉可引起患者恶心、呕吐。勾取异物动作宜轻，切勿动作过猛或粗莽，以免反将异物推入呼吸道深处。

(3) 婴幼儿呼吸道梗阻的现场急救：主要包括背部拍击法和胸部冲击法。

1) 背部拍击：将患儿骑跨并俯卧于急救者的一侧手臂上，以大腿为支撑，患儿头低于躯干，一只手固定婴儿下颌角并打开气道，用另一只手的掌根部用力拍击患儿两肩胛骨之间的背部 5 次，使呼吸道内压力骤然升高，有助于松动其异物和排出体外（图 9-7）。

2) 胸部冲击法：患儿 5 次背部拍击不能解除呼吸道梗阻时，将患儿翻转为仰卧位，头略低于躯干，以大腿为支撑，急救者用两手指按压其两乳头连线中点，给予胸部冲击按压，重复 4 ～ 6 次。如仍不能解除梗阻，继续交替背部拍击和胸部冲击，直至异物排出或患儿失去知觉（图 9-8）。

考点提示

婴幼儿气道异物梗阻的急救。

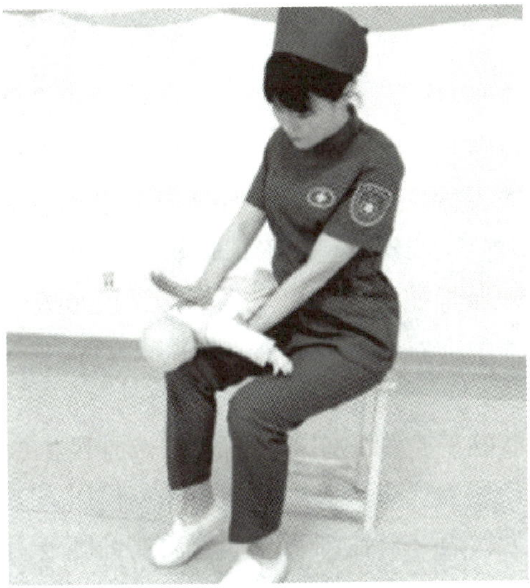

图 9-7　婴幼儿背部拍击法

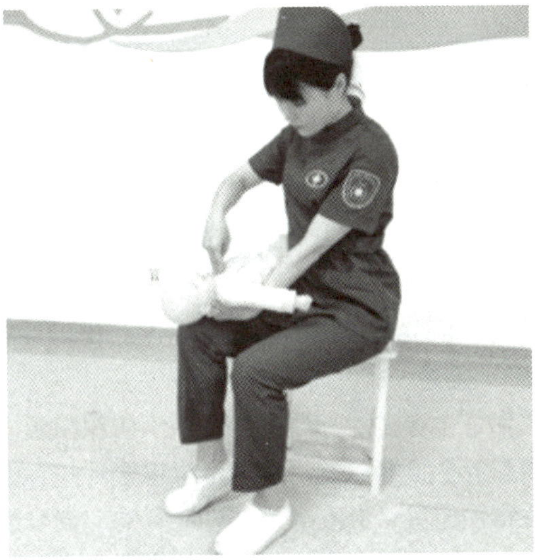

图 9-8　婴幼儿胸部冲击法

4. 注意事项

(1) 尽快识别呼吸道梗阻是抢救成功的关键。

(2) 施行急救操作时应突然用力才有效，用力方向和位置一定要正确，否则有可能造成肝、脾损伤或骨折。

(3) 饱餐后的患者实施急救时可能会出现胃内容物反流，应及时清理口腔，防止误吸。

(4) 抢救的同时应及时呼叫“120”求助，或请别人给予帮助，配合抢救。

(5) 各种手法无效时，应根据现场的条件采用合适的方式先开放气道，现场可采用环甲膜穿刺或采用气管切开后再用小管（如饮料吸管、笔帽等）插入呼吸道紧急解决通气障碍，并尽快送往医院。

(6) 应密切注意患者的意识、面色、瞳孔等变化，如患者由意识清楚转为昏迷或面色发绀、颈动脉搏动消失、心跳呼吸停止，应停止排除异物，迅速采用心肺复苏初级救生术。

重点·考点·笔记

第五节 动物咬伤

导入情景

陈先生，50岁。上山劳动时被毒蛇咬伤右小腿。当时伤口疼痛，能忍受，局部无明显肿胀，故步行回家。伤后3小时出现软弱无力、胸闷、嗜睡、言语不清，急送医院诊治。

工作任务

1. 请判断陈先生是被何种毒蛇咬伤。
2. 请对陈先生实施正确的急救处理。
3. 做好患者康复后的健康宣教。

自然界的动物，如蛇、狗、毒蜘蛛、蝎、蜈蚣等，常利用其牙、爪、刺、角等对人类进行袭击，造成咬伤、蜇伤、刺伤，严重者可致残或致死。常见的是毒蛇咬伤和犬咬伤。

一、毒蛇咬伤

毒蛇咬伤主要发生在南方农村和山区，一般以夏秋季最为多见。毒蛇咬人时，毒液从其唇腭上的一对唇上腺排出，经过毒牙上的导管注入人体，通过淋巴和静脉回流到达全身，引起严重的全身中毒症状而危及伤者生命。一般毒蛇头部多呈三角形，色彩斑纹鲜明，被咬处皮肤留下一对大而深的牙痕，全身有中毒症状。无毒蛇头部一般呈椭圆形，色彩斑纹不鲜明，牙痕小且呈锯齿状，无全身中毒症状。

（一）概述

蛇毒是含有多种毒性蛋白质、溶组织酶及多肽的复合物。蛇毒按毒性分为神经毒素、血液毒素和混合毒素三类。神经毒素以金环蛇、银环蛇为代表，对中枢神经和神经肌肉节点有选择性毒性作用；血液毒素以竹叶青蛇、五步蛇为代表，对血细胞、血管内皮细胞及组织有破坏作用，可引起出血、溶血、休克或心力衰竭等；混合毒素以眼镜蛇、蝮蛇为代表，兼有神经、血液毒素特点，局部症状明显，全身症状发展也较快。

（二）病情评估

1. 健康史　询问被蛇咬伤的时间、部位，蛇的形态特点及咬伤后的处理经过，查看咬伤处牙痕特点，判断是否是毒蛇咬伤。

2. 身体状况　毒蛇咬伤后的表现取决于毒蛇的种类和蛇毒的吸收量。被神经毒素类毒蛇咬伤0.5～2小时后，可出现头晕目眩、呼吸困难、语言不清、视物模糊、口周感觉异常、吞咽困难、恶心呕吐、全身肢体软瘫或麻木、腱反射消失等全身表现，严重者可出现呼吸、循环衰竭；局部伤口麻木，肿胀较轻，疼痛不明显。被血液毒类毒蛇咬伤后，有全身出血现象，如全身广泛的皮下瘀斑、眼结膜下出血、咯血、呕血、便血、尿血等，并可引起畏寒、发热、谵妄、心律失常，严重者因休克、心力衰竭、肺水肿、肝昏迷、急性肾衰竭而死亡；患者局部伤口剧烈疼痛、肢体肿胀，并向肢体近端蔓延，伤口周围有大片瘀斑、血疱甚至局部组织坏死，有淋巴结肿大。

3. 心理-社会状况　了解患者的心理反应，由于患者担心蛇咬伤给生命带来严重威胁，会产生紧张、焦虑和恐惧的心理，护士应评估患者焦虑和恐惧的原因和程度，了解患者及其家属对疾病的认知程度。

4. 辅助检查 凝血功能和肾功能检查，可见血小板计数、纤维蛋白原减少，凝血因子Ⅰ减少，凝血酶原时间延长，血肌酐、非蛋白氮增高，肌酐磷酸酶增高，肌红蛋白尿等异常改变。

5. 救治原则及主要措施

（1）现场救治

1）镇静：患者切勿惊慌奔跑，以免加速蛇毒的吸收和扩散。

2）缚扎：立即在肢体咬伤部位的近心端 5 ～ 10cm 处用止血带、布带、手帕、细橡皮管等做环形缚扎，以减少蛇毒吸收。松紧以阻止静脉和淋巴回流为度。

3）冲洗：用大量清水、肥皂水冲洗伤口及周围皮肤，再用 3% 过氧化氢、1 ∶ 5000 高锰酸钾反复冲洗伤口，以减少毒素吸收，破坏蛇毒。

4）排毒：伤口冲洗后，用锐器在咬痕处挑开，有条件者可在局部麻醉下以牙痕为中心做组织切开，深达真皮下，扩大创口排出蛇毒。伤口内有毒牙需要拔除，周围肿胀皮肤也可用消毒尖刀多处刺破，增加引流。继而将患肢下垂，用手自上而下向创口处挤压，持续 10 ～ 20 分钟；也可用拔罐法或吸乳器抽吸，促进蛇毒排出。血液毒蛇咬伤者禁忌切开，防止出血不止。若救援者用口吮吸伤口（吸者口腔应无伤口），随吸随漱口，则排毒效果更佳。

5）转送患者：转送途中注意病情变化，保持伤口与心脏部位持平，上肢不易抬高。

（2）院内救治

1）伤口处湿敷或外敷中药：急救处理后，可用高渗盐水或 1 ∶ 5000 高锰酸钾溶液湿敷伤口，以利于消肿和引流毒液。

2）局部降温：待急救处理后或服蛇药 30 分钟后去除缚扎，迅速将伤肢浸入冷水中（4 ～ 7℃为宜，注意防止冻伤）3 ～ 4 小时，再改用冰袋，可减轻疼痛、减缓毒素吸收速度、降低毒素中酶的活力和局部代谢。

3）解毒治疗：静脉输液，促进蛇毒从尿中排出。输液时要注意心肺功能。可选用片剂、冲剂、注射剂等不同剂型的国产蛇药，以起到解毒、消炎、止血等作用。应用单价和多价抗蛇毒血清，用前须做过敏试验，结果阳性应用脱敏注射法。口服和外敷解蛇毒中成药，常用蛇药有南通（季德胜）蛇药、上海蛇药等。此外，半边莲、白花蛇舌草、七叶一枝花等新鲜草药对毒蛇咬伤也有效。胰蛋白酶有直接分解蛇毒作用，可取 2000U 加入 0.5% 普鲁卡因 20ml，在伤口四周做局部浸润或在伤口上方做环状封闭。也可用 0.25% 普鲁卡因 20ml 加地塞米松 5mg 环状封闭，有镇痛、抗感染、消肿和减轻过敏的作用。

考点提示

毒蛇咬伤的救治原则。

知识窗

抗蛇毒血清的应用方法

用抗蛇毒血清 1 安瓿加生理盐水 20 ～ 40ml 缓慢静脉注射。其过敏试验方法为：取抗蛇毒血清 0.1ml，加 1.9ml 等渗盐水，稀释成 20 倍。取稀释液 0.1ml，在前臂掌侧皮内注射，观察局部 15 ～ 20 分钟，如皮试阴性可全量注射抗蛇毒血清，小儿和成年人剂量相同。如皮试可疑阳性者，可静脉注射 25% 葡萄糖加地塞米松 5mg，15 分钟后再注射抗蛇毒血清。如皮试阳性者则须采用脱敏注射法：将抗蛇毒血清用生理盐水稀释成 20 倍，分数次皮下注射，观察 3 次以上如无异常反应即可使用抗蛇毒血清，若有血清过敏反应则即皮下注射肾上腺素 1mg。如皮试呈强阳性者，忌用抗蛇毒血清。

（三）护理措施

1. 急救护理 嘱患者安静卧床休息，不宜抬高患肢，切忌奔跑，避免加速毒素吸收。伤肢缚扎的松紧度以不影响动脉血供为宜，每隔 15 ～ 30 分钟应放松缚扎 1 ～ 2 分钟，以免静脉过度淤血损坏肢体。一般在排毒结束或服用有效蛇药后 30 分钟解除缚扎。积极配合医生实施伤口冲洗排毒和局部降温的护理。

2. 病情观察　密切监测生命体征、意识、呼吸循环功能、尿量等，观察全身中毒症状的进展；注意肢体肿胀、伤口引流情况等。

3. 伤口护理　伤口湿敷时，纱布须保持一定湿度。注意观察伤口变化及敷料情况，伤口周围红肿减退，出血颜色由暗红变为鲜红，提示局部情况有好转；如伤口处继续肿胀，伴皮温升高或发凉，持续流出暗红色血液，说明伤情恶化。

4. 对症及支持疗法护理　鼓励患者多饮水，不能进食者给予静脉补液以利排毒和纠正水、电解质和酸碱平衡紊乱。选用抗生素防止合并感染，注射破伤风抗毒素。同时积极预防休克及多器官功能障碍综合征。

5. 心理护理　患者入院后，及时与患者沟通，解释治疗方法及治疗过程，树立战胜疾病的信心，稳定患者情绪，消除恐惧心理，积极配合治疗和护理。

6. 健康教育　①宣传毒蛇咬伤的有关知识，强化自我防范意识。步行时尽可能避开丛林茂密、人烟稀少的地段。②在野外工作时，尽可能不赤足。在丛林茂密处，用木杆打草惊蛇的方法，驱赶毒蛇，随身携带蛇药。③夜间走路要带上手电筒等照明工具。露营时避免扎营于杂物或石堆附近，晚上在营帐周围点燃火把。④宣教毒蛇咬伤的自救方法，告知人们被毒蛇咬伤后切忌慌乱奔跑，学会就地缚扎、冲洗、排毒等急救方法。

二、犬咬伤

随着家养宠物数量的增多，犬咬伤的发生率也相应增加。被病犬咬伤后，其唾液中携有的致病病毒，可引发狂犬病（rabics）。狂犬病又称恐水症，是由狂犬病病毒引起的一种人畜共患的中枢神经系统传染病，多见于犬、狼、猫等食肉动物咬伤。狂犬病目前尚无有效的治疗方法，一旦发病，死亡率近乎 100%，因此预防狂犬病的发生尤其重要。

（一）概述

狂犬病病毒主要存在于病畜的脑组织及脊髓中，其涎腺和涎液中也含有大量病毒，并随涎液向体外排出。故被病犬咬、抓后，病毒可经唾液 - 伤口途径进入人体导致感染。狂犬病病毒对神经组织具有强大的亲和力，在伤口入侵处及其周围的组织细胞内可停留 1 ～ 2 周，并生长繁殖，若未被迅速灭活，病毒会沿周围传入神经上行到中枢神经系统，引发狂犬病。

（二）病情评估

1. 健康史　有被犬咬伤或抓伤的病史。感染病毒后是否发病与潜伏期的长短、咬伤的部位、入侵病毒的数量毒力及机体抵抗力有关。潜伏期短者 10 天，多数 1 ～ 2 个月。咬伤越深、越接近头面部，其潜伏期越短、发病率越高。

2. 身体状况

（1）症状：发病初期时伤口周围麻木、疼痛，逐渐扩散到整个肢体；继之出现发热、烦躁、乏力、恐水、怕风、咽喉痉挛；最后导致肌肉瘫痪、昏迷、循环衰竭甚至死亡。

（2）体征：有利齿造成的深而窄的伤口，出血，伤口周围组织水肿。

3. 心理 - 社会状况　了解患者的心理反应，由于患者担心犬咬伤给生命带来严重威胁，会产生紧张、焦虑和恐惧的心理。护士应评估患者焦虑和恐惧的原因和程度，了解患者及其家属对疾病的认知程度。

4. 救治原则及主要措施

（1）局部处理：咬伤后迅速彻底清洗伤口极为重要。浅小伤口用 2% 碘酊和 75% 乙醇溶液常规消毒处理；深大伤口须立即彻底清创，用大量生理盐水、稀释的聚维酮碘（碘伏）冲洗伤口后再用 0.1% 苯扎溴铵或 3% 过氧化氢溶液充分地清洗，伤口应开放引流，不予缝合或包扎。

（2）全身治疗

1）免疫治疗：于伤后第 1 天、第 3 天、第 7 天、第 14 天、第 28 天各注射 1 剂狂犬病疫苗。严重咬伤如头、面、颈、上肢等，经彻底清创后，在伤口底部及其四周注射抗狂犬病免疫血清或狂犬病免疫球蛋白，同时按上述方法全程免疫接种狂犬病疫苗。可联合使用干扰素，以增强保护效果。

2）防治感染：常规使用破伤风抗毒素，必要时使用抗生素防止伤口感染。

（三）护理措施

1. 预防和控制痉挛发作

（1）预防：保持室内安静；避免风、光、声的刺激；避免水的刺激，输液时注意将液体部分遮挡；专人护理，各种检查、治疗及护理尽量集中进行，或在应用镇静药后进行。

（2）处理：一旦发生，立即遵医嘱使用镇静药物等。狂躁型患者必要时适当约束肢体，以防受伤。

2. 保持呼吸道通畅　及时清除口腔及呼吸道分泌物，保持呼吸道通畅，做好气管插管或气管切开的准备。

3. 输液和营养支持　发作期患者因多汗、流涎和不能饮水，常呈缺水状态，需要静脉输液，补充能量，维持水、电解质及酸碱平衡。可采用鼻饲饮食，在痉挛发作间歇或应用镇静药后缓慢注入。

4. 预防感染　遵医嘱应用抗生素并观察用药效果。加强伤口护理，早期患肢下垂，保持伤口充分引流。严格执行接触性隔离制度，接触患者应穿隔离衣、戴口罩和手套。

5. 健康教育　①宣传狂犬病的预防措施，加强对犬的管理。②教育儿童不要接近、抚摸或挑逗猫、犬等动物，以防发生意外。若儿童被犬抓伤但伤痕不明显，或被犬舔已破损的皮肤，或与病犬有密切接触者，应尽早注射狂犬病疫苗。③被犬或其他动物咬伤后，尽早彻底进行伤口处理及注射狂犬病疫苗。

（刘晓菲）

课后练习

A_1 型题

1. 热射病患者治疗时首要采取的措施是（　　）

A. 监测生命体征　　B. 迅速降温　　C. 监测呼吸

D. 监测血压　　E. 监测脉搏

2. 溺水者被救起后首先要做的是（　　）

A. 倒出呼吸道及胃内积水　　B. 松解衣领、腰带

C. 清除口鼻中的污泥和杂草　　D. 牙关紧闭者应设法撬开

E. 人工呼吸

3. 狂犬病的临床表现有（　　）

A. 有怕水、怕光、怕声的“三怕”表现　　B. 流涎

C. 咽肌痉挛　　D. 以上全是　　E. 畏光流泪

4. 狂犬病不可能通过下列哪种方式传染（　　）

A. 被狗惊吓　　B. 伤口接触患狂犬病动物的分泌物

C. 病犬抓伤　　D. 被狗舔舐

E. 被狂犬咬伤

5. 被毒蛇咬伤后，在距伤口近心端 5cm 处环形缚扎患肢，每隔 15 ～ 20 分钟应放松 1 次，每次放松时间为（　　）分钟

A. 1 ～ 2　　B. 3 ～ 4　　C. 5 ～ 6　　D. 7 ～ 8　　E. 9 ～ 10

A_2 型题

1. 患者，男，52 岁。烈日下从事重体力劳动，突发头痛、头晕，四肢无力伴多汗，后抽搐昏迷。查：皮肤干热无汗，体温 40℃，呼吸 26 次 / 分，脉搏 120 次 / 分，血压 70/50mmHg。应考虑该患者发生了（　　）

A. 热衰竭　　B. 热痉挛　　C. 热射病　　D. 先兆中暑　　E. 日射病

2. 患者，女，18 岁。失足落入水中，15 分钟后被救出，呼之不应，胸廓无起伏。抢救该患者首要步骤是（　　）

A. 倒水处理　　B. 通畅气道　　C. 人工呼吸　　D. 心脏按压　　E. 紧急呼救

第 10 章　ICU 患者的监测及护理

学习目标

1. 掌握 ICU 的收治原则、收治对象；ICU 控制感染的管理与措施。
2. 熟悉 ICU 的分类、设置与病室管理要求，ICU 护理人员的编制与素质要求，ICU 感染的主要原因，ICU 患者的心理护理。
3. 了解 ICU 的转出指征、人员组成，ICU 感染的常见病原菌及感染部位，重症患者的常见心理反应及影响因素。
4. 学会实施 ICU 感染控制的措施；根据 ICU 患者的心理特点实施心理护理。
5. 具备急救意识、慎独精神和爱伤观念，具有尊重患者、有效沟通的能力，理解并践行 ICU 护理人员的素质要求。

第一节　概　述

重症监护是急救医疗服务体系的重要组成部分，重症监护单元是由专业医护人员应用现代医学理论和高科技现代化医疗设备，对危重患者进行专业化集中监测、治疗和护理的场所。

PPT·ICU 患者的监测及护理

一、ICU 的定义

重症监护病房（intensive care unit，ICU），也被称为重症加强护理病房或深切治疗部，是对危重症患者进行集中而全面的动态监测、强化治疗和护理的特殊医疗场所。其基本任务是由经过专业培训的医护人员应用现代医学理论和知识，利用先进的监护设备和治疗手段，为危及生命的急性重症患者提供系统、及时、动态的生理功能监测及支持治疗，早期发现病情变化的征象并及时予以治疗，防治多器官功能障碍综合征的发生，为原发病的治疗赢得时间与机会，最大限度地挽救危重症患者生命。

二、ICU 的分类

根据医院的规模、条件和临床实际需求，目前我国 ICU 的分类和运行模式包括：

1. 综合 ICU　是一个独立的临床业务科室，受医务部直接管辖，收治来自各科室的危重患者。其优势在于克服了各专科分割及专业知识、技术局限的缺陷，能充分体现现代医学整体序贯诊疗理论，有利于 ICU 学科建设和专业发展，便于充分发挥设备的综合效益。

2. 专科 ICU　为收治某个专科的危重患者而设立的 ICU，一般是由临床二级科室所设立，如心内科监护病房（cardiac care unit，CCU）、呼吸内科监护病房（respiratory care unit，RCU）、神经外科重症监护病房（neurosurgical intensive care unit，NICU）、急诊重症监护病房（emergency intensive care unit，EICU）、新生儿重症监护病房（neonatal intensive care unit，NICU）等。一般隶属某个专业科室管理，优势是对抢救本专业的急危重患者有较丰富的经验，但是收治病种单一，不能接受其他专科危重症患者。

重点·考点·笔记

3. 部分综合 ICU　介于专科 ICU 与综合 ICU 之间，即由医院内较大的一级临床科室为基础组建为 ICU，如外科 ICU、内科 ICU、麻醉科 ICU 等，主要收治各专科或手术后危重患者。

三、ICU 的收治对象

考点提示

ICU 的收治对象。

1. 收治原则　ICU 患者收治一般遵循以下原则：①急性、可逆、已经危及生命的器官或系统功能衰竭，经过严密监护和强化治疗短期内可能得到恢复的患者；②存在各种高危因素，具有潜在生命危险，经过严密监护和有效治疗可能降低死亡风险的患者；③在慢性器官或系统功能不全的基础上出现急性加重且危及生命，经过严密监护和治疗可能恢复到原来或接近原来状态的患者；④慢性消耗性疾病及肿瘤的终末期、明确不可逆性疾病及不能从加强监测治疗中获得益处的患者，一般不属于 ICU 的收治范围。

2. 收治对象　ICU 收治对象包括临床各科的危重患者，主要包括：①创伤、休克、感染等引起的多系统器官功能衰竭患者。②心肺脑复苏术后需要对其功能进行较长时间支持者。③严重的多发伤、复合伤患者。④物理、化学因素导致危急病症，如中毒、溺水、触电、虫蛇咬伤和中暑患者。⑤有严重并发症的心肌梗死、严重的心律失常、急性心力衰竭、不稳定型心绞痛患者。⑥各种术后重症患者或年龄较大，术后有可能发生意外的高危患者。⑦严重水、电解质、渗透压和酸碱失衡患者。⑧严重的代谢障碍性疾病，如甲状腺、肾上腺和垂体等内分泌危象患者。⑨各种原因导致的大出血、昏迷、抽搐、呼吸衰竭等各系统器官功能不全需要支持者。⑩脏器移植术后及其他需要加强护理者。

3. 转出指征　达到以下条件时可转出 ICU：①急性器官或系统功能衰竭已基本纠正，需要其他专科进一步诊断治疗；②病情转入慢性状态；③患者不能从继续加强监护治疗中获益。

四、ICU 的人员组成

考点提示

ICU 护士人数与床位数之比。

1. 人员编制　ICU 必须配备足够数量的受过专门培训，掌握重症医学的基本理念、基础知识和基本操作技术，具备独立工作能力的医护人员。一般综合性 ICU 要求医生人数与床位数比例应为 0.8 ∶ 1 以上，护士人数与床位数比例应为（2.5 ～ 3） ∶ 1 以上。此外，还需要配备适当数量的医疗辅助人员，有条件的医院还可配备相关的设备技术与维修人员。

2. ICU 护理人员素质要求

（1）理论知识：熟悉重要脏器和系统的相关生理、病理及病理生理学知识，ICU 相关的临床药理学知识和伦理学概念，重要器官、系统功能监测和支持知识，以及掌握重要脏器和系统疾病的护理理论。

（2）专业技术：掌握各种监护仪器的使用、管理、监测参数和图像分析及其临床意义；熟悉重症监护的专业技术和危重症患者抢救配合技术，包括输液泵的临床应用和护理，各类导管和外科引流管的护理，给氧治疗、气道管理和人工呼吸机监护技术，循环系统血流动力学监测，心电监测及除颤技术，血液净化技术，水、电解质及酸碱平衡监测技术，胸部物理治疗技术，重症患者营养支持技术等。

（3）其他：职业素质好；具有敏锐的观察力和快速反应能力；身体健康，胜任 ICU 高强度的护理工作。

第二节　ICU 的设置与要求

ICU 的布局应根据各医院等级高低、规模大小和功能不同等情况而定，可以有多种形式，其总体布局原则是：坐落于通道宽敞、电梯便利等方便患者转运的区域；靠近相关科室如急诊科、手术室、影像科、检验科、血库等，便于紧急检查、治疗和手术等；周围环境相对安静，室内空间足够大，便于抢救治疗并减少患者之间的相互干扰；具备良好的通风、采光、消毒条件，以利于感染的控制；各区域的建筑装饰应遵循不产尘、不积尘、耐腐蚀、防潮防霉、防静电、防火、易清洁等原则。可设立医疗、医疗辅助、污物处理和医务人员生活辅助等相对独立区域，以减少彼此之间的相互干扰和有利于感染的控制。

一、ICU 病房及床单位

1. 病室设置　可为开放式、半封闭或全封闭式，至少配置 1 ～ 2 个单间病室，用于隔离严重感染、传染病或病情危重患者。有条件者设正、负压病室至少各 1 个。

考点提示

ICU 的病室设置要求。

（1）床单位设置：ICU 床位设置要根据医院规模、总床位数来确定。一般综合性医院综合 ICU 床位数量应占全院总床位的 2% ～ 8%，ICU 床位使用率以 75% 为宜。每张床单位使用面积不少于 $9.5m^2$，建议 15 ～ $18m^2$，床间距大于 1m。单间病室使用面积不少于 $18m^2$，建议 18 ～ $25m^2$。应使用多功能床并配备防压力性损伤床垫，每个床位配备完善的功能设备带或功能架，配置氧气、压缩空气和负压吸引插口各 2 ～ 3 个。每张床位的电源插孔不应少于 20 个，并配有电源自动转换装置。配备床头灯，应设有应急照明灯。

（2）手卫生设施：为减少交叉感染，必须设置洗手设施，开放式的每 2 床之间设置一套，单间每床 1 套。每套设备至少包括非接触式洗手池、洗手液和擦手纸，自来水开关最好具有自动感应功能，并备自动吹干机。每个床旁应放置快速手消毒装置 1 套。

（3）室温、通风与噪声要求：病室空气调节系统能独立控制，室温要求保持在（24±1.5）℃左右，湿度以 55% ～ 65% 为宜。具备良好的通风和采光，有条件的 ICU 最好装配气流方向从上到下的空气净化系统。地面覆盖物、墙壁和天花板应尽量采用高吸音的建筑材料，在不影响工作的情况下减少各种监护仪器的声音。根据国际噪声协会的建议，ICU 白天的噪声应控制在 45dB 以下，夜晚在 20dB 以下。

2. 医疗辅助区域　包括中央工作站、治疗室、仪器室、出入通道、医护人员办公室、值班室、示教室、家属接待室、实验室、营养准备室和库房等。

（1）中心工作站：原则上应设置在医疗区域的中央区域，以能够直接观察到所有患者为佳。围绕中心站周围，病床可以呈圆形、扇形或 T 形等排列。

（2）治疗室：至少设置 2 个。一个用于需要无菌技术操作的治疗和护理，进入前需要戴好口罩和帽子；另一个用于只需要达到清洁要求的治疗和护理。

（3）仪器室：由于 ICU 使用仪器设备较多，有条件的 ICU 最好设置仪器室，供仪器设备放置和维护使用。

（4）出入通道：人员流动通道和物流通道分开，以减少各种干扰和交叉感染。工作人员通道和患者通道分开，提供工作人员尽快接触患者的通道和家属探视通道。

3. 污物处理区域　包括清洁室、污废物处理室和盥洗室等，设置在医疗区域的一端，避免污染医疗区域。

4. 医务人员生活区域　包括休息室、更衣室、进餐室等，与医疗区域相对隔开，避免交叉感染。

二、监护设备

ICU 的监护设备应包括监测设备和治疗设备 2 种。

1. 监测设备　常用的监测设备有多功能生命体征监测仪、呼吸功能监测装置、血气分析仪、血流动力学监测设备、血氧饱和度监测仪及心电图机等。还应配备提供床旁超声、X 线、生化和细菌学等辅助检查设备。

2. 治疗设备　包括各种注射泵（输液泵、微量注射泵、肠内营养输注泵）、呼吸气囊、面罩、呼吸机、心脏除颤仪、心肺复苏抢救装备车（车上备有喉镜、气管导管、各种管道接头、急救药物及其他抢救用具等）、纤维支气管镜、临时心脏起搏器、主动脉内球囊反搏和左心辅助循环装置、体外膜肺、血液净化装置、升降温设备、防止下肢深静脉血栓发生的反搏处理仪器等，以及小型手术设备和器械（手术灯、消毒用品、开胸/气管切开手术器械包、手术器械台等）。

第三节　ICU的病室管理

一、组织领导

ICU实行院长领导下的科主任负责制。科主任负责科内各项工作，包括主持定期查房、组织会诊和抢救任务等业务工作。ICU实行独立与开放相结合的原则，即ICU应有自己独立的医疗队伍，设立一整套强化治疗手段；同时应更多地听取专科医生的意见，把更多的原发病处理如外伤换药留给专科医生解决。医生的配备采取固定与轮转相结合的形式。护士长负责ICU的护理管理工作，包括安排护士工作、检查护理质量、监督医嘱执行情况及护理文书书写、护士业务培训等工作。

二、管理制度

ICU实行制度化管理。为了保证工作质量和提高工作效率，除执行各级政府和各级卫生管理部门的各种法律法规、医疗核心制度外，还需要建立健全以下各项规章制度，包括ICU出入制度；医疗、护理质量控制制度；各种危重疾病监护常规；临床诊疗及医疗、护理操作常规；抗生素使用制度；血液与血液制品使用制度；抢救设备操作、管理制度；基数药品、毒麻药品和贵重、特殊药品等管理制度；院内感染预防和控制制度；医疗、护理不良事件防范与报告制度；医患沟通制度；突发事件的应急预案和人员紧急召集制度；医护人员教学、培训和考核制度；探视制度；临床医疗、护理科研开展与管理制度等。

三、质量指标管理

质量指标管理是ICU质量管理的常见形式。ICU质量指标是在一定的时间和条件下，能科学动态地反映ICU医疗护理质量的基础、过程和结果应达到的指数、规格或标准。根据《重症医学专业医疗质量控制指标（2015年版）》，重症医学专业医疗质量控制指标包括：

1. ICU患者收治率和ICU患者收治床日率　ICU患者收治率是指ICU收治患者总数占同期医院收治患者总数的比例。ICU患者收治床日率是指ICU收治患者总床日数占同期医院收治患者总床日数的比例。同一患者同一次住院多次转入ICU，记为“多人次”。意义：反映全部住院患者ICU患者的比例及收治情况。

2. 急性生理与慢性健康评分（APACHE-Ⅱ评分）≥15分患者收治率（入ICU 24小时内）　指入ICU 24小时内，APACHE-Ⅱ评分≥15分患者数占同期ICU收治患者总数的比例。意义：反映收治ICU患者的病情危重程度。

急性生理及慢性健康评分系统——APACHE-Ⅱ（acute physiology and chronic health evaluation scoring system）是目前临床上重症监护病房应用最广泛、最具权威的危重病病情评价系统。APACHE-Ⅱ可对患者的病情做出定量的评价，分值越高，表示病情越重，预后越差，病死率越高。

3. 感染性休克 3 小时集束化治疗（bundle）完成率　感染性休克 3 小时集束化治疗是指感染性休克诊断后 3 小时内完成：测量乳酸浓度；抗菌药物治疗前进行血培养；予以广谱抗菌药物；低血压或乳酸≥4mmol/L 给予 30ml/kg 晶体液进行目标复苏。感染性休克 3 小时集束化治疗完成率是指入 ICU 诊断为感染性休克并全部完成 3 小时集束化治疗的患者数占同期入 ICU 诊断为感染性休克患者总数的比例。不包括住 ICU 期间后续新发生的感染性休克病例。意义：反映感染性休克的治疗规范性及诊疗能力。

4. 感染性休克 6 小时集束化治疗完成率　感染性休克 6 小时集束化治疗是指在 3 小时集束化治疗的基础上加上：低血压对目标复苏效果差立即予以升压药；脓毒症休克或乳酸≥4mmol/L 容量复苏后仍持续低血压，需要立即测量 CVP 和 $ScvO_2$；初始乳酸高于正常患者需重复测量乳酸水平。感染性休克 6 小时集束化治疗完成率是指入 ICU 诊断为感染性休克全部完成 6 小时集束化治疗的患者数占同期入 ICU 诊断为感染性休克患者总数的比例。不包括住 ICU 期间后续新发生的感染性休克病例。意义：反映感染性休克的治疗规范性及诊疗能力。

5. ICU 抗菌药物治疗前病原学送检率　是指以治疗为目的使用抗菌药物的 ICU 住院患者，使用抗菌药物前病原学检验标本送检病例数占同期使用抗菌药物治疗病例总数的比例。意义：反映 ICU 患者抗菌药物使用的规范性。

6. ICU 深静脉血栓预防率　进行深静脉血栓预防的 ICU 患者数占同期 ICU 收治患者总数的比例。意义：反映 ICU 患者深静脉血栓的预防情况。

7. ICU 患者预计病死率　是指 ICU 收治患者预计病死率的总和与同期 ICU 收治患者总数的比值，主要是通过患者疾病危重程度（APACHE- Ⅱ评分）来预测的可能病死率。意义：反映收治 ICU 患者的疾病危重程度，用来计算患者标化病死指数。

8. ICU 患者标化病死指数　通过患者疾病危重程度校准后的病死率，为 ICU 患者实际病死率与同期 ICU 患者预计病死率的比值。意义：反映 ICU 整体诊疗水平。

9. ICU 非计划气管插管拔管率　是指非计划气管插管拔管例数占同期 ICU 患者气管插管拔管总数的比例。意义：反映 ICU 的整体管理及治疗水平。

10. ICU 气管插管拔管后 48 小时内再插管率　是指气管插管计划拔管后 48 小时内再插管例数占同期 ICU 患者气管插管拔管总例数的比例。不包括非计划气管插管拔管后再插管。意义：反映对 ICU 患者脱机拔管指征的把握能力。

11. 非计划转入 ICU 率　非计划转入 ICU 是指非早期预警转入，或在开始麻醉诱导前并无术后转入 ICU 的计划，而术中或术后决定转入 ICU。非计划转入 ICU 率是指非计划转入 ICU 患者数占同期转入 ICU 患者总数的比例。非计划转入 ICU 的原因应进行分层分析（缺乏病情恶化的预警、麻醉因素和手术因素等）。意义：反映医疗机构医疗质量的重要结果指标之一。

12. 转出 ICU 后 48 小时内重返率　是指转出 ICU 后 48 小时内重返 ICU 的患者数占同期转出 ICU 患者总数的比例。意义：反映对 ICU 患者转出 ICU 指征的把握能力。

13. ICU 呼吸机相关性肺炎发病率　是指呼吸机相关性肺炎发生例数占同期 ICU 患者有创机械通气总天数的比例。单位：例 / 千机械通气日。意义：反映 ICU 感控、有创机械通气及管理能力。

14. ICU 血管内导管相关血流感染发生率　是指血管内导管相关血流感染发生例数占同期 ICU 患者血管内导管留置总天数的比例。单位：例 / 千导管日。意义：反映 ICU 感控、血管内导管留置及管理能力。

15. ICU 导尿管相关泌尿系感染发生率　是指导尿管相关泌尿系感染发生例数占同期 ICU 患者导尿管留置总天数的比例。单位：例 / 千导尿管日。意义：反映 ICU 感控、导尿管留置及管理能力。

重点·考点·笔记

第四节　ICU 的感染管理与控制

由于 ICU 是危重患者集中的场所，患者病情重，机体免疫功能低下，同时各种侵入性操作和治疗措施多，多重耐药菌在 ICU 常驻，长时间抗菌药物及激素使用等因素，导致 ICU 感染一直是院内感染的高发区。因此，做好 ICU 的感染管理与控制工作是临床抢救与治疗成功的关键。

一、常见的病原菌

引起医院感染的病原微生物包括细菌、真菌、支原体、衣原体和病毒等，以条件致病菌为主，且多为多重耐药菌株。革兰阳性菌是引起医院感染常见的病原菌之一，其中最常见的是葡萄球菌、肠球菌与链球菌，手术和创伤部位感染多属于此种类型。革兰阴性菌是危重症患者发生泌尿系统感染的主要细菌，病原菌主要为直肠与尿道的常驻菌，包括大肠埃希菌、铜绿假单胞菌、变形杆菌等。呼吸系统感染中还可见克雷伯菌、流感嗜血杆菌等。真菌感染以念珠菌属最为常见，也可见少数曲霉菌属真菌感染。

二、常见的感染部位

ICU 患者常见感染部位依次是下呼吸道、泌尿道、血液、消化道和伤口感染。不同的 ICU 患者感染部位有所不同。如外科 ICU 感染以泌尿道、手术部位、呼吸系统、血液感染居多，而内科 ICU 以呼吸系统、泌尿道、血液感染最常见。

考点提示

ICU 感染的主要原因。

三、感染的主要原因

1. *机体抵抗力减弱*　ICU 危重症患者多，病情重，包括严重创伤、大手术、休克、器官移植，以及严重的心、肺、肾疾病等，除原发性损伤或疾病外，营养不良、大量蛋白质丢失、长期应用免疫抑制剂、激素等，均可导致患者的机体免疫功能低下，极易发生医院感染。此外，老年人、婴幼儿、长期卧床，以及有吸烟、酗酒等不良生活习惯的患者其免疫能力也会下降。

2. *机体解剖屏障受损*　严重创伤、空腔脏器梗阻、组织坏死、穿孔等可导致机体皮肤和黏膜的解剖屏障严重受损，防御屏障机制减弱。低血压休克、胃肠缺血再灌注及长时间的禁食或肠外营养支持等情况下导致胃肠黏膜保护屏障功能受损。此外，长时间卧床引起压力性溃疡，导致皮肤破损，均易继发感染。

3. *侵入性操作多*　ICU 重症患者中的各种有创监测或治疗（包括气管内插管、外周静脉置管、中心静脉插管、肺动脉导管置管、留置尿管、各种引流管等侵入性操作）多且频繁，造成皮肤黏膜损伤，为病原菌提供了繁殖基地，容易引起菌血症、肺部及尿路感染等。

4. *危重患者集中*　ICU 聚集了不同病种、不同感染种类的重病患者，极易发生交叉感染。

5. *抗生素应用不合理*　新型及广谱抗生素的广泛应用，可造成菌群失调与耐药菌株生长与繁殖，病原菌对临床常用抗菌药物均有不同程度的耐药性，多药耐药呈增加趋势，导致严重的二重感染。因而，合理使用抗生素是预防医院感染的重要因素。

6. *病原体的医源性传播*　主要通过医护人员的手接触性传播，若医护人员无菌观念淡薄、无菌操作不严格，未严格执行手卫生规范，均可使 ICU 感染因素和传播媒介增加，交叉感染的发生率上升。此外，如果医疗设备消毒与灭菌不彻底，空气、物体表面、血液制品、药品被污染，以及因 ICU 空间狭小、污染区和清洁区划分不明确、无缓冲间等造成的环境污染也可成为重要的感染源。

重点·考点·笔记

考点提示

ICU 控制感染的管理与措施。

四、控制感染的管理与措施

1. 工作人员管理

（1）限制人员出入：ICU 内空气污染最严重的区域多为入口处和走道，特别是医生查房和护士交班及家属探视时间更为严重。因此，应将进出 ICU 的医护和探视人员减少到最低限度。

（2）严格更衣、换鞋制度：医护人员进入 ICU 要更换专用工作服、换鞋、戴口罩、洗手，外出时必须更衣或穿外出衣。接触多重耐药菌感染或携带者等特殊患者，或处置可能有血液、体液、分泌物、排泄物喷溅的患者时，应穿隔离衣或防护围裙。接触疑似为高传染性的感染如禽流感等患者，应戴 N95 口罩、面罩，穿防护服。

（3）正确使用手套：医护人员接触患者黏膜和非完整皮肤，或进行无菌操作时，应戴无菌手套；接触血液、体液、分泌物、排泄物或处理被它们污染的物品时，应戴清洁手套。护理患者后要摘手套，护理不同患者或医护操作在同一患者的污染部位移位到清洁部位时要更换手套。特殊情况下如手部有伤口、给 HIV/AIDS 患者进行高危操作时，应戴双层手套。

（4）严格执行手卫生规范：接触患者前、后，进行清洁或侵入性操作前，接触患者体液或分泌物后，接触患者使用过的物品后都应进行手卫生。当手上有血迹或分泌物等明显污染时，必须洗手。摘掉手套之后、医护操作在同一患者的污染部位移位到清洁部位时，也必须进行手卫生。

（5）医院感染控制知识培训：每年必须接受医院感染控制知识培训。

2. 患者管理

（1）妥善安置患者：应将感染患者与非感染患者分开安置，对同类感染患者相对集中，对疑似有传染性的特殊感染或重症感染，应隔离于单独房间，以避免交叉感染。对于空气传播的感染，如开放性肺结核，应隔离于负压病房；接受器官移植等免疫功能明显受损患者，应安置于正压病房；对于重症感染、多重耐药菌感染或携带者和其他特殊感染患者，建议分组护理，固定人员。医务人员不可同时照顾正、负压隔离室患者。

（2）预防感染控制措施：重视患者的口腔卫生。对于引流液、伤口分泌物及呼吸机使用者的痰液应定期做培养，有创导管拔除后疑有感染时应做细菌培养及药敏试验，以便及早发现感染并及时治疗。限制预防性应用抗生素，感染性疾病根据细菌培养与药敏试验结果合理应用抗生素。

3. 探视管理　探视人员应按医院规定的时间探视，可采用手机视频或电视视频探视，尽量减少不必要的探视。①若探视者进入 ICU 应穿隔离衣、戴口罩、穿鞋套；进入病室前后应洗手或用快速手消毒液消毒双手；探视期间尽量避免触摸患者及周围物体表面。②有疑似或证实呼吸道感染症状者、学龄前儿童禁止进入 ICU 探视。③对于疑似有高传染性的感染如禽流感、SARS 等，应避免探视。

4. 环境管理　定期对病室进行彻底清洁和消毒，开窗通风、机械通风是保持 ICU 室内空气流通、降低空气微生物密度的最好方法。保持墙面与门窗清洁和无尘。室内应采用湿式清扫，拖把分开使用并做好标记。每天用清水或清洁剂湿式拖擦地面，多重耐药菌流行或有院内感染暴发的 ICU，必须每日用消毒剂消毒地面一次。禁止在病室、走廊清点更换下来的被服、衣物。治疗室、处置室清洁整齐，每日进行空气消毒，每月有空气培养记录。禁止在室内摆放干花、鲜花或盆栽植物。

5. 物品管理　诊疗、护理患者过程中所使用的监护仪等非一次性物品均按照使用规范和院内感染管理要求进行清洁、消毒或灭菌处理，尤其是频繁接触的物体表面，如仪器的按钮、操作面板，应每天用75%乙醇仔细消毒擦拭。规范一次性物品的使用，尽量采用一次性呼吸机管路，每日更换氧气湿化瓶。各种仪器设备在更换使用者时应进行表面消毒，病床、台面等定期擦拭消毒，患者的生活用品保持清洁、定期消毒，转出ICU后床单位进行终末消毒处理，特殊感染患者用品应分开处理。

6. *医疗操作流程管理*　进行各项医疗护理操作时，必须严格遵循无菌技术原则。保持引流管通畅，引流应保持密闭性，减少因频繁更换引流管而导致污染的机会。每日对留置的导管情况进行评估，尽早拔管。做好口腔护理、声门下分泌物吸引和呼吸机管道护理，预防呼吸机相关性肺炎的发生。

7. *废物与排泄物管理*　处理废物与排泄物时医护人员应做好自我防护，防止体液接触暴露和锐器伤。医疗废物按照《医疗废物分类目录》要求分类放置、规范化处理。

8. *监测与监督*　应常规监测ICU医院内感染发病率、感染类型、常见病原体和耐药状况等，尤其是中心静脉导管、气管插管和留置导尿管的相关感染。加强医院内感染耐药菌监测，发现疑似感染患者，及时进行微生物检验和药敏试验。医院内感染管理人员应定期监督各项感染控制措施的落实，早期识别院内感染暴发和实施有效的干预措施。

第五节　ICU患者的心理护理

ICU收治各类重症患者，以现代的仪器设备、先进的医疗护理技术对患者实施严密的监护和集中的治疗护理，在提高抢救成功率的同时，也对患者的心理造成了不同程度的影响。

一、重症患者的心理评估

1. *ICU患者常见的心理反应*

（1）情绪休克：突然起病或突然遭受意外，或在原有疾病基础上病情加重，使患者完全没有心理准备，无法面对现实，心理防御机制濒临崩溃，部分患者持续数天处于“情绪休克”，表现为异常平静与冷漠，表情木然，少言寡语，对各种医疗处置无动于衷。

（2）恐惧、焦虑：危重患者病情险恶，危在旦夕，进入ICU清醒后首先看到病床四周陌生的机器、忙碌的护士、密集的监护与治疗设备、监护光电信号、昼夜不灭的灯光等，易产生恐惧、焦虑的心理。

（3）无效性否认：指个体有意或无意采取一些无效的否认行为，试图减轻因健康状态改变而产生的焦虑或恐惧，是患者对疾病的心理防御反应。约有半数以上的ICU患者产生心理否认反应，一般在入住ICU后第2天开始出现，第3、4天达高峰。患者经抢救后病情好转，急性症状初步控制，表现出否认有病，或认为自己的病情很轻，不需要住院监护治疗。

（4）ICU综合征：是患者在ICU监护治疗过程中出现的以精神障碍为主，兼有其他表现的一组综合征，主要表现为谵妄、思维紊乱、情感障碍、行为异常等。ICU综合征可加重患者病情，造成不良预后。

（5）孤独、抑郁：由于ICU环境的特殊，通常谢绝探视，患者与家属隔离，缺少外界信息，易产生分离性焦虑；患者对ICU环境陌生，语言沟通缺乏，各种管道及限制身体活动的约束，使患者容易产生孤独感；ICU病室内气氛严肃，医护人员忙于各种救护处置，与患者交流不够充分，使患者易产生孤独、抑郁等消极情绪反应，严重者可萌发轻生念头。

（6）烦躁、对抗治疗：由于气管插管、机械通气等导致患者不能进行语言交流，不能很好地表达心理感受和需求，加上躯体的疾患、导管的刺激、活动受限等，患者常表现出烦躁不安，不能忍受；久病不愈的患者，对治疗失去信心而拒绝各种医疗行为，对医护人员冷漠，不配合，甚至自行拔除各种导管等。

（7）呼吸机依赖和 ICU 依赖：长期机械通气患者，习惯于被动辅助通气，对机械通气产生依赖心理，对撤机有恐惧感，担心撤机后发生呼吸困难和窒息；即将转出 ICU 的患者，由于对自己病情缺乏信心，对普通病房医务人员缺乏信任，担心疾病复发，对 ICU 产生依赖心理。

2. 影响 ICU 患者心理反应的因素

（1）疾病因素：循环系统疾病与神经系统疾病往往有脑供血不足，使患者发生不同程度的精神、神志改变；电解质紊乱及有害代谢产物蓄积，可引起谵妄、情绪不稳定、莫名恐惧、焦虑不安、忧郁、疲倦、萎靡不振、乏力、睡眠障碍等症状。

（2）个体因素：患者对疾病信息的敏感性、对疾病所造成痛苦的耐受性及其他社会因素等可影响患者对疾病的心理反应。

（3）治疗因素：某些药物可以影响脑功能而产生不良的心理反应，如用利多卡因治疗心律失常，静脉滴注速度达 4mg/min 时，大部分患者可出现谵妄；气管插管，使用呼吸器、鼻饲管，固定的体位，持续的静脉输液等治疗给患者带来一定的痛苦，造成患者的感觉阻断，从而成为不良心理反应的诱发因素。

（4）环境因素：ICU 对患者来说往往是相当陌生的，各种医疗设备的运行，医疗人员频繁走动，呻吟声嘈杂，昼夜光线通明使患者很难维持生物节律、极易失眠；与外界的高度隔离，增加了患者的不安全感及孤独的情绪；目睹其他患者死亡，特别是濒死者的挣扎，更加重了患者焦虑、紧张的心理。

（5）人际关系因素：ICU 谢绝探视，患者与家属隔离，易产生分离性焦虑；ICU 病室气氛严肃，医护人员彼此之间、与患者之间交谈较少，患者及家属、亲友的心理交流也减少到最低限度，使患者的精神负担加重。

二、重症患者的心理护理措施

考点提示

重症患者的心理护理措施。

1. 增强患者自尊　护士在接班前主动介绍，下班交班后和患者告别，以示对患者的尊重。保护患者的隐私权和尊严，治疗及护理操作过程中尽量减少暴露患者身体，采取任何治疗或护理措施时，须向患者解释目的及过程，避免在床旁讨论患者的病情。

2. 降低环境压力　减少不必要的嘈杂声，降低工作人员说话的音调，将监护仪器的声音尽量调降；向患者解释各种仪器的警报声音代表的意义，尽早去除不必要的监护仪器及设备；当各种仪器报警时，应尽快消除报警声并予以处理，为患者提供安静的环境，促进患者睡眠。尽量避免患者看到其他危重患者抢救、死亡场面及其他危重患者的恶病质状态。

3. 降低患者情绪压力　在护理操作过程中尽量减轻患者的不适感，护士应多与患者沟通，关心询问患者，鼓励患者表达感受，引导患者说出不适及担忧；条件允许时应鼓励家属探视，增强患者和家属的情感交流；对患者提出的问题应详细清晰地回答，不能回避。

4. 促进患者的舒适　协助患者采取舒适的卧位，每 2 小时协助患者翻身、更换体位或进行肢体活动，采取相应措施促进患者舒适。

5. 加强非语言沟通　对于因气管插管、气管切开等原因丧失语言表达能力的患者，护士应加强与患者的非语言沟通。护士应向患者解释人工气道、约束带等对患者的意义；通过对患者表情、手势、动作、口型等的观察判断患者要表达的意图；经常询问患者有无不适；为患者准备写字板、认字词板、情景图画等，以协助患者表达自己的需求。

6. 消除依赖心理　对于即将离开 ICU 的患者，护士应做好解释工作，使患者明确疾病

重点·考点·笔记

已经缓解，树立战胜疾病的信心；对于呼吸机依赖心理的患者，应向患者解释病情已经好转，可按计划间断撤离呼吸机直至完全撤机，撤机后呼吸机会放在患者身边，一旦感觉呼吸困难，可随时为患者接上呼吸机，以消除患者的担心；同时向患者解释撤机过程中和拔管时可能出现的感觉，增加患者对负性事件的可预料性，减少患者焦虑。

7. 指导患者放松训练，减轻焦虑　指导患者运用深呼吸、肌肉放松、想象放松等常用的放松训练方法，以达到主观的安静状态，从而减轻焦虑情绪。另外可在 ICU 病室内播放轻音乐，悠扬的旋律可缓解交感神经的过度紧张，减轻各种压力反应，预防 ICU 综合征的发生。

第六节　危重患者的监测及护理

导入情景

某日，一位 35 岁的二胎妈妈孕 37 周，因突发腰痛及下腹部疼痛入院。入院查体：R 30 次 / 分，P 122 次 / 分，BP 72/52mmHg，面色苍白，脉搏细弱，腹部膨隆，急查 CT 提示腹腔积血，医生考虑子宫破裂。紧急送手术室行剖腹探查术＋子宫体部剖宫产术＋子宫次全切除术＋腹腔引流术，手术过程患者总失血量约 3000ml，术后转至 ICU 继续抢救。此刻，患者仍呈昏迷状态，HR 128 次 / 分，BP 87/54mmHg，SpO_2 90%，且血压、血氧饱和度仍呈下降趋势。

工作任务

1. 能对患者各系统功能情况进行正确的护理评估。
2. 能够针对不同系统功能选择及实施正确的监测方法。
3. 能够根据监测数据判断患者各系统功能状况。
4. 能够及时、准确完成监护记录，并符合记录要求。

ICU 是对危重症患者进行集中全面的动态监测、强化治疗和护理的特殊医疗场所。重症监护室医护人员对患者将进行系统及不间断的监护，对危重症患者的生命体征及反映各系统功能的各项参数进行动态监测，及时判断病情变化，以便及时采取相应的治疗护理措施，抢救患者生命。危重症患者的监测与护理主要包括循环系统功能监护、呼吸系统功能监护、肾功能监护、脑功能监护、体液平衡监护及危重症患者的护理记录。

一、循环系统功能监测及护理

循环系统的监测可分为血流动力学监测和心电图监测。

（一）血流动力学监测

通过血流动力学监测，可为临床治疗提供相关的血液、血管、组织的氧供与氧耗及心脏电生理等方面的指标依据。通常分为无创和有创两大类：无创血流动力学监测是指经皮肤或黏膜等对组织器官没有机械损伤的途径间接获取有关心血管功能的各项参数的方法，如自动的无创血压监测等，因方便、安全，已成为临床常用的监测方法。有创血流动力学监测是指经体表插入各种导管或监测探头到心脏和血管腔内，并连接至监测仪或监测装置直接测定各项生理参数的方法，如中心静脉测压、漂浮导管等。本章重点介绍无创血流动力学监测（有创血流动力学监测见本书第 11 章第三节循环支持与监护技术）。

PPT·循环系统功能监测与护理

1. 无创血流动力学监测

（1）心率监测

1）监测方法：针对重症患者，临床常用生命体征监护仪进行监测，监护仪显示屏可随时显示患者当前的心率。监护仪可根据患者病情设置心率报警上、下限，当心率超过设置的上、下限或在心脏停搏 4 秒之内，监护仪将自动报警，便于医护人员及时发现、处理患者心率异常。

2）正常值：正常成年人安静时为 60 ～ 100 次 / 分。正常情况下，心率随年龄增长而变化，小儿心率较快，老年人心率较慢。心率受情绪、进食、运动等影响，也受疾病影响，如甲状腺功能亢进、心力衰竭、休克等都会导致心率增快或减慢。

3）临床意义：①判断休克：临床常用休克指数判断休克的程度。休克指数＝心率 / 收缩压。休克指数为 0.5 表示无休克，>1.0 表示休克，>2.0 为严重休克。②判断心排血量，心率对心排血量有很大影响，当心率减慢（<50 次 / 分）时，心排血量也减少；当心率过快（>160 次 / 分）时，心排血量明显减少。心脏停搏前常有进行性心率减慢。③估计心肌耗氧量，心率与心肌耗氧量的关系非常密切。心肌耗氧量与心率快慢成正比，心肌耗氧量＝心率 × 收缩压，正常值 <12 000，若 >12 000 提示心肌耗氧量增加。

（2）无创血压监测：主要反映心室后负荷、心肌耗氧及周围血管阻力。影响血压的因素包括心排血量、循环血容量、血管壁的弹性和血液黏滞度、周围血管阻力等。

1）监测方法：分为无创血压监测和有创血压监测 2 种，前者包括袖带测压和自动化无创动脉测压，后者指动脉穿刺插管直接测压法，本节重点介绍无创血压监测（动脉穿刺测压法监测见本书第 11 章第三节循环支持与监护技术）。

2）临床意义：①收缩压（SBP），重要性在于克服各脏器临界关闭压，保证脏器的供血。如肾的临界关闭压为 70mmHg，当收缩压低于该值时，因肾血流不足导致肾小球滤过率降低，出现少尿。②舒张压（DBP），重要性在于维持冠状动脉灌注压。因冠状动脉是在舒张期供血，且须维持舒张压在 60mmHg 以上，才能维持正常供血。③平均动脉压（MAP），是评估左心室泵血、脏器组织灌注情况的指标，受收缩压和舒张压双重影响。MAP ≈ DBP+1/3 脉压或（SBP+2 × DBP）/3。正常成年人 MAP 为 70 ～ 105mmHg。

3）无创测压要点：床旁袖带血压监测时，需要注意以下 2 点。①选择合适的袖带，袖带的宽度是患者上臂周长的 40% ～ 50%；袖带内气囊的长度是患者上臂周长的 80%。②正确缠裹袖带，袖带应平整地系在右（或健侧）上臂，松紧适宜，袖带内充气气囊的中心位于肱动脉处。

4）注意事项：袖带须与患者心脏在同一水平线；开始测压前，要保证袖带系在患者手臂上，否则易损坏充气泵；应注意避免外力压迫袖带和橡胶管等，否则将造成测量数据不准确；进行自动间断测压时，应每隔 4 小时松解袖带片刻，以减少持续充气对患者肢体循环的影响和不适；患者出现以下情况，如心率极低或极高、血压变化很快、心律失常导致不规则心搏、体位移动或肌肉痉挛、休克或体温极低时，进行有创血压监测比无创血压测得的数值更为准确。

（3）心排血量（cardiac output，CO）监测：CO 心排血量是指一侧心室每分钟射出的血液总量。正常人左右心室的射血量基本相等。CO 是反映心脏泵血功能的重要指标，对评价心功能、补液与药物治疗均具有重要意义。依据测压原理可分为胸腔生物阻抗法（thoracic electrical bioimpedance，TEB）和多普勒心排血量监测。胸腔生物阻抗法采用生物电阻抗技术测量每个心动周期胸腔电阻抗值的变化计算 CO 值，因抗干扰能力较差，易受患者呼吸、心律失常、血流动力学不稳定等因素影响，测量误差较大，在一定程度上限制了其在临床的广泛应用。多普勒心排血量监测是通过多普勒超声技术测量红细胞的移动速度来计算主动脉血流，进而计算 CO 值，实现连续性 CO 监测。躁动及不合作的患者，以及有严重出血倾向及气管或食管疾病的患者，均不适宜采用此法。

1）正常值：4 ～ 8L/min。

2）临床意义：是反映心泵血功能的重要指标。通过 CO 测定，可判断心脏功能，诊断心力衰竭和低心排血量综合征，对评价心功能、补液与药物治疗均具有重要意义。

2. 有创血流动力学监测　见本书第 11 章第三节循环支持与监护技术。

（二）心电图监测

心电图主要反映心脏激动过程中的电活动。对各种类型的心律失常具有独特的诊断价值。特征性的心电图改变和演变是诊断心肌梗死最可靠和最实用的方法。冠状动脉供血不足、药物及电解质改变等均可导致心电图特征性改变。心电图监测也是对心脏病患者施行心脏或非心脏手术时常规的监测手段。

1. 心电监测仪的种类

（1）心电监护系统：心电监护系统由 1 台中央监测仪和 4 ～ 6 台床边监测仪组成，以监测生命体征为主。重症监护病房常安装此类系统，方便护士站医护人员同时监测多个患者的病情。

（2）心电示波监测：是通过心电监护仪连续、动态监测心电图变化，对及时发现心电图异常起着非常重要的作用，是 ICU 最常见的心电图监测方法。

（3）动态心电监测仪（Holter 心电监测仪）：是可随身携带的小型心电图磁带记录仪，可记录 24 ～ 48 小时心电图波形，动态观察不同负荷状态下的心电图变化。

动态心电监测仪适用范围：常用于冠心病和心律失常的诊断，寻找晕厥原因及观察抗心律失常药物效果，也可用于监测起搏器的功能。不能用于危重症患者连续、实时的心电图监测。

（4）遥控心电监测仪：此监测仪无须用导线与心电监测仪相连，一般遥控半径为 30m，中心台可同时监测 4 名患者，每名患者身边携带 1 个发射仪器。患者可在一定区域自由活动，可缓解心理压力，临床常用于高血压脑出血、脑梗死、短暂性脑缺血发作、脑供血不足、癫痫等患者的生命体征监测。

（5）心电图机

1）12 导联心电图：是心电图机描记获得的即时心电图。3 个标准肢体导联是Ⅰ、Ⅱ、Ⅲ导联；3 个加压肢体导联是 aVR、aVL、aVF 导联；6 个胸导联是 V1、V2、V3、V4、V5、V6 导联。

2）18 导联心电图：是心电图机描记获得的即时心电图，是在 12 导联心电图基础上增加了 6 个胸导联，即 V3R、V4R、V5R、V7、V8、V9 导联。

2. 标准心电导联电极位置

（1）标准肢体导联：属于双电极导联。Ⅰ导联为左上肢（+），右上肢（－）；Ⅱ导联为左下肢（+），右上肢（－）。

（2）加压肢体导联：属于单极导联。aVR、aVL 与 aVF 导联探查电极分别置于右腕部、左腕部及左足部。

（3）胸导联：属于单极导联。导联 V1 电极置于胸骨右缘第 4 肋间，V2 置于胸骨左缘第 4 肋间，V4 置于左侧锁骨中线与第 5 肋间相交处，V3 位于 V2 与 V4 中点，V5 位于左侧腋前线与 V4 同一水平，V6 位于左腋中线与 V4、V5 同一水平，V7 位于左腋后线与第 5 肋间相交处，V8 位于左肩胛线与第 5 肋间相交处，V9 位于第 5 肋间同水平脊柱左缘，V4R

位于右锁骨中线与第 5 肋间相交处，V3R 在 V1 与 V4R 的中点，V5R 位于右腋后线与第 5 肋间相交处。

（4）监护仪导联电极位置：相对于标准心电图导联而言，监护导联是一种模拟的、综合的导联形式。常用的心电监护仪有 3 个电极、4 个电极、5 个电极三种类型。常用的综合监护导联：

1）综合Ⅰ导联：左锁骨中点下缘（+），右锁骨中点下缘（−），无关电极置于剑突右侧，心电图波形近似标准Ⅰ导联。

2）综合Ⅱ导联：左腋前线第 4 肋间（+），右锁骨中点下缘（−），无关电极置于剑突右侧，心电图振幅较大，波形近似 V5 导联。

3）综合Ⅲ导联：左腋前线第 5 肋间（+），左锁骨中点下缘（−），无关电极置于剑突右侧，心电图波形近似于标准Ⅲ导联。

4）改良胸导联（CM 导联）：为双电极导联，是临床监护中常选用的导联连接方法。正极置于胸导联（V1 ～ V6）位置，负极置于胸骨上缘或右锁骨附近。

3. 心电图监测的临床意义

（1）及时发现和识别心律失常：可及时发现并识别各种原因引起的心律失常及其类型，为治疗和用药提供重要依据。

（2）及时发现心肌缺血或心肌梗死：持续的心电图监测可及时发现因严重的缺氧、酸碱失衡等因素导致的心肌缺血、心律失常，为抢救患者赢得时间。

（3）监测电解质浓度改变：持续的心电图监测可对早期发现危重症患者电解质紊乱如低血钾和低钙等有重要意义。

（4）观察起搏器的功能：临床上通过对安装临时或永久起搏器患者的心电图监测，来观察心脏起搏器的起搏与感知功能是否正常，是一种非常重要的手段。因此，起搏器安置术后随访心电图是必不可少的。

二、呼吸系统功能监测及护理

（一）呼吸运动监测

1. 呼吸频率　是指每分钟的呼吸次数，能够反映患者通气功能及呼吸中枢的兴奋性，是呼吸功能监测中最简单、最基本的的监测指标。正常值：正常成年人安静状态下，呼吸频率为 16 ～ 20 次 / 分，小儿呼吸频率随年龄减小而加快，8 岁儿童约为 18 ～ 25 次 / 分，1 岁为 20 ～ 30 次 / 分，新生儿为 30 ～ 40 次 / 分。成年人呼吸频率 <6 次 / 分或 >35 次 / 分均提示呼吸功能障碍。

2. 呼吸节律、幅度及吸呼比　呼吸节律是指呼吸的规律性，正常呼吸节律自然而均匀。呼吸幅度是指呼吸运动时患者胸腹部的起伏大小，可以大致反映通气量（潮气量）的大小。呼吸的吸呼比，是指一个呼吸周期中吸气时间与呼气时间之比。正常吸呼比例为 1 : 2，吸呼比的变化反映肺的通气与换气功能。

3. 常见异常呼吸类型

（1）频率异常

1）呼吸过速：呼吸频率 >24 次 / 分，常见于剧烈运动、发热、疼痛、甲状腺功能亢进及心力衰竭患者。患者若出现呼吸浅快，常见于肺部疾病，如呼吸肌麻痹、胸腔积液、气胸、肺炎、胸膜炎等，也可见于大量腹水；患者若出现呼吸深快，常见于过度紧张或情绪激动情况下，此时易引发呼吸性碱中毒。

2）呼吸过缓：呼吸频率 <12 次 / 分，常见于颅内压增高、药物中毒和麻醉状态。

重点·考点·笔记

考点提示

休克指数的计算及休克程度划分。

PPT · 危重患者的监测及护理

(2) 呼吸型态异常

1) 潮式呼吸：表现为呼吸由浅慢逐渐变为深快，而后由深快转为浅慢，继之出现约 20 秒的呼吸停止，又重复上述周期性变化，如潮水涨落般，常见于中枢神经损害、充血性心力衰竭、糖尿病昏迷、中毒等。

2) 间断呼吸：表现为在有规律的呼吸几次后，呼吸暂停一段时间，又重复上述呼吸模式，常见于巴比妥类药物中毒、中枢神经系统疾病等，较潮式呼吸更严重，多于临终前发生。

3) 鼾声呼吸：表现为呼吸中发出类似熟睡时的鼾声，常因上呼吸道堆积大量分泌物所致，常见于昏迷或咳嗽无力的患者。

4) 叹息样呼吸：表现为在正常的呼吸中，出现一次深大的呼吸，常见于癔症或过度疲劳等情况。

(二) 通气功能监测

临床常用床旁呼吸监测仪或肺功能监测仪测定通气功能的多项指标，根据患者病情可选择性进行监测。应注意的是，咯血、气胸、极度衰弱、意识障碍的患者不宜进行通气功能测定。

1. **潮气量**（tidal volume，VT） 是指在平静呼吸时，一次吸入或呼出的气体量，正常成年人为 500ml 左右。正常值 8 ～ 12ml/kg，平均约为 10ml/kg，男性略大于女性。潮气量与年龄、性别、体表面积、呼吸习惯、机体新陈代谢有关。临床上，常用呼气流量表或呼吸监测仪测得，人工通气时可通过呼吸机自带监测系统测得。

临床意义：当潮气量 <5ml/kg 时，是人工通气的指征。人工通气治疗时，必须监测动态潮气量，并结合呼吸频率和血气分析结果判断潮气量是否适宜。潮气量减小，常见于肺纤维化、肺淤血、间质性肺炎；潮气量增大，常见于中枢神经系统疾病或酸血症所致的过度通气等。

2. **每分钟通气量**（minute ventilation，MV） 是指在静息状态下，每分钟呼出或吸入的气体量。MV = 潮气量 × 呼吸频率。正常值 6 ～ 8L/min，是肺通气功能最常用的监测指标之一。

临床意义：成年人 MV>10L/min 常提示通气过度，可能发生呼吸性碱中毒；MV<3L/min 则提示通气不足，可能发生呼吸性酸中毒。

3. **肺活量**（vital capacity，VC） 是指深吸气后做深呼气所能呼出的最大气量，可反映肺功能的潜在能力。临床常用呼气流量表、呼吸监护仪或肺活量计在床边测定。正常值 60 ～ 70ml/kg。肺活量的测定分为一次和分次两种，正常人两者应相等，老年人和儿童肺活量较低，男性比女性肺活量高。

临床意义：分次肺活量大于一次肺活量，提示有阻塞性肺疾病；使肺活量降低的因素常见于任何引起肺实质损害、膈肌活动受限制或肺扩张受限、胸廓活动度降低的疾病。

4. **时间肺活量**（timed vital capacity，FVC） 也叫用力呼气量，是指深吸气后做一次最快速度呼气，计算最初 3 秒内的呼气量，计算出每秒呼出量占肺活量的百分比。正常值：第 1 秒占肺活量的 83%，第 2 秒占肺活量的 96%，第 3 秒占肺活量的 99%。

临床意义：哮喘等阻塞性肺疾病患者，第 1 秒呼出量降低较明显，因此呼出相同肺活量气体需要更长时间；时间肺活量降低提示有阻塞性通气功能障碍；提前完成呼气（如 2 秒内呼完），提示有限制性通气；在大气污染对健康影响检测中，时间肺活量是常用的敏感指标，能较好地反映效应小气道的功能。

5. **每分钟肺泡通气量**（alveolar ventilation per minute，VA） 是指吸气时进入肺泡能进行气体交换的气量，又称为有效通气量。每分钟肺泡通气量 =（潮气量 − 死腔量）× 呼吸频率，正常值为 4.2L/min。

临床意义：潮气量增加及呼吸频率减少，对提高肺泡通气量有显著的作用，因此，临床上通常认为深而慢呼吸较浅而快的呼吸好，原因在于后者只能增加无效通气，而有效肺泡通气量反而减少；前者不但呼吸做功少，而且有效肺泡通气量不变。每分钟肺泡通气量不足可致缺氧及二氧化碳潴留、呼吸性酸中毒；通气量过大，可致呼吸性碱中毒。

6. 最大通气量（maximum breathing capacity，MBC） 是指以最快速度和尽可能深的幅度进行呼吸时所测得的每分钟通气量，通常用 15 秒测得值乘以 4 的值表示。MVV 代表单位时间内呼吸器官发挥最大潜力后所能达到的通气量。

临床意义：通过 MVV 和 MV 的测试可了解机体的通气储备能力，通常以通气储备百分比表示：(MVV － MV) /MVV × 100%。该值越低，提示通气功能越差；该值 80% ～ 100% 为基本正常，60% ～ 70% 提示通气功能受损，40% ～ 50% 提示通气功能严重受损。

7. 呼气峰流速（peak expiratory flow rate，PEF） 是指快速用力呼气时所达到的最大流速。影响其测定值的因素有呼气开始前的肺容量、气道阻力及患者呼气过程中是否充分用力。PEF 可用微型峰速仪床旁测定，其操作方法简单可靠，临床常用于测定重症患者。

8. 功能残气量（functional residual capacity，FRC） 是指平静呼吸后肺内残留的气量，正常男性约为 2300ml，女性约为 1580ml。

临床意义：功能残气量的意义在于稳定肺泡气体分压从而达到缓冲的作用，降低了呼吸间歇对肺泡内气体交换的影响，即防止了每次吸入新鲜空气后引起肺泡气体浓度的变化过大；若功能残气量减少，部分肺泡在呼气末会发生萎缩，因此，流经肺泡的血液会因无肺泡通气而失去交换的机会，从而产生分流。功能残气量减少常提示肺纤维化、肺水肿。功能残气量增加常见于某种原因所致呼气阻力增大引起呼气流速减慢，呼气时气体未完全呼出，下一次吸气又开始的情况，如肺气肿、肺心病等。

9. 肺顺应性　是指在静态状况下，单位压力改变时所引起的肺容积的改变，反映了肺在外力作用下发生改变的难易程度，肺顺应性大表示肺扩张性大。正常情况下，肺静态顺应性为 0.175 ～ 0.25L/cmH_2O；动态顺应性为 0.23 ～ 0.35L/cmH_2O。

临床意义：肺静态顺应性降低常见于肺部疾病，如肺水肿、呼吸窘迫综合征、限制性肺疾病等；肺顺应性测定常适用于肺纤维化、胸膜纤维化、急性呼吸窘迫综合征、肺气肿、小气道功能测定、机械通气和呼吸监护协助确定最佳 PEEP 水平。

10. 弥散功能试验　弥散是指肺泡内的气体（O_2 及 CO_2）与肺泡周围毛细血管内气体通过肺泡 / 毛细血管进行气体交换的过程。弥散功能以弥散量为指标，即肺泡 / 毛细血管膜两侧气体分压差为 lmmHg 时每分钟通过的气体量，正常值为 29.5ml/（mmHg・min）。

临床意义：引起弥散障碍的原因主要有肺泡膜面积减少或肺泡膜异常增厚所引起的气体交换障碍，其中后者是弥散障碍的主要原因；弥散功能降低主要的影响是造成机体缺氧，肺弥散功能降低常见于肺间质纤维化、肺气肿、肺部感染、先天性心脏病、红细胞增多症、肺出血等。

（三）脉搏血氧饱和度监测

脉搏血氧饱和度（pulse oxygen saturation，SPO_2）是将一种传感器置于患者毛细血管搏动部位从而对其动脉搏动进行分析来测定血液在一定氧分压下氧合血红蛋白占全部血红蛋白的百分比。此种方法无创、简便、准确率高，成为临床监测氧合功能最常用的方法。

1. SPO_2 监测方法　临床上通常是用脉搏血氧饱和度测定仪与多功能监护仪连接，再将脉氧饱和度传感器固定在毛细血管搏动部位，如指（趾）端甲床、耳垂、鼻翼等部位，成年人多用指夹法，若患者指甲较厚或末梢循环较差时选用耳朵法；小儿监测时多采用耳朵法。

重点·考点·笔记

考点提示

SPO_2 的正常值及影响因素。

开机数秒即可显示氧饱和度数值及波形。

2. 正常值　脉氧饱和度正常值为 95% ～ 100%。

3. 临床意义　监测 SPO_2 可间接了解患者氧分压的高低，以便了解组织的氧供情况，为氧疗提供依据。另外，氧饱和度仪设有氧饱和度和脉搏的报警装置，能够提醒医护人员及时发现异常情况。临床常用于监测呼吸暂停、发绀和缺氧程度的判断。SPO_2<90% 时常提示有低氧血症。

4. 影响因素　通常情况下，有以下因素影响血氧饱和度测量值偏高或出现误差。

（1）读数偏高：碳氧血红蛋白与蓝色指甲油，两种物质均可吸收红光，对光谱的吸收能力与 HbO_2 非常相似，因此，错误的高读数常见于一氧化碳中毒或蓝色指甲油染色时。

（2）SPO_2 读数偏低甚至测不出：甲床条件不良，如灰指甲；动脉内血流下降，如休克、低温、应用血管活性药物使动脉搏动减弱；传感器松动、周围环境中存在强光刺激等。

5. 监测的注意事项　在测量时应尽量避免以上影响因素，以便获得准确的数据，护理人员可采取以下措施：

（1）做好操作前解释，告知患者 SPO_2 测量的重要性及方法，以取得患者配合。

（2）根据患者情况选择组织灌注良好、皮肤无色素沉着、指甲无染色的部位进行测量。

（3）监测过程中，始终保持 SPO_2 测量探头与测量部位良好连接。

（4）结果分析时，应综合考虑 SPO_2、脉率、心率和血气分析结果。

（四）动脉血气分析监测

通过采集动脉血样进行血二氧化碳分压、氧分压、pH、碳酸氢盐及血氧饱和度等分析的过程，称为动脉血气分析。目前临床上常用动态监测危重症患者的动脉血气来判断其呼吸功能、酸碱失衡类型，用以指导治疗、判断预后。

1. 常用监测指标

考点提示

动脉血二氧化碳分压、氧分压、pH 的正常值。

（1）动脉血二氧化碳分压（arterial partial pressure of carbon dioxide，$PaCO_2$）：指溶解在血浆中的二氧化碳所产生的压力，是反映通气功能及衡量酸碱平衡呼吸因素的常用指标，正常值为 35 ～ 45mmHg。

临床意义：临床常用于评价患者通气量是否足够，指导机械通气。$PaCO_2$<35mmHg，提示肺泡通气过度，为呼吸性碱中毒，常见于精神性过度通气、甲状腺功能亢进、发热、脑炎、脑膜炎等；$PaCO_2$>45mmHg 提示肺泡通气不足，出现二氧化碳潴留，可能是原发性呼吸性酸中毒引起，也可能是代偿性代谢性酸中毒继发引起，常见于支气管哮喘、慢性阻塞性肺疾病、肺炎等。

（2）动脉血氧分压（arterial partial pressure of oxygen，PaO_2）：是指溶解在动脉血内的氧所产生的张力，反映了血浆中物理溶解的氧量。正常人在海平面大气压下呼吸时的正常值为 80 ～ 100mmHg，PaO_2 随年龄增长，呈逐渐下降趋势。

临床意义：因 PaO_2 是决定血氧饱和度的重要因素，能够很好地反映血氧合状态，因此临床上常用其判断低氧血症的分级；临床上也常结合动脉血二氧化碳分压判断呼吸衰竭类型：Ⅰ型呼吸衰竭，PaO_2<60mmHg，$PaCO_2$ 正常或下降；Ⅱ型呼吸衰竭，PaO_2<60mmHg，$PaCO_2$>50mmHg。氧分压生理性降低常见于老年人、长期吸烟者；病理性降低常见于各种肺部疾病，如慢性支气管炎、肺气肿、肺心病等。

（3）动脉血氧饱和度（arterial oxygen saturation，SaO_2）：是指动脉血液中血红蛋白在一定氧分压和氧实际结合与能结合氧气的最大量的百分比。正常值为 95% ～ 100%。

临床意义：SaO_2 与血红蛋白的多少没有关系，而与血红蛋白和氧的结合能力有关，其数值表示血液内氧和血红蛋白结合的比例，多数情况下作为缺氧和低氧血症的客观指标。

（4）酸碱度（pondus hydrogenii，pH）：pH 反映血液的酸碱度，正常值为 7.35 ～ 7.45。

临床意义：pH 小于 7.35 为酸中毒，pH 大于 7.45 为碱中毒。pH 是个综合性指标，其变动仅仅是酸碱失衡的总的结果，不能区分是代谢性还是呼吸性或单纯性还是混合性酸碱失衡；血液 pH 下降 0.2，给机体的输氧量会相应减少 69.4%，因此可导致整个机体缺氧。

（5）动脉碳酸氢根浓度（HCO_3^-）：以标准碳酸氢盐（standard bicarbonate，SB）和实际碳酸氢盐（actual，AB）表示。SB 是血温在 37℃、血红蛋白充分被氧饱和的条件下，经用 $PaCO_2$ 为 40mmHg 的气体平衡后所测得的 HCO_3^- 浓度，排除了呼吸因素对它的影响，故称标准碳酸氢根，是判断代谢性酸碱平衡失衡的定量指标。正常情况下，AB = SB。正常值均为 22 ～ 27mmol/L。

临床意义：当两者均升高，且 AB>SB 时，见于代谢性碱中毒或呼吸性酸中毒代偿；当两者均降低，且 AB<SB 时，见于代谢性酸中毒或呼吸性碱中毒代偿。

（6）剩余碱（base excess，BE）：指在标准条件下，即体温在 37℃、二氧化碳分压 40mmHg，氧饱和度 100% 的条件下，将 1000ml 血浆或全血用酸或碱滴定至 pH 7.40 时所消耗的酸或碱的量。不受呼吸因素的影响，因此是观察代谢性酸碱失衡的指标，正常值为 −3 ～ +3mmol/L。

临床意义：与 SB 临床意义大致相同，用于酸碱平衡诊断参数时，可任选其一；代谢性酸中毒时，剩余碱负值减少，代谢性碱中毒时剩余碱正值略增加。

（7）缓冲碱（buffer base，BB）：是指血中一切具有缓冲作用的碱性物质的总和，如碳酸氢盐、磷酸氢盐、血红蛋白等，反映代谢性因素。正常值为 45 ～ 55mmol/L。

临床意义：BB 增高提示代谢性碱中毒或呼吸性酸中毒代偿，常见于肾上腺功能亢进、钾缺失、大量服用碱性药物；BB 降低为提示代谢性酸中毒或呼吸性碱中毒代偿，常见于糖尿病酮症酸中毒、尿毒症、休克、严重腹泻等。

（8）二氧化碳结合力（carbon dioxide combining power，CO_2Cp）：是指静脉血标本分离血浆后，与正常人肺泡气平衡后测得血浆中 HCO_3^- 所含二氧化碳量，它主要是指血浆中呈结合状态的 CO_2，反映体内的碱储备量。正常值为 22 ～ 31mmol/L。

临床意义：其意义与 SB 基本相当，在代谢性酸碱平衡失调时，它能较及时地反映体内碱储备量的增减变化。二氧化碳结合力降低常见于代谢性酸中毒和呼吸性碱中毒；二氧化碳结合力增高常见于呼吸性酸中毒和代谢性碱中毒。

（9）阴离子间隙（AG）：是指血浆中未测定阴离子（UA）和未测定阳离子（UC）之差，AG 的正常值为（12±4）mmol/L。阴离子间隙降低常见于低蛋白血症、高钾血症、多发性骨髓瘤等；阴离子间隙升高常见于肾功能不全、乳酸中毒、酮症酸中毒、严重低血钾、低钙血症、低镁血症等。

阴离子间隙升高的临床意义：①提示代谢性酸中毒。包括乳酸性、酮症性代谢性酸中毒和肾性代谢性酸中毒。前两者中因有机酸增加而使 AG 升高，而后者中因有机酸和无机酸均增加而使 AG 升高。但在临床具体应用时，应密切结合临床，排除假性 AG 升高。②用于复合性酸碱失衡的鉴别诊断。如高 AG 代谢性酸中毒合并代谢性碱中毒时，若两者程度相当，不仅 pH 可相互抵消，而且 HCO_3^- 的改变也可相互抵消，此时血气分析结果也完全正常，因此不能通过血气分析判断是何种酸碱失衡，此时唯有 AG 可提供诊断复合性酸碱失衡的线索。

2. 结果判断　血气分析在临床上最重要的应用是帮助判断酸碱失衡并指导对酸碱失衡的纠正。具体的结果判断方法及步骤，见本节“体液平衡的监测及护理”。也可用于评估氧合情况，通过分析 PaO_2 和 SaO_2 测得的结果，判断患者是否存在低氧血症。当 PaO_2 低于

80mmHg 或 SaO_2 低于 90% 应考虑低氧血症。在不给氧的情况下，PaO_2 60 ～ 79mmHg 为轻度低氧血症，PaO_2 40 ～ 59mmHg 为中度低氧血症，PaO_2 低于 40mmHg 为重度低氧血症。在氧疗情况下，PaO_2 低于 60mmHg 为未纠正的低氧血症，PaO_2 60 ～ 100mmHg 为纠正的低氧血症，PaO_2 大于 100mmHg 为过度纠正的低氧血症。在评估氧合时，应考虑患者年龄和病情，老年患者由于生理性改变，PaO_2 的正常水平较低，而慢性阻塞性肺疾病患者常伴有慢性低氧血症。

3. 动脉血气分析标本的采集

（1）核对：核对患者床号、姓名、医嘱检验项目，确保准确无误。

（2）用物准备：血气分析专用注射器或 2ml、一次性注射器 1 支、橡皮塞、肝素盐水及皮肤消毒用物。

（3）患者准备：向患者解释动脉血采集的目的及必要性，操作步骤和注意事项，取得患者的理解合作，减轻患者的恐惧。

（4）动脉选择：需要间断多次采血并有动脉导管置管者，可保留一根动脉导管用于动脉血采集。一次性动脉血采集者常选用表浅、易穿刺的动脉，如桡动脉、足背动脉及股动脉，同时注意评估穿刺部位皮肤及动脉情况，应避开在瘢痕、红肿等皮肤异常部位穿刺。注意：拟选用桡动脉穿刺者，需要做 Allen 试验，试验结果阴性者方可进行桡动脉穿刺。

（5）肝素盐水润滑注射器内壁：穿刺前，用注射器抽吸少量肝素盐水湿润注射器内壁，之后将多余的肝素盐水排掉，注意按照无菌技术操作原则进行此项操作。

（6）消毒：以左手或右手示指及中指触摸到动脉搏动最明显部位，局部常规消毒，消毒直径≥5cm。

（7）穿刺抽血：操作者常规消毒左手示指和中指后，触摸到动脉搏动处，右手持针，针尖斜面向上，逆血流方向与血管呈 60° 角刺入动脉，无须抽吸回血，如进入动脉，见血液可自行进入针内，抽吸 2ml 血量。

（8）拔针、按压：抽够 2ml 血量后拔针，立即按压穿刺部位 5 ～ 10 分钟，同时将拔出的针头刺入橡胶塞（如用血气分析专用注射器只须盖上针帽即可），隔绝空气，双手反复搓滚注射器 5 ～ 15 秒（注意避开血液标本处），充分混合肝素盐水与血样，以避免血液凝固。

（9）记录及送检：采血后及时记录采血时间、患者体温、吸氧浓度等参照指标，以便协助临床正确分析结果。同时，采集标本应尽快送检，若无法及时送检，可将标本放在冰箱冷藏（4 ～ 10℃）层，1 小时内检测。

（五）呼吸末二氧化碳分压监测

呼吸末二氧化碳分压监测（pressure end-tidal carbon dioxide，$P_{ET}CO_2$）是指在解剖死腔不变的情况下，呼气末二氧化碳可以反映平均肺泡内 CO_2 分压（$PACO_2$），并且当通气与血流的比值基本正常时，$PACO_2$ 接近于 $PaCO_2$，因此临床上常用测定 $P_{ET}CO_2$ 来间接反映 $PaCO_2$，监测肺的通气功能和 CO_2 的交换情况。

1. 监测方法　临床上常用红外线二氧化碳分析仪连续无创监测呼吸周期中的二氧化碳浓度。

2. 正常值　30 ～ 45mmHg。

3. 结果判断及临床意义

（1）评估气管插管的位置：当 $P_{ET}CO_2$ 为零时，提示插管在食管；当出现 $P_{ET}CO_2$ 的波形和数值时，提示插管在气管内。

（2）评估转运过程中气管插管是否发生移位：$P_{ET}CO_2$ 波形和数值改变，甚至消失，提示插管发生移位。

重点·考点·笔记

（3）评估 $PaCO_2$ 水平和通气状态：通过 $P_{ET}CO_2$ 监测间接反映 $PaCO_2$，临床上用于呼吸治疗或麻醉手术过程中，以便随时调节潮气量和呼吸频率，保证正常通气，避免通气不足或通气过度。

（4）评估肺血流状况：$P_{ET}CO_2$ 逐渐降低常见于各种引起肺血流量逐渐减少的疾病如低血压、低血容量、休克和心力衰竭等；$P_{ET}CO_2$ 急剧降至零常见于呼吸、心搏骤停，复苏后可逐渐回升；$P_{ET}CO_2$ 突然降低常见于肺栓塞时。

（5）评估气道通畅情况：$P_{ET}CO_2$ 和气道压力升高，压力波形高尖，平台降低常见于气管和导管部分阻塞时；$P_{ET}CO_2$ 为零常见于气管和导管完全阻塞时。

（6）评估无效腔量：$P_{ET}CO_2$ 与 $PaCO_2$ 差值 >5mmHg 时提示肺泡无效腔增大，常见于肺血流、心排血量降低时。

（六）换气功能监测

1. 通气与血流比例（ratio of ventilation and blood flow，V/Q）　通常情况下，肺泡通气量为 4L/min，心排血量为 5L/min，V/Q 为 0.8。

临床意义：V/Q<0.8 常提示功能性动 - 静脉短路；V/Q>0.8 常提示肺泡无效腔增大。通气与血流比例失调的结果只是产生缺氧，并无二氧化碳潴留，因此，氧疗能纠正因低 V/Q 引起的肺泡氧分压造成的低氧血症。

2. 氧合指数（Oxygenation Index）　是指动脉血氧分压（PaO_2）与吸入氧浓度 FiO_2 之间的比值（PaO_2/FiO_2）。正常值为 500mmHg。

临床意义：临床上根据氧合指数判断肺损伤及其严重程度。

（1）PaO_2/FiO_2 降低，提示有换气功能障碍。

（2）PaO_2/FiO_2 ≤200mmHg 是急性呼吸窘迫综合征（ARDS）的诊断标准。

（3）PaO_2/FiO_2 ≤300mmHg 提示急性肺损伤。

三、肾功能监测及护理

（一）尿液性状监测

1. 尿量　是直接反映肾滤过率的重要指标。尿量是肾功能监测早期且敏感的指标。肾功能的变化常有尿量的异常改变。

考点提示　多尿、少尿及无尿的判断标准。

（1）监测方法：测定患者 24 小时尿量（早 8 时至次日晨 8 时的尿量总和）及容积，嘱患者排空当天早晨 8 时尿液后，连续收集至第 2 天早晨 8 时最后一次的尿液，记录 24 小时尿量并测定容积。注意应根据不同检查目的加入防腐剂，以确保检查结果的准确性。

（2）正常值：正常成年人 24 小时尿量为 1000 ～ 2000ml。

（3）临床意义

1）每日尿量 >2500ml 为多尿，常见于急性肾衰竭多尿期、尿崩症、慢性肾小球肾炎、糖尿病所引发的肾小管功能不全。

2）每日尿量 <400ml 或每小时尿量 <17ml 称为少尿，多见于急、慢性肾衰竭。

3）每日尿量 <100ml 为无尿，多见于肾血管栓塞、梗阻性急性肾衰竭、双侧肾皮质坏死。

2. 尿比重　是指在 4℃时，同体积尿和纯水的重量比。

（1）监测方法：可用比重计法、折射仪法及尿试纸条等方法进行监测。临床常用尿试纸条进行筛检。测量时，应注意不同测量方法所需尿液量不同：比重计法需要取晨尿 100ml，折射仪法只需要一滴，尿液分析仪需要取 10ml 尿液。

（2）正常值：1.015 ～ 1.025。

重点·考点·笔记

考点提示

尿比重的正常值。

(3) 临床意义

1) 尿比重降低(<1.015):常见于慢性肾衰竭、尿崩症、急性肾衰竭少尿期及多尿期等。

2) 尿比重增高(晨尿 >1.020):常见于血容量不足的肾前性少尿,如高热、脱水、出汗过多、周围循环衰竭等;尿量多而比重高见于糖尿病。

(二)肾功能生化指标监测

1. 内生肌酐清除率 是指肾在单位时间内,把若干毫升血浆中的内生肌酐全部清除的能力。内生肌酐清除率是判断肾小球滤过功能的简便有效方法。

考点提示

内生肌酐清除率的正常值及肾小球滤过功能损害程度判断标准。

(1) 监测方法:嘱患者连续 3 天进食低蛋白饮食(每日蛋白质摄入量 <40g),禁食鱼、肉,禁饮咖啡、茶,避免剧烈运动,于第 4 天晨 8 时,让患者排尽余尿后,收集并记录 24 小时尿量,并加入甲苯 4 ~ 5ml 防腐。并在同一天的任意时间采血 5 ~ 7ml 与 24 小时尿液同时送检,测定尿液和血液中的肌酐浓度。

(2) 正常值:正常成年人内生肌酐清除率平均值为 80 ~ 100ml/min。

(3) 临床意义:内生肌酐清除率能较早反映肾小球滤过功能损害并估计其损害程度。判断标准:滤过功能减退即内生肌酐清除率低于正常值的 80%;轻度损害即内生肌酐清除率为 51 ~ 70ml/min;中度损害即内生肌酐清除率为 31 ~ 50ml/min;重度损害即内生肌酐清除率 <30ml/min。内生肌酐清除率降低常见于各种进展性肾脏病造成肾小球损伤引起的肾功能损害。健康人随着年龄增长,肾实质体积缩小,内生肌酐清除率可有所降低。

2. 血清肌酐(serum creatinine, SCr) 测定血清肌酐浓度可作为肾小球滤过功能受损的指标。血清肌酐主要由肾小球滤过排出体外,在外源性肌酐摄入量稳定时,血中的肌酐浓度取决于肾小球滤过能力。

(1) 正常值:正常男性血清肌酐为 0.6 ~ 1.2mg/dl,女性为 0.5 ~ 1.1mg/dl。

(2) 临床意义:各种原因所致的肾小球滤过功能减退常伴有血清肌酐值增高,血肌酐高出正常值意味着肾脏受损,如急慢性肾小球肾炎。

3. 血尿素氮(blood urea nitrogen, BUN) 监测血尿素氮的浓度可以判断肾小球滤过功能。尿素氮是体内蛋白质代谢的产物,血尿素氮主要经过肾小球滤过而随尿排出。当肾实质损害时,肾小球滤过功能下降,致使血中尿素氮浓度升高。

考点提示

血尿素氮的正常值。

(1) 正常值:成年人为 9 ~ 20mg/dl,婴儿、儿童为 5 ~ 18mg/dl。

(2) 临床意义:血尿素氮增高常见于以下情况。

1) 体内蛋白质分解过度:如大面积烧伤、急性传染病、上消化道出血等。

2) 肾前或肾后因素引起的尿量显著减少或无尿:常见的肾前性因素有脱水、水肿、腹水、循环系统衰竭等;常见的肾后性因素有尿路结石或前列腺增生引起的尿路梗阻等。

3) 肾脏疾病:如慢性肾炎、肾动脉硬化症、严重肾盂肾炎、肾结核和肾肿瘤晚期等。应当注意的是肾功能损害较轻时,血尿素氮可无变化,因此,血尿素氮不能作为肾脏疾病的早期功能测定指标,但对尿毒症的诊断有重要价值。

4. 肾脏浓缩和稀释功能试验 是监测肾小管的重吸收功能的重要指标。

(1) 监测方法:在试验的 24 小时内患者保持日常的饮食和生活习惯,当日晨 8 时排尿后,测定昼尿量(晨 8 时至晚 8 时的 4 次尿量总和)及夜尿量(晚 8 时至次日晨 8 时的 4 次尿量总和)及其比重。

(2) 正常值:昼尿量与夜尿量比例为(3 ~ 4):1,且夜尿量 <750ml。至少有一次尿比重 >1.020(多为夜尿),有一次尿比重 <1.003,最高尿比重与最低尿比重之差应大于 0.009。

(3) 临床意义

1) 夜尿增多常提示肾功能不全。

2）昼夜尿量接近且尿比重降低，常提示肾脏浓缩功能不全。

3）尿比重固定在 1.010 左右，常提示肾功能严重损害，见于慢性肾炎、原发性高血压等。

4）尿量少而尿比重增高常提示肾前性少尿。

5）尿量超过 4L/24h 且尿比重均 <1.006，常见于尿崩症。

5. 尿渗透压与血渗透压的比值

（1）监测方法：晚餐后禁水 8 ～ 12 小时，留取晨尿 100ml（不加防腐剂），同时采集肝素抗凝静脉血，并分别检测其渗透压。

（2）正常值：尿渗透压为 600 ～ 1000mOsm/（kg・H_2O），血渗透压为 280 ～ 310mOsm/（kg・H_2O）。尿渗透压与血渗透压的比值为 2.5±0.8。

（3）临床意义

1）判断肾脏浓缩和稀释功能：尿渗透压及尿渗透压与血渗透压的比值降低，提示肾浓缩功能受损；若尿渗透压与血渗透压的比值等于或接近 1，提示肾脏浓缩功能接近完全丧失，可见于慢性肾小球肾炎、阻塞性肾病等；尿渗透压 <200mOsm/（kg・H_2O）或尿渗透压与血浆渗透压的比值 <1，提示肾脏浓缩功能丧失而稀释功能仍存在，见于尿崩症。

2）鉴别肾前性和肾性少尿：肾性少尿者尿渗透压常降低，肾前性少尿者尿渗透压较高。

四、消化系统功能监测及护理

胃肠与肝脏功能障碍时会引发机体内环境与全身功能状态的改变，因此，危重症患者消化系统功能状态的监测与维护对改善危重症患者的预后至关重要。消化系统功能监测主要包括肝功能、胃肠功能和腹内压的监测。

（一）肝功能监测

肝脏是人体重要的代谢器官和消化器官，同时具有强大的解毒功能和储存功能，因此，监测重症患者的肝功能具有重要意义。肝功能监测是通过各种生化试验方法监测与肝脏代谢有关的各项指标，以观察肝功能的基本状况。

1. 精神症状与意识状态监测　肝功能失代偿时引发肝性脑病，患者会有精神症状及意识障碍的表现。监测患者精神症状与意识状态的表现是监测肝功能的一项简单而方便的监测内容。

2. 血清蛋白监测　血清总蛋白（total protein，TP）是血清白蛋白（serum albumin，ALB）与血清球蛋白（serum globulin，GLB）的总称。血清总蛋白的正常值是 60 ～ 80g/L；血清白蛋白的正常值是 40 ～ 50g/L；血清球蛋白的正常值是 20 ～ 30g/L；血清白蛋白 / 球蛋白值（A/G）为（1.5 ～ 2.5）：1。白蛋白的含量与肝细胞的数量成正比，白蛋白逐渐下降时预后多不佳。白蛋白少于 25g/L 易出现腹水。A/G 倒置提示肝功能严重损伤。

3. 黄疸监测　黄疸可分为溶血性黄疸、肝细胞性黄疸和梗阻性黄疸。黄疸的出现是肝功能障碍的重要表现之一，生化试验主要表现为血清胆红素升高。血清总胆红素（serum total bilirubin，STB）的正常值是 3.4 ～ 17.1μmol/L，其中直接胆红素（direct bilirubin，DBIL）的正常值为 0 ～ 7.32μmol/L，间接胆红素（indirect bilirubin，IBIL）的正常值为 0 ～ 13.68μmol/L。各种类型的黄疸都会出现 STB 的升高，溶血性黄疸主要表现为血液中间接胆红素升高，梗阻性黄疸以直接胆红素升高为主，肝细胞性黄疸表现为直接胆红素和间接胆红素均升高。

4. 血清酶学监测　肝脏含有大量参与机体代谢、解毒的酶，当肝细胞膜受损或细胞坏死时，谷丙转氨酶（ALT）、谷草转氨酶（AST）、胆碱酯酶等入血增多。测定各种酶的变化，对了解和评估肝脏功能具有重要的临床意义。

5. *血氨监测* 体内蛋白质产生具有毒性的氨，肝脏能够将氨合成为尿素，经肾脏排泄。血氨正常值为 18 ～ 72μmol/L。肝功能严重受损时血氨升高，易导致肝性脑病。

6. *凝血功能监测* 肝功能受损时检查凝血功能异常的常用指标有凝血酶原时间（prothrombin time，PT）、活化部分凝血酶原时间（activated partial thromboplastin time，APTT）、凝血酶凝固时间及肝促凝血酶原激酶试验等。

7. *病原学监测* 通过病原学监测患者的甲、乙、丙、戊型肝炎病毒来判断患者有无肝炎及肝炎的类型。我国肝炎患者主要是乙型肝炎，近年来丙型肝炎患者也在不断增加，而乙型肝炎和丙型肝炎是肝炎后肝硬化的主要原因，也是肝功能衰竭的主要原因。

（二）胃肠道黏膜内 pH 监测

胃肠道缺血引起的胃肠黏膜屏障受损，造成细菌和内毒素移位，常是脓毒症和 MODS 重要的启动因素。胃肠黏膜内 pH（intramucosal pH，pHi）可反映器官局部的氧合状态，也可间接反映全身的缺氧情况。此监测对危重患者的复苏效果评价及预后评估具有高敏感性、特异性，且因安全、无创、经济等优点不断得以推广应用。

1. *监测方法*

（1）直接法：采用 pH 微电极直接进行监测，这是一种有创性的精确监测方法，但操作过程复杂，而在临床应用较少。

（2）间接法

1）生理盐水张力法：通过置入特殊的葡萄糖盐水导管至胃腔，向其前端半透膜囊内注入一定量的生理盐水，30 ～ 90 分钟后抽出囊内生理盐水，弃去前 1.5ml 无效腔内液体，保留余下的 2.5ml 做血气分析，同时抽取动脉血进行血气分析，利用 Henderson-Hasselbalch 公式：$pHi = 6.1 + \log(HCO_3^- / PaCO_2 \times 0.03 \times k)$，可以计算出 pHi。公式中 0.03 为 CO_2 解离常数，k 为不同平衡时间对的校正系数。

2）空气张力法：将胃黏膜 CO_2 张力计插入胃腔并连接胃张力监测仪，通过对张力仪气囊内空气进行自动采样，可直接测出 $PaCO_2$，同样要求抽取动脉血进行血气分析，利用 Henderson-Hasselbalch 公式计算出 pHi。

2. *临床意义*

（1）pHi 值的正常范围为 7.35 ～ 7.45。

（2）休克患者器官灌注状态评估：机体在维持其内环境和行使功能时所需要的能量直接来源于 ATP 的分解，当机体遭受创伤、失血及感染等因素发生休克后，组织细胞氧供应不足，ATP 的合成小于其分解而产生大量的 H^+，主要存在于胃黏膜内，引起 pHi 下降，组织细胞缺氧程度越严重，pHi 下降越明显。因此，pHi 监测提供了部分器官组织氧合充分与否的判定依据。胃肠道是休克时缺血发生最早、最明显的脏器，同时也是复苏后逆转最晚的脏器。休克早期单纯从临床表现与全身性输送指标等常难以发现局部或隐藏的器官低灌注状态。通过 pHi 监测能够早期预警、指导治疗、纠正缺血缺氧状态、预防 MODS。

（3）危重症患者预后评估：在评估危重症患者预后方面，pHi 监测被认为较其他监测方法更为敏感和可靠，已成为临床早期预后评估的重要指标之一。全身监测指标已完全恢复正常，而 pHi 仍低的状态称为“隐形代偿性休克”，是导致胃肠黏膜屏障受损害、细菌和内毒素移位，进而诱发重的脓毒症和 MODS 的主要原因。通过对循环衰竭危重症患者的研究表明，pHi 低者较 pHi 正常者死亡率明显增高。纠正低 pHi 可以改善复苏的预后，因此，对于复苏患者监测 pHi 的变化，并及时纠正低 pHi 状态具有重要的临床价值。

（三）腹内压监测

1. *适应证* 腹内压（intra-abdominal pressure，IAP）是指腹腔内压力，其稳定、平衡

对维持生理状态下机体各脏器的正常功能至关重要。

IAP 监测适用于创伤后或腹部手术后，如腹腔感染、术后腹腔内出血、复杂的腹腔血管手术（如肝脏移植）、严重的腹腔外伤伴随脏器肿胀、腹腔内或腹膜后血肿形成、使用腹腔内填塞物止血、急性胰腺炎等。有腹内高压倾向的患者应将 IAP 监测作为常规监测项目，有膀胱外伤患者是膀胱压监测的绝对禁忌证。

2. 监测方法

（1）直接测压法：通过腹腔引流管或穿制针连接压力计或传感器直接测定 IAP，或通过腹腔镜检查术的气腹机对 IAP 进行自动连续监测。测量结果直接准确，但属于有创性监测，临床上一般不作为常规监测方法。

（2）间接测压法：主要介绍以胃内压、膀胱内压等来间接反映 IAP。

1）胃内压：腹内压可通过测量胃内压来进行估计，从鼻胃管或胃造口管向胃内缓慢注射 50 ～ 100ml 盐水或应用胃内气囊，近端提起与地面垂直，通过连接的水压计或压力传感器进行测压，以腋中线为零点测量，液面高度即为胃内压。研究表明，当腹内压低于 20mmHg 时，胃内压与膀胱内压有一定的相关性；当腹内压突然升高超过 20mmHg 时，胃内压与膀胱内压则显示不一致。

2）膀胱内压：是临床上最广泛使用的方法。在 0 ～ 70mmHg 的腹内压范围内，膀胱内压与腹内压直接测量值高度相关，被认为是临床间接测量腹内压的“金标准”。但在膀胱挛缩、神经源性膀胱或腹腔粘连等情况下，用膀胱内压来估计腹内压较粗略。①间断测定膀胱内压法：患者取仰卧位保持腹肌松弛，留置 Foley 尿管，排空膀胱，接三通管；向膀胱内注入温度为 37.0℃的无菌 0.9% NaCl 125ml（125ml 的灌注量时，膀胱内压和腹内压相关性最好），注入时间 >1 分钟：通过三通连接水压计，以腋中线为“0”点，等水柱波动平稳时，于呼气末测定，水柱高度即为 IAP（所测数字单位为 cmH_2O）。②持续测定膀胱内压法：在三腔尿管上加一个三通开关，除一腔道用于持续导尿外，一腔道用生理盐水 4ml/h 持续注入膀胱，另一腔道连接传感器及床旁监护仪上，调零点同间断测定法，可记录全部数值。此法省时、省力，可更好地监测病情，尽早发现间断测定法数小时间隔中的 IAP 变化。

3. IAP 监测的影响因素

（1）患者处于病态肥胖、怀孕等状态，可能会合并慢性 IAP 升高。

（2）危重症患者的 IAP 通常会高于正常趋于正常基线水平（5 ～ 7mmHg）。

（3）近期腹部手术史、机械通气、体位改变等也可伴 IAP 升高。

（4）外界因素：患者使用胸腹带、棉被过重压迫腹部、未采取平卧位等都会使腹内压增高。

（5）患者烦躁不安、频繁咳嗽咳痰、呼吸困难等因素都会不同程度地影响 IAP 的监测。

（6）膀胱本身因素会影响 IAP 监测，如既往有膀胱手术史、膀胱肿瘤、膀胱炎、神经源性膀胱等。

（7）原有腹部手术史，如腹膜粘连会引起腹腔局限性高压，此类患者即使膀胱测压正常，也不能排除腹内高压的存在，而应结合临床和其他检查才能明确诊断。

（8）注入膀胱的生理盐水适宜温度为 37 ～ 40℃，过冷、过热及灌注速度过快可使膀胱内压增高。为减少人为误差，可重复测量 2 ～ 3 次取平均值。

（9）小型膀胱、神经源性膀胱、腹腔粘连、膀胱创伤、排尿异常、张力性盆腔血肿等情况，膀胱内压监测可靠性不高，可使用经胃测压法。

重点·考点·笔记

五、脑功能监测及护理

（一）意识监测

意识状态是中枢神经系统是否受损的客观标志。意识障碍是指意识清晰度下降和意识范围的改变。护理人员应当能够区分患者有无脑功能受损及受损程度，并给予相应的监测及护理。

1. 意识障碍的分类

（1）嗜睡：是最轻的意识障碍，为病理性的，表现为持续睡眠状态，但易唤醒，醒后有一定的语言和运动反应，并能正确回答问题，刺激解除后又很快入睡。

（2）意识模糊：是意识水平轻度下降的一种意识状态，比嗜睡意识障碍深，能保持简单的精神活动，但对时间、地点、人物、定向力部分或完全发生障碍。

（3）昏睡：接近不省人事的意识状态。患者受到强刺激可被唤醒，但很快入睡，醒时回答问题模糊或答非所问。

（4）昏迷：意识障碍的重要表现，是大脑皮质和脑干网状结构受到高度抑制的状态，表现为意识丧失、自主运动消失、对外界无反应。根据其反应程度，可将昏迷分为浅、中、深三种类型。

2. 意识障碍程度的评估　可通过与患者交流，了解其思维、反应、情感活动、定向力等状况，必要时做痛觉试验、瞳孔对光反射试验、角膜反射试验、膝腱反射试验等，协助判断意识障碍的程度。临床上也常用格拉斯哥昏迷评分表进行评估（表 10-1）。

表 10-1　格拉斯哥昏迷评分表

	睁眼反应	言语反应	运动反应
1	不能睁眼	不能言语	不能运动
2	刺痛睁眼	无法理解	过伸 - 去大脑强直
3	呼唤睁眼	错误	屈曲 - 去皮质强直
4	自动睁眼	混乱	刺痛躲避
5		准确	刺痛定位
6			遵嘱运动

注：①总分最大值 15 分，最小值 3 分；分值越大，预后越好。②该量表不能用于 5 岁以下儿童。③气管切开重度昏迷患者的得分会低于 3 分。

（二）瞳孔的监测及临床意义

考点提示

瞳孔直径的正常值、异常情况、常见疾病。

正常瞳孔为双侧瞳孔等大、等圆，在自然光下直径为 2 ～ 5mm，对光反射灵敏。瞳孔的评估结果是对颅脑损伤后判断脑疝存在及脑干功能损害程度的重要指标。临床上常见以下几种瞳孔异常情况。

1. 双侧瞳孔缩小　双侧瞳孔直径 <2mm。常见于有机磷中毒、吗啡、氯丙嗪药物中毒，脑桥出血使瞳孔呈针尖样（瞳孔直径 <1mm）。

2. 患侧瞳孔缩小　患侧瞳孔直径 <2mm。常见于小脑幕裂孔疝早期，继而出现散大，意识障碍进行性加重，病灶对侧肢体肌力下降。若一侧瞳孔缩小伴眼睑下垂，常见于 Horner 综合征。

3. 双侧瞳孔扩大　双侧瞳孔直径 >5mm。常见于颠茄碱类中毒、中枢神经损害、青光眼、滴入扩瞳药等。

4. 患侧瞳孔散大　患侧瞳孔直径 >5mm。多见于动眼神经麻痹。

5. 双侧瞳孔大小不等　常见于颅内病变，如脑病、脑肿瘤、颅内出血等。

6. 双侧瞳孔散大及对光反射障得　常见于病情急剧变化或临终表现，如脑震荡、中脑病变、深昏迷、濒死状态。

（三）颅内压监测

颅内压（intracranial pressure，ICP）是指颅腔内容物对颅腔壁所产生的压力。颅脑损伤患者常伴有颅内压的改变，因此，颅内压监测是观察颅脑危重症患者病情的一项重要内容。

1. 监测方法

（1）无创颅内压监测

1）临床表现：通过观察患者临床表现可获得其是否存在颅内压增高的主观资料。颅内压增高患者常见临床表现为头痛、喷射性呕吐、视乳头水肿、意识障碍、生命体征变化等。

2）影像学监测：通过影像学监测可获得患者是否存在颅内压增高的准确且可定位及定性的客观资料。颅内压增高时影像学检查可见脑水肿、脑积水、脑沟变浅或消失、脑室移位受压、中线移位等现象。

3）经颅多普勒：通过超声多普勒效应观察脑血流速度的降低或增高，由此可推测局部脑血流量的相应改变，从而反映颅内压的变化。经颅多普勒是检测颅内脑底主要动脉的血流动力学及生理参数的无创性脑血管疾病的检查方法。

4）闪光视觉诱发电位：通过闪光视觉诱发电位活动可以反映从视网膜到枕叶皮质视通路的完整性，当颅内压升高时，神经元及纤维缺血缺氧，引起代谢障碍如脑脊液 pH 下降、乳酸浓度增高、神经传导阻滞、颅内电信号传导速度减慢，闪光视觉诱发电位波峰潜伏期延长时间与颅内压成正比，从而反映颅内压的改变。此方法适合重症患者特别是昏迷患者。

5）脑电双频指数：脑电双频指数（B1S）是通过测定脑电图线性成分，即频率和功率，又分析成分波之间的非线性关系，即位相和谐波，将代表不同镇静水平的脑电信号识别出来，进行标准化和数字化处理，转化为一种简单的量化指标。用于评估患者的镇静程度、脑损伤程度及预后。

（2）有创颅内压监测

1）脑室内测压：通过在颅缝与瞳孔中线交点处行颅骨钻孔并行脑室穿刺，或在手术中置入细硅胶导管并与测压装置相连接，从而测得颅内压。优点：此法测得的颅内压值最准确；同时可通过引流脑脊液控制颅内压。缺点：有损伤脑组织的风险；当脑严重受压使脑室移位或压扁时不易插管成功；导管易因受压或梗阻而影响测压的准确性；此法最严重的并发症是颅内感染，防感染的护理要点是始终保持管道的绝对无菌，并防止液体反流。

2）硬膜下测压：通过将带有压力传感器的测压装置放于硬脑膜下、软脑膜表面测得颅内压。优点：可避免脑穿刺引起的脑组织损伤。缺点：准确性较脑室内测压差，仍有感染的风险。

3）硬膜外测压：通过将测压装置放在内板与硬膜之间测得颅内压。优点：无颅内感染风险。缺点：准确性最差。

4）腰椎穿刺测压：通过导管针刺入患者第 3 ～ 4 腰椎棘突间隙并连接测压管测得颅内压。应特别注意急性颅内压升高尤其是做减压术的患者不宜采用此法测压，因有诱发脑疝的可能。

2. 颅内压正常值　成年人正常颅内压为 0.7 ～ 2.0kPa（5 ～ 15mmHg），儿童正常颅内

重点·考点·笔记

考点提示

颅内压的正常值及分级标准。

压为 0.4 ～ 1.0kPa（3 ～ 8mmHg）。颅内压超过 2.0kPa（15mmHg）称为颅内压增高，2.0 ～ 2.7kPa（15 ～ 20mmHg）为轻度增高，2.8 ～ 5.3kPa（21 ～ 40mmHg）为中度增高，5.3kPa（>40mmHg）为重度增高。颅内压增高的患者，常有头痛、喷射性呕吐和视乳头水肿的典型表现，早期患者出现代偿性血压升高，脉压增大，脉搏慢而有力，呼吸深而慢，称为库欣（Cushing）反应，急性期常有进行性意识障碍，慢性患者出现神志淡漠、反应迟钝和呆滞。

3. 影响颅内压的因素

（1）$PaCO_2$：脑血管对 CO_2 的反应很敏感，这并非 CO_2 的直接影响，而是通过改变脑血管周围细胞外液 pH 而引起的。$PaCO_2$ 下降时，pH 上升，脑血流和脑血容量减少，颅内压下降；$PaCO_2$ 增高时，pH 下降，脑血流和脑血容量增加，颅内压升高。

（2）PaO_2：PaO_2 在 60 ～ 300mmHg 范围内变动时，脑血流量和颅内压基本不变。当 PaO_2 低于 50mmHg 时，脑血流量明显增加，颅内压增高。低氧血症持续过长，脑水肿已形成，即使 PaO_2 改善，颅内压也未必恢复。如缺氧合并 $PaCO_2$ 升高，则直接损害血脑屏障，更易导致脑水肿，颅内压往往持续增高，病情更加凶险。

（3）血压：平均动脉压在 50 ～ 150mmHg 波动时，依靠脑血管的自动调节机制，颅内压不改变，超出这一限度，颅内压将随血压的升高或降低而呈平行改变。

（4）中心静脉压（central venous pressure，CVP）：胸内压及中心静脉压对颅内压有直接影响。中心静脉压升高，静脉回流障碍，颅内压升高。因此呛咳憋气、正压机械通气、腹内压升高等都可以使颅内压上升。反之中心静脉压降低，颅内压降低。

（5）其他：使脑血流增加的药物可导致颅内压升高。静脉麻醉药硫喷安钠、依托咪酯、丙泊酚（异丙酚）、地西泮和麻醉性镇痛药都可使脑血流减少、脑代谢降低从而使颅内压下降。甘露醇等渗透性利尿药使脑细胞脱水，成为降颅压的主要用药。体温每下降 1℃，颅内压降低 5.5% ～ 6.79%。

4. 临床意义

（1）指导降压治疗，如脱水药、利尿药、巴比妥类药物的应用等，评价治疗效果。

（2）及时发现颅内继发性损害，便于早期处理。

（3）协助诊断颅内占位性病变。颅内占位性病变往往伴随颅内压增高现象，有助于发现及诊断颅内占位性病变。

（4）有助于判断预后。如患者颅内压持续升高，昏迷程度深，神经损害症状重者，多预后不良。

（5）引流脑脊液，降低颅内压。通过置入的测压导管测压的同时，可以引流一定量脑脊液，降低颅内压。

（四）脑电监测

持续脑电监测可观察病变的不同阶段，有助于早期脑缺血的诊断和治疗，有助于昏迷患者的诊断和预后判断，有助于指导严重外伤患者的针对性治疗。

1. 脑电图　脑电图显示脑细胞群自发而有节律的生物电活动，是皮质锥体细胞群及其树突突触后电位的总和。

临床意义：通过脑电活动的频率、振幅和波形变化，了解大脑功能，还可以根据异常脑电图呈弥散性或局限性及节律变化等估计病变的范围和性质。

2. 诱发电位　当神经系统受到外在刺激时产生冲动，该冲动经特殊的神经通路，逐级上传到皮质，中枢神经系统在感受到这种刺激过程中产生的生物电活动变化称为诱发电位。

临床意义：通过观察和分析诱发电位的变化，可了解各感觉通路和皮质各代表区甚至整个皮层的功能。根据刺激形式的不同，临床上常用诱发电位有体感诱发电位、听觉诱发电位、视觉诱发电位和运动诱发电位。通过监测诱发电位，可及时了解神经组织损伤及损伤程度情况，为治疗提供依据。

六、体液平衡的监测及护理

体液平衡的监测指标通常包括水电解质和酸碱平衡监测两部分。

（一）电解质监测

1. 血清钠的监测　正常值为 135 ～ 145mmol/L。

（1）低钠血症：血清钠 <135mmol/L 为低钠血症。

考点提示　低钠血症的补液原则。

临床意义：低钠血症常见于大量消化液丢失、大面积创面渗液及使用排钠利尿药等所致的低渗性缺水；血钠浓度越低，病情越重。根据缺钠程度，低钠血症分为：血清钠浓度 130 ～ 135mmol/L 为轻度低钠血症；血清钠浓度 120 ～ 129mmol/L 为中度低钠血症；血清钠浓度 <120mmol/L 为重度低钠血症。低钠血症临床表现为疲乏、头晕、手足麻木、恶心呕吐、低血压、尿量少、尿中钠和氯的含量下降、神志不清等一系列神经症状，其症状严重程度与血钠值和血钠降低速度有关。重度低钠血症会出现严重症状，甚至死亡。

补液原则：低钠血症伴血容量过低患者，可静脉输注生理盐水或高渗盐水以纠正低钠血症，同时补充血容量；重度低钠血症并有生命危险时必须补充高渗盐水，如 3% ～ 5% 氯化钠溶液；轻度低钠血症伴充血性心力衰竭患者，应限制液体输入量（1000ml/d 左右）；低钠血症伴容量过多者，应在限液前提下给予呋塞米或依他尼酸，必要时给予高渗盐水。

（2）高钠血症：血清钠高于 145mmol/L 为高钠血症。

考点提示　高钠血症的补液原则。

临床意义：高钠血症常见于摄入水分不足或丧失水分过多而导致的高渗性缺水。临床表现以神经系统症状为主，患者可有口渴、烦躁、嗜睡及震颤、肌张力增高等症状，初期症状的轻重与渗透压高低和血钠增高速度有关；血钠值达 165 ～ 170mmol/L，血浆渗透压高于 350mmol/L 时，患者可出现抽搐、惊厥、昏迷等严重症状。

补液原则：能口服者给予饮水；无法口服的患者，可静脉滴注 5% 葡萄糖溶液或 0.45% 氯化钠溶液，补充丧失的液体量。所需补充液体量可根据临床表现估计失水量占体重的百分比，再按每丧失体重的 1% 补液 400 ～ 500ml 计算，分两天补给，补液量中应加上 200ml/d 的生理需要量。注意事项：应严密监测全身情况及血钠浓度，以便医护人员掌握病情和疗效，并为次日调整补给量提供依据；通常情况下，高钠血症患者缺水多于缺钠，但实际上也存在缺钠，因而补水同时还应补钠，否则会引起低钠血症；补液速度不宜过快，以防引起脑水肿，应在尿量 >40ml/h 后补钾，经上述补液治疗后若存在酸中毒，可酌情补给 5% 碳酸氢钠溶液。输注速度应先快后慢，每 8 ～ 12 小时根据临床表现及检测结果，包括血 Na^+、Cl^- 浓度，动脉血气分析和中心静脉压等，随时调整输液计划。

2. 血清钾的监测　正常血清钾浓度为 3.5 ～ 5.5mmol/L。

考点提示　低钾血症的补钾原则。

（1）低钾血症：血清 K^+ 浓度低于 3.5mmol/L 时称为低钾血症。

临床意义：常见于钾离子向细胞内转移、钾摄入不足或丢失所致。当缺水被纠正之后，易出现低钾血症，低钾血症可致代谢性碱中毒。

补钾原则：积极处理病因，采取分次补钾方法。能口服者尽量口服补钾；无法口服钾剂者，经静脉补给。补钾量可参考血钾浓度降低程度，每天补钾 40 ～ 80mmol 不等。静脉补钾注意事项：输液中 K^+ 浓度应≤40mmol/L（相当于氯化钾 3g/L）；补钾速度应 <20mmol/h，且见尿补钾。

（2）高钾血症：血清 K^+ 浓度 >5.5mmol/L 时称为高钾血症。

临床意义：高钾血症常见于酸中毒所致的钾离子细胞外转移及肾脏排泄功能受损、大量

重点·考点·笔记

考点提示

高钾血症的处理原则。

考点提示

水电解质平衡常用监测指标及意义。

输血等情况。高钾血症可导致患者心搏骤停，一经诊断，应立即积极治疗。

处理原则：应立即停用一切含钾的药物或溶液；通过静脉输注碳酸氢钠溶液、输注葡萄糖溶液及胰岛素等促使 K^+ 转入细胞内；口服阳离子交换树脂、透析疗法等方法降低血钾浓度；静脉注射 10% 葡萄糖酸钙溶液 20ml 或氯化钙针 10ml，以缓解 K^+ 对心肌的毒性作用。

3. 血清镁　正常值为 0.8 ～ 1.2mmol/L。

临床意义：血清镁 <0.8mmol/L 时称为低镁血症。可见于饥饿、吸收障碍综合征及长期胃肠消化液丢失，如肠瘘患者等；血清镁 >1.2mmol/L 时称为高镁血症，主要见于肾功能不全患者。

4. 血清钙　正常值为 2.1 ～ 2.55mmol/L。

临床意义：血清钙 <2.1mmol/L 为低钙血症，常见于重症急性胰腺炎、肾功能障碍及甲状旁腺受损等情况；血清钙 >2.55mmol/L 为高钙血症，常见于小肠吸收增多、维生素 D 摄入过量、骨破坏增多、甲状旁腺功能亢进等。

（二）酸碱平衡监测

1. 酸碱平衡常用监测指标及临床意义　临床上，危重症患者酸碱平衡监测最常用的是血气分析指标，包括酸碱度（pH）、动脉血二氧化碳分压（$PaCO_2$）、动脉血氧分压（PaO_2）、剩余碱（BE）、动脉血氧饱和度（SaO_2）、阴离子间隙（AG）、动脉碳酸氢根浓度（HCO_3^-）。以上指标及临床意义详见本章“二、呼吸系统功能监测及护理——动脉血气分析监测一常用监测指标”

2. 判断酸碱失衡的步骤　酸碱失衡的判断应根据病因、病情、电解质、血气分析、治疗措施结果及临床表现等进行动态的综合分析。pH 是判断血液酸碱度的常用指标，$PaCO_2$ 反映呼吸性因素，HCO_3^- 反映代谢性因素，三者在对酸碱失衡的分析过程中具有重要意义（表 10-2）。

表 10-2　血气分析结果判断

HCO_3^-	$PaCO_2$<35mmHg	$PaCO_2$ 35 ～ 45mmHg	$PaCO_2$ >45mmHg
<22mmol/L	呼吸性碱中毒＋代谢性酸中毒	代谢性酸中毒	呼吸性酸中毒＋代谢性酸中毒
22 ～ 27mmol/L	呼吸性碱中毒	正常	呼吸性酸中毒
>27mmol/L	呼吸性碱中毒＋代谢性碱中毒	代谢性碱中毒	呼吸性酸中毒＋代谢性碱中毒

另外，临床通常采取以下步骤判断酸碱失衡。

（1）第一步：根据 pH 判断酸碱。

pH>7.45 碱中毒；pH<7.35 酸中毒。

（2）第二步：判断呼吸性还是代谢性中毒。

根据 pH 和 $PaCO_2$ 的变化方向判断：同向是代谢性，异向是呼吸性。如在碱中毒 pH>7.45 情况下，如果 $PaCO_2$ 降低，表示为原发性呼吸性碱中毒；如果 HCO_3^- 升高，表示为原发性代谢性碱中毒。

（3）第三步：判断混合型酸碱失衡。

比较实测值与预计代偿值，如果实测值在预计代偿范围内，说明仅存在单纯型酸碱失衡。如果两者不符，提示存在混合型酸碱失衡。

预计代偿值常用计算见表 10-3。

表 10-3 酸碱平衡失衡类型判断（预计代偿值法）

酸碱失衡类型	预计代偿公式
急性呼吸性酸中毒	代偿作用有限，HCO_3^-极限值不超过 30mmol/L
慢性呼吸性酸中毒	$HCO_3^- = 24 + 0.35 \times (PaCO_2 - 40) \pm 5.58$
急性呼吸性碱中毒	$HCO_3^- = 24 - 0.2 \times (40 - PaCO_2) \pm 2.5$
慢性呼吸性碱中毒	$HCO_3^- = 24 - 0.5 \times (40 - PaCO_2) \pm 2.5$
代谢性酸中毒	$PaCO_2 = (1.5 \times HCO_3^- + 8) \pm 2$
代谢性碱中毒	$PaCO_2 = 40 + 0.9 \times (HCO_3^- - 24) \pm 5$

(4) 第四步：计算阴离子间隙（AG）值，判断酸碱失衡病因。

AG 计算方法：$AG = Na^+ - (Cl^- + HCO_3^-)$。正常值为 8 ～ 16mmol/L。

1）AG 增高：高 AG 代酸，以产生过多酸为特征，见于乳酸酸中毒、尿毒症、糖尿病酮症。

2）AG 正常：正常 AG 代酸，又称高氯型酸中毒，可由于 HCO_3^-减少如腹泻、酸排泄衰竭如肾小管酸中毒或使用过多含氯的酸如盐酸精氨酸所致。

3）AG 减低：见于低蛋白血症。

4）$\triangle AG/\triangle HCO_3^- <1$：并存阴离子间隙正常的代谢性酸中毒。$\triangle AG/\triangle HCO_3^- >2$：可能并存代谢性碱中毒。

(5) 第五步：酸碱平衡紊乱的病因诊断。

应包含：患者的病史、体征、神志、平衡状态和目前的用药情况；电解质情况尤其是钾离子、氯离子和阴离子间隙（AG）；氧状态参数 PaO_2、SaO_2；其他必要的临床实验室检查，如尿 pH、酮体、血糖、血肌酐、乳酸等。

七、ICU 的护理记录

（一）监护记录的内容与格式

危重症患者护理记录是护士根据医嘱和病情，对患者危重病情期间护理工作全过程的客观动态记录。

1. 记录内容

(1) 一般情况：患者的一般情况包括床号、姓名、性别、年龄、住院号、诊断、体重、转入科室等眉栏项目。

(2) 监测内容：ICU 内患者的监测应按系统、分器官进行，其监测的内容也是危重症患者监护重点记录的内容。ICU 临床监测的主要内容包括循环系统功能监测、呼吸系统功能监测、肾功能监测、脑功能监测、电解质及酸碱平衡监测等。

(3) 各项治疗护理措施

1）基础护理落实情况，包括晨晚间护理、皮肤护理，以及体位、饮食、静脉留置管的护理等。

2）专科护理落实情况，包括气管插管的护理、气管切开的护理、各种引流管的护理等。

3）特殊药物使用情况，如血管活性药物、抗心律失常药物、镇静镇痛药物等。

2. 格式　ICU 患者护理记录单见图 10-1 和图 10-2。

ICU患者护理记录单（一）

姓名：　年龄：　性别：　床号：　诊断：　住院号：

日期	时间	T	P/HR	R	NIBP	IBP	SpO_2	CVP	血糖	心律	意识	瞳孔大小		对光反射		入量（ml）			出量(ml)						病情观察及措施	签名
		℃	次/分	次/分	mmHg	mmHg	%	mmHg	mmol/L			左	右	左	右	名称	输入	饮入	尿量	大便	痰液	名称	量	颜色性质		

意识:A清醒、B嗜睡、C意识模糊、D昏睡、E浅昏迷、F深昏迷、G谵妄状态、H镇静　瞳孔对光反射（A灵敏、B迟钝、C消失、D眼疾）

第　页

图 10-1　ICU 护理记录单（一）

ICU患者护理记录单（二）

日期	时间	吸氧		管路护理	导管长度（cm）			呼吸机支持							评分			护理项目			约束观察			气管切开	签名
		方式	L/min		气管插管	胃管	鼻肠管	模式	VT	RR	FiO_2	PEEP	IPAP	EPAP	GCS	RASS	疼痛	晨晚间护理	口腔护理	气切护理	部位	皮肤情况	肢端循环		
									ml	次/分	%	cmH_2O													

吸氧方式：A鼻塞；B鼻导管；C面罩；D其他　管路护理：A尿管；B伤口引流管；C胸腔闭式引流管；D胃管；E膀胱造瘘管；F CVC管；G PICC管；H脑室引流管、I其他
约束观察：部位，A左手；B右手；C双上肢；D双下肢；E胸腹　皮肤情况，A完好；B水肿；C消肿；D破损；E淤青；F青紫　肢端循环，A好；B差
镇静评分：4有攻击性（有暴力行为）；3非常躁动（试着拔出呼吸管，胃管或静脉点滴）；2躁动焦虑（身体激烈移动，无法配合呼吸机）；1不安（焦虑紧张但身体只有轻微的移动）；0清醒平静（清醒自然状态）－1嗜睡（没有完全清醒，但可保持清醒超过10秒）；－2轻度镇静（无法维持清醒超过10秒）；－3中度镇静（对声音有反应）；－4深度镇静（对身体刺激有反应）；－5不能唤醒（对声音及身体刺激都无反应）

第　页

图 10-2　ICU 护理记录单（二）

（二）获取监测信息的途径

1. 直接使用监护仪等设备测量获得监测信息　例如通过心电监监护仪获取患者生命体征、心电图、血氧饱和度等信息。

2. 使用专门设备及手段获取监测信息　例如通过脑电位分析装置获取脑电图、使用呼吸机获取气道压力值、使用动脉血气分析仪获取动脉血气分析结果等。

3. 通过直接观察获取监测信息　例如观察患者面色、呕吐物颜色、伤口渗出情况、用药效果及不良反应等信息。

4. 通过测量及计算获取监测信息　例如患者液体出入量、每小时尿量等。

5. 通过医疗文件获取监测信息　例如通过医生给患者神经系统查体结果记录，可获得患者神经系统相关信息。

（三）监护记录书写要求

1. 护理文书用蓝黑墨水或碳素墨水笔填写各空白项目，不得有空项、漏项。如遇转科、转床用箭头表示。格式参照护理文件基本书写规范。

2. 护理记录应当客观、真实、准确、及时、完整、有连续性。使用规范医学术语，避免使用自编缩略语。通用的外文缩写和无正式中文译名的症状、体征、疾病名称等可以使用外文。每班有病情小结，签护士全名。

3. 准确记录日期和时间，具体到分钟。

4. 病情观察、护理措施及效果记录。重点记录患者病情的动态变化、护理措施、效果，如主诉、生命体征变化、皮肤、饮食、排泄、治疗效果、用药反应、护理措施及评价等异常情况，并体现专科护理特点。每个时间段的记录内容，首行均空两格。

5. 新入、抢救、手术、分娩、转科等患者，在同一时间段应简述病情或手术情况、经过的处置及效果。

6. 患者接受特殊检查、治疗、用药及手术前后应有相应内容记录。

7. 出入量记录。

（1）内容：入量包括输液、输血、鼻饲、口服饮食含水量及饮水量等，如输液应注明液体加入药物后的总量；出量包括大便、小便、呕吐量、出血量、各种引流量、痰量等，同时应观察其颜色及性状并记录于病情观察栏内。

（2）出入量记录及总结：应于每日 19 时做 12 小时小结，在其格子上下用蓝笔各画一条横线；次日晨 7 时做 24 小时总结，在其格子上下用红笔各画一条横线。先总结，后分类小结，分类记录的格式参照护理文件基本书写规范。

（3）新入院或手术后患者记录出入量，首次记录的时间不足 12 小时或 24 小时，在出入量记录单上实时记录其出入量。如入院在 2 小时以内（含 2 小时），出入量可累计下一班实时记录。当班需要进行病情小结。

（4）因故停止、更换液体或统计 24 小时出入量有余量时，护士应在记录入量栏内注明丢弃量或剩余量的药物名称，在其数量前加“－”号表示，如“－ 100ml”。如需丢弃，在病情观察栏内说明“遵医嘱丢弃”。剩余量需要继续使用，补记到下一班入量栏内。

8. 危重患者的抢救记录应与医生协调一致。

9. 患者抢救死亡的护理记录顺序：病情变化时间及病情—抢救过程—心电图示—宣布死亡—尸体护理—死亡小结。

10. 转科期间，危重症患者的“护理记录单”延续记录。

考点提示

出入量记录的内容及要求。

重点·考点·笔记

PPT·危重患者的营养支持

第七节　危重患者的营养支持

导入情景

李某，36岁。体重60kg，车祸致多发伤。手术治疗后卧床42天，体重减轻到48kg，发生顽固性肺部感染，病情没有得到很好的控制，发展为呼吸衰竭，行气管插管和机械通气，留置鼻胃管，转入ICU，生命体征逐渐平稳，给予抗炎、抗感染、营养支持治疗，维持循环及内环境的稳定。

工作任务

1. 能正确判断患者的代谢特点。
2. 能够根据患者病情选择合适的营养支持途径，并提供正确的护理措施。

一、概述

营养支持（nutrition support）是指在机体营养状况异常或患者营养不足的情况下，维持或补充各种营养物质的需要，特别是维持能量的需要和氮的平衡，包括肠外营养和肠内营养。

（一）危重患者的营养问题

1. *危重患者常见的营养问题*　内环境失衡、代谢紊乱，与营养不良、应激性高糖血症、免疫功能下降、机体对营养的特殊需求增加，重要脏器功能损害如肺、肾、肝、心、脑、内分泌与出凝血系统有关。

2. *危重患者的代谢改变*

早期阶段：分解代谢增加，伴有胰岛素抵抗的高血糖即“应激性高血糖症”。

持续阶段：去脂肪体重持续下降。此阶段的特点是持续的骨骼肌蛋白丢失与内脏蛋白减少，导致严重衰弱和延长ICU支持时间。患者保存补充的蛋白质的能力很差，营养支持不能完全阻止和逆转危重症患者的分解代谢状态和人体组成的改变，合理的营养支持可减少净蛋白的分解，改善蛋白质的合成。

营养不良（malnutrition）是指营养状态紊乱，包括营养摄入缺乏、营养代谢障碍等；可增加并发症、死亡率、住院时间和医疗费用；ICU住院患者营养不良发生率占30%～55%。

（二）ICU患者的代谢特点

ICU患者的代谢变化主要包括蛋白质分解代谢加速、脂肪代谢紊乱、能量消耗增加、糖代谢紊乱等。

1. *蛋白质分解代谢加速*　危重症患者由于高代谢状态，蛋白质分解增加，合成不足，尿氨排出增加，可表现为明显的负氮平衡。

2. *脂肪代谢紊乱*　间接能量测定显示，危重症患者糖类物质的氧化率下降，脂肪被动员成为供能物质成分，脂肪的氧化率增加。

3. *糖代谢紊乱*　主要表现为糖异生增加与胰岛素抵抗。应激性反应下，机体儿茶酚胺、甲状腺素、糖皮质激素与胰高血糖素分泌增加，糖异生作用更加明显，肝脏内葡萄糖的生成速度增加。同时，胰岛素分泌减少或相对不足，机体对胰岛素的敏感性下降，组织摄取与利用葡萄糖减少，呈现胰岛素抵抗，最突出的表现是引发高血糖。

4. *能量消耗增加*　基础能量消耗是指人体在清醒且极度安静状态下，不受肌肉活动、环境温度、食物和情绪等因素影响时的能量消耗值。静息能量消耗是指人体在卧床时的能量消耗值。一般情况下静息能量消耗约为基础能量消耗的1.1倍。危重症患者能量消耗增加与代谢紊乱的程度、持续时间及危重症程度密切相关。研究表明，创伤、感染和大手术后可使患者的静息能量消耗增加 20% ～ 50%，烧伤患者更为突出，严重者增高可达 100% 以上。

（三）营养支持的目的

危重症患者营养支持的目的包括：改善患者的营养状态、维持细胞的代谢和组织器官的结构与功能、调节重症患者的代谢与免疫功能、调控神经内分泌功能、降低医院获得性感染、降低病死率，最终影响疾病的发展与转归。

考点提示

危重症患者营养支持的原则。

（四）营养支持的途径与选择原则

1. 营养支持的途径　危重症患者营养支持的治疗途径包括肠内营养（enteral nutrition，EN）、肠外营养（parenteral nutrition，PN）或两种途径共用等方法进行。在给患者选择营养支持途径时，应遵循营养支持原则。

2. 营养支持原则

（1）从整体出发，以维持细胞代谢、支持脏器功能为基本目的。

（2）针对严重应激后的代谢紊乱，特别是机体营养状况迅速下降及发生营养不良现象，维持机体水、电解质平衡为第一需要。

（3）复苏早期、血流动力学尚未稳定或存在严重的代谢性酸中毒阶段，不是开始营养支持的安全时机。

（4）营养支持应考虑不同原发疾病、不同阶段的代谢改变与器官功能的特点，选择合适的营养物质及营养支持途径。

3. ICU 营养支持的策略　合理选择时机、合理选择途径、合理选择营养与热量供给、调理代谢紊乱与免疫功能等。

（五）营养支持评估

评估患者的营养及胃肠道功能状况、提供能量和营养物质、监测患者的代谢和脏器功能状态、及时处理相关并发症。

1. 营养支持前评估

（1）病史采集

1）一般情况：如年龄、性别、职业等。

2）既往史：既往身体状况、身体营养状况评估，有无消化系统药物用药史等。有无消化系统系统相关的疾病如胃溃疡、胃炎、肠炎、糖尿病等，有无手术创伤史、有无严重感染和消耗性疾病，是否已进行积极治疗。有无特殊饮食、药物医嘱及遵从情况。有无家族性消化系统疾病如胃溃疡等家族史。

3）现病史：本次发病的病因、进展、诊疗措施及最新检查结果。了解患者的饮食习惯，近期饮食摄入情况。

4）主要发病过程特点：患者本次起病的时间，身体营养状况的特点，是否能够由口进食，体重变化状况等。

5）患者社会及心理状态：了解患者及家属对营养支持的态度与看法，了解患者对营养支持的经济承受能力。了解患者对疾病的认识、疾病对患者心理的影响等，患者有无焦虑、抑郁、恐惧等情绪反应。

（2）胃肠道结构与功能评估：护理人员应当对即将采取营养支持的危重症患者进行全面细致的胃肠道结构与功能的评估，包括以下内容。

1）口腔黏膜是否完整，有无口腔疾患或手术，有无牙龈萎缩、牙齿松动或牙齿缺失等。

2）是否有消化系统疾病如食管炎、胃炎、胃溃疡、胃癌、肠炎等。

3）是否有导致消化功能下降的因素：有无消化道出血、梗阻、严重腹泻或不能进胃肠道摄食的疾病。

2. 根据评估结果选择合适的营养支持方式

（1）消化道功能基本正常者给予肠内营养，如无禁忌情况下应以经口摄食为主。必要时可经肠外（静脉途径）补充部分热量、水分和电解质。

（2）对不能摄食和拒绝摄食的患者如胃肠功能尚好者给予肠内营养，可经管饲代替口服。但要根据管饲预期时间的长短、病情需要等选择管饲方式，如鼻胃管、鼻肠管、胃造口或空肠造口等。

（3）凡不能或不宜口服、管饲及消化与吸收功能障碍者，可采用肠外营养。

二、肠内营养支持的护理

> **考点提示**
> 肠内营养的适应证及禁忌证。

肠内营养（EN）是指采用口服或管饲等方式经胃肠道提供代谢需要的能量及营养基质的营养治疗方式。临床上，只要患者胃肠道解剖与功能允许，并能安全使用，应积极采取肠内营养支持，任何原因导致胃肠道不能使用或应用不足，应考虑肠外营养或联合应用肠内营养。护理人员在给危重症患者使用肠内营养支持时，应注意严格掌握肠内营养的适应证与禁忌证，并根据病情选择合适的肠内营养输入途径，做好肠内营养常见并发症的预防与护理工作。

（一）肠内营养的适应证与禁忌证

1. 适应证　胃肠功能恢复、能耐受肠内营养且实施肠内营养不会加重病情者均应尽早创造条件实施肠内营养支持。如营养不良患者的术前、术后支持治疗；严重的创伤、烧伤等高分解代谢的患者；肿瘤导致的营养不良；胃肠道消化吸收功能不良；老年营养不良者；脑卒中、昏迷者；长期或严重的腹泻患者；口腔、耳鼻喉科手术后需要流质饮食者。

2. 禁忌证

（1）没有明显肠内营养适应证的患者。

（2）小肠广泛切除后早期（4～6 周内）。

（3）严重应激状态、麻痹性肠梗阻、上消化道出血、腹膜炎、顽固性呕吐或严重急性期腹泻者。

（4）空肠瘘的患者如缺乏足够的小肠吸收面积，无论从上端或下端喂养均有困难时，不能贸然进行管饲，以免加重病情。

（5）年龄<3 个月的婴儿。

（6）症状明显的糖尿病、接受大量类固醇药物治疗及糖耐量异常的患者，不能耐受肠内营养的高糖负荷。

（7）严重吸收不良综合征及长期少食衰弱的患者。在经肠营养以前应先给予一段时间的肠外营养以改善其小肠酶的活力及肠黏膜细胞的状态。

（8）急性完全性肠梗阻或胃肠蠕动严重减慢的患者。

（9）急性重症胰腺炎急性期患者。

（10）休克患者。

（二）肠内营养的输入途径

肠内营养的输入有口服、鼻胃管、鼻十二指肠管、鼻空肠管、胃造口、空肠造口等多种途径，具体投给途径的选择则取决于患者的疾病情况、喂养时间长短、精神状态及胃肠道功能等。

1. 口服　是最经济、最安全、最简便的投给方式，而且符合人体正常生理过程。口服时，合理足够的膳食能满足大多数患者对各种营养素的需求。不能主动经口摄食或经口摄食不足的患者则可通过其他方式进行肠内营养治疗。

2. 鼻胃、鼻十二指肠、空肠插管喂养途径　适用于营养治疗不超过 4 周的患者，最理想的肠内营养治疗途径是放置细的鼻胃管，此喂养途径简单易行，是临床上使用最多的方法。其优点在于胃的容量大，对营养液的渗透压不敏感，适合于各种完全性营养配方。缺点是有食物反流与吸入气管的危险，长期使用者可出现咽部红肿、不适，增加呼吸系统并发症等。

3. 胃造口术　常用于较长时间不能经口进食者。这种方法接近正常饮食，能供给人体所需要的营养物质，方法简便。常用方法如下：

(1) 剖腹胃造口术：暂时性胃造瘘用于各种原因引起的严重的口腔咽部或食管损伤，可经胃造瘘供给营养。永久性胃造瘘常用于晚期食管癌而又不能切除者。此外，长期昏迷、吞咽反射消失者亦适合由胃造瘘术供给营养。

(2) 经皮内镜下胃造口术：是近年来发展起来的新型胃造口方法，具有不需要剖腹与麻醉、操作简便、创伤小等优点，适用于需要长期肠内营养的患者。经皮内镜下胃造口术置管完成 6 ～ 8 小时后，才可开始经胃造瘘管进行喂养。每次应用前后，要用生理盐水冲洗管道。如要拔除胃造瘘，应在胃造瘘术 2 周以后，待窦道形成后才能拔除。

4. 空肠造口术　为临床上肠内营养治疗应用最广泛的途径之一，优点为：①因液体反流而引起的呕吐和误吸发生率低。②肠道营养与胃十二指肠减压可同时进行，对胃、十二指肠外瘘及胰腺疾病者尤为适宜。③喂养管可长期放置，适用于需要长期营养治疗的患者。④患者可同时经口摄食。⑤患者无明显不适，机体和心理负担小，活动方便，生活质量好。空肠造口可在剖腹手术的同时完成，亦可单独施行；也可经皮内镜空肠造瘘术，操作结束后可通过摄 X 线片以证实喂养管的位置。

（三）肠内营养液的输注方式及原则

1. 输注方式

(1) 一次性输注：是将搭配好的营养液和肠内营养用注射器缓慢注入喂养管内，每次 200ml，每日 6 ～ 8 次。该方法常用于需要长期家庭肠内营养的胃造瘘患者，因为胃的容量大，对容量和渗透压的耐受性较好。该方法不适于小肠喂养，易致胃扩张、腹痛、腹胀、腹泻、呕吐等胃肠道症状，不宜大量给予营养液。

(2) 间歇性重力输注：是将配制好的营养液经输液管与胃肠喂养管连接，利用重力将营养液缓慢滴注胃肠道内，每次 250 ～ 500ml。该方法便于患者下床活动，但也可致腹胀、恶心、呕吐等胃肠道症状。

(3) 经泵连续输注：应用输液泵 12 ～ 24 小时均匀持续地滴注，是临床上推荐的肠内营养输注的方式。该方法适用于病情危重及小肠喂养方式患者，患者大便次数明显减少，营养吸收好，不良反应少。

不同输注方式操作方法及优缺点比较见表 10-4。

表 10-4　肠内营养不同输注方式操作方法及优缺点比较

输注方式	操作方法	适用范围	耐受程度	优点	缺点
一次性输注	从 100ml 其逐渐增加至 200ml，6 ～ 8 次 / 天	鼻胃管、胃造口管	难以耐受	操作简单，患者有较多自由活动时间	耐受性差，胃肠道并发症多，易引起血糖波动，增加护士工作量
间歇性重力滴注	1 小时内，每次营养液 250 ～ 500ml，4 ～ 6 次 / 天，20 ～ 30ml/min	鼻胃管、胃造口管	胃肠道正常或病情不严重时可耐受	操作简单，患者有较多自由活动时间	胃肠道并发症多，容易堵管

重点·考点·笔记

续表

输注方式	操作方法	适用范围	耐受程度	优点	缺点
连续经泵输注	12～24小时泵辅助，小肠内输注，20～50ml/min逐渐增加至100～125ml/min	危重症患者，空肠造口管	耐受性好	胃肠道并发症最少，营养吸收最好	自由活动时间少

2. 输注原则

(1) 容量由少到多：尽早（2～5天内）达到全量（500ml→1000ml→1500ml→2000ml）。

(2) 浓度由低到高：温开水→1/2温开水+1/2营养液→全营养液。

(3) 速度由慢到快：①首日肠内营养输注20～50ml/h，次日80～100ml/h，约12～24小时内输注完毕。②有条件情况下可用输注泵控制输注速度。

(4) 温度：37～40℃（春秋冬季时应用加温器）。

(5) 抬高床头30°～45°。

(6) 清洁度：营养液应现配现用，暂不用的置于4℃冰箱，超过24小时未用者应丢弃。

（四）肠内营养的护理措施

1. 鼻饲的观察护理

(1) 及时调整输注浓度及速度：根据患者的病情及营养状况，灵活调整输注浓度及速度，必要时对症处理。

(2) 加强胃肠道症状观察：注意观察患者有无恶心、呕吐、腹胀、腹泻、便秘等症状出现，每次鼻饲前、交接班评估时，均应检查腹部、听诊肠鸣音，如出现上述情况时，应立即停止输注，及时调整营养液的品种、量及速度等。若出现以上症状，应检查血生化、血常规及动脉血气分析，监测血电解质及肝、肾功能变化，记录24小时出入量及排便的次数，以便随时调整营养液的品种、量及速度。

(3) 加强胃潴留观察：在输注前应检查鼻饲管外露的长度及胃潴留情况，并经常巡视，每4h回抽胃液，当胃潴留量大于100～150ml，应延迟滴注营养液，一旦出现呼吸急促、胸闷或呛咳，应立即停止肠内营养。

(4) 体位护理：做完基础护理后，特别是吸痰、口腔护理、翻身、换药后，须保持床头抬高30°～45°，才能持续或间断滴入营养液。滴入完毕后，同样维持此体位30分钟，可以减少营养液反流入呼吸道引起窒息及预防呼吸机相关性肺炎的发生。

2. 鼻饲管护理

(1) 确保胃管在胃内：交接班时及鼻饲前、后，翻身后均检查胃管的长度，确保胃管在胃内。

考点提示

肠内营养液输注的体位、温度、速度。

(2) 保持胃管通畅：每次使用前及使用后均要用10～20ml温开水冲洗管道，使用患者自制营养液时防止含有食物碎渣，可使用清洁纱布过滤。为避免管腔阻塞，持续输注时，营养管每4～6小时冲洗管道1次。

(3) 鼻腔护理：置管后由于患者的活动、胃肠蠕动、长时间的喂养及固定不牢等原因，可能使鼻饲管的位置发生改变，甚至脱出，每隔4小时更换胃管的放置方向，固定松紧适宜，以防止压迫鼻腔导致鼻部黏膜发生溃疡或坏死。每次做口腔护理后，常规清洁鼻腔。

(4) 营养液滴注护理：营善液开启后应马上使用，如暂不输注，需要置于冰箱内保存，并在24小时内使用，每瓶营养液500ml。为使肠道适应，营养液应缓慢匀速地滴入，且悬挂输注时间不超过6小时。输注时持续用输液增温器持续加温，能减少胃肠道并发症如腹泻，输注温度应控制在 37 ～ 40℃。输注速度及量由低至高逐渐调节至患者所能耐受的程度，达到营养需要量，此过程需要 7 ～ 10 天。营养液开始速度 40 ～ 60ml/h，最高可达 100 ～ 120ml/h。

3. 心理护理　对于营养健康知识缺乏的患者，实施肠内营养之前，详细解释肠内营养的意义、重要性及实施方法，告知患者配合要点，经常与患者沟通，了解患者心理、生理变化情况。

4. ICU 患者肠内营养常见并发症及护理

（1）腹泻：是常见的并发症，发生率可高达 60%。通常发生于肠内营养开始及使用高渗性饮食时。引发腹泻的因素有营养液浓度过高、营养液温度过低、营养液污染变质、肠道菌群失调。护理：调整营养液浓度，使用接近正常体液浓度（300mmol/L）的营养液可减少腹泻；危重症患者长期应用抗生素，造成肠道菌群失调者，应针对病因处理；严重腹泻无法控制时可暂停喂食；为防止营养液温度过低引起腹泻，可将营养液置微波炉中加热至预定温度，然后用电输液加温器夹住输液管匀速滴入，可维持营养液温度始终保持在 37 ～ 40℃；使用肠内营养溶液应注意防止污染，现开现用，连续滴注一次用量的悬挂时间不宜超过 8 小时，避免人为引起肠道污染；针对腹泻患者，应加强皮肤护理，保持皮肤清洁干燥，预防压力性损伤。

（2）便秘：肠内营养配方中因纤维素含量少，长期应用可致便秘。护理：为防止患者便秘，在病情允许下可嘱患者多饮水，同时补充膳食纤维 2 ～ 5g/d，并鼓励患者多活动，必要时给予开塞露解除便秘。

（3）误吸：危重症患者由于胃肠功能低下，胃肠蠕动减慢，造成胃潴留或输注营养液速度过快，易发生液体饮食返流，吸入气管。护理：肠内营养滴入时抬高床头 30° ～ 45°，注意输注速度开始时要慢，吸痰时暂停肠内营养滴入，取侧卧位。如发生返流，应立即吸除气道内吸入物，并抽吸胃内容物，防止进一步返流。

（4）高血糖：重症患者由于机体在应激反应时处于高代谢状态，加之肾上腺素分泌增加，易引起血糖增高，甚至诱发酮症或非酮症高渗性昏迷。护理：应激期应避免使用含高糖的液体及膳食，营养液输入速度不宜过快，胰岛素不足时用微量泵注射补充胰岛素，并加强监测血糖变化，每周测血糖 1 ～ 2 次，测尿糖 2 ～ 3 次 / 天，以维持血糖在正常水平，避免低血糖发生。

（5）消化道出血：危重症患者急性期，容易发生消化道出血。护理：鼻饲前应回抽胃液，观察其性状、颜色，定时测 pH。一旦发现胃液呈咖啡色或血性，大便为黑色等消化道出血症状时，应及时留取标本送检。同时，严密观察心率、血压，并通知医生。当出血量不多（胃液、大便隐血阳性）时，可在应用抑酸、保护胃黏膜、止血药物的同时继续鼻饲，如给予米汤等，但鼻饲液温度要低，防止加重出血。当出血量较大，应立即禁食，静脉应用止血药和抑酸药，积极补充血容量，预防休克，可每 2 ～ 3 小时鼻饲冰盐水 50ml 加去甲肾上腺素 4 ～ 8mg，密切注意患者病情变化。

5. 健康教育

（1）向患者或家属介绍肠内营养的重要性、必要性、实施方法，交代注意事项，提高患者及家属的重视度与配合度。

（2）教会患者及家属判断胃管位置，翻身及活动时避免牵拉，防止滑脱。

（3）告知患者及家属胃肠道并发症的原因及处理措施。

（4）对有造瘘口的患者，出院前指导患者及家属造瘘口观察及自我护理的方法。

重点·考点·笔记

考点提示

肠外营养的适应证和禁忌证。

三、肠外营养支持的护理

肠外营养（PN）是经静脉途径供应患者所需要的营养要素，包括热量（碳水化合物、脂肪乳剂）、必需和非必需氨基酸、维生素、电解质及微量元素等，使不能正常进食的患者仍可以维持营养状况、体重增加和创伤愈合。护理人员在给危重症患者使用肠外营养支持时，应注意严格掌握肠外营养的适应证与禁忌证，并根据病情选择合适的肠外营养输入速度、浓度等，做好肠外营养常见并发症的预防与护理工作。

（一）肠外营养的适应证与禁忌证

1. 适应证　①胃肠道梗阻；②胃肠道吸收功能障碍，短肠综合征，小肠严重疾病，严重腹泻顽固性呕吐大于1周；③重症胰腺炎肠麻痹未恢复时；④大面积烧伤严重复合伤感染等高分解代谢状态；⑤严重营养不良伴有胃肠功能障碍，无法耐受肠内营养；⑥大手术、严重创伤的围术期；⑦肠外瘘；⑧炎性肠道疾病病变活动期的治疗；⑨严重营养不良的肿瘤患者围术期治疗；⑩肝、肾、心、肺等重要脏器功能不全时的支持治疗。

2. 禁忌证　①早期复苏阶段血流动力学不稳定或存在严重水、电解质与酸碱失衡的患者；②严重肝功能障碍的患者；③急性肾功能障碍的患者；④严重高血糖未控制的患者。

（二）肠外营养的输入途径

肠外营养的输入途径包括周围静脉营养支持（peripheral parenteral nutrition，PPN）和中心静脉营养支持（central parenteral nutrition，CPN）。

1. PPN 途径　适用于：① 2 周内短期肠外营养、营养液渗透压低于 800 ～ 900mmol/L。②中心静脉置管禁忌或不可行者。③导管感染或有脓毒症者。

2. CPN 途径　适用于：①肠外营养超过 2 周、营养液渗透压高于 800 ～ 900mmol/L 者。②置管途径有经颈内静脉、锁骨下静脉或经外周的中心静脉插管（PICC）。

（三）肠外营养的供给方式

1. 全营养混合液（total nutrient admixture，TNA）输注　又称“全合”营养液输注法，即将每天所需的营养物质，在无菌条件下按次序混合输入，由聚合材料制成的输液袋或玻璃容器内再输注，以保证所提供营养物质的完全性和有效性。

2. 单瓶输注　在无条件以 TNA 方式输注时，可以用单瓶方式输注。但可因各营养素的非同步输入而造成某些营养素的浪费或负担过重。如当单瓶输注葡萄糖或脂肪乳剂时，可因单位时间内进入人体内的葡萄糖或脂肪酸量较多而增加代谢负荷，甚至出现与此相关的代谢性并发症。

（四）肠外营养的护理措施

1. 肠外营养液的配置及管理

（1）严格无菌操作、洗手制度。

（2）肠外营养液配置完成后，严禁中途添加任何液体，配置好的营养液放置于 4℃冰箱内冷藏，存放时间不超过 24 小时。营养液在输注前 0.5 ～ 1 小时取出，置室温下复温后再输注；输注时最好使用营养泵匀速输注，防止输注速度过快或过慢。

（3）配置好的 TPN 需要注明床号、姓名及配置时间。

（4）输注时检查有无浑浊或沉淀，怀疑污染，立即停用。

2. 肠外营养置管及输注过程的护理

（1）置管时严格无菌操作，穿手术衣，戴口罩、帽子。严密观察患者穿刺或置管后有无出现胸闷、胸痛、呼吸困难、同侧呼吸音弱等情况时，若有，应疑为气胸发生，应及时通知医生并协助处理。

（2）严格交接班制度。输液前回抽有无回血，每天检查置管刻度，消毒静脉穿刺部位，加强局部护理，若用 3M 透明胶布贴封导管穿刺处者，胶布表面应标明更换日期并每周予以更换。

（3）观察穿刺部位有无红肿、痛、热等感染征象。如有应立即拔出，并选择弹性好、位置易固定、不影响患者活动及护理操作的部位重新穿刺置管，并用 33% 硫酸镁湿热敷病患处。

（4）避免经导管抽血或输血。

（5）输液结束先用生理盐水冲管，再用肝素稀释液封管，以防导管内血栓形成和保持导管通畅。

（6）护理过程中严防导管脱出，及时检查刻度，做各种护理及操作前梳理好静脉管道，防止由于过度牵拉导致导管脱出。管道最前端放置一个带有肝素帽的三通，需要静脉给药时严格消毒肝素帽后穿刺肝素帽给药，严禁随意拆卸接头注射药物，尽可能保持管路密闭。穿刺结束或输液结束时旋紧肝素帽，防止空气进入，造成空气栓塞。

（7）输液管路的管理：每日更换输液器，严禁与其他液体混合使用同一输液管路。

（8）生命体征监测：严密监测患者体温，若患者发生不明原因的发热、寒战、反应淡漠或烦躁不安，应疑为导管性感染，应及时通知医生，协助拔除导管并做微生物培养和药物敏感试验，并根据结果调整用药。

（9）加强医务人员的培训：严格上岗培训、洗手制度，加强无菌原则，增强无菌意识。

（10）血糖监测：及时准确监测血糖，准确记录，根据医嘱调节胰岛素泵入量，有效地防止高血糖、低血糖的发生。

（11）心理护理：TPN 患者不能经口进食，但患者仍有进食要求，因此 TPN 患者易从心理上产生悲观、焦虑和失落感。另外，TPN 给患者带来较大的经济负担，加上 TPN 的输注时间较长，患者往往 24 小时连续输注，也增加了患者的悲观情绪，导致患者不配合输液引发导管堵塞甚至出现患者的拔管行为，都使导管感染风险增加。因此在输液前应向患者及家属解释 TPN 的重要性和必要性，了解其对 TPN 的态度、看法，评估其家庭经济状况及此次住院的支持系统，使其认识到 TPN 的必要性、安全性和临床意义，以得到患者和家属的理解配合和支持，同时尽早经口饮食或肠内营养。

3. *ICU 患者肠外营养常见并发症及护理*

（1）气胸：中心静脉置管导致的气胸多为非张力性气胸，可以自行吸收。护理：一旦发生气胸应立即停止穿刺，退出穿刺针，局部压迫，密切观察呼吸状态，根据氧饱和度调节呼吸机氧浓度或提高面罩吸氧的氧流量。若患者发生呼吸困难、发绀、缺氧、胸壁疼痛加重，则应考虑有张力气胸，若证明为张力气胸，则须行胸壁切开置管闭式胸腔引流。预防气胸发生的最佳途径是医护人员掌握正确的穿刺部位和姿势。

（2）空气栓塞：静脉穿刺置管过程中或因导管脱落或连接处脱落，空气通过中心静脉置管进入腔静脉系统，从而导致空气栓塞，是最严重的并发症。护理：锁骨下静脉穿刺时患者取平卧位、屏气，置管成功后及时紧密地连接输液管道，防止空气进入管腔。另外在静脉营养液输注过程中加强巡视，及时发现延长管及三通的脱落或破损，及时抽吸导管内的空气并更换新的延长管和三通。

（3）胸导管损伤：多发生在左侧锁骨下静脉穿刺时。护理：穿刺时若见清亮的淋巴液渗出，应及时退针或拔出导管。

（4）血管损伤：多发生在同一部位反复穿刺时。护理：发现局部出血或血肿形成时，应立即退针并压迫局部。

（5）感染：是 TPN 治疗的首要并发症，导管感染可分为局部感染和全身感染。护理：①每天观察穿刺部位有无红、肿、痛、热等感染征象及分泌物的产生，穿刺处无菌纱布每日更换，若使用透明敷贴者应 4 ～ 7 天进行 1 次换药。②每天更换输液管道三通接头及延长管。③专管专用，营养支持的静脉管路应避免输液、输血等非营养治疗。④营养液的配置应遵从无菌原则，并保证 24 小时内输完。⑤监测体温及血常规的变化，如发现有明显感染征象，则需抽取血培养，根据培养结果选择有效的抗生素。

（6）导管移位：导管移位可引起管道堵塞、导管损坏、血栓性静脉炎、血管破裂和血流动力学监测误差等不良后果。而右侧锁骨下静脉置管发生导管移位率明显高于左侧。护理：静脉穿刺置管首选左锁骨下静脉，置管成功后须妥善固定导管。一旦发生导管移位，应立即停止输液，拔管，并做好局部处理。

（7）静脉栓塞：导致静脉栓塞的常见原因有血栓性栓塞和药物沉淀导致的栓塞。护理：护士应注意药物的配伍禁忌；输注 TPN 的管道应专管专用；TPN 治疗结束后用 20ml 生理盐水脉冲式冲管后，再用肝素钠稀释液正压封管，防止营养液堵塞造成栓塞；一旦发生导管堵塞，应尽量回抽，不可强行向导管内推注肝素液，以防导管破损甚至断裂的发生。

（8）代谢紊乱：常见的代谢紊乱有糖代谢紊乱和脂肪代谢紊乱。

1）糖代谢紊乱：可分为高血糖和低血糖。护理：发生高血糖的患者应立即停止输入高渗糖，通知医生，遵医嘱输入等渗或低渗液体。补给胰岛素和氯化钾。每日葡萄糖的供给应控制在 100 ～ 300g，浓度不可 >50%。滴注速度不可过快。低血糖多发生于停止输注 15 ～ 30 分钟以后，为了预防低血糖的发生，持续 TPN 治疗的患者应在停用 TPN 前 4 小时，将输入速度减少 50%，并改用等渗糖溶液。一旦出现低血糖的症状，首先测血糖以确诊，并稳定患者情绪，立即通知医生，遵医嘱予高糖静脉注射或口服糖水、糖块。

2）脂肪代谢紊乱：脂肪乳输入的速度过快或总量过多并超过机体清除脂质的能力或机体清除脂质的能力降低可引发高脂血症。护理：减慢脂肪乳输注速度，20% 的脂肪乳剂 250ml 需要 4 ～ 5 小时输注；注意监测血脂水平，每周测定血清三酰甘油 1 ～ 2 次，根据耐受性调节脂肪乳剂量。

（9）水、电解质平衡紊乱：危重症患者肠外营养支持易出现水电解质平衡紊乱。护理：每天对患者做电解质测定，包括血清钾、钠、尿素氮、血红蛋白，其他电解质可每周测定 1 次。在静脉营养支持期间，应该加强观察，是否有低血钾、高血钾等电解质代谢紊乱的发生，严格记录出入量，观察患者临床表现，一旦出现水电解质代谢紊乱指征，立即告知医生。

4. 健康教育

（1）告知患者不可随意触摸、牵拉静脉导管，保持静脉导管局部清洁，位置固定，以保证肠外营养顺利进行。

（2）告知患者肠外营养液应 12 ～ 24 小时匀速滴入，护士会使用输液泵输入，告知患者不可随意调节输液速度。

（3）告知患者穿刺局部若有发痒、红、肿、热、痛、出血等不适时应及时通知护士处理。

（4）告知患者肠外营养侧肢体活动时不可用力过大，以免造成回血。如有回血应及时通知护士给予相应处理。

（5）出院时，嘱咐营养不良尚未得到完全纠正的患者继续增加饮食摄入，并定期到医院复诊。

重点·考点·笔记

第八节　多器官功能障碍的护理

PPT·多器官功能障碍的护理

学习目标

1. 掌握各器官功能障碍和多器官功能障碍综合征的概念、急救与护理。
2. 熟悉各器官功能障碍和多器官功能障碍综合征的病情评估。
3. 了解各器官功能障碍和多器官功能障碍综合征的病因和发病机制。
4. 能对各器官功能障碍和多器官功能障碍综合征患者实施病情评估、急救和护理。
5. 对器官功能障碍具有评判性思维和整体观。

情景导入

患者，女，78 岁。因“受凉后咳嗽、发热、伴胸闷憋气，进行性少尿”急诊就医。既往有慢性肾功能不全、高血压、冠心病病史，T 39.5℃，HR 118 次 / 分，R 29 次 / 分，BP 85/53mmHg。查体：神志呈嗜睡状态，双肺呼吸音粗，可闻及湿啰音。实验室检查：WBC 16.5×10^{12}/L，CRP 205mg/L，Hb 75g/L；pH 7.28，PaO_2 48mmHg，$PaCO_2$ 42mmHg，HCO_3^- 18mmol/L，血糖 8.92mmol/L，肌酸激酶 1099IU/L，乳酸脱氢酶 405IU/L，尿素 532.7mmol/L，肌酐 626μmol/L，D- 二聚体 5.82mg/L，凝血酶原时间 18.5 秒，活化部分凝血活酶时间 66.3 秒，纤维蛋白原 1.59g/L，纤维蛋白及纤维蛋白原降解产物 13.3mg/L。

请思考：

1. 患者原发疾病是什么？
2. 疾病发生过程中哪些器官受累？
3. 对患者如何进行急救和护理？

多器官功能衰竭是急危重症护理领域常见的急症，机体常在严重创伤、感染和休克等损伤因子的打击下出现器官功能衰竭。发生器官或系统衰竭的患者，病情危重而凶险，进展快，预后差，其病死率高，目前对现代医学仍然是个棘手的难题。本节重点讲解急性呼吸窘迫综合征、急性心力衰竭、急性肾衰竭、弥散性血管内凝血及多器官功能障碍综合征的救护。

一、急性呼吸窘迫综合征的救护

急性呼吸窘迫综合征（acute respiratory distress syndrome，ARDS）指由各种肺内和肺外损伤因素直接或间接打击所引起的急性弥漫性肺损伤，进而导致的急性呼吸衰竭。ARDS 的病理基础是肺泡 - 毛细血管损伤。典型病理生理改变为肺泡膜通透性增加，肺泡表面活性物质被破坏，肺泡萎陷，肺顺应性降低，通气 / 血流比例失调和肺内分流增加。特征性临床表现为呼吸窘迫、难治性低氧血症和双肺弥漫性渗出改变。

（一）病因与发病机制

1. 病因

（1）肺内因素：直接肺损伤因素，包括：①生物性因素，如重症肺炎。②物理性因素，如肺挫伤、淹溺、放射性损伤等。③化学性因素，如吸入胃内容物、毒气、烟尘及长时间吸入纯氧（氧中毒）等。

（2）肺外因素：间接肺损伤因素，包括严重休克、败血症、严重的非胸部创伤、大面积烧伤、大量输血、急性重症胰腺炎、药物或麻醉药品中毒等。

> **考点提示**
> 急性呼吸窘迫综合征的病因发病机制。

2. 发病机制　ARDS 的主要病理特征是肺微血管通透性升高所致的高蛋白渗出性肺水肿和透明膜形成，可伴有肺间质纤维化。病理过程分为渗出期、增生期和纤维化期，常重叠存在。肺微血管内皮受损，血管通透性升高→肺间质和肺泡水肿。肺水肿→肺容积减少，肺顺应性减低、通气 / 血流比例失调→顽固性低氧血症和呼吸窘迫。是 MODS 发生时最早受累或最常出现的脏器功能障碍。

（二）病情评估与判断

> **考点提示**
> 急性呼吸窘迫综合征的临床表现。

1. 健康史　评估患者是否存在直接或间接导致肺损伤的因素。

2. 临床表现　除原发病的临床表现外，主要表现为呼吸窘迫、顽固性低氧血症和呼吸衰竭。ARDS 大多数于原发病起病后 72 小时内发生。

（1）呼吸频率加快：除原发病的相应症状和体征外，最早出现的症状是呼吸进行性加快，可达到 30 ～ 50 次 / 分，重症者呼吸频率达到 60 次 / 分，呈现呼吸窘迫，随着缺氧的加重，患者出现烦躁不安、心率加快、发绀等。ARDS 的缺氧常规的氧疗法无法缓解。

（2）随着病情加重，患者出现口唇甲床发绀，双肺可闻及干湿性啰音、哮鸣音，后期可出现肺实变体征，如呼吸音减弱或湿啰音等。

> **考点提示**
> 急性呼吸窘迫综合征的辅助检查。

3. 辅助检查

（1）实验室检查：血气分析的典型改变为氧分压降低，氧合指数降低，肺泡 - 动脉血氧分压差升高。早期由于过度通气，常出现呼吸性碱中毒。

（2）影像学检查：① X 线检查。早期无异常或表现为边缘模糊的肺纹理增多，随病情发展出现斑片状或片状浸润影，后期为大片实变阴影，并可见支气管充气征。② CT 扫描。常显示出广泛的斑片状或整合的气腔高密度影，通常在肺部重力依赖区更明显。CT 扫描能更准确地反映肺部病变性质、范围和程度，进而准确评估气体交换和肺顺应性变化。

（3）呼吸力学监测：主要改变为肺顺应性降低和气道阻力增加。可通过床旁呼吸功能监测仪进行监测。

（4）肺功能监测：肺容量、肺活量、功能残气量和残气量均减少；呼吸无效腔增加，无效腔量 / 潮气量 >0.5；静 - 动脉分流量增加。

（5）血流动力学监测：肺动脉楔压（pulmonary arterial wedge pressure，PAWP）正常或降低。监测 PAWP 有助于与心源性肺水肿进行鉴别，同时可指导 ARDS 的液体治疗，避免容量过多或不足。

（6）支气管肺泡灌洗：ARDS 患者肺泡灌洗液的检查常可发现中性粒细胞明显增高（非特异性改变），可高达 80%（正常小于 5%）。

4. 病情判断

（1）具有引起 ARDS 的原发疾病：如重症肺部感染、脓毒症、休克、大量输血、重症急性胰腺炎等。

（2）低氧血症：疾病过程中出现进行性呼吸增快、呼吸窘迫、低氧血症和发绀，常规氧疗难以纠正。

（3）血气分析提示肺换气功能进行性下降；胸部影像学检查显示肺纹理增多和边缘模糊斑片状或片状阴影，排除其他肺部疾病和左心衰竭。

（三）急救与护理

1. 紧急救治　ARDS 的急救原则是积极治疗原发疾病；提高全身氧输送，纠正缺氧；维持组织灌注，预防机体进一步损伤；保护脏器功能，做好监护，避免并发症发生。

(1) 呼吸支持治疗：纠正低氧血症，保证全身氧输送，改善组织细胞缺氧。

1) 呼吸支持治疗的目标：是使 $SaO_2 \geqslant 90\%$，PaO_2 达到 60mmHg 以上。

2) 呼吸支持治疗的方法：早期可使用鼻导管或面罩吸氧。当常规氧疗不能纠正低氧血症、缓解呼吸窘迫时，应早期积极实施机械通气。轻度 ARDS 患者可首先尝试使用无创机械通气进行支持，若无效或病情恶化，应立即进行气管插管给予有创机械通气支持。

a. 小潮气量通气：ARDS 时由于肺容积显著减少，常规或大潮气量通气会出现肺泡过度膨胀，导致机械通气相关性肺损伤。因此对 ARDS 患者实施机械通气支持治疗时宜采用小潮气量（6ml/kg 理想体重）通气，同时限制气道平台压力不超过 30cmH_2O。

b. 呼吸末正压：应用呼吸末正压（PEEP）通气能改善 ARDS 的换气功能，使萎陷的小气道、肺泡扩张，促进肺间质和肺泡水肿的消退，提高肺顺应性，增加功能残气量，减少生理无效腔，增加肺泡通气量，改善通气 / 血流比例失调，降低肺内动静脉分流，降低呼吸功能和呼吸肌氧耗，从而提高动脉血氧分压。

c. 肺复张方法（recruitment maneuver，RM）：通过间歇性给予较高的气道压力或潮气量，使塌陷的肺泡复张，改善肺泡通气，进而改善氧合。常用方法有控制性肺膨胀（sustained inflation，SI）、PEEP 递增法（incremental PEEP，IP）和压力控制法（PCV 法）。

d. 俯卧位通气：俯卧位通气可降低胸膜腔压力梯度，减轻心脏对肺的压迫效应，促进重力依赖区肺泡复张，改善通气 / 血流比例失调，进而改善氧合。俯卧位还促进肺内分泌物引流，利于控制肺部感染。俯卧位通气不仅可以改善重度 ARDS 患者氧合，还可以明显改善其预后。

e. 高频振荡通气（high frequency oscillatory ventilation，HFOV）：是高频通气中使用较多的方式，为在相对恒定的平均气道压基础上给予振荡压力，以高振荡频率传送小潮气量，维持肺泡开放，改善氧合，同时利于排出 CO_2。

f. 体外膜肺氧合（ECMO）：对于优化机械通气仍无法改善氧合的重度 ARDS 患者，可通过 ECMO 改善低氧血症，同时清除 CO_2。在 ECMO 支持的同时让肺充分休息，利于受损肺恢复。

(2) 药物治疗

1) 糖皮质激素：早期重度 ARDS 患者可权衡利弊后使用小剂量糖皮质激素，而晚期 ARDS 患者不宜使用糖皮质激素。

2) 镇痛、镇静和肌肉阻滞剂：合适的镇痛、镇静可提高 ARDS 患者机械通气的耐受性。早期重症 ARDS 患者短期使用肌肉阻滞剂可提高人机协调性，降低呼吸肌氧耗，改善氧合。

(3) 液体管理：在维持血流动力学稳定和保证器官灌注的前提下适当限制液体摄入，可减轻肺水肿。允许 ARDS 患者处于轻度的液体负平衡（－1000 ～－500ml/d），维持肺毛细血管楔压（PCWP）在 14 ～ 16cmH_2O。

(4) 营养支持：积极进行营养支持，维持足够的能量供应，以避免代谢和电解质紊乱。尽早开始肠内营养，恢复或维持肠黏膜屏障功能，防止细菌、毒素移位造成肠源性感染，引起或加重 ARDS。

(5) 肺外器官功能支持与保护：监测心、脑、肾、肝等肺外器官功能，积极进行支持和保护，防止缺氧带来的器官功能损害。

2. 护理措施

(1) 急救护理措施

1) 监测生命体征：严密监测患者体温、心率、呼吸、血压、氧饱和度及意识等，发现

考点提示

急性呼吸窘迫综合征的治疗要点。

重点·考点·笔记

考点提示

急性呼吸窘迫综合征的急救护理措施。

异常改变及时上报医生。

2）保持呼吸道通畅：观察患者呼吸状况，评估呼吸道通畅情况，对不能维持呼吸道通畅的患者立即协助医生进行气管插管。有人工气道的患者应做好人工气道的护理。

3）正确实施氧疗：迅速纠正缺氧是抢救最重要的措施。一般需要高浓度（>50%）给氧，使 $PaO_2 \geqslant 60mmHg$ 或 $SaO_2 \geqslant 90\%$。轻症者可使用面罩给氧，但多数患者需要使用机械通气。

4）机械通气支持：对常规给氧无效的患者应立即协助医生进行机械通气支持，缓解缺氧，避免出现器官损伤。

（2）器官功能监测：监测各器官功能状态，评估器官功能，防止器官功能衰竭。

1）呼吸系统功能：监测呼吸频率、气道压力、潮气量、动脉血氧分压、动脉血二氧化碳分压、氧合指数、脉搏氧饱和度等。

2）循环系统功能：监测心律、心率、血压、心排血量、心脏射血分数、PAWP、PCWP、中心静脉压（CVP）等。

3）神经系统功能：监测意识、瞳孔大小及光反射等。

4）胃肠功能：监测肠鸣音、腹胀、腹泻、呕吐、胃潴留、大便隐血、胃黏膜内 pH 等。

5）肝功能：监测谷丙转氨酶、总胆红素、直接胆红素、白蛋白、黄疸等。

6）肾功能：监测尿量、尿比重、血肌酐、血尿素、尿渗透压等。

（3）机械通气护理：监测呼吸机工作状态，及时发现和处理各种报警。观察机械通气效果、人机协调情况，及时发现机械通气相关并发症。

（4）俯卧位通气护理：保证患者安全，在改变患者体位前先观察各项生理指标，选择最适当的翻身方法，确保有足够的人员协助翻身。改变患者体位时和俯卧位期间妥善固定气管导管等管道，避免发生导管移位。进行压力性损伤风险评估，对受压部位积极采取减压措施，避免出现压力性损伤。

（5）营养支持护理：评估患者营养状况和营养不良风险，协助医生制订营养支持方案。准确实施肠内、肠外营养支持，监测营养支持效果和患者耐受情况，及时发现营养支持相关并发症，及时处理。

（6）一般护理措施

1）活动与休息：若没有禁忌，抬高床头 30°～45°。评估患者早期活动的适应证和禁忌证，严格执行运动处方，观察运动效果和可能出现的不良反应。

2）口腔护理：每 4～6 小时行口腔护理，保持口腔清洁。

3）皮肤护理：ARDS 患者由于缺氧，皮肤抵抗力差，受压部位容易发生压力性损伤，因此应合理进行翻身，积极使用减压贴、气垫床等减压措施，预防发生压力性损伤。

（7）心理护理：ARDS 患者因体验呼吸窘迫、缺氧等危险症状，常会产生紧张、焦虑情绪。护士应多了解和关心患者的心理状况，认真倾听，及时鼓励，正向引导，及时缓解患者的紧张、焦虑情绪。

二、急性心力衰竭的救护

急性心力衰竭（acute heart failure，AHF）是指心力衰竭的症状和体征急性发作或急性加重的一种临床综合征。临床上以急性左心衰竭较为常见，是严重的急危重症，多表现为急性肺水肿或心源性休克，本节将重点阐述。

（一）病因与发病机制

1. 病因　常见病因包括：慢性心力衰竭急性加重；急性心肌坏死和/或损伤，如广泛心肌梗死、重症心肌炎；急性血流动力学障碍。常见诱发急性心力衰竭的因素包括：快速性心律失常或严重心动过缓；急性冠脉综合征伴机械性并发症，如室间隔穿孔、二尖瓣腱索断裂；高血压危象；心脏压塞；围生期心肌病；感染等。

2. 发病机制　心脏收缩力突然严重减弱，或左心室瓣膜急性反流，心排血量急剧减少，左心室舒张末压迅速升高，肺静脉回流不畅，导致肺静脉压快速升高，肺毛细血管压随之升高使血管内液体渗入肺间质和肺泡内，形成急性肺水肿。肺水肿早期可因交感神经激活，血压升高，但随病情持续进展，血压将逐步下降。

（二）病情评估与判断

1. 健康史　了解患者有无冠心病、高血压、风湿性心瓣膜病、心肌炎、心肌病等病史；有无呼吸道感染、心律失常、劳累过度、妊娠或分娩等诱发因素。

> **考点提示**
> 急性心力衰竭的临床表现。

2. 临床表现　突发严重呼吸困难，呼吸频率可达 30 ～ 50 次 / 分，端坐呼吸，频繁咳嗽，咳粉红色泡沫痰，有窒息感而极度烦躁不安、恐惧。面色灰白或发绀，大汗，皮肤湿冷，尿量显著减少。肺水肿早期血压可一过性升高，如不能及时纠正，血压可持续下降直至休克。听诊两肺满布湿啰音和哮鸣音，心率快，心尖部第一心音减弱，可闻及舒张早期第三心音奔马律，肺动脉瓣区第二心音亢进。

3. 辅助检查　心电图、X 线胸片、超声心动图、BNP 等辅助检查帮助作出急性心力衰竭的诊断。

4. 病情判断

（1）具有引起急性心力衰竭的原发疾病，如冠心病等。

（2）典型临床表现：突发极度呼吸困难，端坐呼吸，咳大量粉红色泡沫样痰；两肺布满湿啰音、哮鸣音凝似患者可行 BNP 或 NT-proBNP 检测。

（三）急救与护理

1. 紧急救治

（1）氧疗：首先应保证有开放的气道，有低氧血症的患者，立即给予高流量给氧；根据病情及医嘱采取合适氧疗途径 [鼻导管、面罩、持续气道正压（CPAP）或双水平气道正压（BiPAP）给氧]。

（2）药物治疗

1）吗啡：吗啡有镇静和扩张小血管从而减轻心脏负荷的作用。一般予 2.5 ～ 5.0mg 静脉缓慢注射，亦可皮下或肌内注射。观察患者有无呼吸抑制、血压下降等不良反应。伴明显和持续低血压、休克、意识障碍、COPD 等患者禁用。

2）快速利尿药：呋塞米 20 ～ 40mg 静脉注射，4 小时后可重复 1 次。可迅速利尿，有效降低心脏前负荷。

3）血管扩张药：可选用硝普钠、硝酸甘油静脉滴注，使用输液泵控制滴速，严格按医嘱定时监测血压，并根据血压调整剂量，维持收缩压在 90 ～ 100mmHg。①硝普钠：为动、静脉血管扩张药。起始剂量 0.3μg/（kg・min），酌情逐渐增加剂量至 5μg/（kg・min）。硝普钠见光易分解，应现配现用，避光使用，药物保存和连续使用不宜超过 24 小时。确普钠的代谢产物含氰化物，通常疗程不要超过 72 小时。②硝酸甘油：扩张小静脉，降低回心血量。一般从 10μg/min 开始，每 10 分钟调整 1 次，每次增加 5 ～ 10μg。③人重组脑钠肽（rhBNP）：属内源性激素物质，具有扩张静脉和动脉、排钠利尿、抑制 RAAS 和交感神经、扩张血管等作用。适用于急性失代偿性心力衰竭。④正性肌力药物：a. 洋地黄制剂，尤其适用于快速心房颤动或已知有心脏增大伴左心室收缩功能不全的患者。可用毛花苷 C 稀释后静脉注射，首剂 0.4 ～ 0.8mg，2 小时后可酌情再给 0.2 ～ 0.4mg。b. 非洋地黄类正性肌力药物，如多巴

重点·考点·笔记

胺、多巴酚丁胺、米力农等，适用于低心排血量综合征，可缓解组织低灌注所致的症状，保证重要脏器血液供应。c. 左西孟旦，适用于无显著低血压或低血压倾向的急性左心衰竭患者。d. 氨茶碱，解除支气管痉挛，并有一定的增强心肌收缩、扩张外周血管作用。

(3) 非药物治疗

1）合并严重呼吸衰竭及心肺复苏患者，应给予无创机械通气或气管插管机械通气。

2）心源性休克患者适用主动脉内球囊反搏，改善心肌灌注，降低心肌耗氧量和增加心排血量。

3）连续性肾脏替代治疗用于高容量负荷且对利尿药抵抗、低钠血症且出现相应症状、肾功能严重受损且药物不能控制时。

4）急性心力衰竭时体外膜氧合器（ECMO）可替代心脏功能，使心脏有充分的时间恢复，可作为心脏移植过渡治疗。

(4) 出入量管理：无明显导致低血容量的因素（大出血、严重脱水、大汗淋漓等）者，保持每天出入量负平衡约 500ml，每天液体入量一般宜在 1500ml 以内，不超过 2000ml。严重肺水肿者负平衡为 1000 ～ 2000ml/d，甚至可达 3000 ～ 5000ml/d，以减少水钠潴留，缓解症状。在负平衡下应注意防止低血容量、低血钾和低血钠等。

2. 护理措施

(1) 体位：①出现突发性端坐呼吸、夜间阵发性呼吸困难时，患者取端坐位，可提供高背、高枕等支托物支撑；②出现持续性低血压，伴皮肤湿冷、苍白和发绀，尿量减少，意识障碍，口渴、口干等低血容量表现时，应采取平卧位或休克卧位，抬高头部及下肢，以增加回心血量，并注意保暖。③半卧位或端坐位易导致心排血量减少，病情相对平稳时，应采取患者自感舒适的体位，以半卧位角度 30° 以下为宜。

(2) 病情观察：①严密监测血压、呼吸、血氧饱和度、心率、心电图。②观察患者意识、精神状态，皮肤颜色、温度及出汗情况，颈静脉充盈程度，肺部啰音或哮鸣音的变化，监测出入量和体重。对安置漂浮导管者，严密监测血流动力学指标的变化。

(3) 实验室指标监测：了解 N 端脑钠肽前体（N-terminal pro-B-type natriuretic peptide，NT- proBNP）、动脉血气分析、电解质、肝肾功能、心脏超声结果等。

(4) 做好基础护理与日常生活护理。

(5) 心理护理：医护人员在抢救时必须保持镇静、操作熟练、忙而不乱，使患者产生信任与安全感，减少患者恐惧或焦虑心理。避免在患者面前讨论病情，以减少误解。护士应与患者及家属保持密切接触，解释病情及救治情况，提供情感支持。

考点提示

急性心力衰竭的护理。

（四）健康教育

1. 疾病知识宣教　指导患者避免诱发心力衰竭的因素如感染、劳累、情绪激动、便秘、妊娠、分娩、输液过快等。积极治疗原有基础疾病。

2. 饮食及健康生活方式指导

(1) 根据病因合理饮食：坚持低盐、清淡饮食，忌暴饮暴食，戒烟限酒。

(2) 用药指导：按时、准确服药，在医生的指导下进行剂量调整，切勿擅自调整用药剂量。便秘可使用缓泻剂或开塞露。

(3) 活动与休息：急性心力衰竭应绝对卧床休息；床边活动要循序渐进，以不引起心慌、气短为宜；恢复期根据心功能情况合理休息及活动。

(4) 定期复查：观察病情进展情况，出现心力衰竭症状及时就医。指导患者输液治疗前主动告知护士自己心力衰竭病史，护士输液时控制输液量和速度。

重点·考点·笔记

三、急性肾损伤的救护

急性肾损伤（acute kidney injury，AKI）以往称为急性肾衰竭（acute renal failure，ARF），是由各种因素引起的短时间内肾功能急剧减退而出现的临床综合征，主要表现为肾小球滤过率下降，氮质等代谢产物潴留，水、电解质和酸碱平衡紊乱，甚至引起全身各系统并发症。AKI 的概念提出将关注的焦点由肾功能严重受损阶段扩展至无临床症状、仅有肾功能标志物轻微改变的早期阶段，体现了对疾病早期识别及早期干预的重视。

（一）病因与发病机制

1. 病因

（1）肾前性 AKI：又称肾前性氮质血症，指各种原因引起肾血流灌注不足所致的肾小球滤过率降低的缺血性肾损伤。肾前性 AKI 常见病因包括：①有效血容量不足，主要为各种原因导致的大出血、液体丢失或细胞外液重新分布。②心排血量减少，如充血性心力衰竭等。③全身血管扩张，如使用降压药物、脓毒血症、过敏性休克等。④肾血管收缩及肾自主调节受损，如使用去甲肾上腺素、血管紧张素转化酶抑制剂、非甾体抗炎药等。

考点提示　急性肾衰竭的病因病理。

（2）肾性 AKI：是由各种原因引起的肾实质损伤。以肾缺血及肾毒性物质引起的肾小管上皮细胞损伤（如急性肾小管坏死）最常见，还包括急性间质性肾炎、肾小球疾病、肾血管疾病和肾移植排斥导致的损伤。

（3）肾后性 AKI：由急性尿路梗阻所致。常见病因有双侧肾结石、肿瘤、前列腺增生、肾乳头坏死堵塞、腹膜后肿瘤压迫、神经源性膀胱等。

2. 发病机制　急性肾小管坏死的发病机制尚未完全明了，不同病因、不同病理损害类型，有其不同的始动机制和持续发展因素。主要与肾小球滤过率（glomerular filtration rate，GFR）下降，肾小管上皮细胞损伤有关。

（二）病情评估与判断

1. 健康史　详细了解患者有无大出血、心力衰竭、休克及严重脱水；有无严重创伤、大面积烧伤、肾间质或肾实质等疾病；有无肾结石、尿路结石、前列腺增生等疾病。

2. 临床表现　急性肾小管坏死典型临床病程可分为 3 期：起始期、维持期和恢复期。

考点提示　急性肾衰竭的临床表现。

（1）起始期：指肾脏尚未发生明显的肾实质损伤的阶段。此阶段可持续数小时至数周，患者无明显症状。此阶段若及时采取有效措施常可阻止病情进展。

（2）维持期：此阶段肾实质损伤已经发生，GFR 进行性下降，之后维持在 5 ～ 10ml/min 的低水平。典型者持续 7 ～ 14 天，也可短至几天或长至 4 ～ 6 周。患者常出现少尿或无尿，但也有部分患者尿量可维持在 400ml/d 以上，称非少尿型 AKI，其病情大多较轻，预后好。随着肾功能减退，患者可出现一系列尿毒症表现。

1）AKI 的全身表现：①消化系统，如食欲减退、恶心、呕吐、腹胀、呃逆、腹泻等，严重者可出现消化道出血。②呼吸系统，主要与容量过多导致的急性肺水肿和感染有关，可表现为气促、呼吸困难、咳嗽等。③循环系统，与尿量减少、毒素潴留、电解质紊乱、贫血及酸中毒等有关，可引起高血压、心律失常、心肌病变甚至心力衰竭表现。④神经系统，可出现意识障碍、躁动、谵妄、抽搐、昏迷等尿毒症脑病症状。⑤血液系统，可出现出血倾向及贫血，表现为皮肤、黏膜、牙龈出血，头晕、乏力等。⑥其他，如感染。常见感染部位依次为肺部、泌尿、伤口及全身。此外，在 AKI 同时或在疾病发展过程中可并发多脏器功能障碍综合征。

2）水、电解质和酸碱平衡紊乱：①水过多，表现为稀释性低钠血症、高血压、心力衰竭、急性肺水肿和脑水肿等。②代谢性酸中毒，由于肾小管泌酸和重吸收碳酸氢根下降，酸性代

重点·考点·笔记

谢产物排出减少，且 AKI 常合并高分解代谢状态，使酸性代谢产物明显增多。③高钾血症，是 AKI 主要死因之一。由于少尿期肾排钾减少、感染、高分解状态、代谢性酸中毒等因素，短时间内可引起严重高钾血症。④低钠血症，主要由于水潴留引起稀释性低钠血症，或呕吐、腹泻引起钠盐丢失过多。⑤其他，可有低钙、高磷、低氯血症等。

（3）恢复期：肾小管上皮细胞再生、修复，直至功能完全恢复，GFR 逐渐恢复至正常或接近正常范围的阶段，持续数天至数月。少尿型患者出现尿量进行性增加，每天尿量可达 3～5L，通常持续 1～3 周，继而逐渐恢复正常。部分患者最终遗留不同程度的肾脏结构和功能损伤。

3. 辅助检查

（1）血标本检查：血清肌酐和尿素氮进行性上升。血钾浓度常高于 5.5mmol/L。血 pH 常低于 7.35，碳酸氢根离子浓度低于 20mmol/L。血钠、血钙浓度降低，血磷浓度升高。可有轻度贫血。

（2）尿液检查：尿蛋白多为 +～++，可见肾小管上皮细胞、白细胞、细胞管型、颗粒管型、结晶等。尿比重降低（<1.015）且固定，尿渗透压 <350mmol/L，尿与血渗透浓度之比 <1.1。

（3）影像学检查：首选 B 超检查，可评估肾脏的形态结构，排除尿路梗阻和慢性肾脏病，了解 AKI 病因。普通 CT 平扫、MRI、多普勒超声或核素显像有助于发现肾脏结构和功能及肾血管有无异常。必要时行肾血管造影、逆行性或静脉肾盂造影，但造影剂可加重肾损伤。

（4）肾活组织检查：是重要的诊断手段。在排除肾前性及肾后性原因后，对于病因不明的肾性 AKI，如无禁忌证，应尽早行肾活组织病理检查。

4. 病情判断

（1）具有引起急性肾损伤病史。

（2）急性肾小管坏死典型临床病理。

（3）AKI 的诊断标准为：血清肌酐 48 小时内升高大于等于0.3mg/dl（≥26.5μmmol/L），或 7 天内血清肌酐升高大于等于1.5 倍基础值，或尿量 <0.5ml/（kg·h）并持续大于等于6小时。单独采用尿量为诊断和分期依据时，须综合考虑影响尿量的其他因素，如利尿药使用、血容量状态、尿路梗阻等。

（三）急救与护理

> **考点提示**
> 急性肾衰竭的治疗要点。

1. 紧急救治　AKI 治疗的原则是早期识别，及时干预，以避免肾脏进一步损伤，维持水、电解质和酸碱平衡，适当营养支持，积极防治并发症并适时肾脏替代治疗。

（1）积极治疗原发疾病：AKI 治疗首先要纠正可逆的病因。各种严重外伤、心力衰竭、急性失血等，予积极扩容，纠正血容量不足、休克和感染。停用影响肾灌注或具有肾毒性的药物等。继发于肾小球肾炎、小血管炎的 AKI 予糖皮质激素和/或免疫抑制剂治疗。尿路梗阻引起的肾后性 AKI 应及时解除梗阻。

（2）纠正高钾血症：密切监测血钾的浓度，当血钾超过 6mmol/L 或心电图有高血钾相关异常表现时，应紧急处理。①立即停用含钾药物和含钾食物。②拮抗钾离子对心肌的毒性作用：10%葡萄糖酸钙 10～20ml 稀释后缓慢静脉注射（不少于 5 分钟）。③促进钾离子向细胞内转移：50%葡萄糖 50～100ml 或 10%葡萄糖 250～500ml，加普通胰岛素 6～12U 缓慢静脉滴注，以促进糖原合成，使钾离子向细胞内转移；合并代谢性酸中毒者予 5%碳酸氢钠纠正酸中毒并促使钾离子向细胞内转移。④清除钾：紧急血液透析；利尿药缓慢静脉注射；口服降钾药物（口服降钾药物起效慢，不作为高钾血症的急救措施）等。

（3）维持体液平衡，纠正代谢性酸中毒：每天补液量应为显性失液量加上非显性失液量减去内生水量。每天大致入液量为前一天尿量加 500ml。透析治疗者入液量可适当放宽。若 HCO_3^- <15mmol/L，予 5% 碳酸氢钠 125 ～ 250ml 静脉滴注。严重酸中毒者应立即透析治疗。

（4）控制感染：尽早根据细菌培养和药物敏感试验选用对肾无毒或毒性低的抗生素治疗，并按 GFR 调整用药剂量。

（5）急性左心衰竭的处理：药物治疗以扩血管、减轻后负荷的药物为主。尽早进行透析对治疗容量负荷过重的心力衰竭最为有效。

（6）透析治疗：是 AKI 治疗的重要治疗手段。紧急透析指征包括：严重高钾血症（K^+ >6.5mmol/L 或已出现严重心律失常）、严重代谢性酸中毒（动脉血 pH<7.2）、利尿药治疗无效的严重肺水肿、出现严重尿毒症症状（如脑病、心包炎、癫痫发作等）。重症患者宜早期开始透析，治疗目的是尽早清除体内过多的水分、尿毒症毒素，稳定机体内环境，以利于肾损伤细胞的修复和再生。

（7）营养支持：补充营养以维持机体的营养状态和正常代谢。

（8）恢复期治疗：AKI 恢复早期，治疗重点仍为维持水、电解质和酸碱平衡，控制氮质血症，治疗原发病和防治各种并发症。已进行透析者应维持透析，直至血肌酐和尿素氮降至接近正常。后期肾功能恢复，尿量正常，应定期随访，避免使用肾毒性药物。

2. 护理措施

（1）休息与体位：患者应绝对卧床休息以减轻肾脏负担。下肢水肿者抬高下肢促进血液回流。昏迷者按昏迷患者护理常规进行护理。

考点提示

急性肾衰竭的护理措施。

（2）出入量管理：严格记录 24 小时出入液量，同时将出入量的记录方法、内容告知患者及家属，以便得到充分配合。每天监测体重。严密观察患者有无体液过多的表现：①皮肤、黏膜水肿；②体重每天增加 >0.5kg；③无失盐基础上血钠浓度偏低；④中心静脉压 >12cmH_2O（1.17kPa）；⑤胸部 X 线显示肺充血征象；⑥无感染征象基础上出现心率快、呼吸急促、血压增高、颈静脉怒张。

（3）病情监测

1）密切观察有无高钾血症的征象，如脉律不齐、肌无力、感觉异常、恶心、腹泻、心电图改变（T 波高尖、ST 段压低、PR 间期延长、房室传导阻滞、QRS 波宽大畸形、心室颤动甚至心搏骤停）等。血钾高者应限制钾的摄入，少用或忌用富含钾的食物，如紫菜、菠菜、苋菜、薯类、山药、坚果、香蕉、香菇、榨菜等。预防高钾血症的措施还包括积极预防和控制感染，及时纠正代谢性酸中毒，禁止输入库存血，避免使用可能引起高钾血症的药物如非甾体类药物、中药制剂等。

2）监测血钠、钙等电解质的变化。如发现异常及时通知医生处理。限制钠盐摄入。密切观察有无低钙血症的征象，如指（趾）、口唇麻木，肌肉痉挛、抽搐，心电图改变（QT 间期延长、ST 段延长）等。如发生低钙血症，可摄入含钙量较高的食物（如牛奶），并遵医嘱使用活性维生素 D 及钙剂等，急性低钙血症需静脉使用钙剂。

3）观察治疗效果：密切观察患者临床症状、尿量、血清肌酐和尿素氮，如患者临床症状改善、尿量增加、血清肌酐和尿素氮逐渐下降，提示治疗有效。

（4）营养支持与饮食指导：监测反映机体营养状态的指标是否改善，如血清白蛋白等。给予充足热量、优质蛋白饮食，控制水、钠、钾的摄入量。每天供给 84 ～ 126kJ/kg 热量，其中 2/3 由碳水化合物提供，1/3 由脂类提供；蛋白质的摄入量应限制为 0.8 ～ 1.0g/(kg·d)，高分解代谢、营养不良并接受透析的患者，蛋白质摄入量可放宽至 1.0 ～ 1.5g/(kg·d)。优先经胃肠道提供营养支持，告知患者及家属保证营养摄入的重要性，少量多餐，以清淡流质

重点·考点·笔记

或半流质食物为主，不能经口进食者予管饲或肠外营养。

(5) 防治感染：尽量将患者安置在单人房间，做好病室的清洁消毒，减少探视人员和时间。各项操作严格无菌操作。协助卧床患者定期翻身，防止压力性损伤和坠积性肺炎的发生。做好口腔护理。

(6) 心理护理：体贴、关心患者，解释本病的有关知识，指导患者避免和消除精神紧张、恐惧、焦虑等不良心理反应。

(四) 健康教育

1. 疾病预防指导　糖尿病、老年人、原有慢性肾脏疾病者，应指导避免肾毒性药物、造影剂、肾血管收缩药物应用。加强劳动防护，避免接触重金属、工业毒物，

2. 疾病知识指导　恢复期：告知患者与家属有关的家庭护理知识。恢复期患者应加强营养，增强体质，适当锻炼；注意个人清洁卫生，注意保暖，防止受凉；避免妊娠、手术、外伤等。定期复查尿常规、肾功能、双肾 B 超等。

四、弥散性血管内凝血的救护

弥散性血管内凝血（diseminated intravascular coagulation，DIC）是在多种致病因素的作用下，以微血管体系损伤为病理基础，凝血和纤溶系统被激活，导致全身微血管血栓形成、凝血因子大量消耗并继发纤溶亢进，从而引起全身性出血、微循环衰竭的临床综合征。本病多起病急骤、病情复杂、进展迅速、死亡率高，是临床急重症之一。

(一) 病因与发病机制

1. 病因

(1) 严重感染：是诱发 DIC 的主要病因之一。

(2) 恶性肿瘤：也是 DIC 的主要病因之一，近年来呈上升趋势。

(3) 手术及创伤：手术及创伤等使大量组织因子释放而诱发 DIC。大面积烧伤、骨折、严重挤压伤也易致 DIC。

> 考点提示
> 急性 DIC 的病因与发病机制。

(4) 病理产科：常见于羊水栓塞、感染性流产、前置胎盘、胎盘早剥、重症妊娠高血压综合征、死胎潴留和子宫破裂等。

(5) 严重中毒或免疫反应：如输血反应、蛇咬伤和移植排斥等。

(6) 其他：如急性重症胰腺炎、溶血性贫血、糖尿病酮症酸中毒、系统性红斑狼疮、恶性高血压、急进性肾炎等。

2. 发病机制　在 DIC 的发生过程中，各种细胞中组织因子的异常表达和释放，是 DIC 最重要的启动机制。凝血酶与纤溶酶的形成，是导致血管内微血栓形成、凝血因子减少及纤溶亢进等病理生理改变的两个关键机制。炎症因子加剧凝血异常，而凝血异常又加剧炎症反应，两者形成恶性循环。感染时的活化蛋白 C 水平降低，导致抗凝系统活性降低，加剧了 DIC 的发病过程。缺氧、休克、酸中毒、脱水、妊娠和大剂量糖皮质激素等可促进 DIC 的发生。

(二) 病情评估

1. 健康史　了解患者是否有感染、恶性肿瘤、病理产科、手术与创伤等病史。

2. 临床表现

> 考点提示
> 急性 DIC 的临床表现。

(1) 出血倾向：具有自发性和多发性的特点。部位可遍及全身，多见于皮肤、黏膜和伤口等。其内脏出血，严重者可发生颅内出血。

(2) 低血压、休克或微循环障碍：表现为一过性或持续性血压下降。早期即可出现肾、肺及大脑或多个重要器官功能不全，出现四肢皮肤湿冷、发绀、少尿或无尿、呼吸困难及不同程度的意识障碍等。休克的严重程度与出血量常不成比例，且常规处理效果不佳。顽固性

休克是 DIC 病情严重及不良的先兆。

（3）微血管栓塞：临床上较常出现因深部器官微血管栓塞而导致器官衰竭的表现，如顽固的肾衰竭、呼吸衰竭、颅内高压等。也可发生在浅层的微血管栓塞，如皮肤、消化道黏膜等，由于全身病变进展不同步，高凝血期、消耗性低凝血期、继发性纤溶亢进期之间不能截然分开。

（4）微血管病性溶血：DIC 时微血管腔变窄，当红细胞通过腔内的纤维蛋白条索时，引起机械性损伤和碎裂产生溶血，称为微血管病性溶血。表现为进行性贫血，贫血程度与出血不成比例，大量溶血时可引起黄疸。

3. 辅助检查

（1）血标本检查：血小板计数、D- 二聚体、止凝血指标（PT 及 APTT、纤维蛋白原）、血气分析、pH 等。

（2）影像学检查：头颅 CT 与 MRI、心电图、双肾 B 超等有助于帮助诊断 DIC 并发症。

4. 病情判断

（1）患者具有严重感染、恶性肿瘤等疾病史。

（2）具有出血、休克、微循环障碍、微血管栓塞等临床表现。

（3）实验室检查结果如血小板计数、凝血酶原时间、血浆纤维蛋白含量、3P 试验等判断病情。

（三）急救与护理

1. 紧急救治　去除诱因、治疗原发病是中止 DIC 病理过程的最关键和根本的治疗措施。包括积极控制感染性疾病、病理产科及外伤处理、治疗肿瘤、防治休克，以及纠正缺血、缺氧和酸碱失衡导致的紊乱等。

> **考点提示**
> 急性 DIC 的治疗与护理要点。

（1）抗凝疗法：抗凝治疗是终止 DIC、减轻器官损伤、重建凝血 - 抗凝血功能平衡的重要措施。且应在有效治疗基础疾病的前提下，与补充凝血因子的治疗同时进行。

1）方法：①肝素钠 10 000 ～ 30 000U/d，一般为 12 500U/d，静脉滴注，每 6 小时用量不超过 5000U，可连用 3 ～ 5 天；②低分子肝素常用剂量为 75 ～ 150IUA Ⅹa（抗活化因子Ⅹ国际单位）/（kg · d），1 次或分 2 次皮下注射，连续用药 3 ～ 5 天。

2）适应证：① DIC 早期（高凝期）；②血小板及凝血因子急剧或进行性下降；③微血管栓塞表现明显；④消耗性低凝状态但基础病变短期内不能被去除者，在补充凝血因子的情况下使用。

3）禁忌证：① DIC 晚期，患者存在多种凝血因子缺乏及明显纤溶亢进；②蛇毒所致 DIC（因蛇毒的促凝作用一般不能被普通肝素拮抗）；③手术后或损伤创面未经良好止血者；④近期有肺结核大咯血或消化性溃疡活动性大出血。

（2）替代疗法：适用于凝血因子及血小板计数明显减少，且已进行病因及抗凝治疗，但 DIC 仍未能有效控制，有明显出血表现的患者。

1）血小板悬液：存在活动性出血且血小板计数 $<50 \times 10^9/L$，或未出血而血小板计数 $<20 \times 10^9/L$，应紧急输注血小板悬液。

2）新鲜冷冻血浆等血液制品：每次 10 ～ 15ml/kg。

3）纤维蛋白原：首次 2 ～ 4g 静脉滴注，24 小时内 8 ～ 12g，使血浆纤维蛋白原上升到 1.0g/L。一般每 3 天用药 1 次。

（3）纤溶抑制药物：仅用于原发病及诱发因素已得到有效治疗，继发性纤溶亢进成了迟发性出血的主要或唯一原因的患者。常用药有氨基己酸、氨甲苯酸等。

（4）其他：糖皮质激素不做常规应用，在基础疾病需要糖皮质激素治疗、并发肾上腺皮

重点·考点·笔记

质功能不全等患者可考虑使用。溶栓疗法原则上不使用。

2. 护理措施

(1) 急救护理措施：迅速建立两条静脉通道，注意维持静脉通路的通畅。

(2) 用药护理：熟悉 DIC 救治中常用药物的名称、给药方法、主要不良反应及其预防和处理的方法，遵医嘱正确配制和应用有关药物。在用药过程中，应注意观察患者的出血状况，监测相应实验室检查指标，其中 APTT 为肝素应用最常用的临床监测指标。普通肝素治疗时，APTT 较正常参考值延长 1.5 ～ 2.0 倍为合适剂量，若过量导致出血，可用鱼精蛋白中和（鱼精蛋白 1mg 可中和肝素 100U）。

(3) 病情观察：严密观察病情变化，及时发现休克或重要器官功能衰竭的发生。

1) 出血的观察：持续、多部位的出血或渗血，特别是手术伤口、穿刺点和注射部位的持续性渗血，是发生 DIC 的特征。应注意观察出血的部位、范围及严重度，常见的出血有皮肤瘀点、紫癜、血肿，黏膜出血，消化道出血，泌尿道出血等。

2) 栓塞的症状和体征的观察：如肾栓塞时患者可出现腰痛、血尿、少尿或无尿；肺栓塞时表现为突然呼吸困难、胸痛和咯血；胃肠黏膜栓塞后坏死可出现消化道出血；皮肤栓塞可出现指（趾）、鼻、颈、耳部苍白疼痛，甚至引起局部皮肤的干性坏死；脑栓塞时可出现头痛、抽搐、昏迷或神经系统的定位表现。此外，应同时加强对原发病的观察和监测，以及时终止 DIC 的病理过程。

3) 观察皮肤的颜色与温、湿度的变化；记录 24 小时出入量，定时监测患者的生命体征、意识和尿量变化。

(4) 实验室检查指标的监测：应及时、正确地采集和送检各类标本，动态监测血小板计数、D- 二聚体、PT 及 APTT、纤维蛋白原等指标的变化，以了解疾病进展及变化。

(5) 一般护理

1) 卧位与休息：严格卧床休息，按病情采取合适的体位。休克患者应采取中凹位，呼吸困难严重的患者可取半坐卧位。注意保暖，但应避免局部用热；加强皮肤护理，预防压力性损伤的发生；协助排便，必要时采取留置导尿。

2) 饮食指导：遵医嘱进食清淡、易消化的流质或半流质食物，必要时禁食。

3) 缺氧的护理：保持呼吸道通畅，遵医嘱给予氧气吸入。

(6) 心理护理：体贴、关心患者，解释本病的有关知识，指导患者避免和消除精神紧张、恐惧、焦虑等不良心理反应。

（四）健康教育

向患者及其家属，尤其是家属解释疾病的可能成因、主要表现、临床诊断和治疗配合、预后等，以及进行特殊实验室检查、治疗的目的、意义与不良反应。指导家属多关心和支持患者，以缓解患者的不良情绪，提高战胜疾病的信心，主动配合治疗。生活上指导患者，保证充足的休息和睡眠；指导患者应少量多餐，食用易消化、易吸收、高营养的食物；循序渐进地增加运动，促进身体的康复。

> **考点提示**
> MODS 引起损伤的首发器官是肺。

五、多器官功能障碍综合征的救护

多器官功能障碍综合征（multiple organ dysfunction syndrome，MODS）指在多种急性致病因素所致机体原发病变的基础上，相继出现 2 个或 2 个以上器官同时或序贯出现的可逆性功能障碍的临床综合征。

（一）病因与发病机制

1. 病因　很多原因都可导致 MODS 的发生，其中常见病因包括：①严重感染；②休克；

③严重创伤；④心肺复苏后；⑤大手术；⑥严重烧（烫、冻）伤；⑦挤压综合征；⑧重症胰腺炎；⑨急性药物或毒物中毒等。若患者患有慢性基础疾病，遭受急性致病因素打击后更易发生 MODS。常见慢性基础疾病包括慢性心、肾、肝功能障碍，慢性阻塞性肺疾病、糖尿病等。诱发 MODS 的主要高危因素包括高龄、慢性疾病营养不良、昏迷、大量输血（液）、创伤及危重病评分增高等。

2. 发病机制　目前认为 MODS 不仅与原发病直接损伤相关，更与机体应对原发病的免疫炎症反应失控相关。MODS 相关的发病机制学说：①炎症反应失控；②组织缺血 - 再灌注损伤；③肠道屏障功能破坏；④细菌和毒素移位；⑤二次打击或双相预激；⑥基因调控等。各种学说从不同侧面阐明了 MODS 的发病机制相互之间有一定的联系和重叠。

（二）病情评估与判断

1. 健康史　评估患者是否存在感染、创伤、大手术等引起 MODS 的病因，是否存在高龄、慢性疾病等易感 MODS 的危险因素。

2. 临床表现　MODS 的临床表现很复杂，而且因基础疾病、感染部位、器官代偿能力、治疗措施等不同而使 MODS 的临床表现各异，缺乏特异性。但 MODS 一般病程分为 14 ～ 21 天，经过休克、复苏、高分解代谢状态和器官功能衰竭 4 阶段，各阶段的临床表现见表 10-5。

表 10-5　MODS 临床分期表现

临床表现	临床分期			
	1 期	2 期	3 期	4 期
一般情况	正常或轻度烦躁	急性病态，烦躁	一般情况差	濒死感
呼吸系统	轻度呼吸性碱中毒	呼吸急促，呼吸性碱中毒，低氧血症	ARDS，严重低氧血症	呼吸性酸中毒，气压伤，高碳酸血症
循环系统	需补充血容量	容量依赖性高动力学	休克，CO 降低，水肿	依赖血管活性药物维持血压，水肿，SvO_2 升高
肾	少尿，利尿药有效	肌酐清除率降低，轻度氮质血症	氮质血症，有血液透析指征	少尿，透析时循环不稳定
胃肠道	胃肠道胀气	不能耐受食物	应激性溃疡，肠梗阻	腹泻，缺血性肠炎
肝	正常或轻度胆汁淤积	高胆红素血症，PT 延长	临床黄疸	转氨酶升高，重度黄疸
代谢	高血糖，胰岛素需求增加	高分解代谢	代谢性酸中毒，血糖升高	骨骼肌萎缩，乳酸酸中毒
中枢神经系统	意识模糊	嗜睡	昏迷	昏迷
血液系统	正常或轻度异常	血小板计数减少，白细胞计数增多或减少	凝血功能异常	不能纠正的凝血功能障碍

注：CO 为心输出量；SvO_2 为混合静脉血氧饱和度；PT 为凝血酶原时间。

3. 辅助检查

（1）血标本检查

1）血常规检查：①急性贫血危象，血红蛋白 <50g/L。②白细胞计数，感染时，白细胞计数和中性粒细胞显著增高或降低（白细胞计数≤2×10^9/L）。③血小板计数，≤20×10^9/L。

2）止凝血功能：凝血酶原时间（PT）、部分凝血活酶时间（APTT）。

3）血气分析：$PaCO_2$>65mmHg，PaO_2<40mmHg，PaO_2/FiO_2<200mmHg。

重点·考点·笔记

4）肝肾功能指标：血清 BUN ≥35.7mmol/L，血清肌酐≥176.8μmol/L；血清胆红素增高，谷草转氨酶增高，谷丙转氨酶增高，乳酸脱氢酶增高，总胆红素 >85.5μmol/L。

5）其他：血乳酸 2 ～ 10mmol/L、血清 pH<7.2（$PaCO_2$ 不高于正常值）、心肌酶增高、血浆蛋白合成低、酮体增加等。

（2）病原菌检查：感染性疾病细菌培养阳性、病毒核酸测定阳性等。

（3）尿液检查：蛋白尿、血尿等改变。

4. 病情判断　患者病情满足下述 3 个条件，应考虑存在 MODS：

（1）具有引起 MODS 的诱因，如严重创伤、感染、休克等。

（2）存在 SIRS 或脓毒症临床表现。

（3）发生 2 个或 2 个以上序贯性器官功能障碍。

（三）急救与护理

考点提示

MODS 的护理要点。

1. 紧急救治　MODS 主要治疗措施是对器官功能进行监测、支持和保护，预防器官功能衰竭，同时积极治疗原发疾病，降低炎症反应所致的器官损伤。

（1）积极治疗原发病：MODS 治疗的关键是控制原发疾病，可减少、阻断炎症介质或毒素的产生和释放，防止休克和缺血再灌注损伤。对于严重感染的患者，应及时清除感染灶、坏死组织、烧伤焦痂等，应用有效的抗生素抗感染；对于严重创伤患者，应彻底清创，预防感染；对于休克患者，应积极进行快速和充分的液体复苏，改善微循环状况，防止组织细胞缺血缺氧；对于胃肠道胀气的患者，及时进行胃肠减压和恢复胃肠道功能，避免肠源性感染。

（2）纠正组织缺氧，改善氧代谢障碍

1）提高氧供：①实施氧疗或机械通气支持（小潮气量通气，必要时采用 PEEP）以维持 SaO_2>90%，增加动脉血氧含量。②维持有效的心输出量（CO）>2.5L/（min·m^2）；恢复有效循环血容量，必要时应用正性肌力药物。③增加血红蛋白水平和红细胞比容，以 Hb>100g/L、HCT>30% 为目标。

2）降低氧耗：①对于呼吸困难患者，积极采用机械通气呼吸支持的方法，降低自主呼吸做功，减少氧耗。②对于发热患者，及时使用物理和药物等方法降温。③对于疼痛和躁动患者，及时给予有效的镇痛和镇静治疗。④对于惊厥患者，须及时控制惊厥。

（3）器官功能支持与保护：给予必要的器官功能替代 / 支持，改善器官血流灌注和氧供，保护器官功能，避免发生器官衰竭。如：①合理进行氧疗，必要时行机械通气支持或 ECMO 支持。②容量不足时及时补充血容量，必要时使用血管活性药物，改善组织器官循环灌注。有需要的患者可行主动脉内球囊反搏（IABP）或 ECMO 循环辅助支持。③需要时行血液净化治疗、人工肝治疗。④预防应激性溃疡，应早期给予胃黏膜保护剂、胃酸抑制药物，尽可能早期恢复胃肠内营养，以促进胃肠功能恢复。给予微生态制剂恢复肠道微生态平衡。

（4）合理使用抗生素：预防和控制感染，尤其是肺部感染、肠源性感染。采用降阶梯治疗的策略，并注意防止菌群失调和真菌感染。免疫调理，恢复全身炎症反应综合征（systemic inflammatory response syndrome，SIRS）/ 代偿性抗炎症反应综合征（compensatory anti-inflammatory response syndrome，CARS）的平衡。

（5）营养支持：①增加能量供给，调整能量比例，蛋白：脂肪：糖的比例一般要达到 3：4：3，使能氮比保持在 100：1 左右。②提高支链氨基酸的比例，使用中、长链脂肪酸以提高脂肪的利用。③尽可能地通过胃肠道摄入营养，维持和改善胃肠功能。④使用某些药物进行代谢调理，降低蛋白质分解，促进蛋白质合成，改善负氮平衡。

（6）中药治疗：使用大黄、当归、黄芪等药物达到清热解毒、活血化瘀、扶正养阴的作用。

2. 护理措施

（1）紧急护理措施：做好抢救的各项准备工作，包括保证抢救仪器的功能完好和常用药品的齐全。护士应掌握各种抢救设备的操作方法及抢救药物的剂量、用法和注意事项，熟练地配合医生进行抢救。

（2）病情观察：严密监测生命体征，及时发现生命体征异常改变，及时报告医生并积极配合医生进行处理。观察、记录出入量，协助液体平衡目标实现。

（3）感染预防与护理：加强口腔护理、气道护理、尿路护理、静脉导管护理和皮肤护理等；严格执行无菌技术、手卫生、探视等院内感染管理制度；早期、正确采集血、尿、痰等标本进行细菌培养和药物敏感试验，为治疗提供依据；监测各辅助检查指标的变化，及时报告医生，尽早使用足量的抗生素控制感染。

（4）疼痛、躁动和谵妄管理：减轻操作性疼痛，做好患者的疼痛评估，及时进行目标导向镇痛治疗，观察镇痛效果和药物不良反应；观察患者躁动状况，做好镇静躁动评估，遵医嘱进行目标导向镇静治疗，同时观察药物疗效和不良反应；评估患者有无谵妄发生，积极落实各种预防谵妄措施，避免谵妄发生。

（5）一般护理

1）卧位与休息：保持病室内合适的温度和湿度，促进患者舒适。根据病情实施合理的体位治疗，帮助改善心、肺等重要器官功能。加强口腔护理、翻身等基础护理，做好皮肤护理，预防压力性损伤发生，提高患者生活质量。

2）管道护理：保持管道通畅、妥善固定，防止堵塞和非计划性拔管等发生。

3）遵医嘱及时、正确、合理给药，保证治疗措施有效进行。准确、安全实施肠内或肠外营养支持，改善患者营养状态，避免营养不良。

（6）早期活动：进行早期活动安全筛查，实施早期被动和 / 或主动运动，可改善心肺等重要器官功能，降低 ICU 获得性虚弱和谵妄发生率，缩短谵妄状态持续时间、机械通气时间和 ICU 住院时间。

（7）心理护理：医护人员应给予患者心理和精神支持，消除其焦虑、恐惧等不良情绪，帮助患者树立战胜疾病的信心。并让患者家属参与到治疗过程中，帮助患者及其家属度过疾病危重阶段并避免创伤后应激综合征的发生。

（四）健康教育

向患者及其家属，尤其是家属解释疾病的可能病因、主要表现和治疗配合要点等。指导家属多关心和支持患者，以缓解患者的不良情绪，提高战胜疾病的信心，主动配合治疗。生活上指导患者，保证充足的休息和睡眠；指导患者应少量多餐，食用易消化、易吸收、高营养的食物；循序渐进地增加运动，促进身体的康复。

（许　莹　张雪霞　高东霞　曹志国　张　静　胡凤琴）

课后练习

A$_1$ 型题

1. ICU 收治患者的范围**不包括**（　　）

A. 多器官功能障碍综合征（MODS）患者　　B. 严重并发症的心肌梗死患者

C. 晚期癌症患者　　D. 器官移植术后患者

E. 严重内环境紊乱患者

2. ICU 的床位数量根据医院等级和实际收治患者的需要而定，一般以该 ICU 服务床位数或医院病床总数的（　　）为宜

A. 1% ～ 2%　　B. 2% ～ 8%　　C. 8% ～ 12%

D. 12% ～ 18%　　E. 18% ～ 20%

3. ICU 院内感染的主要原因不包括（　　）

A. 侵入性诊疗措施和各种管道的应用　　B. 危重患者器官功能及营养状况差

C. 危重患者相对集中　　D. 合理应用抗生素

E. 镇静、镇痛药物的应用

4. 窦性心动过速是指心率大于（　　）

A. 80 次 / 分　　B. 100 次 / 分　　C. 120 次 / 分　　D. 160 次 / 分　　E. 180 次 / 分

5. 护士为急性心肌梗死（AMI）患者描记心电图。胸导联 V1 的正确安放位置为（　　）

A. 左腋前线　　B. 胸骨左缘第 4 肋间　　C. 胸骨右缘第 4 肋间

D. 左锁骨中线第 5 肋间　　E. 胸骨左缘第 2 肋间

6. 心输出量主要是指（　　）

A. 每分钟心房进入心室的总血量　　B. 右心室每一次收缩所泵出的血量

C. 心脏每搏动一次所泵出的血量　　D. 每分钟左心室所泵出的血量

E. 每分钟左右心室输出的总血量

7. 下列心血管系统功能监测项目中属于有创监测的是（　　）

A. 心电图监测　　B. 自动间断测压　　C. 中心静脉压监测

D. 多普勒心排出量监测　　E. 自动连续测压

8. 下列关于潮气量的描述正确的是（　　）

A. 正常值为 10 ～ 15ml/kg 体重

B. 是指在静息状态下每分钟呼出或吸入的气体量

C. 反映人体静息状态下的通气功能

D. 可反映无效通气量

E. 反映通气的效率

9. 关于呼吸系统功能监测的描述，正确的是（　　）

A. 正常人 PaO_2 为 60 ～ 80mmHg　　B. SaO_2 与血红蛋白的多少相关

C. $PaCO_2$ 正常值为 35 ～ 45mmHg　　D. $PaCO_2$ 降低表示肺泡通气不足

E. 一氧化碳中毒时可用 SPO_2 监测低氧血症

10. 颅内压（ICP）的正常值范围是（　　）

A. <5mmHg　　B. <10mmHg　　C. <10 ～ 15mmHg

D. 15 ～ 20mmHg　　E. 20 ～ 25mmHg

11. 肠内营养时，应将床头摇高（　　）

A. 15°　　B. 25°　　C. 35°　　D. 50°　　E. 60°

A_2 型题

1. 患者，男，28 岁。因车祸外伤导致肺挫裂伤 3 小时前入院，病情逐渐加重，口唇发绀，神志恍惚，心率 130 次 / 分，评估该患者有无呼吸衰竭，下列哪项最有意义（　　）

A. 发绀　　B. 神志变化　　C. 呼吸困难　　D. 血气分析　　E. 生命体征

第 11 章　常用急救技能

学习目标

1. 掌握常用急救技术的操作规程及护理措施。
2. 熟悉常用救护技术的适应证、禁忌证。
3. 了解常用救护技术的物品准备。
4. 学会按照护理程序对重要器官功能障碍患者实施整体护理。
5. 培养学生要树立以人为本的理念，在急救护理中体现对患者的人文关爱、敬重生命、严谨慎独、恪尽职守、救死扶伤的精神。

第一节　人工气道的建立与管理

PPT·人工气道的建立与管理

导入情景

王某，女，40 岁。因车祸导致全身多处受伤，意识不清，路人急忙拨打“120”，救护人员到达现场紧急处理后，将患者运往院内继续治疗。途中患者突然出现严重呼吸困难，面色发绀，请快速为患者建立人工气道。

工作任务

1. 请为患者选择建立人工气道的方法。
2. 该患者人工气道建立后需要注意的事项。

人工气道是指运用各种辅助设备及特殊技术在生理气道与空气或其他气源之间建立的有效连接，从而保证气道的通畅，维持机体有效通气。临床上根据人工气道的实用性大致分为确定性和非确定性。确定性人工气道是指能保证可靠、有效地通气并适宜长时间使用。非确定性人工气道则相反，但其具有操作简便、易于掌握的优点，一般在急救早期时应用。

一、口咽通气管置入术

口咽通气管（oral pharyngeal airway，OPA）置入术是一种经口置入患者口咽部的人工气道，用以维持气道通畅的技术，主要作用是预防舌根后坠、避免舌咬伤、便于吸痰。口咽通气管是由塑料或弹性橡胶制成的、硬质扁管形的弯曲状中空人工气道。目前应用的口咽通气管主要由翼缘、牙垫和咽弯曲三部分组成，年龄和体型不同的患者，选择口咽通气管的大小也不同。置入前先选择大小合适的口咽通气管（图 11-1），一般长度为口角至下颌角的距离。选择原则是宁长勿短，宁大勿小。

考点提示

选择口咽通气管的长度。

重点·考点·笔记

（一）适应证

1. 没有咳嗽或咽反射的无意识患者。
2. 有自主呼吸但因舌后坠致呼吸道梗阻者。
3. 需要利用口咽通气道吸痰的患者。
4. 癫痫发作或抽搐时保护舌、齿免受损伤。
5. 患者有气管插管时，取代牙垫作用。

（二）禁忌证

OPA 置入术不可用于清醒或半清醒的患者，因其可能因刺激引起恶心、呕吐和呛咳，甚至喉痉挛和支气管痉挛等，或 OPA 移位还可导致气道梗阻。此外，当患者有下列情况时应当慎重考虑操作。

1. 口腔及上下颌骨创伤。
2. 咽部气道占位性病变。
3. 喉头水肿、气管内异物、哮喘、咽反射亢进的患者。
4. 门齿有折断或脱落危险的患者。
5. 呕吐频繁者。

（三）用物准备

合适的口咽通气管（图 11-2）、手套、弯盘、压舌板、洗手液、记录单、手电、纱布、听诊器，必要时备开口器、牙垫、吸痰吸氧装置等。

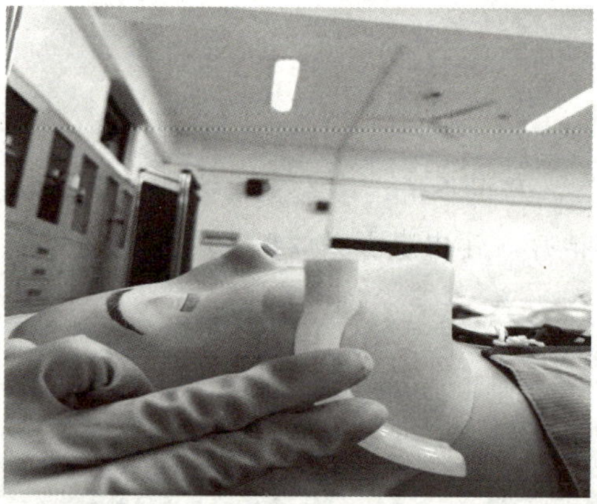

图 11-1　口咽通气管长度选择

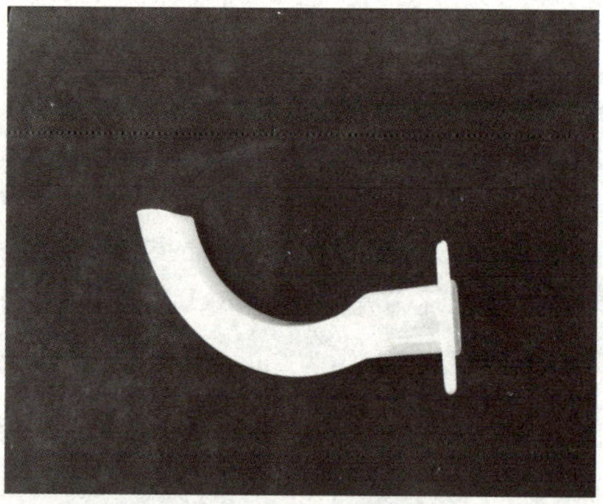

图 11-2　口咽通气管

（四）操作方法

1. **插入口咽通气管**　置管方法分为直接放置法和反向插入法两种。由于反向插入法在开放气道及改善通气方面更为可靠，故临床上常用此法。

（1）直接放置法：打开患者口腔，在舌钳或压舌板的协助下，将口咽通气管的咽弯曲部分沿舌面顺势送至上咽部，将舌根与口咽后壁分开。

（2）反向插入法（图 11-3）：操作者用一只手的拇指与示指将患者的上唇齿与下唇齿分开，另一只手将口咽通气管的咽弯曲部分凹面朝向腭部，插入口腔，当其内口接近口咽后壁时（即已通过腭垂），即将其旋转 180°，顺势向下推送，使弯曲部分的下面压住舌根，上面抵住口咽后壁。合适的口咽通气管位置应使其末端位于患者的上咽部，将舌根与口咽后壁分开，使下咽部到声门的气道通畅。

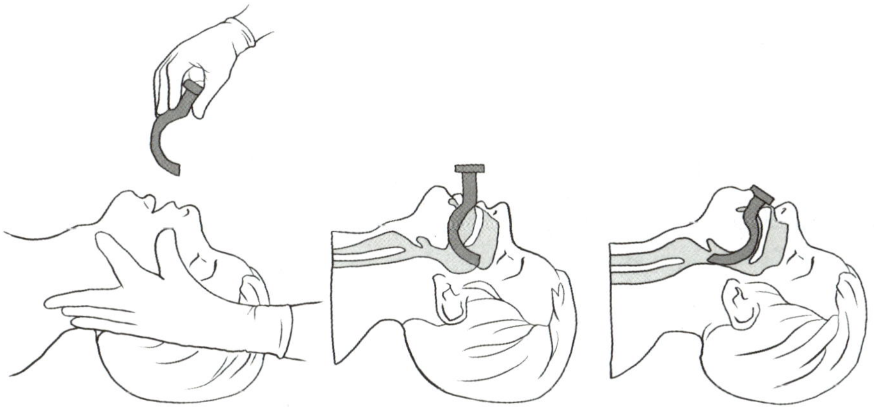

图 11-3　反向插入法

2. 检测人工气道是否通畅　以手掌放于口咽通气管外口，感觉有无气流，或以少许棉絮放于外口，观察有无随患者的呼吸而运动。还应观察胸壁运动幅度和听诊双肺呼吸音。检查口腔，以防止舌或唇夹置于牙和口咽通气管之间。

3. 处理用物　整理用物，对医疗垃圾进行分类处理，并详细记录操作过程。

（五）注意事项

1. 保持口咽通气管通畅　及时清理呼吸道分泌物，防止误吸，甚至窒息。注意密切观察导管有无脱出，以免导致气道阻塞。

2. 加强气道湿化　导管外口盖一层生理盐水纱布，既湿化气道又防止吸入异物和灰尘。

3. 监测生命体征　严密观察病情变化，随时记录，并备好各种抢救物品和器械，必要时配合医生行气管内插管术。

4. 妥善固定　置管成功后，传统固定方法是将胶布交叉固定于面颊两侧，但胶布受潮后，黏性下降，易于脱落，也易粘住患者的毛发产生不适，但该方法简单易行，适用于急救；新型固定方法适用于翼缘两侧有孔的口咽通气管，可将固定带穿过小孔固定于患者颈部背侧面，注意打活结。

5. 心理护理　医护人员要有敬畏生命、慎独敬业、关爱伤员的职业操守。对于昏迷患者做好家属的安抚工作。

二、鼻咽通气管置入术

鼻咽通气管（nasopharyngeal airway，NPA）与口咽通气管置入术作用类似，是治疗上呼吸道梗阻的一种气道装置，是由硅胶或塑料制成的软管道，从患者鼻腔置入咽部的人工气道，维持气道通畅的技术。主要作用是预防舌根后坠和减少吸痰对鼻黏膜的损伤。因对咽喉部的刺激性小，清醒或浅麻醉患者更易耐受。

（一）适应证

1. 各种原因引起的不完全呼吸道梗阻，不能使用和耐受口咽通气管或使用口咽通气管效果不佳者。

2. 牙关紧闭，不能经口吸痰，防止反复经鼻腔吸引导致鼻腔黏膜损伤者。

（二）禁忌证

1. 颅底骨折、脑脊液耳鼻漏者。

2. 鼻腔各种疾患，如鼻息肉、鼻腔畸形、鼻外伤、鼻腔炎症等。

3. 鼻腔出血或有出血倾向者。

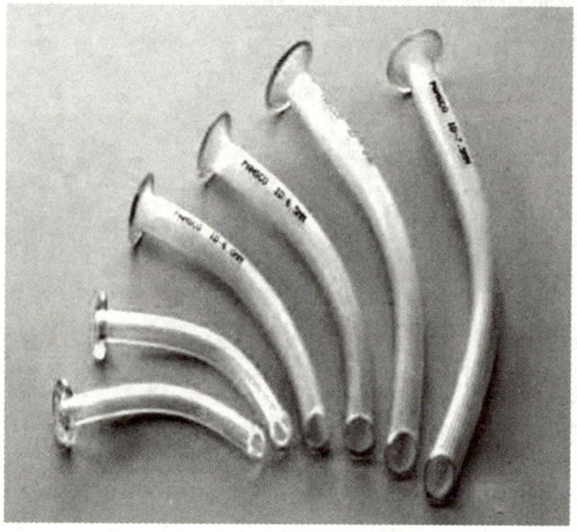

图 11-4　鼻咽通气管

（三）用物准备

选择合适的鼻咽通气管（图 11-4）。比较通气管的外径和患者鼻孔的内径，选择尽可能大又易于通过鼻腔的导管，其长度为鼻尖到耳垂的距离。另备手套及胶布，必要时可备局部麻醉药。

（四）操作方法

1. 插入鼻咽通气管　患者取仰卧位，头后仰，观察神志、鼻腔、呼吸及血氧饱和度的情况，选择一侧通畅的鼻腔。清洁并润滑一侧鼻腔和鼻咽通气管外壁，将鼻咽通气管弯度向下、弧度朝上、内缘口向下，沿垂直鼻面部方向缓缓插入鼻腔，直至通气管的尾部抵住鼻腔外口。插入深度为 13 ～ 15cm。

2. 再次评估气道是否通畅　以解除舌后坠、鼾声消失、呼吸通畅为标准。

3. 固定　置管成功后，用胶布或系带妥善固定于鼻侧部，防止滑脱。

4. 处理用物　整理用物，医疗垃圾进行分类处理，并详细记录操作过程。

（五）注意事项

1. 选择合适的鼻咽通气管　选择合适长短的鼻咽通气管，太短舌根仍可能在咽水平阻塞气道，太长可达到咽喉部接触会厌导致不适或管腔太大不易置入。一般根据鼻咽通气管外径和患者鼻孔的内腔，使用尽可能大，但又易于通过鼻腔的导管。

2. 密切观察呼吸　使用监护仪进行生命体征监测，可监测患者的呼吸、心率、血压、心电图和血氧饱和度等变化。必要时配合医生行气管内插管进一步治疗。

3. 保持鼻咽通气管通畅　每日做好鼻腔护理。鼻孔与鼻咽通气管间涂油，及时清除鼻腔分泌物。鼻咽通气管使用时要注意评价吸痰和氧疗效果。

4. 做好气道湿化　防止鼻黏膜干燥出血。

5. 防止鼻腔黏膜压伤　置管时动作轻柔缓慢，以免引起鼻黏膜损伤。每 1 ～ 2 天更换一次鼻咽通气管，并从另一侧鼻孔插入。

三、喉罩置入术

喉罩（laryngeal mask airway，LMA）是介于面罩和气管插管之间的一种新型维持呼吸道通畅的装置，其远端是一个可以充气的喉面罩，形似勺状，充气后覆盖于喉的入口，可以行短时的机械通气（图 11-5）。

（一）适应证

1. 短时的外科手术。
2. 困难气道估计难以气管内插管的患者。
3. 颈椎活动度差等原因引起气道异常者，不宜用喉镜和气管内插管的患者。
4. 紧急情况下人工气道的建立和维持。

（二）禁忌证

1. 张口度<2.5 ～ 3.0cm。
2. 咽部病变，如血管瘤、组织损伤等。
3. 肺顺应性下降或气道阻力增高者。
4. 喉部或喉以下气道梗阻者。

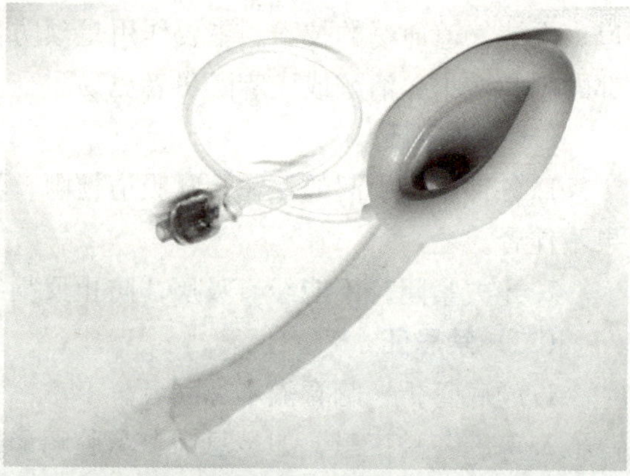

图 11-5　喉罩

5. 存在增加胃内容物反流和呼吸道误吸危险者，如未禁食、饱胃、肥胖、怀孕超过 14 周、多处或大的创伤、急性胸腹部外伤、禁食前使用过阿片类药物、肠梗阻、食管裂孔疝等。

（三）用物准备

根据年龄和体型选择合适的喉罩，并检查喉罩的性能。另备润滑剂、注射器、手套、固定用胶布、吸引装置等。

（四）操作方法

1. 患者准备　患者禁食，取平卧位或侧卧位。清除口腔内分泌物，头、颈部轻度后仰。

2. 置入喉罩　分盲探和明视插入法。一般常用盲探插入法，操作者左手向下推开下颌或下唇使其张开，右手持喉罩，罩口朝下颌，沿口腔中线向下置入，贴咽后壁继续插入直至有明显阻力。用左手固定导管外端，充气使喉罩自行密闭，可见导管自行向外退出约 1.5cm。

3. 喉罩放置的正确位置　喉罩远端固定于气管开口处，套囊前端紧贴食管上段括约肌前壁，套囊后上部紧贴舌根，并抵向前方（图 11-6）。

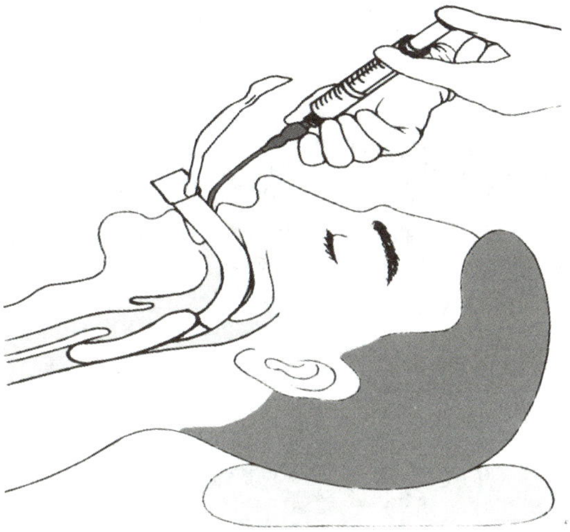

图 11-6　喉罩置入位置

4. 处理用物　整理用物，医疗垃圾进行分类处理，并详细记录操作过程。

（五）注意事项

1. 使用喉罩前禁食。
2. 喉罩不能防止胃内容物误吸，使用过程中应及时清除气道内分泌物。
3. 喉罩不适用于长期机械通气者。
4. 注意观察喉罩使用后患者呼吸改善情况，听诊双肺呼吸音。
5. 拔出喉罩前尽量避免刺激咽喉部。

四、气管插管术及气管切开术

（一）气管插管术

气管插管术（tracheal intubation）是指将一个特制的导管（图 11-7）经口或经鼻通过声门直接插入气管内的一种技术。其目的主要是维持气道通畅，保障有效的气体交换。气管插管术是抢救急危重症患者和施行全身麻醉中建立人工气道的重要方法之一。根据插管时是否用喉镜显露声门，分为明视插管和盲探插管。临床急救中最常用的是经口明视插管术。

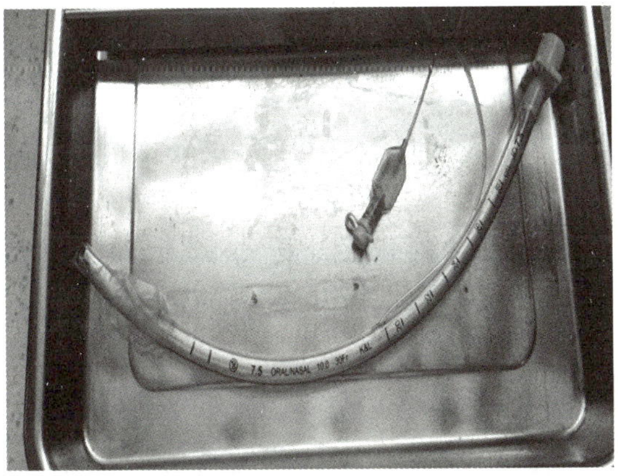

图 11-7　气管插管导管

1. 适应证

（1）呼吸心搏骤停行心肺脑复苏者。

（2）呼吸功能衰竭需要行有创机械通气者。

（3）呼吸道内分泌物不能自行咳出而需要直接清除或吸出气管内痰液者。

（4）上呼吸道损伤、狭窄、气管食管瘘等影响正常通气者。

重点·考点·笔记

（5）某些全身麻醉者，手术时呼吸道难以保证通畅或全身麻醉药对呼吸有明显抑制或应用肌松药者。

（6）误吸患者需要插管吸引。

2. 禁忌证　气管插管没有绝对的禁忌证。然而，当患者有下列情况时应慎重考虑该操作。

（1）喉头水肿或黏膜下血肿、会厌炎、急性喉炎、插管创伤引起严重出血等。

（2）疑有颈椎骨折、脱位者。

（3）张口困难、面部骨折者。

（4）肿瘤压迫或侵犯气管壁，插管可导致肿瘤破裂者。

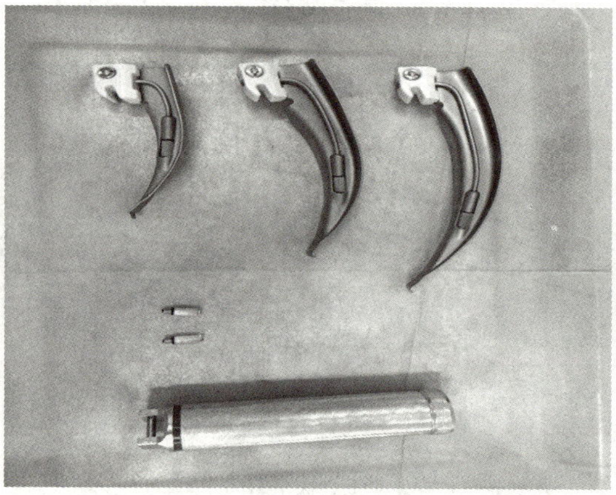

图 11-8　喉镜

3. 用物准备

（1）喉镜（图 11-8）：是最常用的插管器械，主要用途是显露声门并进行照明。镜片有直、弯两种型号，分成年人、儿童、幼儿 3 种规格。成年人常用弯型，因其在显露声门时可避免挑起会厌，从而减少对迷走神经的刺激。使用前应检查镜片与镜体是否松动，光源是否明亮。

（2）气管导管：目前使用较多的为聚氯乙烯气管导管，成年人常用带气囊导管，婴幼儿常用无气囊导管，注意使用前确认气囊完好无损，气管导管套囊以大容量低压型为最佳。导管内径（ID）号 2.5 ～ 11.0mm，每一号之间内径相差 0.5mm。选择导管内径时依据患者身高、性别、体重等因素而定，成年男性通常先用内径为 8.0 ～ 9.0mm，成年女性 7.5 ～ 8.5mm；情况紧急时，男女均可选用 7.5mm。2 ～ 12 岁儿童选择可利用公式初步估计导管内径（mm）=4 +（岁数 /4）的导管。使用前确认导管气囊不漏气，并将管芯插入导管，距导管前端开口约 1cm 处。

（3）其他物品：导管芯、牙垫、注射器、胶布、插管钳、表面麻醉喷雾器、开口器、听诊器、医用胶布、简易呼吸器、吸引器、吸痰管等。

4. 操作方法　操作前注意检查所有物品是否齐全、性能是否完善。

（1）体位：协助患者取仰卧位，头后仰垫薄枕使颈部抬高 10cm，保证口、咽、气管处于一条轴线上。

（2）麻醉：神志清楚者咽喉部表面麻醉或在全身麻醉药、肌松药快速诱导下使其神志丧失、呼吸道松弛。

（3）吸氧：尽可能给予面罩和呼吸器辅助通气，吸纯氧或简易呼吸器加压给氧 2 ～ 3 分钟。

（4）置入喉镜：①操作者位于患者头顶侧，用右手拇指向下推开患者的下门齿、示指抵住上门齿，借旋转力量使口张开。左手持喉镜柄从患者右侧口角置入。②喉镜片抵咽部后转至正中位，将舌体推向左侧，此时可见悬雍垂（此为声门暴露的第一个标志），然后顺舌背将喉镜片稍深入至舌根，轻轻上提喉镜，即可暴露会厌（此为声门暴露的第二个标志）。③看到会厌边缘后，如用直喉镜片，直接挑起会厌，即可暴露声门（图 11-9）；如用弯喉镜片，继续稍深入，将喉镜片前端置入会厌与舌根交界处，向前上方提起喉镜片（注意以左手腕为支撑点，而不能以门齿为支点）。

重点・考点・笔记

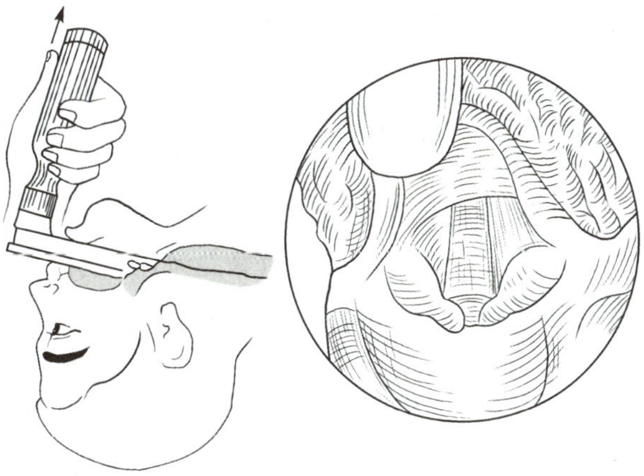

图 11-9　暴露声门

（5）置入导管：暴露声门后，先吸引视野处的分泌物，右手持已润滑好的气管导管，以持笔式持气管导管，导管末端对准声门，在患者吸气末（声门打开时），将导管沿弧形弯度插入气管内，过声门约 1cm 后快速将管芯拔出，将导管继续旋转深入气管，导管插入气管内深度成年人为 4 ～ 6cm，小儿 2 ～ 3cm。放置牙垫，退出喉镜。

考点提示

气管插管气囊中注入气体多少？

（6）确认导管在气管内的位置正确：安置牙垫，确认位置后退出喉镜。观察胸廓有无起伏，无呼吸者可轻压胸廓，感觉导管口有无气体逸出，或连接简易呼吸器后压入气体，观察胸廓是否有起伏，同时听诊两侧肺部有无对称呼吸音。如果呼吸音不对称，可能为导管插入过深，进入一侧支气管所致，可将导管稍后退，直至两侧呼吸音对称。若条件允许，可将气管导管与呼气末二氧化碳监测仪相连，出现正常的呼气末二氧化碳分压波形是气管导管位于气管内的可靠标志。

考点提示

气管插管深度多少？

（7）妥善固定：用长胶布妥善固定导管和牙垫，并用注射器向气囊内注入 5 ～ 10ml 气体，以通气时气囊周围不漏气为准，以免漏气或呕吐物分泌物倒流入气管（图 11-10）。用吸引器将气道分泌物清除，保证气道通畅。

（8）术后处理：整理用物，医疗垃圾分类进行处理，并详细记录插管过程。

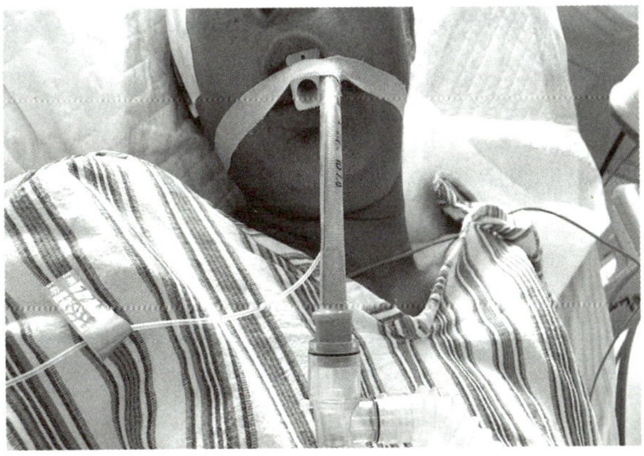

图 11-10　气管插管固定

5. 注意事项

（1）插管时，应尽量充分暴露喉头，视野清晰，动作宜轻柔、准确、迅速，以防止造成长时间缺氧和损伤，勿使缺氧时间过长而致心搏骤停。

（2）操作者熟练插管技术，尽量减少胃扩张引起的误吸。对于插管困难的患者，若 30

秒内插管未成功应先给予100%氧气吸入后重新尝试插管，以免因缺氧时间过长而引起反射性心跳呼吸骤停。

（3）导管插入深度应适宜，太浅易脱出，太深易插入右总支气管，造成单侧肺通气，影响通气效果。成年人置管深度自门齿计算，男性22～24cm，女性20～22cm。小儿可参考公式：插管深度（cm）= 年龄 ÷2+12。应妥善固定导管，每班记录导管置入深度。

（4）注意气囊的充气与放气。气囊充气硬度似鼻尖为宜，可使用气囊压力监测仪来监测气囊压力，高容低压套囊压力监测在25～30mmHg，若充气压力过大，则气管壁黏膜可因受压发生缺血性损伤。

（5）加强气道护理。注意湿化吸入的气体，防止气管内分泌物黏稠结痂堵塞气道，影响呼吸道通畅。吸痰时应严格执行无菌操作，每次吸痰时间不应超过15s，必要时吸氧后再次吸引。

（6）导管留置时间不宜超过72小时，若病情需要较长时间置管，可考虑行气管切开术。

（7）评估患者是否存在非计划性拔管的危险因素，可根据情况进行适当约束。拔管后注意观察患者反应，保持呼吸道通畅，重症患者拔管后1小时应查动脉血气变化。

（二）气管切开术

气管切开术（tracheotomy）是指切开颈段气管前壁、插入气管套导管，建立新的通道进行呼吸的一种救护技术。它可以维持气道通畅，减少无效腔和降低气道阻力，更易于清除气道内的分泌物，为有效引流及机械通气提供条件。气管切开术相对费时，故在气道阻塞时不作为首选的气道开放措施，适用于需要较长期呼吸支持或气道管理的患者。

1. 适应证

（1）喉阻塞：由于喉部炎症、肿瘤、外伤、异物等引起严重喉阻塞，导致严重呼吸困难、窒息，而病因又不能很快解除者，应及时进行气管切开术。

（2）下呼吸道分泌物潴留：重度颅脑损伤、吸入性烧伤、严重胸部外伤、肿瘤、昏迷、神经系统病变等原因引起的下呼吸道分泌物潴留，可考虑气管切开。

（3）预防性气管切开：为保持术后呼吸道通畅，某些口腔、颌面部、鼻咽、咽喉部大手术者，可考虑气管切开。破伤风、狂犬病患者为预防喉痉挛，也可行预防性气管切开。

（4）取气管异物：必须经气管切开途径取出气道异物者。

（5）各种原因所致的呼吸衰竭：严重的慢性阻塞性肺部疾患、肺心病、多发性肋骨骨折、呼吸肌麻痹等，气管切开利于行人工机械辅助呼吸，亦方便于呼吸道给药及吸除呼吸道分泌物。

（6）其他：极度消瘦、恶病质状态、呼吸肌无力者。

2. 禁忌证

（1）严重出血性疾病。

（2）气管切开部位以下占位性病变引起的呼吸道梗阻者。

（3）颈部恶性肿瘤者。

3. 用物准备　气管切开手术包、适当型号的气管套管（图11-11）、吸引器、无菌吸痰管、照明设备、吸氧装置、麻醉药品及必备的抢救药品，有条件备呼吸机等。

4. 操作方法

（1）体位摆放：协助患者仰卧，肩部稍垫高，使颈部呈伸展状态，下颌对准胸骨上切迹，保持正中位（图11-12），使气管向前突出，以便手术操作。

（2）消毒：颈部皮肤常规消毒，操作者戴无菌手套，铺洞巾。检查气管切开包内器械和气管套管气囊是否漏气，系紧气管套管固定带。

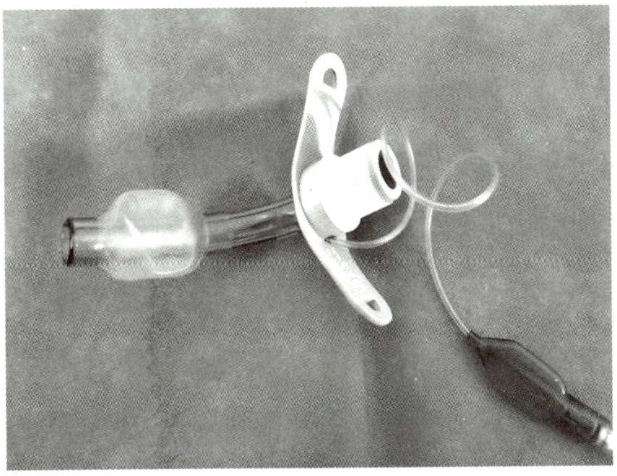

图 11-11　气管套管

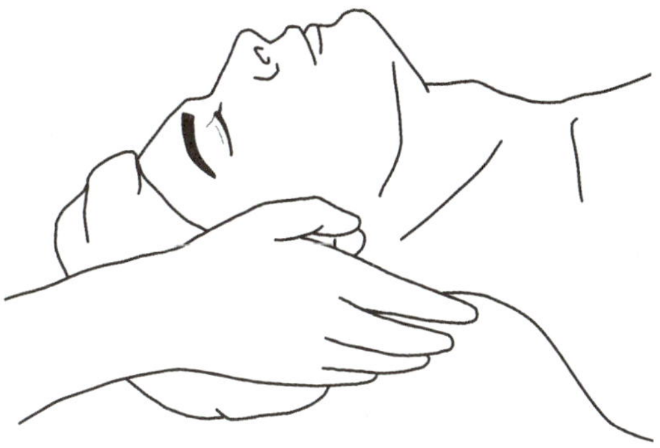

图 11-12　气管切开术体位

（3）麻醉：用 1% ～ 2% 利多卡因于颈前中线做局部浸润麻醉，范围自甲状软骨下缘至胸骨上窝处。对于紧急情况或深昏迷患者也可不予麻醉。

（4）手术切口：皮肤切口要沿正中线进行，操作者用左手拇指及中指固定环状软骨，示指置于环状软骨上方，右手持刀自环状软骨下缘至胸骨上窝处，沿颈前正中线（多采用纵切口，长度 4 ～ 5cm）切开皮肤和皮下组织。

（5）分离组织：用血管钳沿中线分离颈前组织，分离舌骨下肌群，以便暴露气管。分离过程中，两侧拉钩用力应平衡，并经常用手指触摸环状软骨和气管环，以便手术始终沿气管前中线进行。

（6）确认气管：用示指触摸气管有一定弹性及凹凸感。不能确认时，可用注射器穿刺，抽出气体即为气管，此操作在儿童尤为重要。

（7）切开气管：确定气管后，一般在第 2、3 或 3、4 软骨环之间（通常不得低于第 5 气管环，不得高于第 2 气管环），用刀尖自下向上挑开 2 个气管环，撑开气管切口，吸出分泌物及血液。注意刀尖不宜插入过深，以免刺穿气管后壁，并发气管－食管瘘。

（8）插入气管套管：撑开气管切口，插入大小合适、带有管芯的气管套管外管，然后取出管芯，放入内管，检查有无出血等。

（9）妥善固定：用系带缚在患者颈部，于颈后正中打一个死结，松紧度以容纳一指为宜。如皮肤切口较长，在切口上方缝合 1 ～ 2 针加以固定。套管下方切口一般不予缝合，以免发生皮下气肿，并便于伤口引流。用开口纱布块夹于套管两侧，覆盖伤口（图 11-13）。

（10）术后处理：整理用物，对医疗垃圾进行分类处理，并详细记录手术过程。

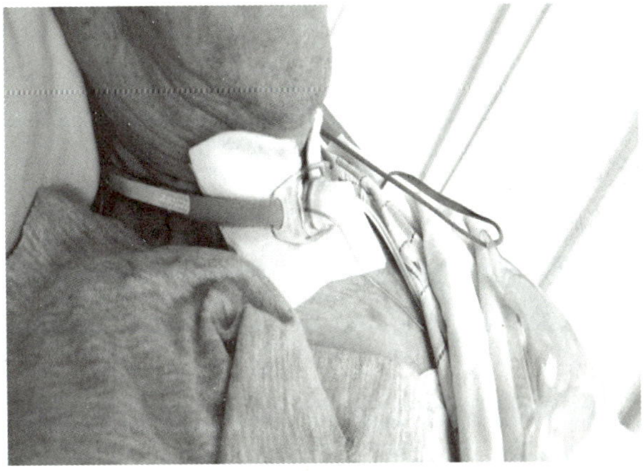

图 11-13　气管套管固定

5. 注意事项

（1）操作过程中密切观察患者意识、生命体征，尤其是呼吸的情况，发现异常立即报告医生并协助处理。

（2）凡行紧急气管切开的患者，床旁应备齐氧气、吸引器、急救药品、气管切开包、另一个同型号气管套管等急救物品，以备抢救。不要给患者使用过量的镇静药，以免加重呼吸困难。

（3）操作过程中患者头部应始终保持正中位，防止损伤颈前大血管和甲状腺，以免引起大出血。

（4）气管第 1 软骨环和环状软骨不可切断，防止造成喉狭窄。切开气管时刀尖向上用力不可过猛，以防穿透气管后壁形成气管食管瘘。

（5）气管套管要固定牢固，其松紧以刚好插入 1 指为度，防止套管脱出。使用呼吸机的患者在翻身、拍背等护理操作时，应预防脱管发生，烦躁不安的患者可适当约束或使用镇静药。一旦发生脱管，应沉着冷静，应立即按气管切开术的体位固定患者，在良好照明下用事先备妥的止血钳等器械分开气管切口，重新置入套管。

（6）维持呼吸道通畅，保持气道湿化和通畅，室内温度 22℃左右为宜；湿度保持在 90% 以上，气管套管口覆盖 2 ～ 4 层温湿纱布湿化防尘。定时通过气管套管滴入少许无菌生理盐水，及时吸痰，防止分泌物黏结成痂阻塞气道。

（7）随时检查切口处周围皮肤有无感染或湿疹，保持切开处皮肤清洁，每天至少消毒切口一次并更换纱布，防止发生感染。气管套管的内管应每隔 4 小时取出清洗并消毒。机械通气患者每日 2 ～ 3 次口腔护理。

（8）患者原发病已愈，符合拔管指征时，可遵医嘱予以拔管，拔管时间一般在术后 1 周以上。拔管前应先试堵内套管管口 1 ～ 3 天，逐步由半堵至全堵，堵管时间逐渐延长。堵管期间要密切观察患者呼吸情况，若出现呼吸困难、患者不能耐受，应及时排除原因。一般全堵管 24 ～ 28 小时后患者活动、睡眠均无呼吸困难，即可拔管。

（9）拔管后用蝶形胶布拉紧伤口两侧皮肤，使其封闭。外敷纱布，每日或隔日换药 1 次，1 周左右即可愈合。切口内不可置入引流物。如不愈合，可考虑缝合。拔管后床旁仍须备气管切开包，以防患者病情变化及时急救。

第二节　创伤救护技术

学习目标

1. 掌握临床常用的止血、包扎、固定和搬运技术。
2. 掌握胸腔穿刺和胸腔闭式引流的适应证、禁忌证及其操作方法。
3. 熟悉胸腔闭式引流的原理。
4. 学会创伤患者的急救处理。
5. 具有强烈的责任感和使命感，对待工作严肃、认真、耐心、细致，体谅患者的病痛。

PPT·止血包扎固定搬运与气胸处理

止血、包扎、固定和搬运是创伤救护的四项基本技术。急救时应首先维持患者生命体征稳定，防止休克，对伤肢进行止血、包扎、固定后再将伤员安全、迅速地转运到医院接受进一步治疗。有些特殊的损伤，在此基础上还需要做进一步的处理。例如，气胸时我们可能还需要采用胸腔穿刺和胸腔闭式引流术。

一、止血技术

正常成年人全身血量占体重的 7% ～ 8%。若短时间内出血量达全身血量的 20%（约 800ml）以上，可出现失血性休克的症状，如血压下降、脉搏细速、肢端厥冷、意识模糊等，若不及时抢救，可危及生命。因此，出血是最需要急救的危重症之一，止血法（hemostasis）是急救中非常重要的技术。止血的目的包括控制出血、保持有效循环血量、防止休克发生和挽救生命。

根据血管性质的不同可将出血分为动脉出血、静脉出血和毛细血管出血。动脉出血时血液可随心脏的收缩而快速大量涌出，呈喷射状，出血处易被发现，颜色鲜红，可能会危及生命，需要尽快止血。静脉出血时血液呈持续缓慢涌出状，颜色暗红，出血量逐渐增多，其危险性小于动脉出血。毛细血管出血时血液从创面呈点状或片状渗出，出血点不易判明，颜色鲜红，可自行凝固止血，危险性一般较小，但若伤口或创面较大，也可以引起出血性休克。判断患者是否出血的同时还要判断出血部位、出血血管，以便更好地选择有效的止血方法。实施止血法时应保证患者呼吸道通畅。

（一）适应证

凡是出血的伤口均需要止血。

（二）用物准备

无菌敷料、三角巾、绷带、各种止血带（橡皮止血带、卡扣式止血带、充气式止血带、旋压止血带等），野外环境就地取材如干净毛巾、衣服、布料、手绢等。

（三）操作方法

常用的止血方法有指压止血法、直接压迫止血法、加压包扎止血法、填塞止血法、屈曲肢体加垫止血法和止血带止血法。

1. 指压止血法　是中等或较大动脉出血最迅速的一种临时止血法。用手指或手掌、拳头甚至肘关节压迫伤口近心端的动脉，将动脉压向深部的骨骼上，阻断血液通过，迅速止血。一般只适用于头面颈部及四肢的动脉出血急救。因动脉血供往往会有侧支循环，故止血效果有限，属于应急止血措施，应及时根据实际情况准备材料换用其他止血方法。实施指压止血法时应准确掌握按压部位，按压力度适中，以伤口不出血为宜，有条件者应同时抬高伤处肢体，且压迫时间不宜过长。人体出血常见部位的指压点及方法如下。

（1）头顶部出血：压迫同侧耳屏前方颧弓根部的搏动点（颞浅动脉），将动脉压向颞骨（图 11-14）。

（2）颜面部出血：压迫同侧下颌骨下缘、咬肌前缘的搏动点（面动脉），将动脉压向下颌骨（图 11-14）。

（3）颈部、面深部、头皮部出血：压迫同侧气管外侧和胸锁乳突肌前缘中点之间强搏动点（颈总动脉），将动脉用力压向第 5 颈椎横突处（图 11-14）。压迫过程中密切注意观察有无晕厥反应，疑有颈椎损伤的患者，应保持颈部制动。压迫颈总动脉止血应慎重，绝对禁止同时压迫双侧颈总动脉，以免引起脑组织缺血缺氧。

重点·考点·笔记

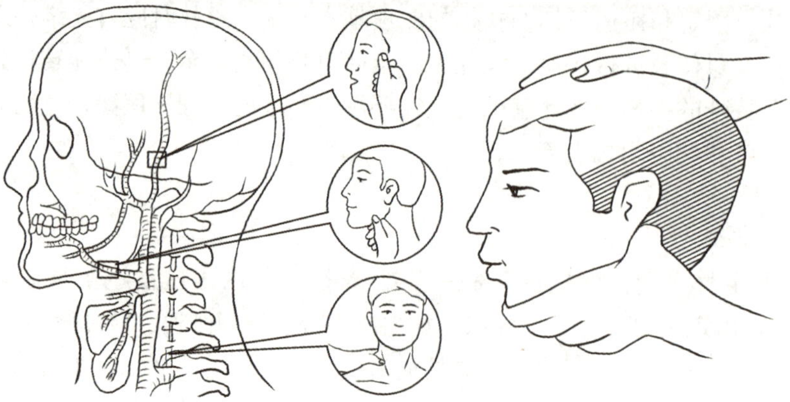

图 11-14　头面部常见动脉按压止血图

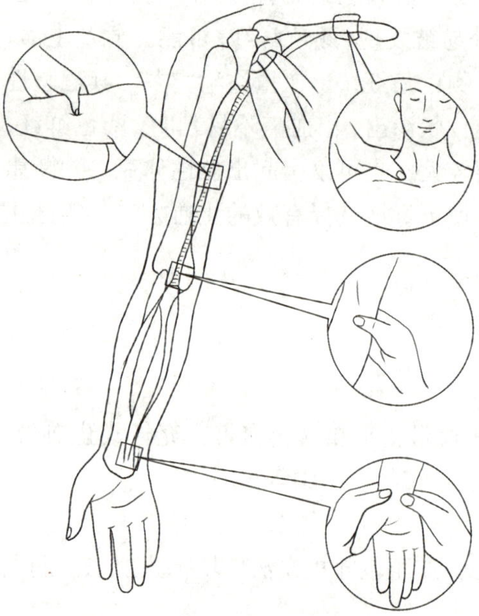

图 11-15　上肢出血常见按压部位

(4) 头后部出血：压迫同侧耳后乳突下稍往后的搏动点（枕动脉），将动脉压向乳突。

(5) 肩部、腋部出血：压迫同侧锁骨上窝中部（锁骨下动脉），将动脉压向第 1 肋骨干（图 11-15）。

(6) 上臂出血：外展上肢 90°，在腋窝中点用拇指将腋动脉压向肱骨头（图 11-15）。

(7) 前臂出血：压迫同侧肱二头肌内侧沟中部的搏动点（肱动脉），将动脉压向肱骨干（图 11-15）。

(8) 手部出血：压迫同侧手腕横纹稍上处的内、外侧搏动点（尺、桡动脉），将动脉压向尺、桡骨（图 11-15）。

(9) 大腿出血：压迫同侧腹股沟中点稍下处的搏动点（股动脉），将动脉压向耻骨上支（图 11-16）。

(10) 小腿出血：压迫腘动脉（图 11-16）。

(11) 足部出血：压迫足背中部近足腕处的搏动点（足背动脉，胫前动脉延续）和足跟内侧与内踝之间的搏动点（胫后动脉）（图 11-16）。

2. *直接压迫止血法*　小动脉、静脉、毛细血管出血时，将伤口用无菌纱布，清洁的毛巾、衣物或手帕覆盖后，用手指或手掌直接用力压迫伤口 5 ～ 10 分钟，出血往往可以停止，然后再选用加压包扎止血法。

3. *加压包扎止血法*　体表及四肢伤出血，大多数可用加压包扎和抬高肢体达到暂时止血的目的。以无菌敷料覆盖伤口（敷料大小要超过伤口边缘 3cm 以上），以绷带或三角巾加压包扎，增大压力达到临时止血的目的。情况紧急时可采用直接压迫止血法，同时将受伤部位抬高。适应于小动脉、小静脉和毛细血管的出血，骨折或关节脱位者不宜使用（图 11-17）。

4. *填塞止血法*　用无菌敷料填入伤口内压紧，外加大块敷料加压包扎。此法应用范围较局限，适用于腋窝、肩部、四肢等有较深、较大的伤口或盲管伤、穿透伤等出血，用指压法或包扎法难以止血时使用。躯干部出血禁用此法。

5. *屈曲肢体加垫止血法*　多用于肘或膝关节以下的出血，在无骨关节损伤时可使用。在肘窝或腘窝部放置一绷带卷，然后强屈关节，并用绷带、三角巾扎紧。此法伤员痛苦较大，有可能压迫到神经、血管，且不便于搬动伤员，不宜首选，对疑有骨折或关节损伤的伤员禁止使用（图 11-18）。

重点·考点·笔记

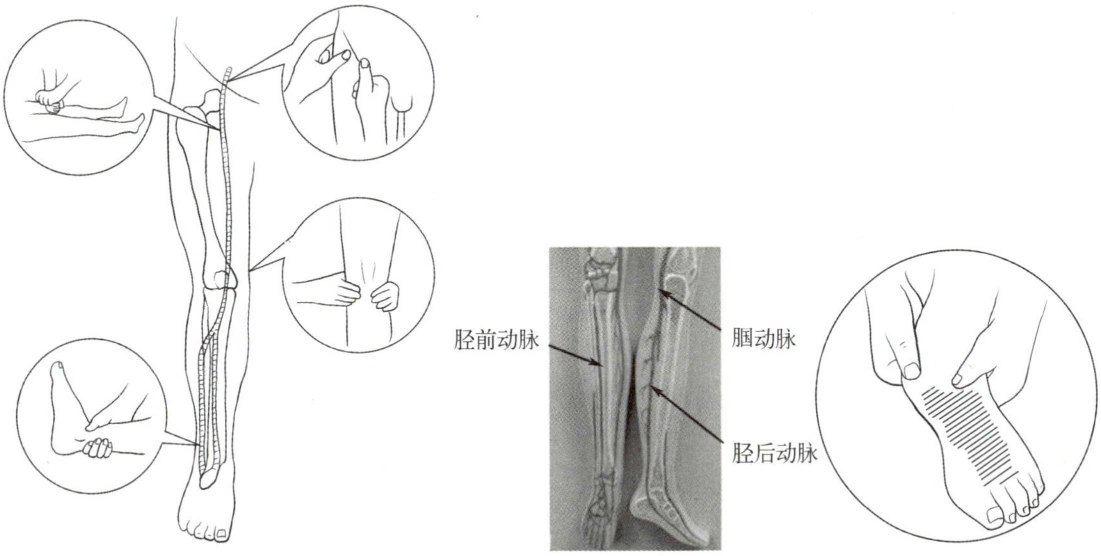

图 11-16　下肢出血常用指压部位

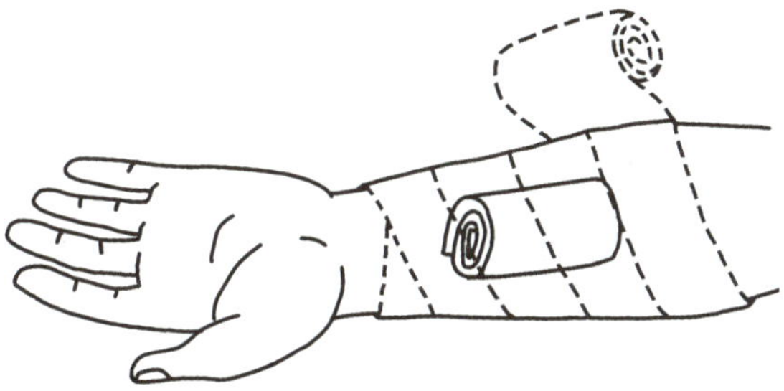

图 11-17　加压包扎止血法

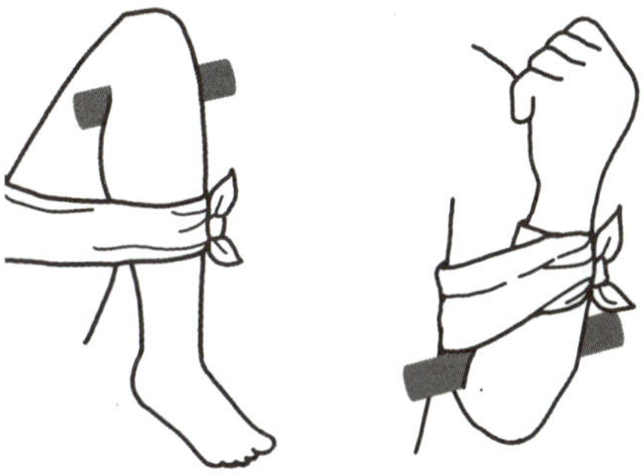

图 11-18　屈曲肢体加垫止血法

6. **止血带止血法**　主要适用于四肢有较大血管损伤或伤口大、出血量多，采用直接压迫或加压包扎等止血法不能有效止血时。目前常用的止血带有橡皮止血带、卡扣式止血带、充气式止血带和旋压式止血带等，在紧急情况下也可以使用绷带、三角巾、布条等代替止血带。止血带不能直接扎在皮肤上，使用止血带前应先在止血带下放好衬垫。

(1) 橡皮止血带：在伤口近心端，加衬垫后上止血带。以左手的拇指、示指、中指持止血带的头端，将其尾端绕肢体一圈后压住头端，再绕肢体一圈，然后用左手示指、中指夹住尾端后将尾端从两圈止血带下拉出，形成一个活结。如需要放松止血带，只须将尾端拉出即可（图 11-19）。

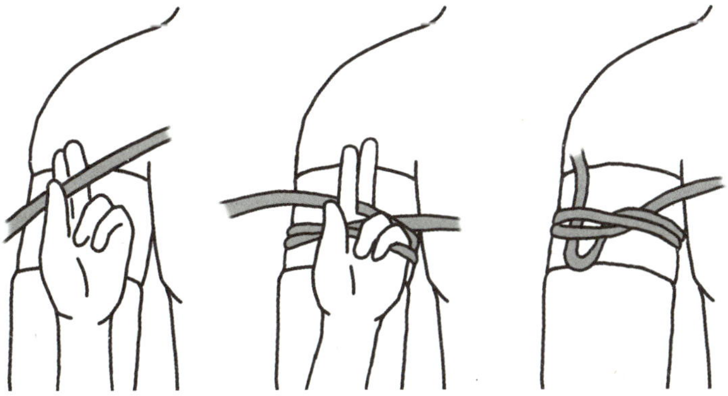

图 11-19　橡皮止血带止血法

重点·考点·笔记

（2）布带式止血带：紧急情况下，在没有上述止血带时可临时使用布带式止血带（绞棒止血带）。布带式止血带的原理与旋压式止血带相似。使用时将三角巾、围巾或领带等现场的布料折成带状，平整地绕伤肢一圈，两端向前拉紧打两个活结，第一个活结松紧度以能插入 3 ～ 4 个手指为宜，第二个活结为半个蝴蝶结。以小木棒、笔杆、筷子等做绞棒，插在第一个活结距离肢体前正中外侧，提起绞棒绞紧，再将绞棒一头插入半蝴蝶结内，最后拉紧蝴蝶结并与另一头打结固定（图 11-20）。

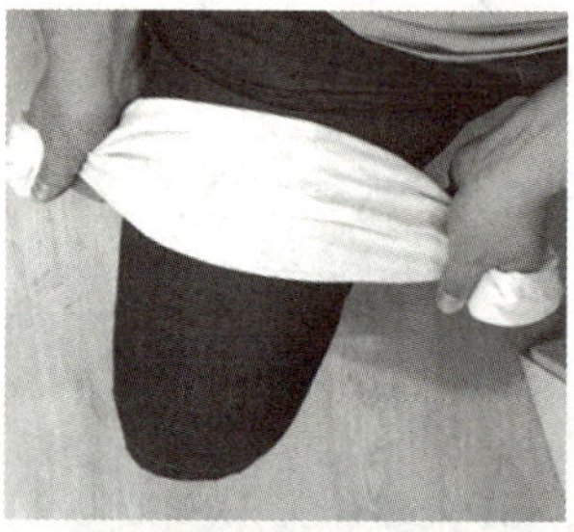
一　扣

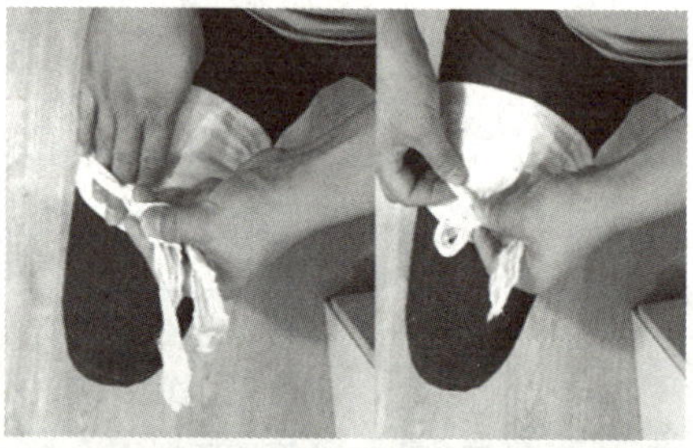
二　结

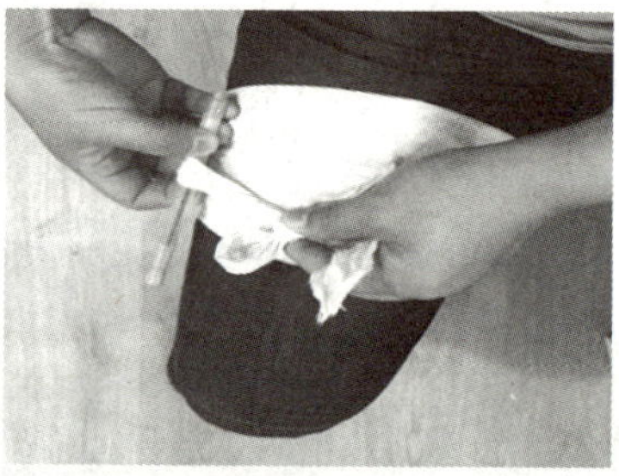
三　拎

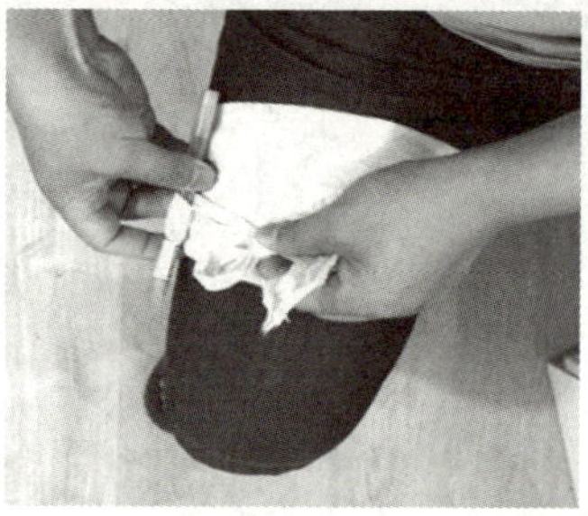
四　绞紧

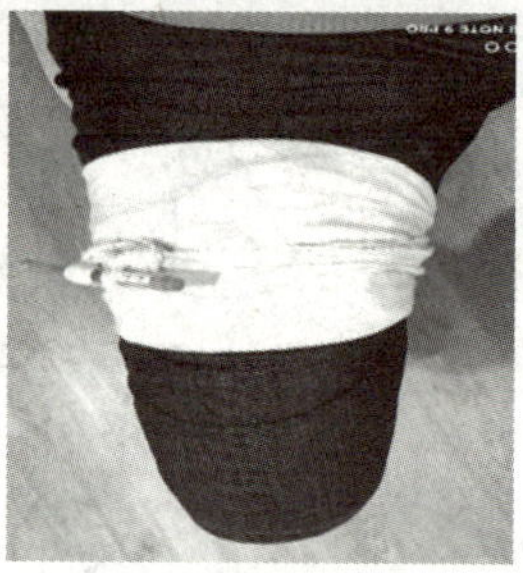
五　固定

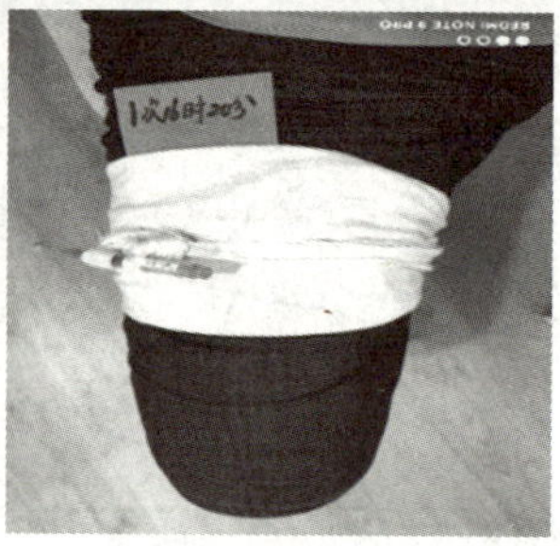
六　标时

图 11-20　**布带式止血带止血法**

（3）止血带止血注意事项：止血带止血是应急有效的措施，同时也是危险的措施，过紧会压迫损害神经或软组织，过松起不到止血的作用，反而增加出血，使用时间过长会引起肌肉坏死、厌氧菌感染，严重时可危及生命，因此只有在必要时才选用该方法。止血过程中止血带使用注意事项如下。

1）部位准确：扎在伤口近心端，尽量靠近伤口处。需要反复使用止血带止血过程中，注意不可反复扎在同一平面上。

2）压力适当：上肢 250 ～ 300mmHg，下肢 300 ～ 500mmHg。无压力表时以刚好使远端动脉搏动消失为度。

3）衬垫要垫平：止血带不能直接扎在皮肤上，应先用棉垫、三角巾、毛巾或衣服等平整地垫好，防止损伤局部受压的皮肤。切记不能用绳索或铁丝直接在皮肤上加压。

4）控制时间：上止血带的时间不能超过 5 小时（冬天时间可适当延长），并应每 30 分钟至 1 小时松止血带 1 次，每次 2 ～ 3 分钟，放松过程中以指压法止血。

5）标记明显：上止血带的患者应做明显标记，记录上止血带的时间和次数，精确到几时几分（24 小时制），以便后续医务人员继续处理。

知识链接

其他类型止血带

1. 卡扣式止血带（表带式止血带） 将止血带缠在衬垫上，一端穿进扣环，一只手固定扣环，另一只手拉紧止血带至伤口不出血。需要放松时用手按压扣环上的按钮，解开按压开关即可（图 11-21）。近年来研究显示该法止血效果欠佳。

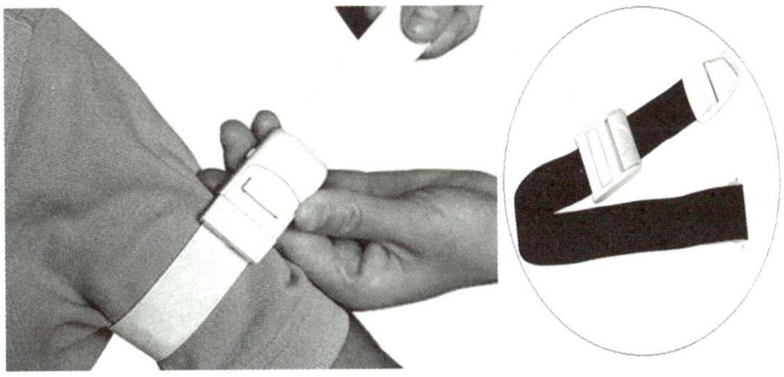

图 11-21 卡扣式止血带止血法

2. 充气式止血带（气囊止血带） 根据血压计袖带原理设计，有压力表指示压力大小，压力均匀效果较好，同时对受压部位的组织损伤较小。有手动充气和电动充气等类型。除了在院外外伤止血患者应用较多以外，院内对于截肢术后的患者，我们也需要在床旁配备动脉止血带，用于应急残端突发的大出血。将袖带绑在伤口的近心端，充气止血。

3. 旋压式止血带 又称单兵止血带，由摩擦带扣、旋棒、固定带、自粘带和 C 形锁扣组成，使用时将止血带环套于肢体，拉紧自粘带，转动旋棒加压并固定于 C 形锁扣内。旋压式止血带通过旋转绞棒增加布带局部压力以达到止血目的（图 11-22）。

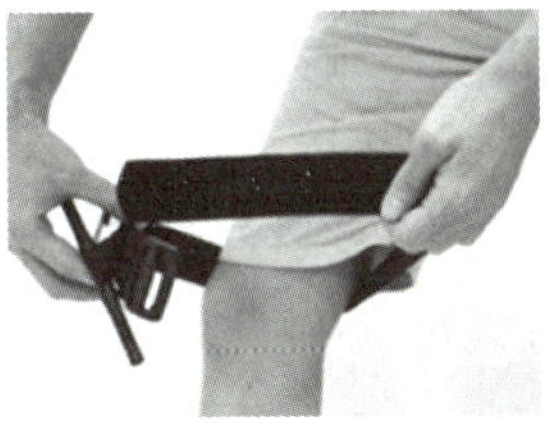

1. 把战术止血带绕腿系一圈，衬垫

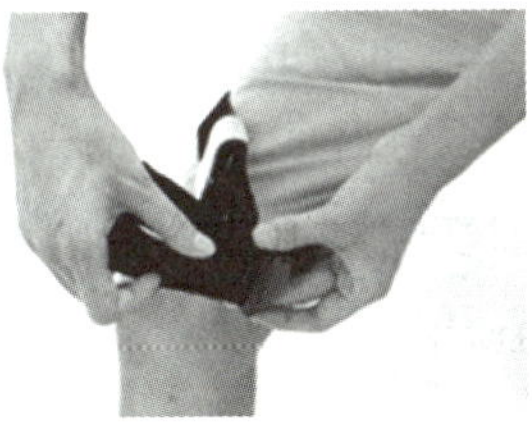

2. 用魔术贴红色一端穿过日字扣一孔

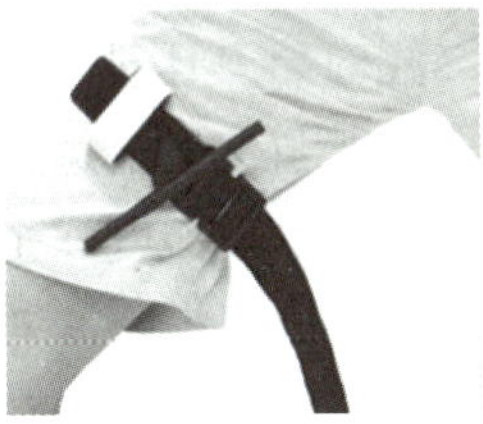

3. 穿过日字扣另一孔，完成穿戴

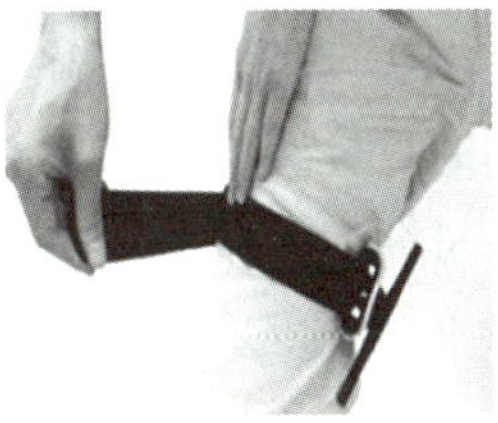

4. 拉紧止血带并反向粘紧魔术贴

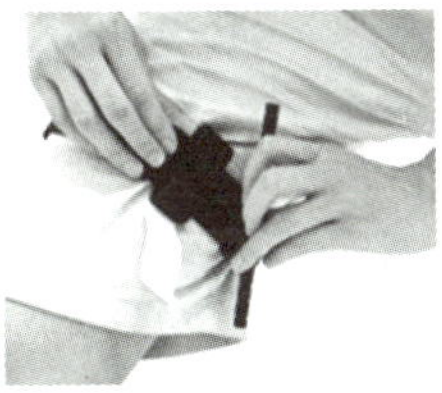

5. 撕开白色记录条旋转固定棒

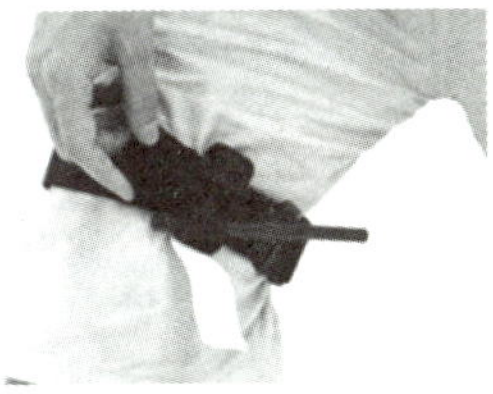

6. 旋转至合适紧度卡进卡扣

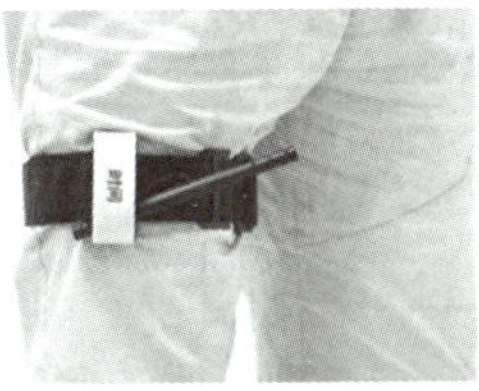

7. 完成穿戴后可在白色带上写上受伤包扎时间

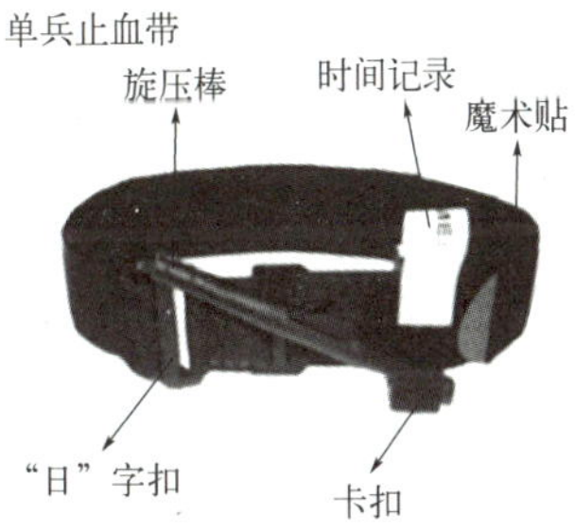

旋压式止血带构造

图 11-22 旋压式止血带止血法

二、包扎技术

包扎主要是保护伤口、防止进一步污染；固定敷料、药品和骨折部位；压迫止血；减轻疼痛；保护内脏和血管、神经、肌腱等重要解剖结构；有利于转运和进一步治疗等。包扎之前要用无菌敷料覆盖创面，敷料大小为超过伤口边缘 3cm 以上，包扎松紧适宜，包扎部位准确，使肢体保持功能位，打结时要避开伤口和骨隆突处。包扎是创伤急救的重要环节之一，应用广泛。

（一）适应证

体表各部位的伤口，除采用暴露疗法者，一般均须包扎。

（二）禁忌证

厌氧菌感染、犬咬伤等需要暴露的伤口。

（三）用物准备

卷轴绷带、三角巾、无菌敷料、尼龙网套、四头带、多头带、腹带、胸带、丁字带、胶带、别针和夹子等，紧急情况下就地取材（如干净手帕、毛巾、衣物、被单等）。

1. 绷带　根据包扎部位选用不同宽度的绷带。手指需用 3cm 宽；手、前臂、头、足用 5cm 宽；上臂、腿用 7cm 宽；躯体用 10cm 宽的绷带。

2. 三角巾　将 1m 边长的正方形白布对角剪开即成两条三角巾，顶角为 90° 角，边角为 45° 角。

3. 带状三角巾　三角巾折叠成带状。

4. 燕尾式三角巾　将三角巾在顶角附近与底边中点折叠成燕尾式。

（四）操作方法

1. 绷带包扎法

（1）环形包扎法：是最基本、最常用的方法。适用于各种包扎的起始和结束及粗细较均匀部位的小伤口包扎，如颈、腕、胸、腹等处的伤口。后面介绍的绷带包扎法都是基于环形包扎法演变的。具体操作步骤：①开始包扎前用无菌敷料覆盖伤口，然后先环绕 2 圈，并将绷带头反折一角在绕第二圈时将其压住（以下绷带包扎开始时均按此法），随后将绷带做环形的重叠缠绕；②下周将上周绷带完全遮盖；③包扎完毕后应在同一平面环绕 2 ～ 3 圈，然后将绷带末端毛边向内反折后用胶布或安全别针固定，或将绷带尾端从中央纵行剪成两个布条，两个布条先打一结，然后再缠绕肢体并避开伤区或骨隆突处打结固定（以下绷带包扎固定均按此法）（图 11-23）。

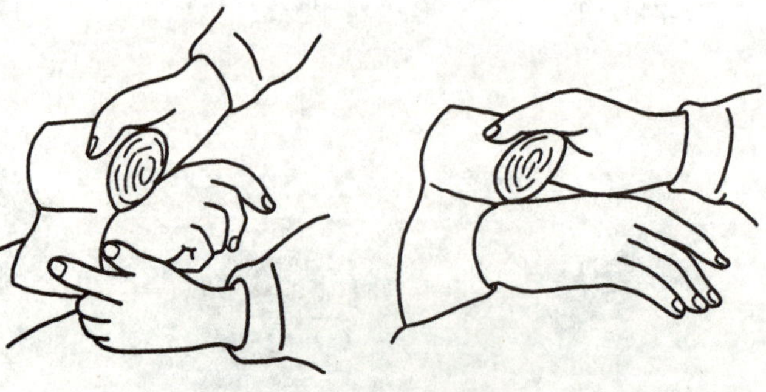

图 11-23　环形包扎法

（2）螺旋形包扎法：适用于直径大小基本相同部位如上臂、躯干、大腿等较大伤口的包扎。先用环形缠绕 2 圈，然后稍微倾斜螺旋向上缠绕，每周遮盖上一周的 1/3 ～ 1/2，最后将绷带再次环形缠绕 2 圈，固定（图 11-24）。

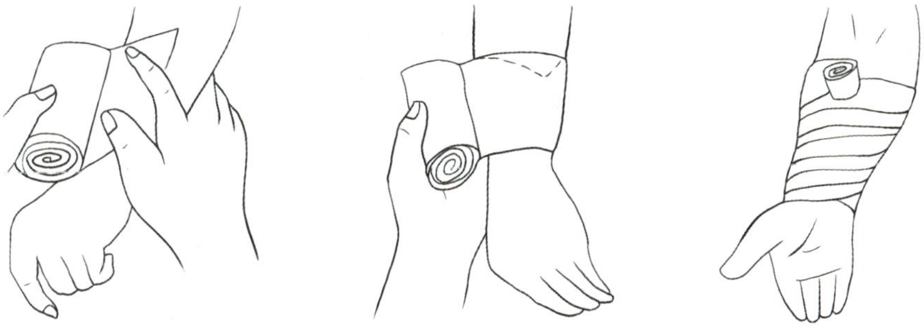

图 11-24　**螺旋形包扎法**

（3）螺旋反折包扎法：适用于直径大小不等部位的包扎，如前臂、小腿等。注意不可在伤口上或骨隆突处反折。先用环形缠绕 2 圈，然后稍微倾斜螺旋向上缠绕，每圈均将绷带向下反折，反折时以左手拇指按住绷带上面的正中处，右手将绷带向下反折，向后绕并拉紧，并遮盖其上一圈的 1/3 ～ 1/2，反折部位应相同成一直线。将绷带再次环形缠绕 2 圈，固定（图 11-25）。

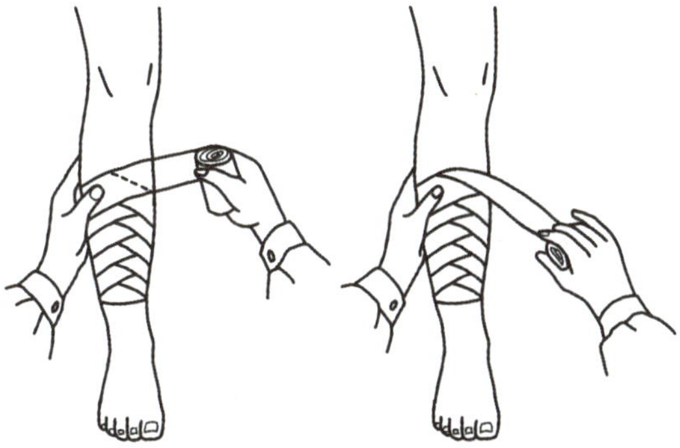

图 11-25　**螺旋反折包扎法**

（4）回返式包扎法：适用于肢体末端，如指端、头部或断肢残端部位的包扎。如头部回返式包扎，先将绷带以环形法在前方齐眉、后方达枕骨下方缠绕 2 圈，由助手在头后中部将绷带固定，反折后绷带由后部经头顶向前，也可由助手在前额处将绷带固定，再反折向后，反复呈放射性反折，每一来回均覆盖前一圈的 1/3 ～ 1/2，直至将敷料完全覆盖，最后将绷带再在起始部位环形缠绕 2 圈，将上述反折绷带压住固定（图 11-26）。

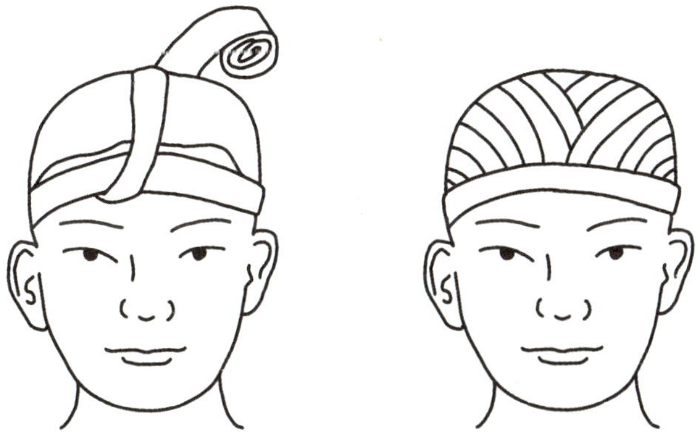

图 11-26　**回返式包扎法**

(5)“8”字形包扎法：适用于直径不一的部位或屈曲的关节处，如手掌、手背、肘部、膝盖、踝部等。如关节“8”字形包扎，屈曲关节后，用无菌或干净的敷料覆盖伤口，绷带在敷料上环形包扎2圈，随后在关节上下做“8”字形缠绕，右手将绷带从右下越过关节向左上包扎，绕过后方，再右上越过关节至左下包扎，每圈遮盖住上一圈的1/3～1/2，如此数圈，最后在关节上方环形包扎2圈固定（图11-27）。

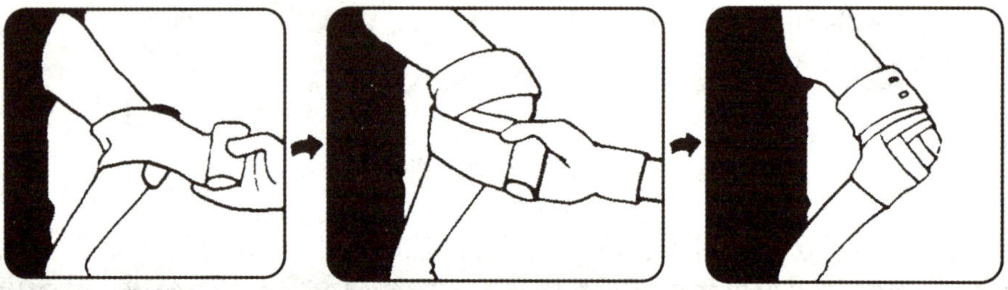

图11-27 “8”字形包扎法

(6)蛇形包扎法：适用于夹板固定，或需要由一处迅速延伸至另一处时，或作简单固定时，先用绷带以环形法缠绕2圈，然后以绷带宽度为间隔，斜行上缠，互不遮盖，最后再次环形缠绕2圈，固定方法如环形包扎法（图11-28）。

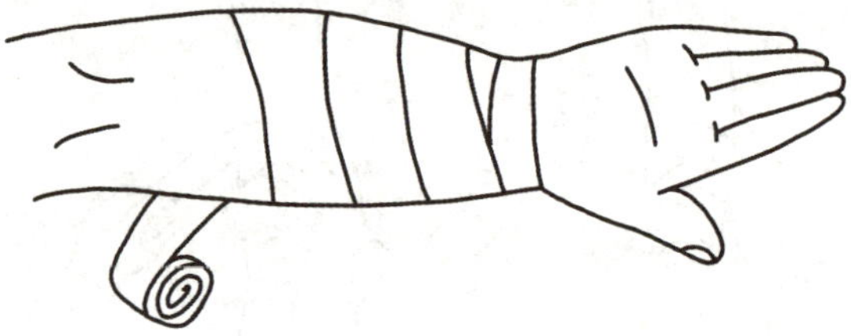

图11-28 蛇形包扎法

2. 三角巾包扎法

(1) 头面部包扎法

1) 头顶部帽式包扎法：将三角巾底边反折，底边的中点放在患者眉间上部，顶角经头顶垂向枕后，再将底边经左右耳上向后拉紧，在枕部交叉，并压住垂下的枕角再交叉绕耳上到额部拉紧打结，最后将顶角向上反折在底边内或用安全针或胶布固定（图11-29）。

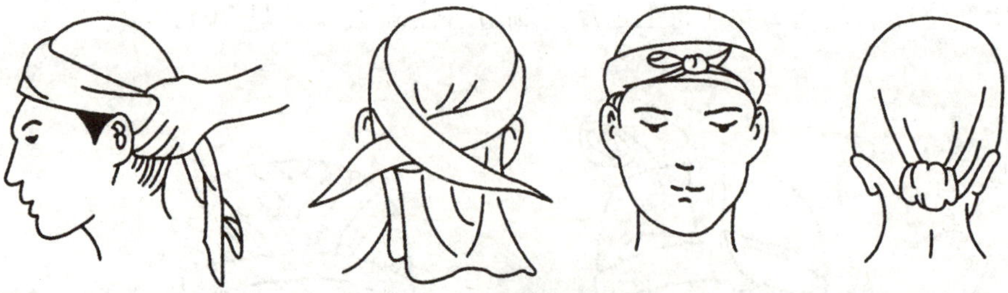

图11-29 头顶部帽式包扎法

2) 脑组织膨出的包扎法：遇有脑组织从伤口膨出，不可压迫包扎，要先用大块消毒湿纱布盖好，然后再用纱布卷成保护圈，套住膨出的脑组织，再用碗扣在保护圈上方，保护脑组织不受压迫和损伤，再用三角巾包扎。

3) 眼部包扎法：①单眼包扎法：将三角巾折成四指宽的带状巾，斜放在眼部，将下侧较长的一端经枕后绕到额前压住上侧较短的一端后，长端继续沿着额部向后绕至健侧颞部，短端反折环绕枕部至健侧颞部与长端打结（图 11-30）。②双眼包扎法：将三角巾折成四指宽的带状巾，将中央部盖在一侧伤眼上，下端从耳下绕到枕后，再经对侧耳上至眉间上方压住上端，继续绕过头部到对侧耳前，将上端反折斜向下，盖住另一伤眼，再绕耳下与另一端在对侧耳上或枕后打结，也可用带状巾作交叉法包扎。双眼包扎法还可用三角巾折叠成四指宽的带状巾横向绕头两周，于一侧打结（图 11-30）。

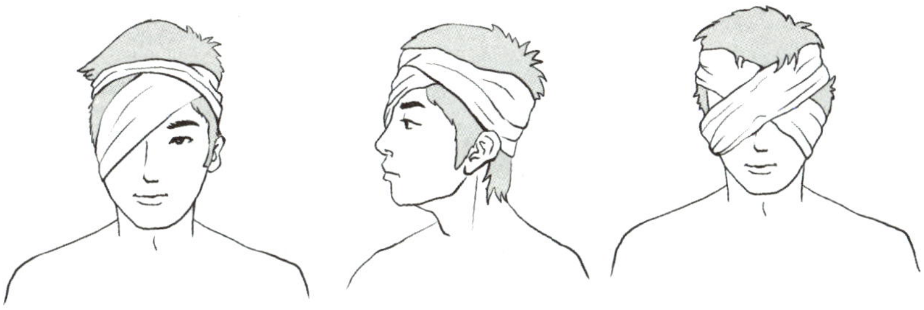

图 11-30　眼部包扎法

知识链接

其他头面部包扎法

1. 额部包扎法　将三角巾折成 3～4 指宽的带状，将中段放在覆盖伤口的敷料上，然后环绕头部，打结位置以不影响睡眠和不压住伤口为宜。

2. 下颌包扎法　三角巾折成 3～4 指宽的宽带巾。留出顶角的带子，置于枕后，两端分别经耳下绕向前，一端托住下颌，至对侧耳前与另一端交叉后在耳前向上绕过头顶，另一端交叉后向下绕过下颌经耳后拉向头顶，然后两端和顶角的带子一起打结。多作为下颌骨骨折的临时固定（图 11-31）。

3. 下颌带式包扎法　适用于下颌、耳部、前额或颞部伤口。将带巾经双耳或颞部向上，长端绕顶后在颞部与短端交叉，将两端环绕头部，在对侧颞部打结（图 11-32）。

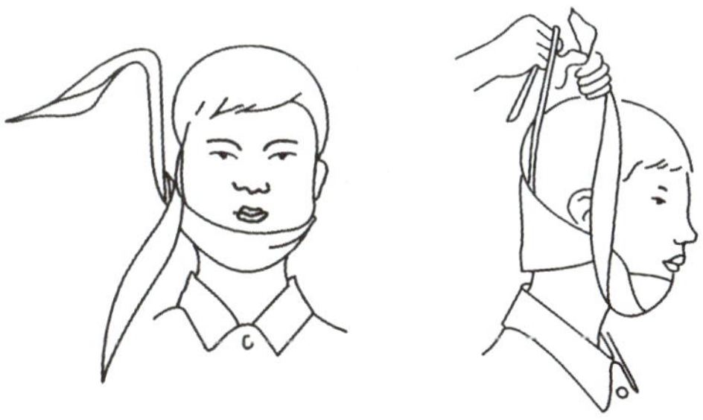

图 11-31　下颌包扎法

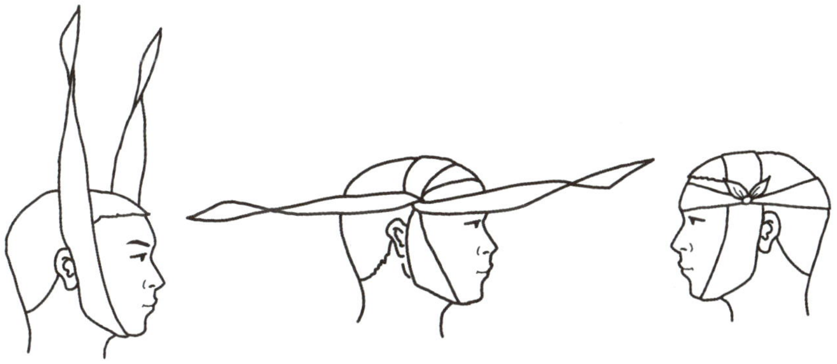

图 11-32　下颌带式包扎法

4. 风帽式包扎法 在顶角、底边中点各打一结，将顶角结放在额前，底边结置于耳下，然后将两边拉紧向外反折，绕向前面将下颌部包住，最后绕到耳下打结（图 11-33）。

5. 单侧面部包扎法 将三角巾对折双层，一只手将顶角压在伤员健侧眉上，另一只手将底边的一半经耳上绕到头后，用底角与顶角打结，然后将底边的另一半反折向下包盖面部，并绕颏下用底角与顶角在耳上打结。

6. 面具式包扎法 用于广泛的面部损伤或烧伤。方法是将三角巾的顶部打结后套在下颏部，罩住面部及头部拉到枕后，将底边两端交叉拉紧后到额部打结，然后在口、鼻、眼部各剪一小口（图 11-34）。

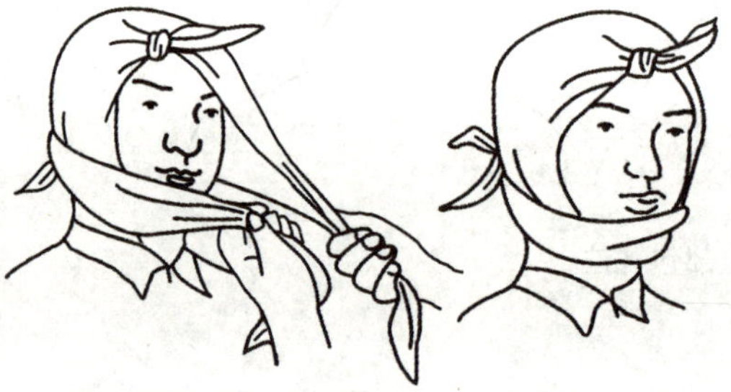

图 11-33 风帽式包扎法

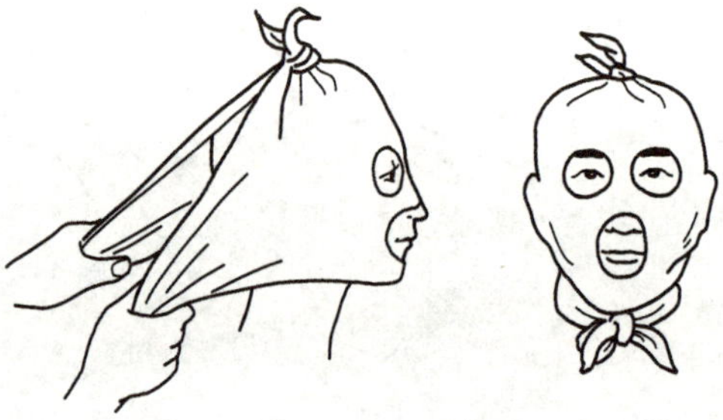

图 11-34 面具式包扎法

7. 耳部包扎法 将三角巾折成约 5 指宽的带状，包扎单耳时，从枕后斜向前上绕行，将伤耳包住，另一端经前额至健侧耳上，两端交叉于头的一侧打结。包扎双耳时，将带子的中部放于枕后，两端均斜向前上绕行，将两耳包住，在前额交叉以相反方向环绕头部并打结。

（2）胸部包扎法

1）三角巾胸部包扎法：将三角巾展开。伤在右胸，就将三角巾的顶角放在右肩上，然后底边向上反折置于胸部下方，左右底角从两腋窝拉过到背部侧面打结。将顶角拉紧，顶角系带穿过打结处上提系紧。如果是左胸，就把顶角放在左肩上（图 11-35）。

图 11-35 三角巾胸部包扎法（单胸）

2）燕尾巾胸部包扎法：将三角巾折成燕尾式，夹角约 100°，在底部反折一道，横放于胸部，两底角向上，夹角对准胸骨上凹，两燕尾角过肩于背后。将顶角系带围胸与底边在背后打结。然后将燕尾角系带拉紧绕横带后上提再与另一燕尾角打结（图 11-36）。

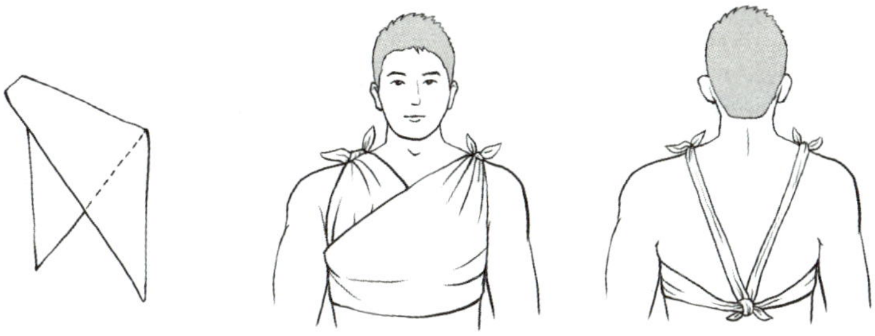

图 11-36　燕尾巾胸部包扎法（双胸）

（3）肩部包扎法

1）单肩燕尾巾包扎法：将三角巾折成燕尾巾，夹角约 90°，大片在后压住小片，把夹角朝上对准伤侧颈部放在伤侧肩上，燕尾底边两角包绕上臂上部并打结固定。拉紧两燕尾角，分别经胸部和背部至对侧，于腋前线或腋后线处打结（图 11-37）。

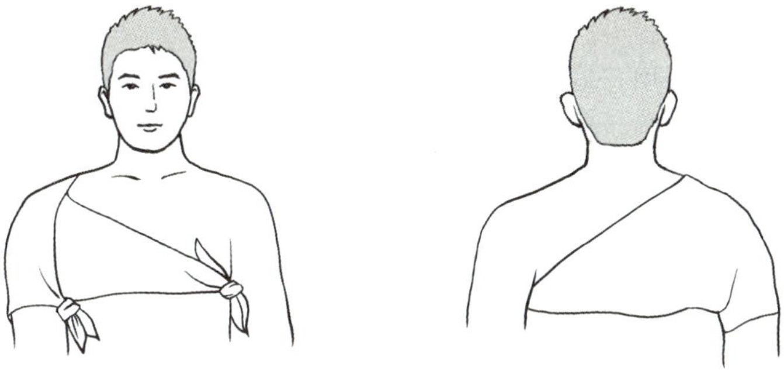

图 11-37　单肩燕尾巾包扎法

2）双肩燕尾巾包扎法：将三角巾叠成两燕尾角等大的燕尾巾，夹角约 100° 朝上对准颈后正中部，燕尾披在双肩上，两燕尾角分别经左右肩拉到腋下与燕尾底边打结。

（4）腹臀部包扎法

1）全腹包扎法：把三角巾横放在腹部，将顶角朝下，底边置于脐部，拉紧底角在腰后打结，顶角经会阴拉至臀部上方，用底角余头打结并外翻 10cm 宽（图 11-38）。

2）侧腹部包扎法：三角巾折成燕尾，夹角约 60° 朝下对准外侧裤线。两底角包扎伤侧大腿根在大腿后面打结。此法也可包扎单臀部（图 11-39）。

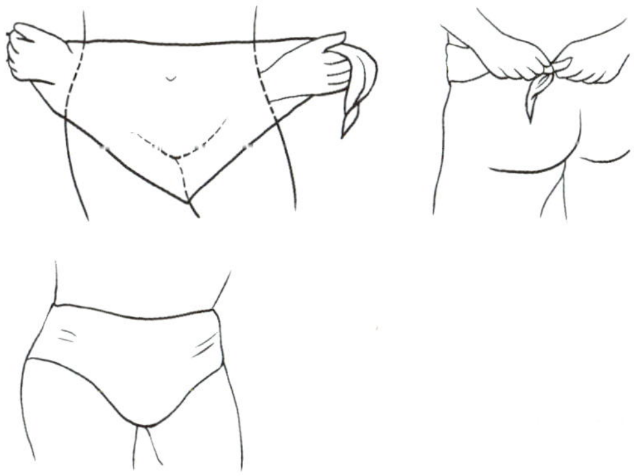

图 11-38　全腹包扎法

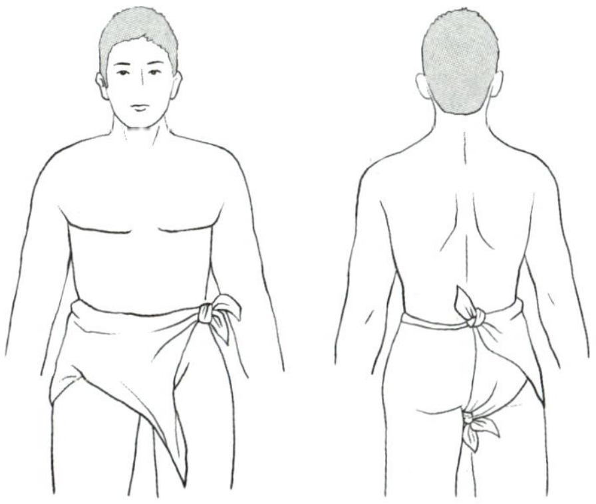

图 11-39　侧腹部包扎法

重点·考点·笔记

(5) 四肢包扎法

1) 前臂及上臂包扎法：此法用于上肢大面积损伤，如烧伤等。将三角巾一底角打结后套在伤侧手上，结留余头稍长些备用，另一底角沿手臂后侧拉到对侧肩上，顶角包裹伤肢，前臂曲至胸前，拉紧两底角打结，并起到悬吊作用（图 11-40）。

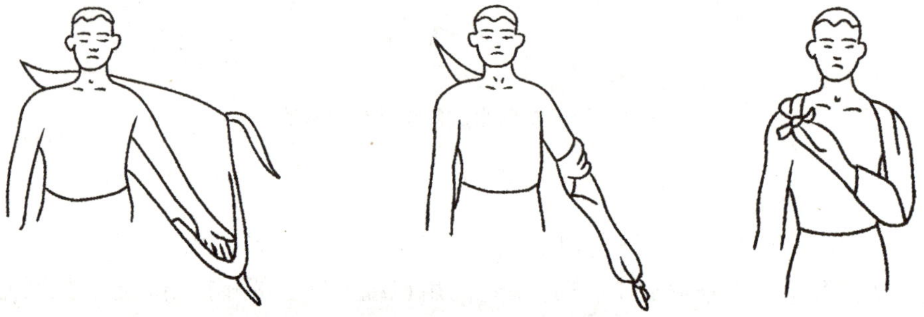

图 11-40 前臂及上臂包扎法

2) 手、足部包扎法：三角巾展开，将伤手（足）平放在三角巾中央，指缝或趾缝间插入敷料，手指或足趾尖朝向三角巾顶角，底边横于腕（踝）部，再把顶角折回拉到手（足）背上面，然后把左右两底角对折后在手（足）背交叉地向上拉到手腕（足踝）部围绕一圈后在腕部背侧或踝部前方打结（图 11-41）。

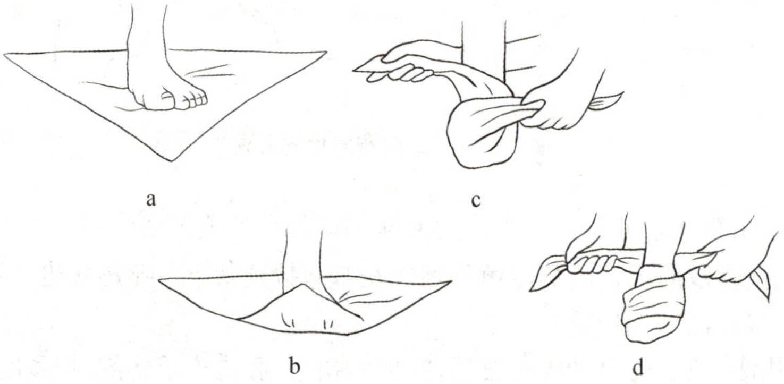

图 11-41 手、足部包扎法

3) 膝部包扎法：根据伤情把三角巾折叠成适当宽度的带状巾，将带的中上段斜放在伤部，两端向后于膝后交叉，返回时分别压住中段上下两边，包绕肢体一周在膝关节外侧上方打结，呈“8”字形（图 11-42）。

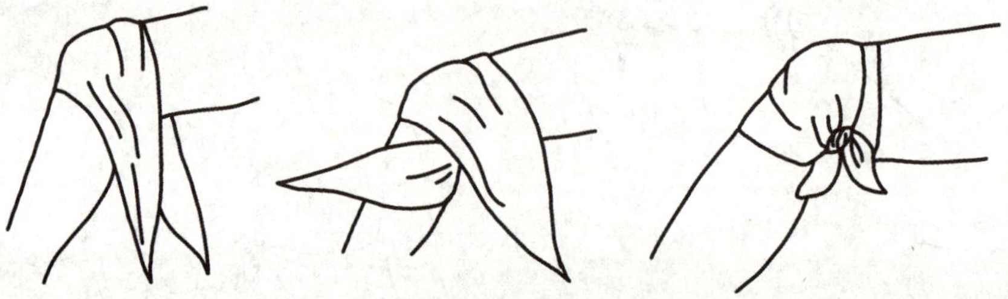

图 11-42 膝部包扎法

(6) 三角巾悬臂带

1) 大悬臂带：将三角巾放于健侧胸部，底边和躯干平行，上端越过肩部，顶角对着伤臂的肘部，伤臂弯成直角放在三角巾中部，下端绕过伤臂反折越过伤侧肩部，两端在颈侧方打结。再将顶角向肘部折回，用别针固定或卷紧后掖入肘部（图 11-43）。

2）小悬臂带：将三角巾折叠成适当宽度的条带，中央放在前臂的下 1/3 处或腕部，吊起前臂的前部（不要托肘部）。适用于肩关节损伤、锁骨和肱骨骨折（图 11-43）。

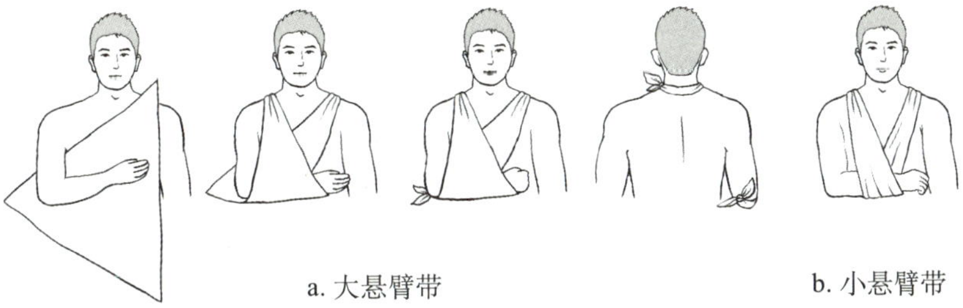

a. 大悬臂带　　b. 小悬臂带

图 11-43　三角巾悬臂带

（7）腹部内脏脱出的包扎方法：当腹部受到撞击、刺伤时，腹腔内的器官如结肠、小肠脱出体外，这时不要将其压塞回腹腔内，而要采用特殊的方法进行包扎。先用干净湿敷料覆盖在脱出的内脏上，上方再覆盖保鲜膜，再用纱布卷成保护圈，放在脱出的内脏周围，再将大小适宜的碗扣在保护圈上方，再用三角巾全腹包扎。伤员取仰卧位或半卧位，下肢屈曲，尽量不要咳嗽，严禁饮水进食（图 11-44）。

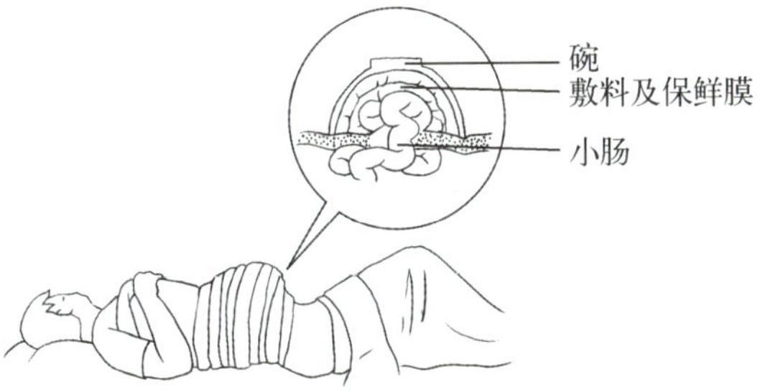

图 11-44　腹部内脏脱出的包扎方法

（8）异物刺入体内的包扎方法：异物包括刀子、匕首、钢筋、铁棍及其他因意外刺入体内的物体。异物刺入胸背部，易伤及心脏、肺、大血管；刺入腹部，易伤及肝、脾等器官；刺入头部，易伤及脑组织。异物刺入体内后，切忌拔出异物再包扎。因为这些异物可能刺中重要器官或血管。如果把异物拔出，会造成出血不止。正确的包扎方法是先将两块棉垫或替代品（如绷带）安放在异物显露部分的周围（长轴与肢体长轴平行），尽可能使其不摇动，然后用三角巾包扎固定，使刺入体内的异物不会脱落。还可制作环行垫，用于包扎异物的伤口，避免压住伤口中的异物。搬运中绝对不许挤撞伤处（图 11-45）。

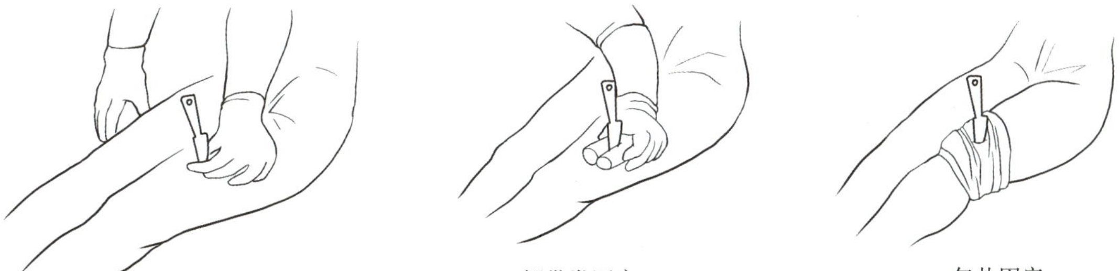

a. 固定异物　　b. 绷带卷固定　　c. 包扎固定

图 11-45　异物刺入体内的包扎方法

重点·考点·笔记

（五）注意事项

1. 包扎伤口前，先简单清创并盖上消毒纱布，然后再行包扎。包扎前，不能用手和赃物触摸伤口，不能用水冲洗伤口（化学伤除外），不准轻易取出伤口内异物，不准把脱出的内脏还纳。操作时小心谨慎，以免加重疼痛或导致伤口出血或污染。包扎要牢固，松紧适宜，过紧会影响局部血液循环，过松易致敷料脱落或移动。

2. 包扎时松紧要适宜，打结注意避开伤口、骨隆突处或易于受压的部位。过紧会影响局部血液循环，过松容易使敷料脱落或移动。松紧适宜的度，要能扪及远端动脉的搏动。

3. 包扎的肢体必须保持于功能位。保持患者的位置舒适，皮肤皱褶处与骨隆突处要用棉垫或纱布作衬垫，需要抬高肢体时应给予适当的扶托物。

4. 选用宽度适宜的绷带和大小合适的三角巾。

考点提示

肠管溢出患者包扎的注意事项有哪些？

5. 包扎方向为自下而上、由左向右，从远心端向近心端包扎，以助静脉血液的回流。包扎四肢时，应将指（趾）端外露，以便观察肢体血液循环。绷带固定时的结应放在肢体的外侧面，忌在伤口上、骨隆突处或易于受压的部位打结。

6. 防止滑脱，绷带包扎要求在活动肢体时不应滑脱。防治方法是在开始缠绕时将绷带头压好，然后再缠绕。如需续加绷带，就将两端重叠。

7. 不要用潮湿的绷带。因干后收缩可能造成过紧。

8. 解除绷带时，先解开固定结或取下胶布，然后以两手互相传递松解。紧急时或绷带已被伤口分泌物浸透干涸时，可以用剪刀剪开。

知识链接

常见多头带及其包扎法

多头带多用于面积过大或不易包扎的部位。其操作简单，可固定敷料，施加压力及支撑身体保持舒适。

1. 腹带 创口在上腹部时，从上而下包扎，创口在下腹部时自下而上包扎。

2. 胸带 打开胸带，将胸带的背端放置于患者背部，肩端两条带子从背部经肩膀绕至胸前（即先置放两竖带），调节好位置后，将胸带的胸端由上而下逐根半重叠式固定包扎，松紧度以患者能耐受为宜，固定至引流管放置处时，胸带从引流管下端穿过，最后固定于胸前。

3. 四头带 常用于包扎下颌、枕、额等处。

4. 丁字带 常用于包扎会阴或肛门处。

三、固定技术

固定的作用是为了减少受伤部位的活动，避免骨折断端因摩擦而损伤血管乃至重要器官、神经；减少疼痛，防止休克；避免神经、血管、骨骼及软组织乃至重要器官再次损伤；同时也利于患者的搬运。

（一）适应证

所有的四肢骨折均应进行固定，脊柱损伤、骨盆骨折及四肢广泛软组织损伤在急救中也应相对固定。

（二）禁忌证

一般无禁忌证。

（三）用物准备

夹板（木质夹板、金属夹板、可塑形夹板等）、绷带、纱布、三角巾等；也可因地制宜、就地取材（如木棒、竹板等）。

（四）操作方法

1. 锁骨骨折固定　用毛巾或敷料垫于两腋前上方，将绷带或折叠成带状的三角巾，两端分别绕两肩呈“8”字形；拉紧三角巾的两头在背后打结，尽量使两肩后张。注：可于背后放“T”字形夹板，然后在两肩及腰部各用绷带包扎固定。如仅一侧锁骨骨折，用三角巾把患侧手臂悬兜在胸前，限制上肢活动即可（图 11-46）。

2. 上臂骨折固定　用长短两块夹板，长夹板放在上臂的后外侧，短夹板置于前内侧，骨折部位上下两端固定，将肘关节屈曲 90°，使前臂呈中立位；再用三角巾将上肢悬吊，固定于胸前（图 11-47）。如只有一块夹板，夹板置于上臂外侧；若无夹板，可用两块三角巾，一条将上臂呈 90° 悬吊于胸前，另一条将伤肢上臂与胸部固定在一起。

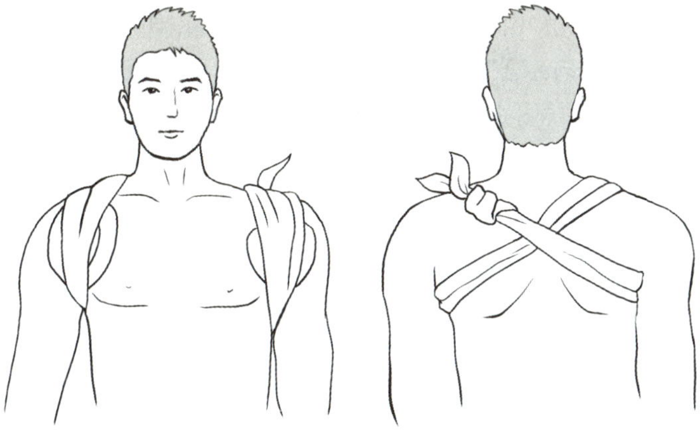

图 11-46　锁骨骨折固定

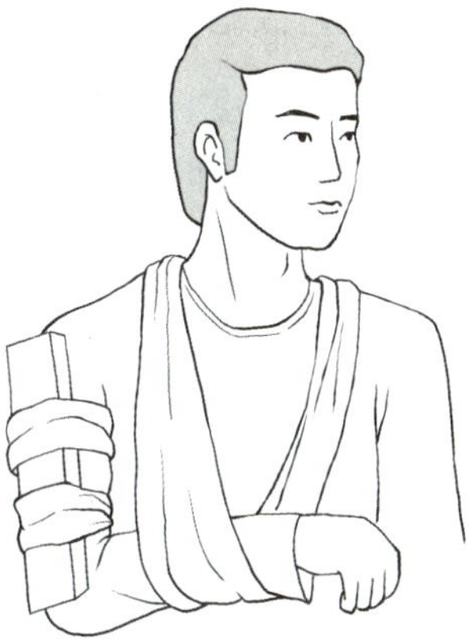

图 11-47　上臂骨折固定

3. 前臂骨折固定　协助伤员屈肘 90°，拇指在上。取两块合适夹板，其长度超过肘关节至腕关节的长度，分别置于前臂内、外侧，用绷带或带状三角巾分段固定，再用三角巾将前臂悬吊于胸前，置于功能位（图 11-48）。

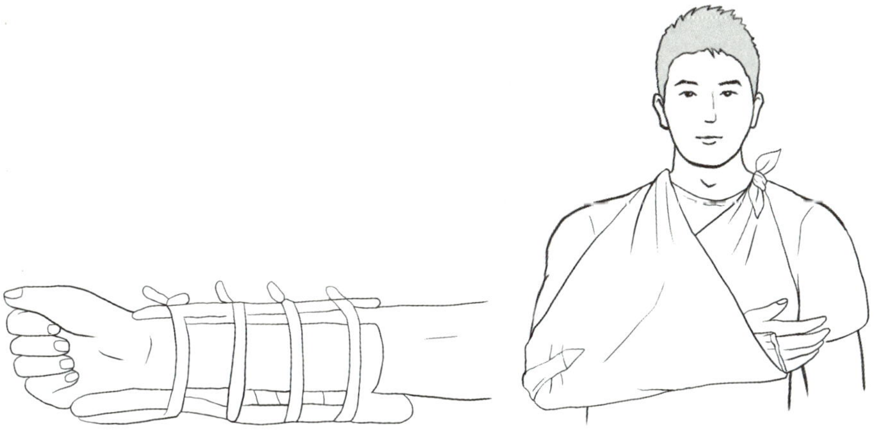

图 11-48　前臂骨折固定

4. 小腿骨折固定　取长短相等的夹板（长度自足跟到大腿）两块，分别放在伤腿内、外侧，用绷带或带状三角巾分段固定。紧急情况若无夹板，可将伤员两下肢并紧，两足对齐，将健侧肢体与伤肢分段用绷带固定在一起，注意在关节和小腿之间的空隙处加棉垫以防包扎后骨折部弯曲（图 11-49）。

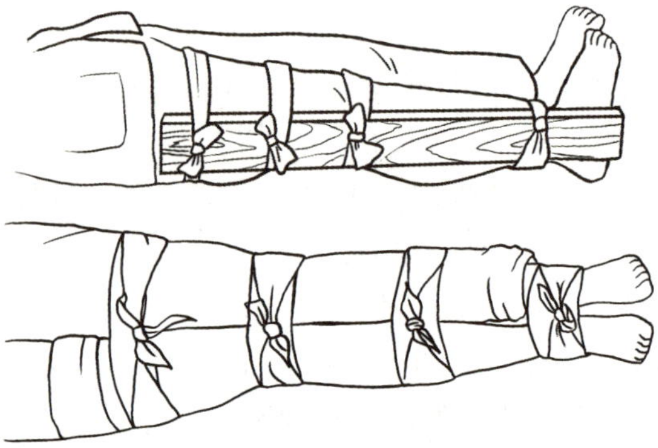

图 11-49　小腿骨折固定

5. 大腿骨折固定　把长夹板或其他代用物（长度等于腋下到足跟）放在伤肢外侧，另用一短夹板（长度自足跟到大腿根部），关节与空隙部位加棉垫，用绷带、带状三角巾或腰带等分段固定。同时注意应使足与小腿呈直角（图 11-50）。

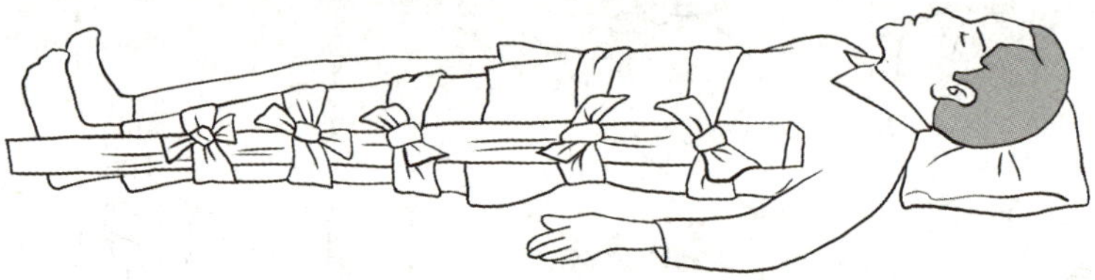

图 11-50　大腿骨折固定

6. 脊柱骨折固定　立即使伤员俯卧于硬板上，不可移动，必要时可用绷带固定伤员，胸部与腹部须垫上软垫，减轻局部组织受压程度（图 11-51）。如伤员有颈椎骨折，应在颈部两侧用枕头或沙袋暂时固定，颈后垫软枕，头颈部用绷带临时固定。有条件时最好用颈托围绕颈部固定。

7. 骨盆骨折固定　先将骨盆用三角巾或大块包扎材料做环形包扎后，让伤员仰卧于门板或硬质担架上，膝微屈，膝下加垫（图 11-52）。

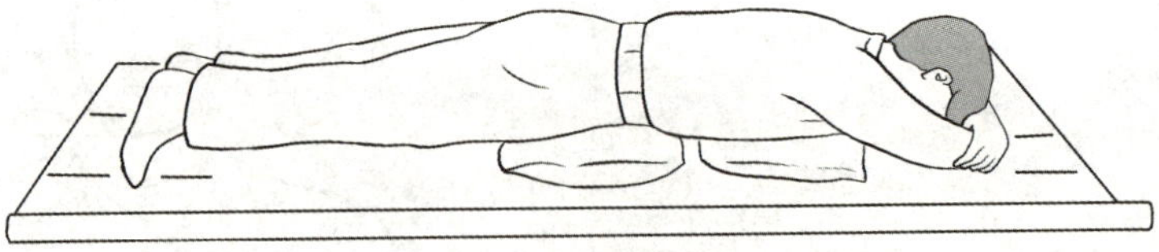

图 11-51　脊柱骨折固定

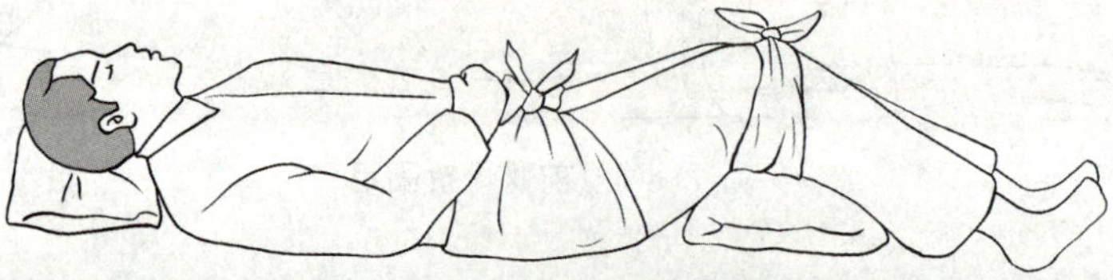

图 11-52　骨盆骨折固定

考点提示

前臂骨折患者固定的注意事项有哪些?

（五）注意事项

1. 若有休克，应先行抗休克处理。对于各部位的骨折，其周围软组织、血管、神经可能有不同程度的损伤，或有体内器官的损伤，应先行止血、包扎，然后再固定骨折部位。

2. 就地取材要记牢。在野外时，可以灵活选择材料当作夹板，如竹板、树枝，甚至是报纸、书本、雨伞都可以灵活用于当夹板。还可以直接用伤员的健侧肢体或躯干进行临时固定。

3. 处理开放性骨折时，注意不可把暴露的骨折端送回伤口，以免发生感染。

4. 上下关节固定牢固，固定时，其长度与宽度要与骨折的肢体相适应。夹板长度必须超过骨折上、下两个关节；固定时除骨折部位上、下两端外，还要固定上、下两个关节。

5. 骨折部位要加垫。夹板不可与皮肤直接接触，其间应用棉垫或其他软织物衬垫，尤其是夹板两端、骨隆突处及悬空部位应加厚衬垫，防止局部组织受压或固定不稳。

6. 固定松紧要适度，以免影响血液循环。肢体骨折固定时，一定要将指端露出，以便随时观察末梢血液循环情况，如发现指端苍白、发冷、麻木、疼痛、水肿或青紫时，说明血液循环不良，应立即松开检查并重新固定。

7. 功能位置要放好。固定的目的是防止骨折断端移位，而不是复位。对于伤员，看到受伤部位畸形，也不可随便矫正拉直。注意预防并发症。

8. 固定中避免不必要的搬动。

四、搬运技术

现场搬运的基本原则是及时、安全、迅速地将伤员搬至安全地带，避免机体再次受到损伤，是急救医学不可分割的重要部分。规范、科学的搬运对伤病员的抢救、治疗和预后都是至关重要的。搬运患者前须评估现场环境，根据伤病者伤势、体重，运送路程，急救人员体力，可能遇到的困难等再决定搬运的方法与工具，及时安全地将伤员搬至安全地带。搬运前，做简单检查、适当和必要的初步救护。

（一）适应证

适用于转移活动受限的患者。

（二）禁忌证

一般无禁忌。

（三）用物准备

各式担架（板式担架、铲式担架、帆布担架、吊装担架、四轮担架、自制担架），无担架时徒手。

（四）操作方法

1. 一般患者搬运的方法

（1）担架搬运法：适用于病情较重和运送路途较远的伤员。担架的种类很多，如帆布担架、绳索担架、被服担架、板式担架等。根据不同的环境条件和伤情选择不同的担架。担架搬运的具体方法：由 3 ～ 4 人合成一组，将患者移上担架，患者头部在后，足部在前，以便后面的担架员能随时观察病情变化，患者要固定于担架上；抬担架的人脚步行动要一致，平稳前进。向低处抬时（下楼），前面的人要抬高，后面的人要放低，使患者保持在水平状态；上台阶时则相反（图 11-53）。

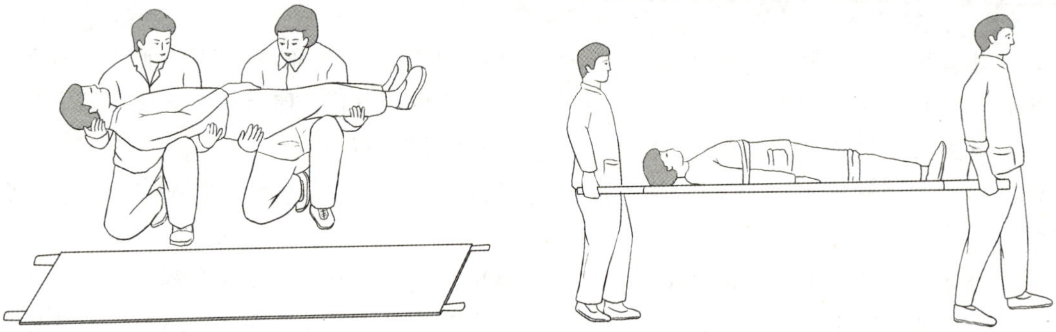

图 11-53　担架搬运法

（2）徒手搬运法：病情轻、路途近又找不到担架，可用扶持、抱持、背负等方法搬运。

1）单人搬运法

①扶持法：适用于病情较轻、清醒、无骨折、能步行的伤员。救护者站在伤员一侧，使伤员一侧上肢绕过自己的颈部；用手抓住伤员的手，另一只手绕到伤员背后，搀扶行走。

②抱持法：适用于体重较轻的伤员。是短距离搬运的最佳方法，脊柱、大腿骨折禁用此法。救护者蹲在伤员的一侧，面向伤员，一只手臂从伤员的腋下绕到背后，另一只手臂放在伤员的大腿下，然后抱起。

③背负法：适用于清醒、体重轻的伤员（尤其溺水者）。胸部损伤，四肢、脊柱骨折禁用此法。救护者背向伤员蹲下，嘱伤员用双臂从救护者肩上伸到胸前，两手握紧；或双手绕过伤员大腿，并抓紧自己的腰带，慢慢站起，保持背挺直。若伤员卧地不能站立，救护员可躺在伤员一侧，一只手紧握伤员的手，另一只手抱其腿，慢慢站起（图 11-54）。

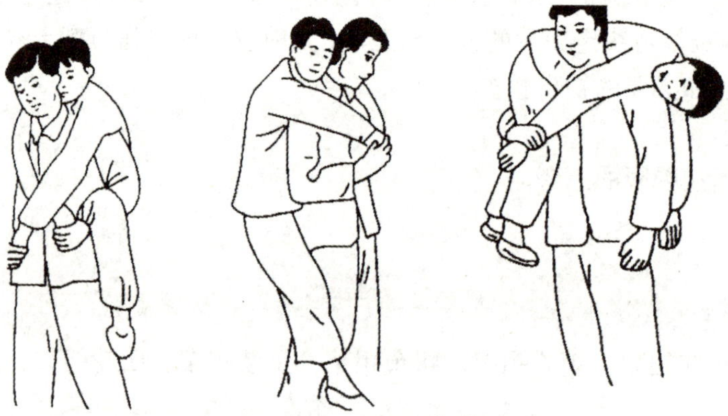

图 11-54　单人背负法

④侧身匍匐法：根据伤员的受伤部位，确定采用左或右侧匍匐法。搬运时，使伤员的伤口处向上，将伤员腰部置于搬运者的大腿上，并使伤员的躯干紧靠于搬运者胸前，使伤员的头部和上肢不与地面接触，搬运者携伤员匍匐前进。

⑤拖行法：适用于现场危险，身体重的伤员。非紧急情况勿用此法。一般伤员：让伤员双臂交叉放于胸前，然后蹲在伤员背后，双手穿过伤员腋下，抓住伤员的手腕及前臂，用力向后拖行。

2）双人搬运法

①双人扶行法：适用于清醒、上肢无损伤的一般伤员（如双足受伤者）。2 名救护员站在伤员两旁。伤员手臂绕过救护员肩膀，救护人员紧握其手腕，步伐一致行走。

②平抬或平抱搬运法：两人并排将伤员平抱，或者一前一后、一左一右将伤员抬起。注意此方法不适用于脊柱损伤者（图 11-55a）。

③椅托式搬运法：适用于清醒但体弱无力的一般伤员。一人以右膝、另一人以左膝跪地，各以一只手伸入伤员大腿近腘窝处，互握对方手腕；各伸另一只手在伤员背后交叉，同时抓住伤员腰部（图 11-55b）。尽量将身体贴近伤员，保持背部挺直，慢慢站起，一齐起步、外脚先行。

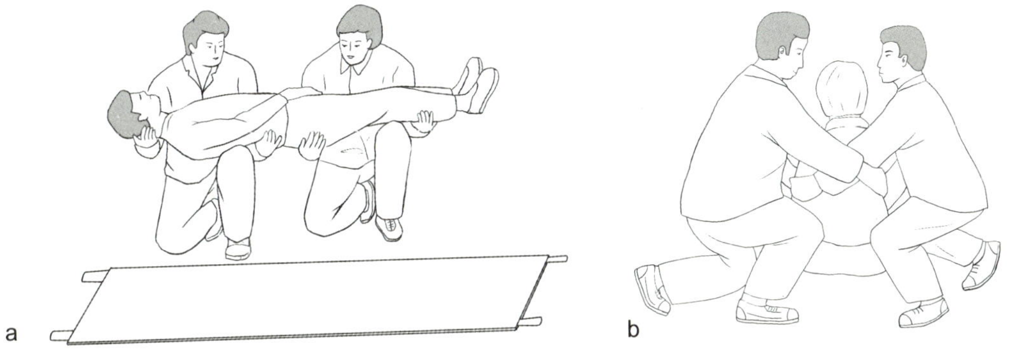

图 11-55　双人搬运法

注：a. 平抬搬运法；b. 椅托式搬运法。

④用靠椅抬走法：适用于清醒一般伤员。方法一：伤员坐在椅上，一人在后抬靠椅背部，另一人在前抬椅脚。方法二：伤员坐在椅上，两侧抬起。

⑤拉车式搬运法：一名搬运者站在伤员的头部，以两手插到其腋前，将伤员抱在怀里，另一名搬运者抬起伤员的腿部，跨在伤员两腿之间，两人同方向步调一致抬起前行。

⑥轿式搬运法：适用于清醒、能合作的一般伤员。两名救护员在伤员背后两旁面对面，各自用右手握住自己的左腕，再用左手握住对方的右腕，然后蹲下让伤员两手搭在救护员肩膀，然后坐在相互握紧的手座上。尽量将身体贴近伤员，保持背部挺直，慢慢站起，一齐起步、外脚先行。

3）三人或多人搬运法：三人可并排将伤员抱起，齐步一致向前；3～4 名救护者单膝跪在伤员未受伤的一侧，分别托头颈、肩背、腰臀、下肢，同步抬起前进（图 11-56）。严禁脊柱扭转或弯曲，保持身体平直；六人可面对面站立，将伤员平抱进行搬运。适用于脊柱骨折的伤员。

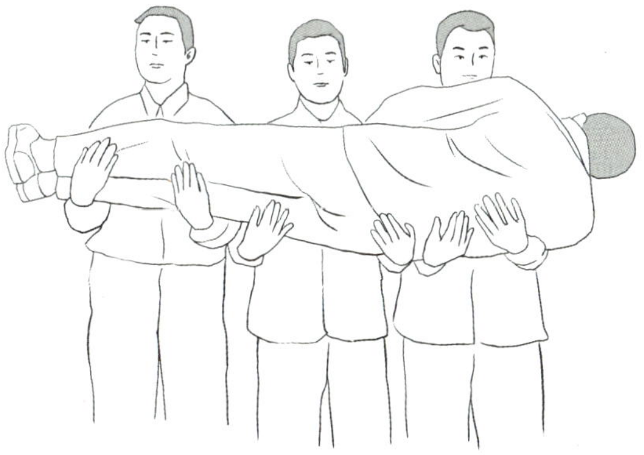

图 11-56　三人搬运法

2. 特殊患者的搬运方法

（1）腹部内脏脱出患者的搬运：将伤员双腿屈曲，腹肌放松，防止内脏继续脱出。已脱出的内脏严禁回纳腹腔，以免加重感染。先用大小合适的碗或其他合适的替代物扣住内脏或取伤员的腰带做成略大于脱出物的环，围住脱出的内脏，然后用腹部三角巾包扎法包扎。注意对脱出的内脏在包裹时千万不能让容器压住内脏的边缘，避免缺血坏死。包扎后取仰卧位，屈曲下肢，并注意腹部保温，防止肠管过度胀气。然后再行搬运。

（2）身体带有刺入物患者的搬运：应先包扎好伤口，妥善固定好刺入物，才可搬运。搬运途中避免震动、挤压、碰撞，刺入物外露部分较长时，应有专人负责保护刺入物，以防刺入物脱出或深入。亦不可拔出，以免造成大出血或加重伤情。

重点·考点·笔记

考点提示

脊柱损伤患者搬运的方法。

（3）脊柱、脊髓损伤患者的搬运：搬运此类伤员，应严防颈部与躯干前屈或扭转，应使脊柱保持伸直。对于颈椎损伤的伤员，要由 4 人一起搬运，1 人专管头部的牵引固定，保持头部与躯干成一直线，其余 3 人蹲在伤员的同一侧，2 人托躯干，1 人托下肢，一齐起立，将伤员放在硬质担架上。伤员的头部两侧用沙袋固定住。腰部垫一软枕，以保持脊椎的生理弯曲。对于胸、腰椎伤的伤员，可由 3 人于伤员一侧搬运，方法同颈椎损伤伤员的搬运（图 11-57）。

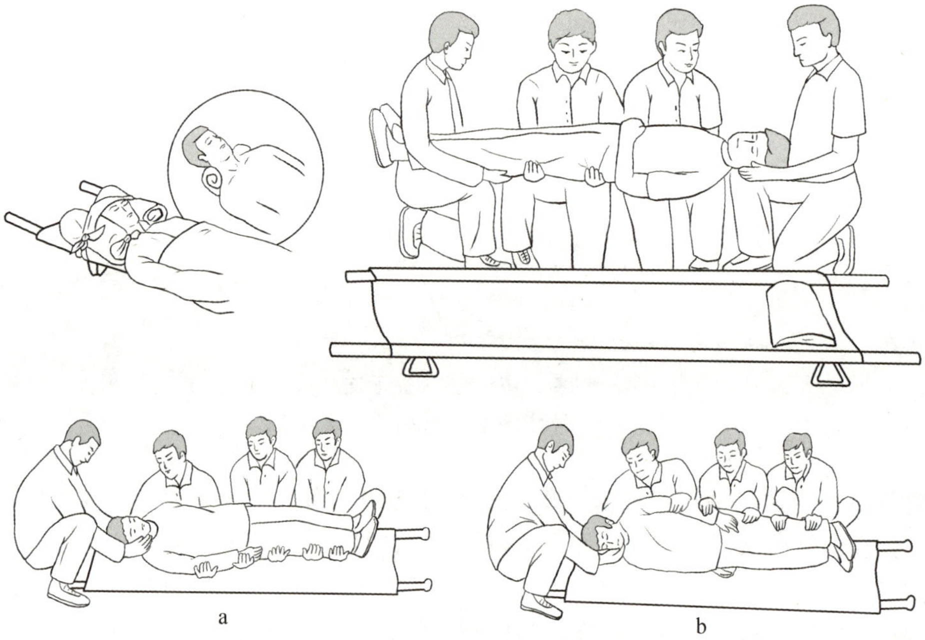

图 11-57　脊柱、脊髓损伤的伤员搬运

（4）昏迷患者的搬运：使伤员侧卧或俯卧于担架上，头偏向一侧，以利于呼吸道分泌物的引流。

（5）骨盆损伤患者的搬运：用三角巾或大块布料环形包扎骨盆。三人平托法抬放在硬质担架上搬运。伤员仰卧，髋、膝关节半屈、膝下加垫（衣卷），两大腿略向外展（图 11-58）。

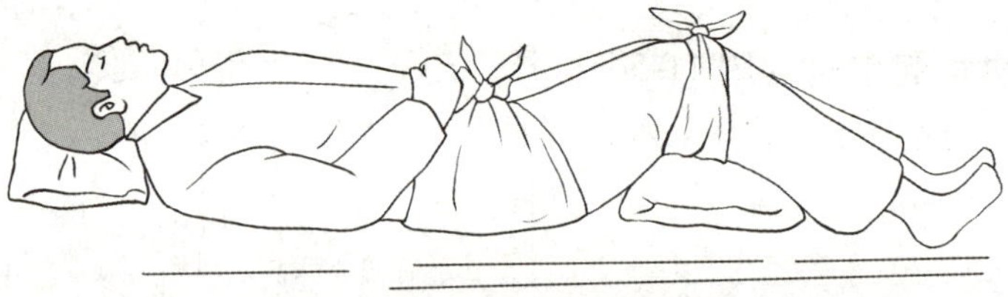

图 11-58　骨盆损伤患者的搬运

（6）颅脑损伤患者的搬运：有脑内容物膨出先保护后包扎。伤员取半卧位或健侧卧位，以保持呼吸道通畅；头部两侧用衣卷固定，防止摇动并迅速送往医院。

（7）颌面伤患者的搬运：伤员取健侧卧位或俯卧位，便于口内血液和分泌液向外流出，保持呼吸道的通畅，以防窒息。若伴颈椎伤时，应按颈椎伤处理。

（8）开放性气胸患者的搬运：首先封闭开放性气胸为闭合性气胸后再搬运。伤员取半坐位，以坐椅式双人搬运法或单人抱扶搬运法为宜。

考点提示

脊柱损伤患者搬运的注意事项有哪些？

（五）注意事项

1. 移动伤员首先应检查头、颈、胸、腹和四肢是否有损伤。如果有损伤，应先做急救处理。

重点·考点·笔记

2. 搬运过程中，动作要轻巧、敏捷、步调一致。避免震动，以减少伤员的痛苦。

3. 做好途中护理。注意观察神志、呼吸、脉搏及病（伤）势的变化。

4. 担架搬运，一般头略高于足，行进时伤员足在前，头在后，以便观察伤员病情变化。

5. 用汽车、大车运送时，床位要固定。防止启动、刹车时晃动使伤员再度受伤。

五、胸腔穿刺与胸腔闭式引流术

胸部损伤发生率仅次于四肢和颅脑损伤。因胸部损伤而死亡人数占创伤死亡的 25%，其中 60% 以上在运送途中死亡。迅速正确救护是提高胸部损伤抢救成功率的关键。

（一）胸腔穿刺术

1. 适应证

（1）治疗性穿刺：大量胸腔积液（或积血），影响呼吸、循环功能，且尚不具备条件施行胸腔引流术时，或气胸影响呼吸功能者。

（2）诊断性穿刺：胸部外伤后怀疑有血气胸，需要进一步明确者；胸腔积液性质待定，需要穿刺抽取积液做实验室检查者。

2. 禁忌证　有严重凝血功能障碍、血液系统疾病或穿刺部位局部感染者。

3. 用物准备　无菌手套，消毒用品，2%利多卡因，0.1% 肾上腺素，5ml 注射器，50ml 注射器，弯盘，胶布，无菌胸腔穿刺包（内装有穿刺针、注射器及针头、血管钳；洞巾、玻璃接头及橡皮管、试管、清洁盘及纱布等），量筒，标本容器等。

附：运送法

4. 操作方法

（1）体位准备：患者反向坐在椅子上，健侧手臂搭在椅背，头枕在手臂上，患侧上肢伸举过头顶；或取半侧卧位，患侧向上，患侧手臂上举过头，以使肋间相对张开。

（2）穿刺部位：穿刺抽液宜取叩诊实音处，一般在肩胛下角第 7 ～ 8 肋间，或腋中线第 5 ～ 6 肋间。包裹性积液穿刺部位应根据 X 线透视或超声检查定位。气胸抽气，一般取半卧位，穿刺点取第 2 ～ 3 肋间锁骨中线处，或第 4 ～ 5 肋间腋前线处。

（3）穿刺步骤

1）术者应严格执行无菌操作，戴口罩、帽子及无菌手套，穿刺部位皮肤用碘酊、乙醇常规消毒，铺手术巾。局部麻醉应浸润至胸膜。

2）进针应沿下一肋骨的上缘缓慢刺入，与穿刺针相连的乳胶管应先以止血钳夹住。当穿过壁层胸膜进入胸腔时，可感到针尖抵抗突然消失的“落空感”，然后连接注射器，放开乳胶管上的止血钳，即可抽液或抽气（抽气时亦可在证实抽出胸腔积气时连接人工气胸器，行连续抽气）（图 11-59）。

3）抽液完毕，拔出穿刺针，针孔处以无菌纱布按压 1 ～ 3 分钟，并用胶布固定。嘱患者卧床休息。

4）危重伤病员穿刺时，一般取平卧位，不宜为穿刺而过于移动体位。

5. 注意事项

（1）穿刺目的不同，放液或放气量不同。穿刺抽液量以诊断为目的者，一般为 50 ～ 100ml；以减压为目的时，第一次不宜超过 600ml，以后每次不要超过 1000ml。创伤性血胸穿刺时，宜间断放出积血，随时注意血压，并加快输血输液速度，以防抽液过程中突然发生呼吸循环功能紊乱或休克。

（2）穿刺过程中应避免患者咳嗽及体位转动。必要时可先服可待因。术中若出现连续咳嗽或胸闷、眼花、出冷汗等虚脱表现，应立即停止抽液，必要时皮下注射肾上腺素。

（3）液、气胸胸腔穿刺后，应继续临床观察。可能数小时或一两天后，胸腔液、气体又

重点·考点·笔记

增多，必要时可重复穿刺。

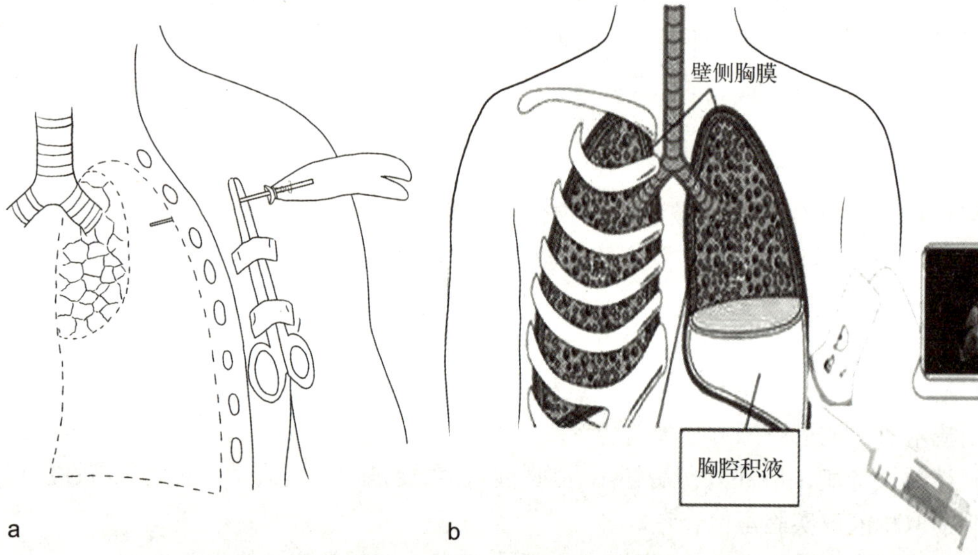

图 11-59　胸腔穿刺

注：a. 针头橡胶指套排气法；b. 胸膜腔（积液）穿刺。

（二）胸腔闭式引流术

1. 适应证

（1）外伤性血气胸，影响呼吸、循环功能者。

（2）气胸压迫呼吸者（一般单侧气胸肺压缩在 50% 以上时）。

2. 用物准备　胸腔闭式引流手术包、直径 8 ～ 10mm 的前端多孔硅胶管、消毒水封瓶一套。行穿刺闭式引流时需要直径 4mm、长 30cm 以上的前端多孔硅胶管、直径 5mm 以上的穿刺套管针、水封瓶等，消毒备用。

3. 操作方法

（1）术前先做普鲁卡因皮肤过敏试验（如用利多卡因，可免做皮试），并给予肌内注射苯巴比妥钠 0.1g。

（2）患者取半卧位（生命体征未稳定者，取平卧位）。积液（或积血）引流选腋中线第 6 ～ 7 肋间进针，气胸引流选锁骨中线第 2 ～ 3 肋间。术野皮肤以碘酊、乙醇常规消毒，铺无菌手术巾，术者戴灭菌手套。

（3）局部浸润麻醉切口区胸壁各层，直至胸膜；沿肋间走行切开皮肤 2cm，沿肋骨上缘伸入血管钳，分开肋间肌肉各层直至胸腔；见有液体涌出时立即置入引流管。引流管伸入胸腔深度不宜超过 4 ～ 5cm，以中号丝线缝合胸壁皮肤切口，并结扎固定引流管，敷盖无菌纱布；纱布外再以长胶布环绕引流管后粘贴于胸壁。引流管末端连接于消毒长橡皮管至水封瓶，并用胶布将接水封瓶的橡皮管固定于床面上。引流瓶置于病床下不易被碰倒的地方。

4. 注意事项

（1）如系大量积血（或积液），开始放引流时应密切监测血压，以防患者突然休克或虚脱，必要时间断释放，以免突发危险。

（2）注意保持引流管畅通，不使其受压或扭曲。

（3）每日帮助患者适当变动体位，或鼓励患者做深呼吸，使之达到充分引流。

（4）记录每天引流量（伤后早期每小时引流量）及其性状变化，并酌情 X 线透视或摄片复查。

（5）更换消毒水封瓶时，应先临时阻断引流管，待更换完毕后再重新放开引流管，以防止空气被胸腔负压吸入。

（6）如发现引流液性状有改变，为排除继发感染，可做引流液细菌培养及药敏试验。

（7）拔引流管时，应先消毒切口周围皮肤，拆除固定缝线，以血管钳夹住近胸壁处的引流管，用 12 ～ 16 层纱布及 2 层凡士林纱布（含凡士林稍多为佳）覆盖引流口处，术者一只手按住纱布，另一只手握住引流管，迅速将其拔除。并用面积超过纱布的大块胶布，将引流口处的纱布完全封贴在胸壁上，48 ～ 72 小时后可更换敷料（图 11-60）。

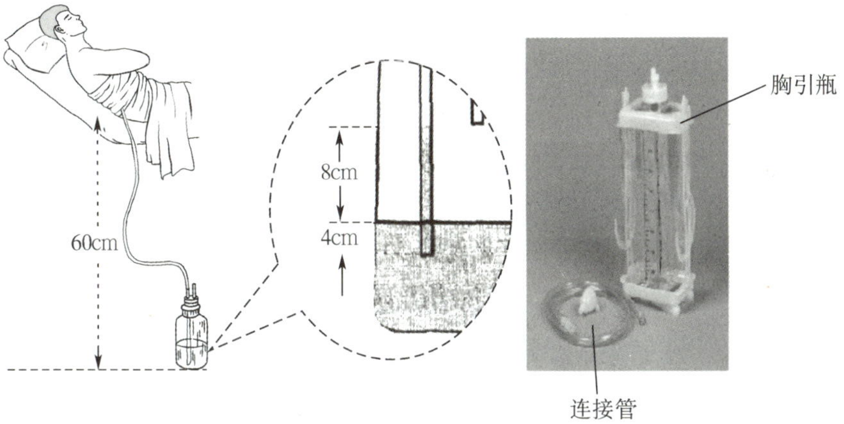

图 11-60　胸腔闭式引流装置

（三）套管针胸腔穿刺引流术

1. 适应证　穿刺闭式引流主要适用于张力性气胸或胸腔积液。

2. 操作方法

（1）咳嗽较频者，术前需要口服可待因 0.03 ～ 0.06g，以免操作时突然剧烈咳嗽，影响操作或针尖刺伤肺部。

（2）穿刺部位同胸腔闭式引流术。

（3）皮肤常规消毒，铺无菌手术巾，常规局部麻醉直至胸膜层。

（4）入针处皮肤先用尖刀做一个 0.5cm 的小切口，直至皮下；用套管针自皮肤切口徐徐刺入，直达胸腔；拔除针芯，迅速置入前端多孔的硅胶管，退出套管；硅胶管连接水封瓶；针孔处以中号丝线缝合一针，将引流管固定于胸壁上。若需要记录抽气量时，应将引流管连接人工气胸器，可记录抽气量，并观测胸腔压力的改变（图 11-61）。

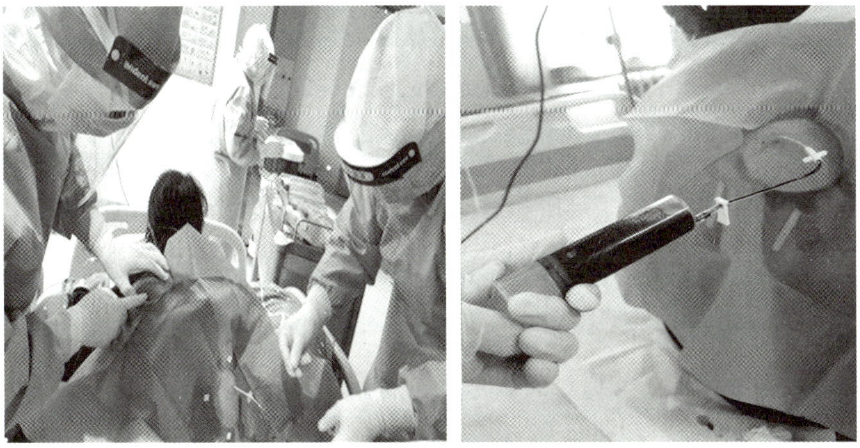

图 11-61　套管针胸腔穿刺引流术

重点·考点·笔记

3. 注意事项

（1）整个操作应该严格无菌程序，以防止继发感染，穿刺引流处应以无菌纱布覆盖。

（2）严格执行引流管“双固定”的要求，用胶布将接水封瓶的胶管固定在床面上。

（3）其他注意事项同胸腔闭式引流术。

第三节　循环支持与监护技术

PPT·循环支持与监护技术

学习目标

1. 熟练掌握非同步电除颤与自动体外除颤仪的使用方法，能正确配合心肺复苏、电除颤等抢救工作；熟练掌握循环支持与监护治疗时各种仪器的使用方法；掌握循环支持与监护技术患者护理要点。

2. 熟悉临床各种循环支持与监护技术的适应证和禁忌证；熟悉临床各种循环支持与监护技术的配合要点；熟悉循环支持与监护技术并发症的观察与处理。

3. 了解临时起搏器、主动脉内球囊反搏术、体外膜肺氧合技术、动静脉穿刺置管术的操作流程。

4. 能将人文关怀、健康教育融入到危重患者护理操作过程中。

5. 能全面评估患者的生理、心理及社会状况，提供整体护理。

一、自动体外除颤仪的使用

考点提示

院外急救生存链。

自动体外除颤仪已成为基本生命支持（basic life support，BLS）中的重要组成部分，也是院外急救生存链的重要环节（图 11-62）。体外除颤仪分为体外手动除颤仪和体外自动除颤仪（automatic external defibrillator，AED）。

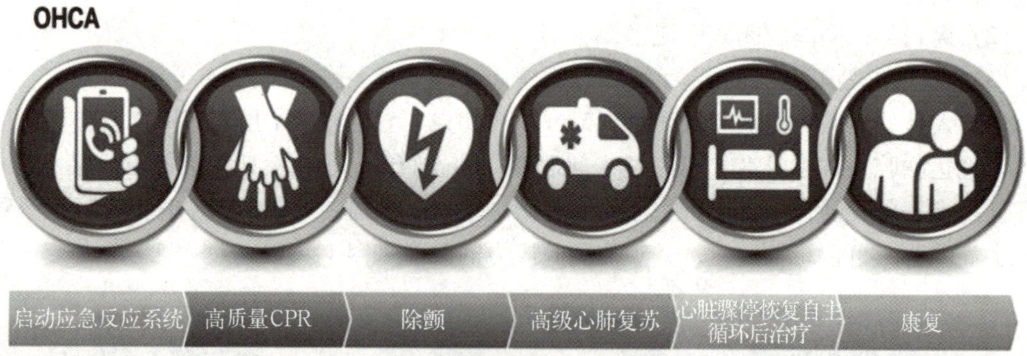

图 11-62　院外急救生存链

AED（图 11-63）具有自动检测和分析心律失常、操作简单、携带方便的特点。为了促进早期除颤，目前在机场、娱乐场所和运动场等公共场所已安装了 AED，方便大众能第一时间取到 AED；非医务人员，如警察、飞机乘务员、保安、家属甚至儿童，均可启动早期除颤。

（一）AED 的工作原理

考点提示

AED 使用的适应证。

AED 是通过胸阻抗检测并通过内置系统对采样后的心电数字信号使用 VF 检测算法，进行心室颤动发生判断。若判断有心室颤动发生，则启动高压充电电路，并将能量控制在 200J 内；最后经音频提示对患者进行电击除颤操作，即救助者按下电极按钮进行电击除颤。

重点·考点·笔记

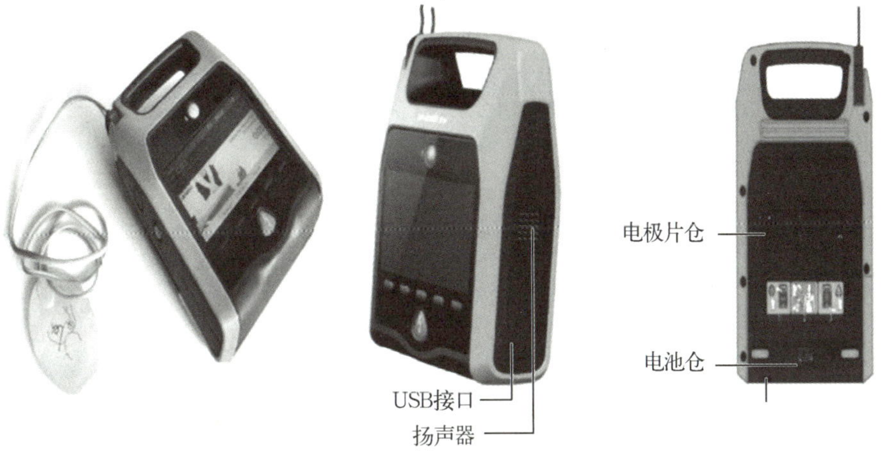

图 11-63　**体外自动除颤仪（AED）**

（二）AED 临床应用的范围

1. 适应证与禁忌证

（1）适应证：适用于心室颤动、心室扑动、无脉性室性心动过速者。

（2）禁忌证：可扪及脉搏者，心电图分析为室性静止、无脉性电活动者。

2. 适用场所

（1）公共场所：实施公众电除颤计划（public access defibrillator，PAD），将 AED 配置在人口密集的固定位置，如商场、火车站、机场、办公区、娱乐场所和健身场所、体育场等。

（2）医院内：急诊、门诊、抢救室等场所。

（三）AED 除颤的操作方法

考点提示

AED 除颤操作方法。

1. AED 使用前准备

（1）环境准备：确保救援者在一个安全的环境中操作。现场环境无威胁患者及施救者的安全因素，如开放交通的道路、燃烧的建筑物等。

（2）护士准备：着装整齐，态度严肃，反应敏捷，具备急救技能。

（3）患者准备：确保患者去枕平卧于坚硬平面上，头颈躯干成一条直线，怀疑颈椎损伤时注意保护患者颈椎。AED 未到前对患者进行高质量 CPR。AED 到达后，检查并除去患者身上的金属及导电物质，松解衣裤，暴露胸部；了解患者有无安装起搏器；如果汗液多，用纱布擦净胸壁汗液，必要时进行皮肤处理（必要时剃除电极安放部位毛发）。

2. AED 除颤操作步骤

（1）评估（检查意识及反应）：发现忽然意识丧失倒地者（院外），确定施救现场安全，如有威胁患者或施救者的危险因素应及时躲避或脱离危险。轻拍患者双肩，在患者两侧耳边大声呼喊，观察患者有无意识或动作反应。对有反应者使其采取恢复体位；无反应患者应采取平卧位，立即启动急救医疗服务系统（emergency medical services system，EMSS）。如怀疑患者有颈椎受伤，翻转身体时应保持患者头颈部和躯干在一个轴面上，以避免脊髓受到损伤。

（2）呼救，记录抢救开始时间：发现患者无意识、无反应，应立即请求附近人员帮助拨打急救电话求助 EMSS，并取得最近的 AED，记录抢救开始时间。

（3）检查呼吸、脉搏：检查有无呼吸或是否为叹息样呼吸（即濒死的无效呼吸），同时检查大动脉搏动（非专业人员可不检查），时间限制大于 5 秒并在 10 秒之内。

（4）判断：判断已无呼吸或仅有异常呼吸，且不能明确地触及大动脉搏动时，应立即开始给予高质量心肺复苏。

（5）AED 到达：迅速评估患者年龄、是否安装起搏器、胸前区皮肤情况，使患者左臂外展，检查并除去患者身上的金属及导电物质，松解衣裤，暴露胸部，并迅速用干纱布擦干患者皮肤（必要时剃除电极安放部位毛发）。

（6）准备 AED

1）AED 开机：将电极片插头连接到除颤监护仪上。如已预连接，则跳过此步。

2）按照电极片包装上的指示将电极片贴到患者身上（图 11-64）。

3）AED 分析心律，指示旁人勿触碰患者。按照语音和提示信息进行操作。

（7）AED 电击

1）如有电击提示，且 AED 已经充电完成，确保此时无人与患者接触，且没有与患者连接的附件、设备等接触，大声并清楚地喊出“所有人离开”，然后按机器面板上闪烁的电击按键对患者进行电击。

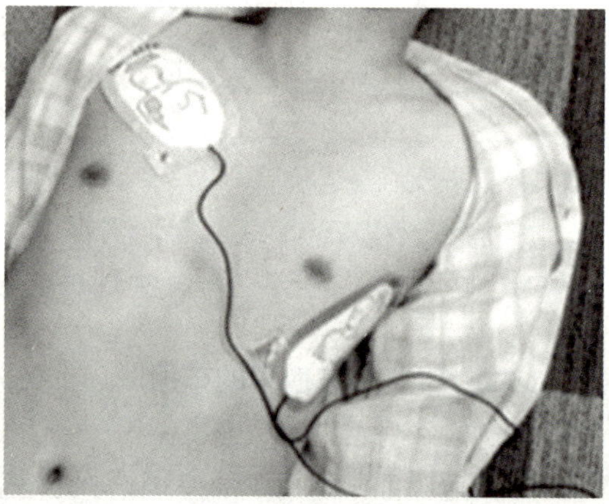

图 11-64 AED 电极片粘贴

2）电击结束，根据提示音，立即给予 5 个循环（约 2 分钟）的高质量心肺复苏。

3）根据 AED 语音提示继续操作，直至患者清醒或急救人员到来。

3. 注意事项

（1）在 AED 进行心律分析过程中，勿接触患者，防止误诊或诊断延迟。

（2）AED 多功能电极片不能接触心电电极、电缆等。如果出现接触，会在除颤过程中造成电弧和患者皮肤烧伤，并能够造成除颤电流的流失。

（3）在除颤过程中，要确保多功能电极片与皮肤完全黏合无气泡，皮肤和多功能电极片之间的气泡可能会导致患者皮肤灼伤。

（4）有效期限内使用电极片。不可使用干燥、过期的多功能电极片。

（5）当 AED 出现“阻抗过高，未发送电击”的提示信息时，要检查患者的皮肤是否清洁、干燥，胸毛是否已经刮干净。如果该信息持续存在，应更换电极片和 / 或电极片电缆。

（6）8 岁以下的患儿，需要使用小儿电极片。如果没有小儿电极片，需要将 AED 上的患者类型设置为“小儿模式”，并按照屏幕操作指引来粘贴电极片。

（7）如果没有 AED 可用，或在等待 AED 到达时，需要持续给予高质量心肺复苏，直到专业人员到达，或患者清醒、移动、睁开眼睛、正常呼吸。

（四）AED 除颤的护理要点

1. AED 除颤前评估与护理

（1）发现患者呼吸不振或异常：立即寻求旁观者帮助，呼叫“120”，并寻找最近的 AED。（如果单独一人施救时，则不能离开患者，应使用电话上的扬声器功能或免提功能，以便可以在与调度员交谈的同时启动心肺复苏。）

（2）AED 到达前

1）持续心肺复苏，直到 AED（或其他除颤器）到达现场 / 直到专业人员接管工作 / 患者醒来或恢复正常呼吸。

2）必须确保患者没有躺在金属和 / 或潮湿的平面上，或没有躺在有易燃气体的空间中。

重点·考点·笔记

2. AED 除颤时护理

（1）AED 到达：如果是双人施救，应在粘贴电极片的同时继续进行心肺复苏。

（2）充分暴露患者胸部

1）保证患者胸部裸露干燥，如果患者胸部潮湿，应将其擦干；必要时，在电极片应用点快速去除过多的胸毛，并去除金属饰品。

2）如果检查患者植入了心脏起搏器，电极片应放置在距离起搏器约≥8cm 的地方。

3）如果有电击的迹象，确保没有人触摸患者，根据提示，按下电击按钮。电击结束，立即重新启动心肺复苏。

（4）如果 AED 分析没有电击迹象，立即重新启动心肺复苏。

3. AED 除颤后护理

（1）按照 AED 的提示操作：AED 会每 2 分钟（5 个循环心肺复苏后）重新分析一次心律，施救者应遵循上面的步骤，继续按照除颤仪语音和视觉指示进行操作。

（2）复苏效果判断与患者管理

1）如果患者呼吸正常，但仍然没有反应，应将患者安置于复苏体位，注意保暖。

2）如果患者仍无意识，呼吸停止或呼吸异常，应准备立即重新启动心肺复苏。

3）若是在院外施救，施救者应待在患者身边，直至专业救援人员到来，将患者转送至有条件的医疗机构进行高级生命支持及复苏后管理。

心脏停搏可发生在院内的任何场所，所有医务人员都应具备实施早期除颤的能力。同样，培训大众使用 AED，并支持受过培训的人员实施早期除颤。实施 PAD 计划，即在紧急医疗服务人员到达之前，由第一目击者对医院外心搏骤停（out-of-hospital cardiac arrest, OHCA）患者使用 AED 进行除颤，可以提高 OHCA 患者存活率。AHA 指南强调，AED 对使用者专业要求较低，未经培训的非专业人员使用 AED 是安全有效的，应予以鼓励。

PAD 计划在我国已经实施多年，实施现状及其效果与其他国家还存在差距，公共场所 AED 的配置方案、培训现状等尚需完善。

二、体外非同步心脏电除颤术

PPT·体外非同步心脏电除颤术

心搏骤停 80%～90% 由心室颤动所致。单纯胸外按压一般不可能终止心室颤动和恢复有效血流灌注，电击除颤是终止心室颤动的最有效方法。早期电击除颤是决定心搏骤停患者能否存活的关键因素。研究显示，除颤延迟每 1 分钟患者存活率下降 7%～10%。

非同步电复律即非同步电除颤是指电除颤器在心动周期的任何时间都可放电，主要用于心室颤动、心室扑动，此时已无心动周期，心电图上也无 QRS-T 波，无须避开心室易损期，应即刻于任何时间放电。

（一）非同步电除颤的原理

非同步电除颤是利用高能量的脉冲电流，在瞬间通过心脏，使全部或大部分心肌细胞在短时间内同时除极，抑制异位兴奋性，使具有最高自律性的窦房结发放冲动，恢复窦性心律。不管是院外因心室颤动心搏骤停的患者还是监护中的心室颤动患者，迅速除颤是首选的治疗方法。

（二）非同步电除颤的适应证

1. 适应证与禁忌证

（1）适应证：适用于心室颤动、心室扑动、无脉性室性心动过速者（图 11-65）。

（2）禁忌证：室性自主节律，室性逸搏性心律，心电图分析为室性静止、无脉性电活动者。

考点提示

非同步电除颤的适应证。

重点·考点·笔记

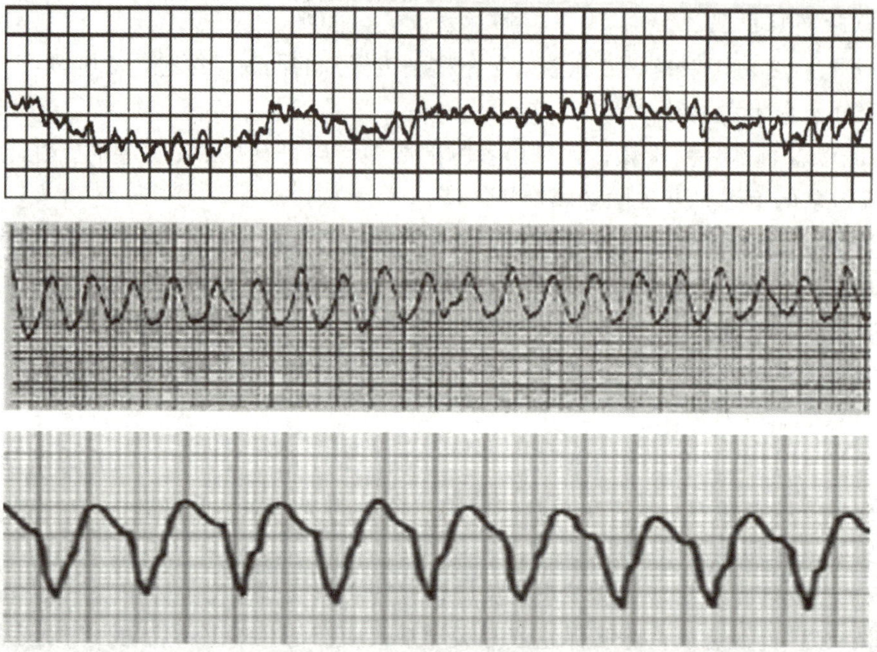

图 11-65　心室颤动、心室扑动、无脉性室性心动过速心电图

PPT·知识链接

（三）非同步电除颤能量的选择

根据不同除颤仪选择合适的能量。使用单项波除颤仪对成人实施电除颤时，无论是首次还是后续电击一律采用 360J。双相波除颤仪首次电击能量成人为 200J，或根据厂家推荐选择能量。儿童每公斤体重 2J，第二次可增加至每公斤体重 4J。后续电击选择相同或递增的能量水平。

（四）体外非同步电除颤具体实施步骤

1. 体外非同步电除颤操作前准备

（1）环境准备：环境安全、清除与抢救无关人员、拉隔帘（使用屏风）保护患者隐私。

（2）护士准备：着装整齐，态度严肃，反应敏捷。

（3）患者准备：确保患者去枕平卧于坚硬平面上，头颈躯干成一条直线，如怀疑患者有颈椎受伤，翻转身体时应保持患者头颈部和躯干在一个轴面上，以避免脊髓受到损伤。除颤仪未到前对患者进行高质量心肺复苏，除颤仪到后检查并除去身上的金属及导电物质，松解衣裤，暴露胸部；了解患者有无安装起搏器；如果汗液多，用纱布擦净胸壁汗液。

2. 体外非同步电除颤实施步骤

（1）步骤一：评估。发现忽然意识丧失者，确定施救现场安全，如有威胁患者或施救者的危险因素应及时躲避或脱离危险。通过心电（图）监护，监测、分析患者心律，确认存在心室颤动或无脉性室性心动过速，需要电除颤。

（2）步骤二：呼救。立即启动 EMSS，取得除颤仪，记录抢救开始时间。

（3）步骤三：除颤前准备

1）除颤仪达到前：确保患者去枕平卧于坚硬平面上，头颈躯干成一条直线，给予高质量心肺复苏。

2）除颤仪到达：迅速评估患者年龄、体重、是否安装起搏器、胸前区皮肤情况，使患者左臂外展，检查并除去患者身上的金属及导电物质，松解衣裤，暴露胸部，并迅速用干纱布擦干患者皮肤。

3）准备除颤仪：①开机。打开除颤器电源开关，调至“除颤档”。②选择能量。确认为

“非同步”电复律；遵医嘱将能量选择键调至所需的除颤能量水平。③准备电极板。根据患者年龄选择合适电极板，电极板涂上导电糊或包以数层浸过盐水的纱布。

（4）步骤四：除颤

1）正确放置电极板：①前 - 侧位。A（Apex）电极板放在左腋前线第 5 肋间（心尖部），S（Sternum）电极板放在胸骨右缘锁骨下或第 2 ～ 3 肋间（心底部），此法因迅速便利而更为常用，适用于紧急情况。②前 - 后位。A 电极板在左侧心前区标准位置，而 S 电极板置于左 / 右背部肩胛下区，此方法适用于电极贴片。

2）充分接触：双手用力将两电极板紧贴患者皮肤，稍加压力（约 5kg），电极板指示灯显示绿色（如涂有导电糊，应轻微转动电极板，使导电糊分布均匀）。

3）再次评估心电示波：确认存在除颤指征，如心室颤动、心室扑动或无脉性室性心动过速。

4）充电（charge）：按下“充电”按钮，将除颤仪充电至所选择的能量，并关闭氧气。

5）放电前安全确认：环顾患者四周，确定操作者和周围人员与患者无直接或间接接触，且没有与患者连接的附件、设备等接触，大声并清楚地喊出“大家离开”。

6）放电（shock）：两手拇指同时按压电极板“放电”按钮进行电击。注意电极板不要立即离开胸壁，应稍停留片刻，并将除颤仪调至监护状态。

7）立即胸外按压：除颤后，大多数患者会出现数秒的非灌流心律，需要立即给予 5 个循环（约 2 分钟）的高质量心肺复苏，增加组织灌注。

（5）步骤五：判断除颤效果。再次观察心电示波，了解除颤效果；必要时再次准备除颤（重复步骤四）。

3. 除颤后护理

（1）安置患者：擦干患者胸壁的导电糊或生理盐水，评估有无除颤并发症发生，根据患者病情取合适体位给予进一步监护治疗，整理床单位。留存并标记除颤时自动描记的心电图纸。

（2）除颤仪：关闭开关，断开电源，清洁电极板，除颤器充电备用。

（3）护士：核对患者信息，整理用物，洗手，完善抢救记录，继续监测病情变化。

（五）非同步电除颤操作护理要点

1. 非同步电除颤操作注意事项

（1）除颤前要识别心电图类型，以正确选择除颤方式。

（2）电极板放置部位要准确；如带有植入性起搏器，应避开起搏器部位至少 10cm。

（3）导电糊涂抹均匀，两块电极板之间的距离应超过 10cm。不可用耦合剂替代导电糊。

（4）电极板与患者皮肤密切接触，两电极板之间的皮肤应保持干燥，以免灼伤。

（5）放电前一定确保任何人不得接触患者、病床及与患者接触的物品，以免触电。

（6）除颤仪开机时，默认心电示波为 P 导联，操作者可根据实际需要对导联进行调节。

2. 非同步电除颤操作常见并发症及护理

（1）皮肤灼伤：可见局部红斑，尤其是操作时按压不紧、导电糊不足时尤为明显。

1）预防：除颤时涂抹充分的导电糊，除颤时电极板紧贴皮肤，保障患者胸前区皮肤干燥、去除金属饰物。

2）护理：通常无须特殊处理，如果灼伤严重可遵医嘱涂抹烧伤药膏并预防皮肤感染的发生。

（2）心肌损害：临床表现为局部性 ST 段暂时抬高，血清 AST、LDH、CK 轻度升高，低热，血压暂时性轻度下降等。心肌损害的程度与复律能量、电极面积及两电极安置的距离

考点提示

非同步电除颤并发症的监测和护理。

有关。

1）预防：应避免使用不必要的高能量，宜用合适的电极板，并避免两电极距离过近。

2）护理：予以患者心电监护，密切监测心电图及心肌酶变化，心肌损伤严重时遵医嘱使用血管活性药物。

（3）心律失常：电击后即刻常有房性期前收缩、室性期前收缩、交界性逸搏出现，个别可有严重的窦性心动过缓或窦性停搏，偶有频繁的室性期前收缩、短阵室性心动过速发生，极少数患者出现严重的心律失常，如持续性室性心动过速、心室扑动、心室颤动。

1）预防：严格掌握非同步电除颤适应证；尽可能使用低能量；必要时使用利多卡因预防。

2）护理：严密观察病情变化；如果几秒内恢复正常，无须特殊处理；如不消失，应遵医嘱给予药物治疗。

（4）栓塞：除颤后心脏转为正常节律可使心房内血栓脱落引起栓塞，多发生于电复律后 24 ～ 48 小时内，栓塞的发生率为 1.2%～ 5.0%。

1）预防：过去有栓塞史者术前术后给予抗凝治疗可起预防作用。

2）护理：严密观察病情变化；及时对症处理。

（5）急性肺水肿：除颤后 1 ～ 3 小时可发生急性肺水肿，发生率约 3%，经电击后虽恢复了窦性心律，但因患者有左心房、室功能不全所致。患者可突发呼吸困难、胸闷、气促、咳泡沫样血性痰，严重时可从口鼻涌出，听诊肺部大量湿啰音。

1）预防：严格掌握非同步电除颤适应证；尽可能使用低能量。

2）护理：严密观察病情变化。按急性左心衰竭处理：立即减慢或停止输液；高浓度给氧，可用 50%的乙醇湿化；必要时进行四肢轮扎，减少静脉回心血量；遵医嘱给予强心、利尿药应用等。

三、临时心脏起搏

心脏起搏器简称起搏器（pacemaker），是通过发放一定形式的电脉冲刺激心脏，使之激动和收缩，即模拟正常心脏的冲动形成和传导，以治疗由于某些心律失常所致的心脏功能障碍。临时心脏起搏是一种非永久性置入起搏电极导线的临时性或暂时性人工心脏起搏术。起搏电极导线放置时间通常为 2 周以内，待达到诊断、治疗和预防目的后随即将起搏电极导线撤出，如仍须继续起搏治疗则需要考虑置入永久性心脏起搏器。

（一）心脏起搏的机制

心脏起搏是通过起搏器发放一个短时限（0.5 ～ 1.5ms）、低强度（5V）的电脉冲，经电极的传递刺激心肌，使心肌产生兴奋、传导和收缩，完成一次有效的心脏跳动，其有效的刺激使心脏按一定的起搏频率搏动。若心肌已无兴奋、传导和收缩功能，电刺激则不能激起电极周围的心肌兴奋，即使局部心肌能兴奋，但不能扩散传播，亦不能引起心脏整体的有效收缩。

（二）临时心脏起搏的适应证

（1）紧急起搏：比如患者出现心搏骤停、晕厥或阿 - 斯综合征，需要紧急进行临时起搏。

（2）适用于预防性临时起搏：如患者需要进行外科手术，因心跳过缓，需要置入临时起搏器以保证手术安全性。

（3）适用于过渡性治疗：如患者需要置入永久性心脏起搏器，选择临时起搏器作为过渡治疗。

（三）临时心脏起搏器的置入方法

1. 经静脉心内膜起搏　本法起搏稳定、可靠，对于非致命性的缓慢性心律失常价值较高，且创伤性小，并发症少，特别在永久性起搏方面，迄今已成为唯一最佳的途径而被广泛应用。

2. 经皮穿刺心内膜、心肌起搏　器械简单、操作方便、起效迅速、价格便宜，适合在基层医院推广，但不能保证长时间稳定、有效起搏。如病情需要，应尽快建立有效的经静脉临时心脏起搏。

3. 经食管起搏　由于食管紧贴心脏，临床可以通过食管电极来起搏心脏，但是起搏脉冲幅度较心腔内起搏为高。起搏稳定性不及心内起搏方式。

4. 经气管起搏　气管和食管一样，与心脏邻近，把电极送至气管分叉下，即靠近左心房中部，可以用于紧急心脏起搏。患者清醒后不能耐受气管刺激，仅可作为过渡治疗。

5. 经皮肤起搏　又称为无创伤性临时起搏，方法是将 2 个电极放置在胸壁皮肤上，阴极电极位于心尖部，采用较大的输出脉冲幅度起搏心脏。在不具备经皮穿刺心内膜、心肌起搏和经静脉起搏条件时，经皮肤起搏能迅速起搏心脏。

6. 开胸心外膜或心肌起搏　在开胸手术或开胸心脏按压时，可采用本法。该法起搏效果可靠，但是创伤性较大，仅限于已经开胸的患者。

（四）紧急床边心脏起搏的选择

心搏骤停、严重的窦性停搏或三度房室传导阻滞致频发阿 - 斯综合征者，宜行经皮穿刺心内膜或心肌起搏。若病窦综合征或三度房室传导阻滞患者，应用异丙肾上腺素尚能维持生存者（心室率稳定大于 40 ～ 50 次 / 分），宜直接行经左锁骨下静脉心内膜起搏。

（五）心室有效起搏的判断

心脏是否有效起搏，是判断起搏成功与否的重要标志。心室有效起搏在心电图上必须具备三个条件：①有一脉冲刺激信号。②随后有一个畸形而宽大的 QRS 波。③其后有一个倒置的 T 波。如没有 T 波，则脉冲刺激信号后可能并不是畸形的 QRS 波，而是脉冲电流的电位衰减曲线。

（六）经静脉心内膜心脏临时起搏器置入术

1. 术前护理

（1）患者准备

1）心理护理：根据患者的年龄、文化程度、心理素质等，采用适当的形式向患者及家属介绍手术的必要性和安全性，手术的过程、方法和注意事项，以解除其思想顾虑和精神紧张，取得最佳手术配合。必要时手术前应用镇静药，保证充足的睡眠。

2）协助检查：指导患者完成必要的实验室及其他检查，如血常规、尿常规、血型、出凝血时间、胸部 X 线、心电图、动态心电图、超声心动图等。

3）皮肤准备：通常经股静脉临时起搏，备皮范围是会阴部及双侧腹股沟；置入式起搏备皮范围是左上胸部，包括颈部和腋下，备皮后注意局部皮肤清洁。

4）抗生素使用：抗生素皮试，建立静脉通道，术前 30 分钟至 2 小时预防性应用抗生素 1 次。

5）训练患者平卧位床上排尿，以免术后由于卧床体位而出现排尿困难。

6）术前应用抗凝血药者，应准备止血药，以备术中使用。

（2）用物准备：体外临时心脏起搏器、普通起搏电极或带气囊起搏电极、静脉穿刺鞘、X 线机、除颤仪、心电图机、心电监护仪、无菌巾、纱布、静切包、垃圾桶、消毒物品等。

（3）药品准备：必要的局部麻醉（利多卡因）和抢救药品。

（4）环境准备：环境安静、干净，光线明亮，符合院感操作要求。

2. 经静脉心内膜心脏临时起搏器置入术操作方法　采用经皮股静脉、颈内静脉或锁骨下静脉穿刺方法，在 X 线透视下，将起搏导管置入右心室。以左锁骨下静脉途径为例。

（1）患者体位：取头低足高仰卧位（Trendelenberg 位），以提高静脉压，使血管扩张，可利于针头刺入静脉，避免空气栓塞。同时肩胛间垫一枕头，使穿刺侧的手臂取内收位。

（2）穿刺：锁骨下缘约 1cm 水平、锁骨中点稍外侧为穿刺点。与胸壁平面呈 15°～25°，压低针头进针，以恰能顺利穿过锁骨和第一肋骨的间隙为准。

（3）置入电极：在心腔内电图指引下把电极插到右心室并固定（图 11-66、图 11-67）。使用带气囊起搏电极时，则可在右心房中部将气囊充气，帮助电极进入右心室；电极从穿刺处至右心尖的长度约为 35cm。

（4）作起搏时的体表心电图可估计对应电极在心腔内的大致位置。

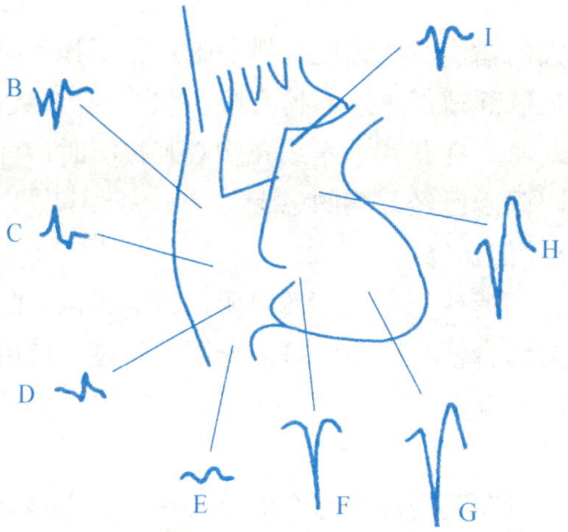

图 11-66　心腔内各部位心电图

注：上腔静脉（A）；右房上、中、下部（B、C、D）；右室流入道、中部、流出道（F、G、H）；主肺动脉（I）；下腔静脉（E）。

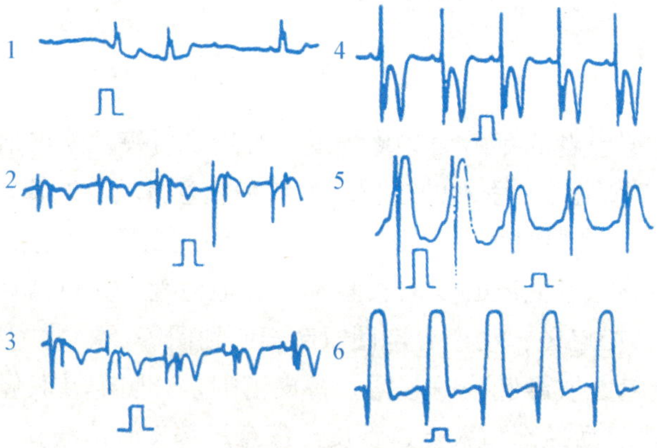

图 11-67　心内导管指引导丝定位

注：随着电极导管在心脏内的移动，可显示不同部位的心电图波形。1. 二度 AVB；2. 电极位于右心房，P 波较 QRS 波群大；3. 后段：进入下腔静脉 P 波振幅小于 QRS 波；4. 电极通过三尖瓣后进入右心室，QRS 波增大，P 波很小，T 波倒置深；5. 电极接触到心内膜，ST 段上抬，心室波振幅为 6mV；6. 电极导丝对心内膜加压，则心电振幅增大，ST 段明显抬高。

3. 术中常见并发症及处理

（1）气胸：由穿刺针误入胸腔引起。

护理：少量气胸不必特殊处理；如为张力性气胸，应做紧急处理。

（2）血胸：如血管损伤且流到胸腔则可致血胸，单纯的血胸少见，常为血气胸。

护理：必要时应会同胸科医生积极处理。

（3）误入锁骨下动脉：可见鲜红的搏动性血液喷出。

护理：只要拔出针头，局部压迫即可；如已插入穿刺鞘者，不要贸然拔出，需要请胸外科医生会诊一起处理。

（4）锁骨下动静脉瘘：常由于进针太深，穿过静脉和动脉，形成通道，较少见。

护理：必要时需要做修补术。

（5）空气栓塞：发生率 <1%。因为胸腔在吸气时负压，可在穿刺或插入电极的过程中吸入空气形成肺动脉气栓。

护理：预防的方法是取头低足高位，穿刺后最好始终有静脉血缓缓流出，或嘱患者在呼气状态下屏气。

（6）局部出血、心肌穿孔、心律失常。

护理：严密监测心率、心律、呼吸及血压的变化，发现异常立即通知医生。关注患者的感受，了解患者术中疼痛情况及其他不适主诉，并做好安慰解释工作，帮助患者顺利配合手术。

（七）起搏器置入术后护理

1. 休息与活动　置入式起搏者需要保持平卧位或略向左侧卧位 8 ～ 12 小时，如患者平卧极度不适，可抬高床头 30° ～ 60°。术侧肢体不宜过度活动，勿用力咳嗽，以防电极脱位；如出现咳嗽症状，尽早应用镇咳药。经股静脉安置临时起搏器的患者需要绝对卧床，平卧或左侧卧位，术侧肢体避免屈曲或活动过度。

2. 监护与护理观察　术后描记 12 导联心电图；进行心电监护，监测脉搏、心率、心律、心电变化及患者自觉症状，及时发现有无电极导线移位或起搏器起搏、感知障碍。识别自主心律；评估血流动力学情况，监测体温，观察有无腹壁肌肉抽动、心肌穿孔等表现，及时报告医生并协助处理；交接班时和起搏不良事件发生时，检查和拧紧所有导线连接点（电极和电缆线、电缆线和脉冲发生器），每个班次确认电池状态，每班或每天评估起搏器阈值的性能。

3. 伤口护理　观察起搏器置入伤口有无炎症、肿胀、血肿；置入式起搏者伤口局部以沙袋加压 6 小时，且每间隔 2 小时解除压迫 5 分钟。保持切口处皮肤清洁干燥，严格无菌换药，术后 24 小时换药 1 次，伤口无异常可 2 ～ 3 天换药 1 次。观察起搏器囊袋有无肿胀，观察伤口有无渗血、红、肿，患者有无局部疼痛、皮肤变暗发紫、波动感等，及时发现出血、感染等并发症。如切口愈合良好，一般术后第 7 天拆线（采用微乔缝线者多不用拆线）。临时起搏者每天换药，防止感染。

（八）起搏器置入患者健康宣教

1. 起搏器知识指导　告知患者应避免强磁场和高电压的场所（如核磁、激光、变电站等），嘱患者一旦接触某种环境或电器后出现胸闷、头晕等不适，应立即离开现场或不再使用该种电器。

2. 自我病情监测指导　告知患者不要随意抚弄起搏器置入部位，可自行检查该部位有无红、肿、热、痛等炎症反应或出血现象。教会患者每天自测脉搏 2 次，出现脉率比设置频率低 10% 或再次出现安装起搏器前的症状应及时告知医生。

3. 活动指导　指导患者装有起搏器的一侧上肢应避免做用力过度或幅度过大的动作，以免影响起搏器功能或使电极脱落。

四、主动脉内球囊反搏术

主动脉内球囊反搏（intra-aortic balloon pump，IABP）是一种常见的机械循环辅助方法，是指通过动脉系统置入一根带气囊的导管到左锁骨下动脉开口远端和肾动脉开口上方的降主动脉内。在心脏舒张期，气囊充气，在心脏收缩前，气囊放气，达到辅助心脏的作用。主动脉内球囊反搏有增加心排血量和平均动脉压（增加氧供）、减少心肌工作负荷（减少氧需）的效应，成为管理心肌梗死相关心源性休克的理想治疗措施，被视为一个标准的治疗手段。

（一）主动脉内球囊反搏原理

IABP 治疗是在胸降主动脉放置球囊导管，通过与心动周期同步充放气，达到辅助循环的作用。在舒张早期主动脉瓣关闭后瞬间立即充盈球囊，大部分血流逆行向上，升高主动脉根部压力，增加冠状动脉的血流灌注，使心肌的供血量增加；小部分血流被挤向下肢及肾，轻度增加外周灌注。在等容收缩期主动脉瓣开放前瞬间快速排空球囊，降低心脏后负荷、左心室舒张末期容积和室壁张力，减少心脏做功及心肌氧耗，增加心排血量。

球囊的容积从 25ml（儿科使用）到成年人（最常用的 40ml 气囊）的 35 ～ 40ml，根据患者的身高来选择球囊（40ml 的球囊适用于身高 162 ～ 183cm 的患者），球囊充气后占据血管横截面积的 85%～ 90%。

（二）主动脉内球囊反搏术适应证与禁忌证

1. 适应证　适用于心源性休克、心肌梗死或心肌缺血、经皮冠状动脉介入治疗和撤除体外循环机时的血流动力学支持。

（1）急性心肌梗死伴心源性休克。

（2）急性心肌梗死伴机械并发症如急性二尖瓣反流、乳头肌功能不全、室间隔穿孔。

（3）难治性不稳定型心绞痛。

（4）难以控制的心律失常。

（5）顽固性左心衰竭伴心源性休克。

（6）血流动力学不稳定的高危 PCI 患者（如左主干病变、严重多支病变或重度左心室功能不全等）。

（7）冠状动脉旁路手术和术后支持治疗。

（8）心脏外科术后低心排综合征。

（9）心脏移植的支持治疗。

2. 禁忌证

（1）重度主动脉瓣关闭不全。

（2）主动脉夹层动脉瘤或胸主动脉瘤和主动脉外伤。

（3）脑出血或不可逆的脑损害。

（4）严重的主动脉或髂动脉血管病变。

（5）严重凝血功能异常、出血倾向和出血性疾病。

（6）心脏停搏、心室颤动。

（三）操作方法

在无菌操作下，经股动脉穿刺送入 LABP 球囊导管至降主动脉起始下方 1 ～ 2cm 处，确定位置后固定 IABP 球囊导管，调整各种参数后开始反搏。

（四）护理

1. 术前护理

（1）术前宣教：根据病情向患者及家属交代 IABP 的必要性和重要性，介绍手术大致过程及可能出现的并发症，争取尽早实施 IABP 术，以免错过最佳抢救时机。

（2）患者准备

1）护士严密监测患者的病情变化并协助医生识别置入时机。

2）术前评估患者有无置入禁忌证、有无置入后出现并发症的相关危险因素。若患者出现肝素诱导血小板减少症抗体阳性，必须告知操作医生。

3）检查双侧足背动脉、股动脉搏动情况并作标记；听诊股动脉区有无血管杂音。

（3）常规准备

1）完善血常规及血型、尿常规、出凝血时间等相关检查，必要时备血。

2）穿刺区备皮。

3）术前常规遵医嘱给予抗血小板聚集药物与地西泮等镇静药物。

4）给予留置导尿，建立静脉通路，以备术中急用。

（4）用物准备：IABP 辅助相关用品，IABP 机（备用状态），IABP 管道（根据身高选择型号），IABP 压力套组，IABP 监护连接线，加压输液袋，动脉冲洗液，动脉穿刺相关用品，抢救相关用品，IABP 的独立、带地线和抗干扰的安全电源等。

2. *术中护理*　置入 IABP 的操作护理包括：观察反搏波形并做好相关记录；确认 IABP 导管位置，后协助医生固定导管等。术中还应详细记录 IABP 前患者生命体征、心率、心律、心排血量、心脏指数等相关指标，以利于术后评价效果。严密监护患者的意识、血压、心率、心律、呼吸等变化，一旦出现紧急情况，积极配合医生进行抢救。

3. *术后常规护理*

（1）休息与活动：患者卧床休息，插管侧大腿弯曲不应超过 30°，床头抬高也不应超过 30°，以防导管打折或移位。协助做好生活护理和基础护理，定时协助患者翻身、拍背，减少坠积性肺炎及压疮的发生。对意识不清患者还应注意做好安全护理。协助患者早期进行双下肢的功能锻炼，对没有禁忌证的患者，用下肢体疗仪进行体疗或肢体被动活动，每 4 ～ 6 小时 1 次，对肢体末梢给予保暖。

（2）监护及护理观察

1）持续监测并记录患者生命体征、意识状态、尿量、心排出量、心脏指数、心电图变化（主要是反搏波形变化情况）、搏动压力情况等，观察循环辅助的效果，如出现异常及时通知医生。

2）加强对应用鞘管穿刺法置入 IABP 的患者下肢血液循环的观察，24 小时内每小时评估 1 次，24 小时后每 4 小时评估 1 次；若出现异常，及时告知医生，至少每 30 分钟评估 1 次。评估内容包括：外周脉搏（足背动脉搏动）、温度、颜色、肌张力、围度、毛细血管回流、感觉 / 触觉、渗血等情况。

3）监测 IABP 机的参数及波形，记录使用血管活性药物的种类和剂量。

4）遵医嘱进行血、尿、组织灌注情况等实验室检查，及时报告、记录检查情况。

（3）IABP 管路的护理

1）IABP 管路双重固定，缝线固定加透明贴膜固定（图 11-68）。

2）导管敷料的正确维护及管理，需要遵守《2016 输液治疗实践标准》。

3）每班评估患者的谵妄情况，当患者出现躁动时，建议给予镇静及肢体约束。

4）保持管路通畅，避免导管扭曲、移位、脱出，更换体位时需要专人固定 IABP 导管。

5）置入 IABP 的患者，给予普通肝素抗凝。

6）预防感染，严格无菌操作；监测体温、白细胞计数、抗生素使用的效果及不良反应；发生明显寒战、高热等感染征象时，进行血培养及痰培养检测。

重点·考点·笔记

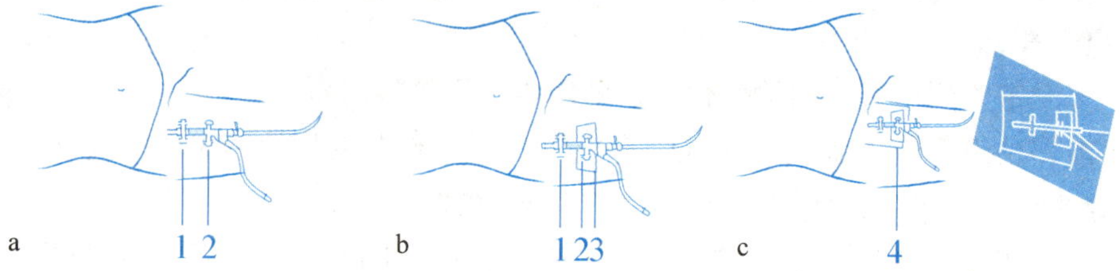

图 11-68 主动脉内球囊反搏管路的固定

注：a. 无鞘管置入缝线固定；b. 带鞘管置入缝线固定；c. 纱布覆盖、透明贴膜固定。
1. 缝线固定；2. 做标记；3. 贴膜固定；4. 纱布覆盖、透明贴膜固定

（五）并发症观察与处理措施

1. 下肢缺血

观察：双手同时检测患者双侧肢体温度、肌张力及足背动脉搏动情况，观察肢体的颜色，可用 IABP 自带的超声波多普勒仪评价动脉的血流频谱。

预防：注意肢体的保暖，在血流动力学稳定的情况下，可每 2 小时进行翻身，置管侧肢体应保持功能位，抬高 15°，防止过度弯曲；若出现触发不良、循环波动引起的低反搏压，及时告知医生；避免选择 1∶3 反搏超过 8 小时和停搏超过 30 分钟，防止球囊处血栓的形成。

处理：若患者出现双下肢疼痛、麻木、苍白或水肿等缺血或坏死的表现，较轻者应使用无鞘的 IABP 球囊导管或插入 LABP 球囊导管后撤出血管鞘管；严重者应立即撤出 IABP 球囊导管。

2. 主动脉破裂

观察：患者突然发生持续性撕裂样胸痛、血压和脉搏不稳定，甚至休克等不同表现。

处理：一旦发生，应立即终止主动脉内球囊反搏，撤出 IABP 球囊导管。

3. 感染

观察：穿刺处局部有无发热、红、肿、化脓，严重者出现败血症，密切监测体温、进行实验室检查。

处理：严格无菌操作和预防性应用抗生素可控制其发生率。

4. 出血、血肿

观察：随时监测 IABP 置入穿刺处情况，准确评估并记录出血、血肿、肿胀、皮下瘀斑等情况。

处理：可压迫止血后加压包扎。

5. 气囊破裂而发生气栓塞

观察：气囊破裂时，反搏压进行性下降，氦气管道内发现血液。

处理：应通知医生紧急处理，立即停止反搏，更换气囊导管。

（六）健康宣教

在整个 IABP 治疗中，需要对患者进行个体化健康教育。

1. 术前向患者 / 家属解释 IABP 治疗的意义。
2. 告知患者 IABP 置管期间体位及活动的注意事项。
3. 帮助患者放松，焦虑者可遵医嘱给予镇静药。

重点·考点·笔记

PPT·循环支持技术（五六七八）

五、体外膜肺氧合技术

体外膜肺氧合（extracorporeal membrane oxygenation，ECMO）是一种通过机械装置对心脏功能或肺功能衰竭的患者，进行持续体外心肺功能支持的技术。ECMO 的原理是将静脉血引出体外，通过氧合器（即膜肺）进行气体交换转换为动脉血，再通过驱动泵提供动力，将动脉血回输体内。对严重心肺功能衰竭及罹患危及心肺功能的创伤、中毒、感染等患者，ECMO 能较长时间地全部或部分替代心肺功能，维持全身脏器的灌注，使心、肺得到休息，为心、肺功能恢复和病变的治愈争取时间。

知识链接

体外生命支持组织（Extracorporeal Life Support Organization，ELSO）指出，护士可以在接受专业 ECMO 培训后成为 ECMO 专家，并且在临床医生的指导和监督下管理 ECMO 管路，为 ECMO 患者提供需求护理。ELSO 要求参与 ECMO 监护的护士完成 3～4 年的护理课程，通过护士资格证考试，拥有至少 1 年 ICU 工作经历。ELSO 明确规定，护士具备以下条件才能获得资格认证：平时成绩记录单合格；完成理论课程、实践培训、动物实验室培训或情景模拟培训、床旁护理；通过书面考试和实践考试。

（一）基本结构

ECMO 的基本结构包括：血管内插管、连接管、动力泵（人工心脏）、氧合器（人工肺）、供氧管和监测系统。

（二）工作模式

ECMO 经股部或颈部血管置管，工作模式主要有静脉 - 静脉模式（VV-ECMO）和静脉 - 动脉模式（VA-ECMO）。VV-ECMO 为心脏功能良好的患者提供呼吸支持，并不提供心脏功能支持；VA-ECMO 能同时提供心脏功能支持和肺功能支持，同时完成心肺替代治疗。

（三）适应证

各种原因引起的急性严重心、肺功能衰竭，呼吸心跳骤停，急性呼吸窘迫综合征及心肺移植手术前后过渡期的替代支持。

（四）禁忌证

ECMO 需要进行血管穿刺置管和有效抗凝（防止血液在体外管道中凝结），不能用于头部外伤、颅内出血患者，以及恶性肿瘤晚期和脑死亡的患者。

（五）并发症

主要并发症有出血、血栓、感染、肝肾功能损害、远端肢体缺血坏死等。ECMO 最常见的并发症是出血，抗凝过度会引起插管处出血、颅内出血、消化道出血等。抗凝不足将在 ECMO 系统内形成血栓，造成包括脑组织在内的血管栓塞、肢体缺血等风险。血管穿刺等侵入性操作增加了感染的风险。缺血再灌注损伤、灌注不足、毒性代谢产物堆积等可导致肾功能不全。

（六）操作方法

1. 操作前准备

（1）用物准备：静脉或动脉置管包、ECMO 机及耗材（主要包括离心泵头、膜肺和管道等）、气源、全血凝固时间（activated clotting time，ACT）测定仪、血气监测仪、预充液、肝素等。

（2）患者准备：患者平卧，充分暴露穿刺部位，备皮；避开 ECMO 置管穿刺部位建立静脉通道，便于术中给药。

2. 操作步骤

（1）置管：选择 ECMO 支持模式、置管部位，执行动静脉切开或穿刺置管术，经 X 线确定后，缝合固定。

（2）ECMO 准备：连接安装氧合器、回流室、动脉微栓滤过器及管道等；配制预充液，预充排气，给予白蛋白及全血预充并闭环运转；连接空气及氧气管道，连接变温水箱，设置水温，开始水循环。

（3）ECMO 运行：连接 ECMO 系统和患者置管，调节初始泵速、气体流量等，开始运行 ECMO。

（4）ECMO 撤离：根据患者心肺功能恢复情况，逐步减少支持程度，直至完全撤离。ECMO 撤离后将体外管道内的血液经自体血回输装置回输。动脉置管处行动脉缝合术；静脉置管可直接拔管或行血管修补术，拔管后按压至少半小时，再用沙袋压迫 4 ～ 6 小时。观察穿刺点局部有无出血。可给予鱼精蛋白中和患者体内肝素，使 ACT 恢复正常水平。

（七）监测和护理

1. 重点指标监测

（1）心电图：及时发现并处理心律失常。

（2）平均动脉压：是反映机体主要脏器和组织血液供应的一个重要指标，应保持 50 ～ 70mmHg。

（3）中心静脉压：应维持在 5 ～ 12cmH$_2$O。

（4）血氧饱和度维持在 96% ～ 100%。

（5）ACT：定时监测 ACT，通常维持在 120 ～ 200 秒。

（6）出入量：其中尿量是反映心功能及肾功能的重要指标。

（7）体温：调节变温水箱温度，并配合变温毯等措施将患者体温控制在 35 ～ 37℃，避免温度过高引起机体耗氧量增加，或温度太低影响机体的凝血机制并造成血流动力学紊乱。

2. 护理

（1）一般护理：做好 ECMO 治疗期间卧床患者的加强基础护理。注意皮肤护理，避免压力性损伤。

（2）并发症的观察和护理：观察患者口腔、鼻腔等是否有出血；密切观察手术创面、引流及各管道插管处的出血状况；观察切口及敷料、体温变化等，判断有无感染的发生，严格无菌操作；密切观察插管侧肢体颜色、温度，观察足背动脉搏动情况，发现肢体发绀发凉、足背动脉未触及时应及时通知医生给予处理；可做多普勒超声探查，检查是否有血栓形成。

（3）营养支持的护理：静脉营养应尽量避免输注脂肪乳，因脂肪乳会破坏膜肺中空纤维。随着患者循环呼吸功能的恢复，要尽早开始肠内营养。

（4）管道护理:应保证 ECMO 的密闭性，避免进气。妥善固定管道，避免发生管道牵拉、移位、打折、渗漏和脱落等情况。发现仪器故障等异常及时通知医生处理。

（5）心理护理：患者可出现焦虑、恐惧、抑郁等症状，要营造平和的环境；通过讲解疾病知识、延长家属陪伴时间、适当应用镇静药等方法，改善患者的心理状态。

六、微泵、输液泵的使用

（一）微泵的使用

微泵是指微量推注泵，俗称注射泵（图 11-69、图 11-70），是由微型计算机控制，电机通过减速器带动泵内丝杆缓慢匀速转动，使注射器后支架在丝杆匀速转动时，实现匀速直线运动，推动注射器内活塞向前推注药液，实现匀速微量注射药液。

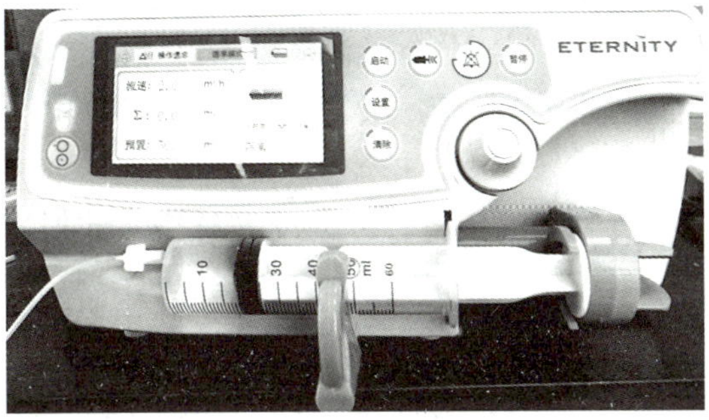

图 11-69　单道微量注射泵

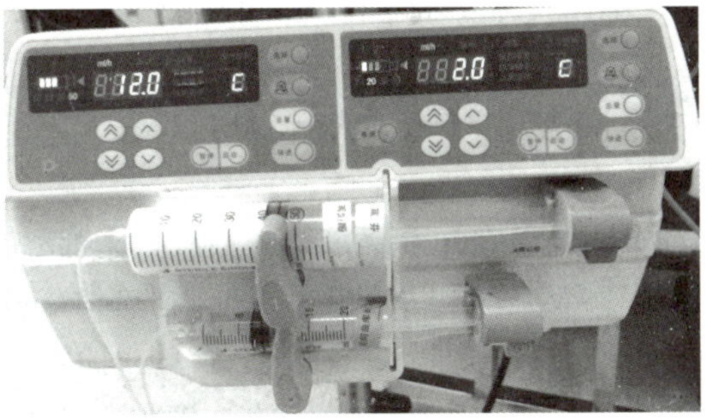

图 11-70　双道微量注射泵

1. 基本结构

（1）泵：推动注射器内活塞向前推注液体。

（2）数据显示窗：显示注射药液过程中各种工作状态等。

（3）数据输入键：设定在单位时间内注入患者体内药量的数字键。

（4）功能键：查看输入多少液体容积，报警声消除和启动、停止功能。

（5）注射器安全支架：固定充满药液的注射器。

2. 操作前准备

（1）评估患者静脉注射部位的皮肤及血管情况，向患者说明使用微泵的目的，取得患者配合。

（2）洗手、戴口罩，准备物品。核对医嘱，根据不同药物选择注射器并吸取药液，连接延长管并排尽空气（注射器规格有 20ml、30ml 和 50ml，注射器和延长管有普通、避光和化疗药 3 种）。

3. 操作步骤

（1）携用物至患者床旁，核对患者。协助患者取舒适卧位。

（2）稳妥放置并固定注射泵，插上外接电源，接通交流电源，在无交流电源情况下由内置电池供电。

（3）再次检查注射器无气泡后，拉开注射泵推动装置，放注射器于注射泵的固定槽中。使用固定杆和推动装置锁定注射器。

（4）打开注射泵电源开关，待注射泵自检完毕，自动识别注射器，按注射器确认键，确认注射器型号和规格。遵医嘱按数字键选定注射器给药量和给药速度。试运行，检验运行正常。

（5）用手消毒剂消毒双手，静脉穿刺成功后连接延长管，按启动键开始泵入液体。告知患者注射泵报警时要呼叫护士及时处理，不要随意搬动注射泵。做好观察和记录。

（6）注射完毕，报警响，停止用药时撤离微量泵，继续用药应重新设置。

4. 注意事项　正确设置泵入速度，避免设定错误延误治疗；随时查看注射泵工作状态，及时排除报警和故障；观察静脉穿刺部位有无液体外渗等异常，发现问题及时处理；更换注射器，要重新设置参数；注射器及延长管一般每24小时更换1次。

5. 维护保养

（1）清洁消毒：使用后及时清洁消毒，以防交叉感染。注射泵外壳用微湿干净软布擦拭，用75%乙醇擦拭外壳。

（2）日常管理：每周1次对微泵进行开机检查，检测泵性能。不使用时存放在阴凉干燥处，避免剧烈震动、阳光直射或紫外线照射。专人管理，建立使用登记、定期检查、保养维修制度。

（3）维护保养：首次使用前，或长时间不使用再次使用前，要将微泵与交流电源连接，使内置电池充电至少12小时。长期不用时，内部蓄电池至少每月1次充放电；电池充电后工作时间缩短，应及时更换新电池；微泵出现故障及时报修。

（二）输液泵的使用

输液泵的蠕动排以波动方式连续挤压充满液体的输液管，推动管内液体向下流动，传送带动得越快，液体被挤出越多，反之越少，因此，可准确控制输液泵流量。其主要用于准确控制单位时间内液体静脉输注的量和速度，并通过控制单位时间内输入的液体容量，达到使药物速度均匀、用量准确并安全注入患者体内的目的。并且输注速度不受液面高度和患者体位变化影响，完成超低速至高速输液。

1. 基本结构　由微机系统、泵装置、检测装置、报警装置和输入显示装置5个部分组成（图11-71）。

2. 基本功能　弥补传统输液的缺陷和不足，保证精确的输液速度，有报警安全装置，显示液体的入量、输液速度，提高护士工作效率，减轻护士工作量。

3. 操作前准备

（1）洗手、戴口罩，准备用物。核对医嘱，准备药液。检查输液泵专用输液器，检查输液泵的功能。

（2）评估患者静脉穿刺部位的皮肤及血管情况，向患者简要讲解输液泵应用的目的和意义，取得患者配合。

4. 操作步骤

（1）携用物至患者床旁，核对患者。协助患者取舒适卧位。

（2）将配好药的液体挂在输液架上，排气。

（3）将输液泵固定在输液架上，插上外接电源。打开泵门，将输液器的泵管装入输液泵的管道槽内固定，关闭泵门（图11-72）。

（4）在输液泵显示装置上设置输液总量和输液速度，再次检查输液管道有无气体。必要时用输液泵的排气功能再次排气。试运行，检验运行正常。

（5）用手消毒剂消毒双手，进行静脉穿刺，按启动键开始静脉输液。告知患者输液泵报警时要呼叫护士及时处理。做好观察和记录。

（6）输液完毕，报警响，停止输液时撤离输液泵，按停止键停止，按下门锁，开启泵门，由下至上摘除输液泵管，按开关键关闭输液泵。如继续用药应重新设置。

5. 注意事项　正确设置泵入速度，避免设定错误延误治疗；随时查看输液泵工作状态，及时排除报警和故障；观察静脉穿刺部位有无液体外渗等异常，发现异常及时处理；更换液体，要重新设置参数；输液器一般每24小时更换1次。

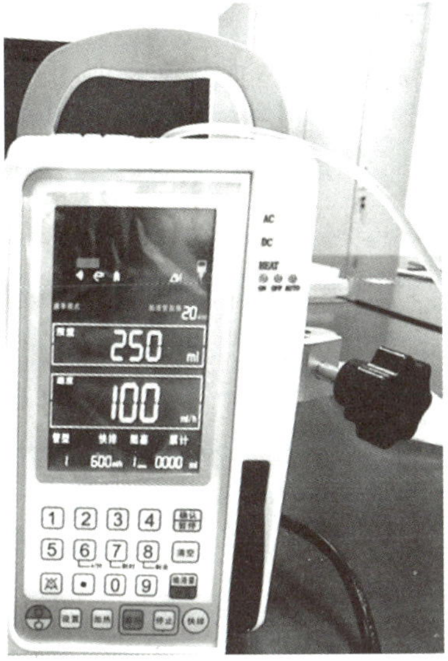

图 11-71　输液泵

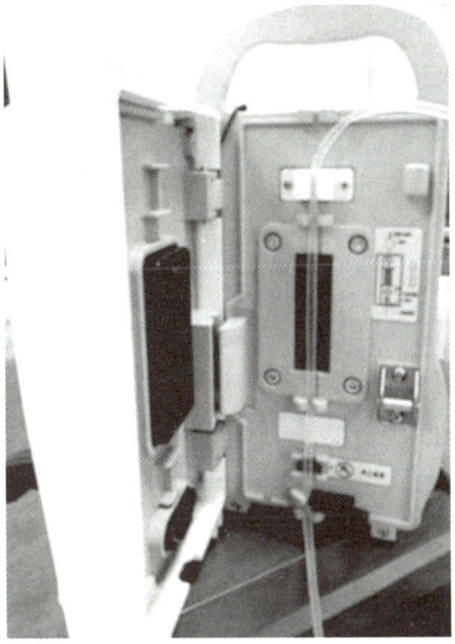

图 11-72　输液泵管安装

6. 输液泵的维护与保养

(1) 清洁消毒：使用后及时清洁消毒，以防交叉感染。输液泵外壳用微湿干净软布擦拭，用 75% 乙醇擦拭仪器外壳。滴速传感器用无水乙醇清洁。

(2) 日常管理：每周 1 次对输液泵进行开机检查，检测输液泵性能。避免液体渗入泵内；输液泵不使用时，存放于阴凉干燥处，避免剧烈震动、阳光直射或紫外线照射。专人管理，建立使用登记、定期检查、保养维修制度。

(3) 维护保养：首次使用前，或长时间不使用再次使用前，要将输液泵与交流电源连接，使内置电池充电至少 12 小时。长期不用时，内部蓄电池至少每月 1 次充放电；电池充电后工作时间缩短，应及时更换新电池；输液泵出现故障及时报修。

七、多功能床边监护仪的应用

多功能床边监护仪是最常用的监护设备，可动态监测心电图波形、心率、呼吸、血压、体温、血氧饱和度（SpO_2）等重要参数，具有实时显示、设置报警、图像冻结、储存分析等功能（图 11-73、图 11-74）。在监护过程中可对心率、血压、呼吸等指标设置报警上、下限，当心率或血压异常时可及时发现报警，并可冻结图像进行分析，也可回看储存的数据，把握病程动态发展。

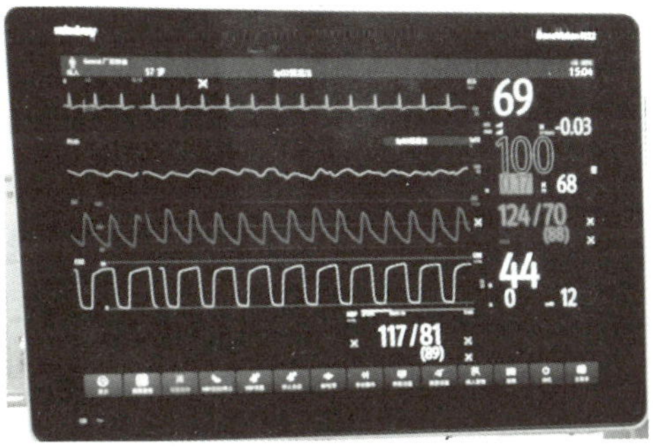

图 11-73　多功能监护仪（1）

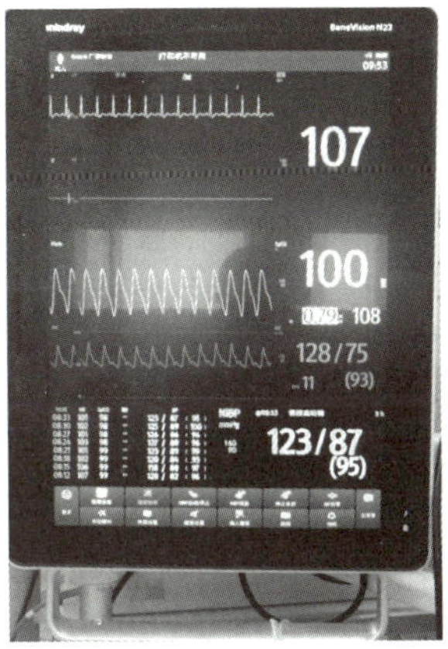

图 11-74　多功能监护仪（2）

重点·考点·笔记

（一）适应证

凡是需要进行持续监测心率、心律、体温、呼吸、血压、血氧饱和度的患者。

（二）禁忌证

没有绝对禁忌证。

（三）操作方法

1. 用物准备　使用时先接通监护仪电源，并打开电源开关，开机自检，检查监护仪的功能及导线连接是否正确。准备电极片、生理盐水棉球和纱布等。

2. 评估患者　评估患者病情、意识状态、皮肤情况、指甲情况、有无过敏史、有无起搏器；评估患者周围环境、光照情况及有无电磁波干扰。重点检查患者胸前皮肤有无破损或出血点，指甲和甲床是否适合放置脉搏血氧饱和度传感器。

3. 操作步骤

（1）患者取平卧位或半卧位，向患者耐心解释监护的目的和重要性，取得患者配合，打消其顾虑。清洁要贴电极片处的胸腹部皮肤。

（2）心电监测

1）正确放置电极片：将电极片与监护仪导联线相连后，按照监护仪导联线上标识出来的电极贴放位置，正确地将电极片紧贴于患者胸腹部。注意：应避开伤口和需要除颤的部位。

2）电极的连接：包括三导联连接法和五导联连接法。①三导联连接法：右臂电极（RA）安放在右锁骨下 1 ～ 2 肋间；左臂电极（LA）安放在左锁骨下 1 ～ 2 肋间；左腿电极（LL）安放在左锁骨中线外剑突下左下腹。②五导联连接法：右臂电极（RA）安放在右锁骨下 1 ～ 2 肋间；左臂电极（LA）安放在左锁骨下 1 ～ 2 肋间；右腿电极（RL）安放在右锁骨中线剑突水平处；左腿电极（LL）安放在左锁骨中线 6、7 肋间；胸部电极（C）安放在胸骨左缘第四肋间。

3）观察心电图：选择波形清晰的导联，一般选择Ⅱ导联。设置心率报警界限：一般心率报警上限为 110 次 / 分，报警下限为 50 次 / 分。

（3）SpO_2 监测：将脉搏氧饱和度传感器一端与多功能床旁监护仪连接，另一端夹在患者的手指上，感应区对准甲床，观察其波形变化，并根据病情设置波幅及报警界限，经皮 SpO_2 报警一般上限设 100%，报警下限为 96%。

（4）无创血压监测：将袖带缠在患者肘上 2 指处，松紧度以能够插入 1 指为宜，感应位置在肘前肱动脉处，按血压测量键，根据病情或遵医嘱设定间隔时间和血压报警界限。

（5）安置患者于舒适体位，告知注意事项，放呼叫器于易取处，整理床单位。

（6）在护理记录单上记录心率、SpO_2、呼吸、血压等。

（四）护理要点

1. 密切观察心电图波形，必要时记录，能够及时处理干扰和电极脱落。

2. 每日应检查电极片安放位置的皮肤，若出现皮肤过敏现象，需要改变安放位置；电极片松脱应及时更换；对躁动不安的患者，应妥善固定好电极片和导线。

3. 对长时间连续监测血氧饱和度的患者，应每 2 小时检查监测部位的皮肤和末梢循环情况，注意变换探头放置部位。

4. 血压计的袖带应合适，袖带的长度和宽度应符合标准。不能在静脉输液或插有导管的肢体进行血压测量。

5. 根据患者病情，正确选择无创血压的测量模式；设置自动模式间隔测量时间，必要时手动模式测量。开启自动模式之前手动测量 1 次。

6. 正确设定报警界限，监护过程中不可关闭报警声音。出现报警，及时查明原因并处理或报告医生。

7. 停止监护时，应先断开电源，再取下电极片，并用纱布或棉球清洁患者贴电极片处皮肤，最后清洁消毒监护仪机壳和各导联线，并将各导联线顺势盘绕，妥善固定。

八、动静脉穿刺置管技术

（一）动脉穿刺置管术

动脉穿刺置管术（arterial puncture tube insertion）指经皮穿刺动脉并留置导管在动脉（如桡动脉、肱动脉）腔内，经此通路进行治疗或监测的方法。

1. 适应证

（1）危重患者需要监测有创动脉血压者，如休克、心脏等大手术、正在使用血管活性药物等患者。

（2）需要反复采集动脉血进行血气分析监测者。

（3）经动脉进行某些检查或治疗，如选择性动脉造影、心血管疾病的介入治疗及经动脉注射抗癌药物行区域性化疗等。

2. 禁忌证

（1）凝血功能障碍，有出血倾向者。

（2）穿刺部位感染者。

（3）穿刺处血管闭塞或严重病变者。

（4）脉管炎患者。

3. 术前准备

（1）用物准备：动脉穿刺置管包、皮肤消毒用物、无菌手套、肝素注射液、利多卡因、三通管、延长管、持续冲洗装置及其他用物。

（2）患者准备：评估患者置管部位的皮肤、血管情况，选择置管动脉。患者仰卧位，手臂外展，腕部背曲。最常用的穿刺动脉为桡动脉，桡动脉穿刺点位于肱桡肌腱和桡侧腕屈肌腱之间，从腕部到远端桡骨头 2cm 处。桡动脉位置表浅，便于穿刺和固定，并有良好的侧支循环，是首选插管动脉。股动脉是全身最大的表浅动脉，在周围动脉搏动消失时，是唯一能触及、可行的插管动脉。股动脉穿刺点定位由髂前上棘至耻骨联合连一直线，在腹股沟韧带水平的中点稍下方可触及股动脉的搏动，最明显处即为穿刺点。

4. 操作方法

（1）备齐用物，携至患者床旁，解释操作目的、方法和注意事项，洗手。

（2）穿刺置管

1）桡动脉穿刺置管术：患者仰卧位，手臂外展，掌心向上，腕部背屈，腕横纹上方 1 ～ 2cm 动脉搏动处为穿刺点。

2）股动脉穿刺置管术：患者平卧位，下肢伸直，轻度外展。腹股沟韧带中点下方 1 ～ 2cm 动脉搏动处为穿刺点。

（3）适当固定穿刺部位，铺治疗巾，以穿刺点为中心常规消毒皮肤，直径≥20cm。穿无菌手术衣，戴无菌手套，铺洞巾，遵守最大无菌屏障原则。

（4）用肝素盐水检查动脉导管是否完好，排气备用。穿刺者手持动脉置管套针，桡动脉穿刺将穿刺针与皮肤呈 15° ～ 30° 穿刺，股动脉穿刺时针头与皮肤成 45°，见回血后将穿刺针尾压低至 10°，向前推动穿刺针 1 ～ 2mm，使穿刺针尖完全进入动脉管腔，然后将套管送入动脉，退出针芯，接上测压连接管。用无菌敷料固定导管并做好记录和标识

（图 11-75）。必要时可在穿刺前行穿刺点局部麻醉。对婴幼儿、危重症、高龄等特殊患者，可采用超声引导下动脉穿刺置管。

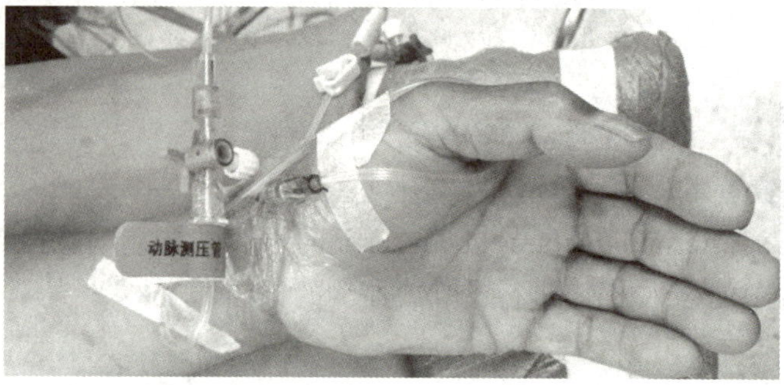

图 11-75 桡动脉穿刺置管

5. 置管后的观察和护理

（1）严格执行无菌技术操作，加强导管穿刺处及周围皮肤的护理，保持干燥、无菌。如有污染应及时更换敷料。在更换敷料时，观察伤口有无红、肿、热、痛等炎症反应，有无出血倾向。

（2）加强监测，定时测量体温，遵医嘱复查血常规。如患者出现高热、寒战，应及时查明原因，必要时做创面分泌物检查和血培养，及时发现导管相关性血流感染。

（3）稀释肝素液持续冲洗导管，以维护导管通畅和预防血栓形成。管道内如有血块堵塞时应及时处理，切勿将血块推入，以防发生血栓栓塞。

（4）保持测压管道通畅，妥善固定套管针、延长管，防止导管受压或扭曲。

（5）加强置管侧肢体的观察与护理：严密观察置管侧肢体温度、皮肤颜色、肢体感觉及有无局部肿胀和疼痛等情况。

（6）每天评估导管留置的必要性，保证测压管道系统无菌，各个接头连接紧密，每次测压及抽取血标本后应立即用肝素盐水进行冲洗，预防血栓形成和导管相关性感染等并发症的发生。

（7）测压前行“零点”校正。

6. 拔管的护理　治疗完毕拔出导管后，立即用无菌纱布压迫穿刺处至少 5 分钟以上，以防出血。出血较多者，需要加压包扎，直至完全止血，以减少血肿的形成。

（二）深静脉穿刺置管术

深静脉穿刺置管术根据置管形式的不同分为三种：中心静脉导管（central venous catheter，CVC）置入术、经外周静脉穿刺的中心静脉导管（peripherally inserted central venous catheter，PICC）置管术和完全植入式静脉输液港（totally implantable venous access port，TIVAP）。深静脉穿刺置管是可以留置的中心静脉输液装置，可减少穿刺血管次数。CVC 常用于危重患者的抢救用药通路和中心静脉压的监测。PICC 常应用于需要多次输注化疗药物的肿瘤患者，或需要长期静脉营养支持的患者。

中心静脉导管（CVC）置入术是指经深静脉（锁骨下静脉、颈内静脉、股静脉等）穿刺置管，导管尖端位于上腔静脉或下腔静脉腔内。经外周静脉穿刺的中心静脉导管（PICC）置管术是指经上肢的静脉（贵要静脉、肘正中静脉、头静脉等）穿刺置管，导管尖端位于上腔静脉或下腔静脉的一种方法。临床常用的 TIVAP 置管方法，主要分为穿刺置管和切开置管。常见的 TIVAP 静脉穿刺置管可通过颈内静脉、锁骨下静脉、头臂静脉、腋静脉、股静脉、肋间静脉等入路。TIVAP 静脉切开置管方法采取直视下游离静脉，远心端结扎，近心端置入导管并结扎固定，可选择的静脉有头静脉、颈外静脉等。这里仅介绍中心静脉导管（CVC）置入术和经外周静脉穿刺的中心静脉导管（PICC）置管术。

1. 中心静脉导管（CVC）置入术

（1）适应证：需要监测中心静脉压的患者；药物治疗（刺激性、高渗性或强酸、强碱药物）；胃肠外营养支持患者；外周静脉穿刺困难但急须快速静脉输液、输血抢救的患者；心导管检查，安装心脏起搏器，进行血液透析、滤过或血浆置换等特殊用途。

（2）禁忌证：凝血功能障碍或有腔静脉系统血栓形成的患者；穿刺部位有感染、放射治疗史、血管外科手术史（要选择其他穿刺部位）；胸廓畸形或有严重肺部疾病如肺气肿等，禁忌行锁骨下静脉穿刺。

（3）术前准备

1）用物准备：皮肤消毒用品、深静脉穿刺包、静脉导管套件（内含穿刺套管针：扩张管、导丝、静脉导管）、局部麻醉药品、肝素生理盐水、10ml 注射器、5ml 或 1ml 注射器、肝素帽（正压接头或无针接头）1 ～ 2 个。准备好除颤仪及其他急救物品和药品。

2）患者准备：清洁皮肤，更换清洁衣裤；排尿、排便；检查患者的出、凝血功能，向清醒患者做好解释取得配合，适当镇静。

（4）操作方法

1）操作前：检查与核对医嘱及患者身份，查看相关化验报告，确认已签署置管知情同意书。备齐用物，携至患者床旁，解释操作目的、方法和注意事项，洗手。

2）选择静脉穿刺

a. 锁骨下静脉穿刺：首选右锁骨下静脉。协助患者仰卧位，尽量头低 15°，或肩颈下垫一软枕，头转向穿刺对侧。以穿刺点为中心消毒皮肤，直径≥20cm，采用最大无菌屏障原则，执行静脉穿刺置管任务清单。术者穿无菌手术衣、戴无菌手套，铺无菌单。检查导管完整性，用肝素生理盐水冲洗各腔检查通透性并封闭。确定穿刺点，局部浸润麻醉穿刺点周围皮肤及深部组织。锁骨下进路穿刺：取锁骨中内 1/3 交界处，锁骨下方 1cm 处穿刺；锁骨上进路穿刺：取胸锁乳突肌锁骨头外侧缘，锁骨上方 1cm 穿刺。右手持针，保持穿刺针体与额平面平行，左手示指放在胸骨上凹处定向，穿刺针进入皮肤后保持负压，针尖指向内侧稍上方，确定穿刺针触及锁骨骨膜后，保持穿刺针紧贴在锁骨后，对准胸骨柄上切迹进针，直至回抽出静脉血，一般进针深度为 3 ～ 5cm。

b. 颈内静脉穿刺：首选右颈内静脉。协助患者头低 15° ～ 30° 仰卧位，或肩颈下垫一软枕，暴露颈部，头转向穿刺对侧。颈部皮肤消毒，术者穿无菌手术衣、戴无菌手套，铺无菌单。检查导管完整性，用肝素生理盐水冲洗各腔检查通透性并封闭。确定穿刺点，局部浸润麻醉穿刺点周围皮肤及深部组织。中路进路：取胸锁乳突肌三角的顶端（距锁骨上缘 2 ～ 3 横指）处穿刺；前路进路：取胸锁乳突肌前缘中点（距中线约 3cm）穿刺；后路进路：取胸锁乳突肌外缘中、下 1/3 交界处穿刺。右手持针，穿刺方向与矢状面平行，与冠状面呈 30°，向下向后及稍向外进针，指向胸锁关节的下后方，边进针边抽吸，见有明显的静脉回血，表明进入颈内静脉。

c. 股静脉穿刺：协助患者仰卧位，下肢轻度外展，膝盖稍弯曲。腹股沟韧带上、下部皮肤消毒，术者穿无菌手术衣及戴手套，铺无菌单。检查导管完好性，注入肝素生理盐水检查各腔通透性并封闭。穿刺点定位在腹股沟韧带中点下方 2 ～ 3cm，股动脉搏动的内侧 0.5 ～ 1cm。确定穿刺点后，局部浸润麻醉腹股沟下股动脉搏动内侧皮肤及深部组织，可用麻醉针试穿刺，确定穿刺方向及深度。穿刺针体与皮肤呈 30° ～ 45° 进针，穿刺方向与股动脉平行，进入皮肤后穿刺针保持负压，直至回抽出静脉血。

3）置管：见静脉回血后，左手固定穿刺针，右手取导丝，自穿刺针后插入导丝，拔出穿刺针，用尖刀切一小口，必要时扩张管扩张，取准备好的静脉导管在导丝引导下插入静脉，一般置入深度 12 ～ 15cm，取出导丝。

4）检查、固定：抽回血，确认导管位于静脉内，缝合 2 针固定导管。行脉冲式冲管后封管，以无菌透明敷料覆盖并固定（图 11-76）。

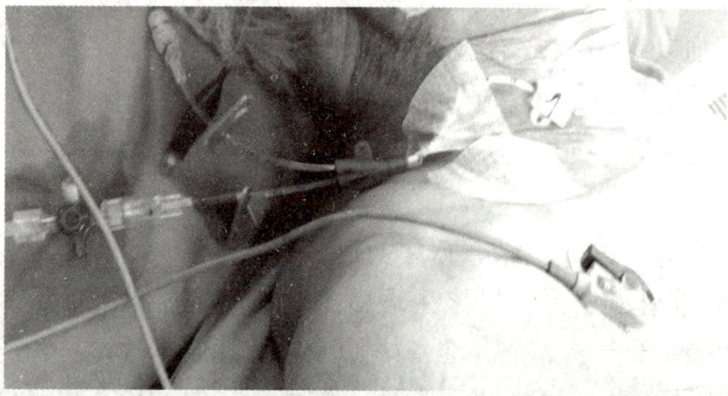

图 11-76　颈内静脉穿刺置管

5）置管后处理：贴导管标签，注明穿刺时间和透明敷料固定时间、导管置入长度。整理用物，垃圾分类处理。

（5）中心静脉穿刺置管术并发症的观察和护理：在进行中心静脉穿刺置管过程中，穿刺者要熟悉穿刺静脉的解剖结构，严格无菌操作流程，减少穿刺部位的出血，避免穿刺点感染。尤其注意在穿刺置管过程中避免空气栓塞、气胸、血胸、神经损伤等并发症的发生。穿刺时若误入动脉，应加强局部压迫止血，防止穿刺处出血和血肿的发生。

（6）深静脉置管常见的并发症与护理

1）血气胸：穿刺置管时穿破胸膜或误伤肺所致，常发生于锁骨下静脉穿刺置管时。一般胸腔内积血、积气少的患者多无明显不适，但积血、积气较多时，患者可出现胸闷、呼吸困难、休克症状，应及时通知医生处理。在穿刺置管过程中要密切注意观察患者的呼吸情况。

2）出血和血肿：为穿破血管所致，要避免同一部位反复穿刺。常发生于颈内静脉穿刺置管、凝血功能差或肝素化后的患者。出现局部出血、血肿，应立即停止操作，局部加压止血。严重者患者会出现血压下降、呼吸困难等失血症状，应立即配合医生止血、控制血压、改善呼吸困难情况，快速补充血容量。

3）空气栓塞：一般极少量空气进入静脉，患者可无症状，但大量空气进入静脉，可导致患者心搏停止。穿刺时应取头低位，避免深呼吸和咳嗽。置管时应尽可能不使中心静脉与空气相通。发现异常及时处理。

4）中心静脉穿孔或心包压塞：为少见的致命性并发症。其发生原因有：①导管太硬插入过深。②穿刺导管被针尖切割而损坏，边缘锐利，穿刺送管时戳伤中心静脉或右心房。③心脏原有病变，腔壁变薄。一旦出现心脏穿孔，患者表现为胸部和上腹部疼痛、呼吸困难、心动过速、低血压等症状，应立即通知医生处理。

2. PICC 置管术　PICC 置管是由具备 PICC 置管资质的专科护士经外周静脉（贵要静脉、肘正中静脉、头静脉）穿刺，其导管尖端位于上腔静脉的末端，靠近上腔静脉与右心房入口处的深静脉置管术。用于为患者提供中期至长期的静脉治疗（5 天至 1 年）。与 CVC 置入术相比，操作简便，留置时间较长，其感染的发生率较低且无危及生命的并发症，在肿瘤化疗、刺激性药物输注、静脉营养治疗及长期静脉输液中得到了广泛的应用。

知识链接

美国 PICC 专科护士又称血管通路专家，其负责置入和护理 PICC。在美国，权威的 PICC 专科护士认证机构有血管通路认证组织（Vascular Access Certification Corporation，VACC）和静脉治疗护士资格认证组织（Infusion Nurses Certification Corporation，INCC）。美国 PICC 专科护士是高层次的静脉治疗专科护士，除取得 INCC 和（或）VACC 的资格认证外，还需要在 INCC 和或 VACC 的监督下完成《输液治疗护理实践标准》中 PICC 置管与维护的培训内容。1999 年，中华护理学会在全国成立静脉治疗护理委员会，推广输液相关护理的技术、方法和理论。随着 PICC 临床应用的普及，学会开设了 PICC 专科护士培训班，授予培训合格成员学会认证证书。

（1）置管目的：建立中长期安全静脉通道，保护外周静脉，预防化学性静脉炎和药物渗漏性损伤，减少患者反复静脉穿刺的痛苦，减少置管后并发症的发生。

（2）适应证

1）外周静脉不好，难以继续维持静脉输液的患者。

2）输入对外周静脉刺激性较大的药物（如化疗药物、大剂量补钾、TPN 等）。

3）长期需要间歇静脉给药治疗，每个疗程在 1 周以上的患者。

4）需要反复输入血液制品（如全血、血小板等）。

5）某些早产儿或极低体重儿的静脉用药。

（3）禁忌证

1）绝对禁忌证：上腔静脉综合征（上腔静脉完全阻塞）；确诊或疑似导管相关性血流感染，菌血症或脓毒血症；感染性心内膜炎；确诊或疑似对导管材质过敏。

2）相对禁忌证：严重的出凝血功能异常；乳腺癌患侧肢体；置管部位拟行放疗；血栓栓塞史；安装起搏器；拄拐杖；置管部位或全身皮肤感染；血液透析。

（4）置管部位：贵要静脉直、粗，静脉瓣较少；且当手臂与躯干垂直时，经腋静脉，锁骨下、无名静脉，直达上腔静脉，为最直和最直接的途径，作为穿刺首选部位。肘正中静脉虽然粗、直，但个体差异较大，静脉瓣较多，次选肘正中静脉。第三选择头静脉。头静脉前粗后细，且高低起伏，在锁骨下方汇入腋静脉。进入腋静脉处有较大角度，可能有分支与颈静脉或锁骨下静脉相连，引起推进导管困难，使患者的手臂与躯干垂直将有助于导管推入。PICC 易反折进入腋静脉或颈静脉。

（5）置管技术分类

1）传统置管技术（盲插）：指以肘部静脉（贵要静脉、肘正中静脉、头静脉）为穿刺点，穿刺成功后将 PICC 缓慢送入上腔静脉，通过 X 线确定导管尖端位置。穿刺鞘中间为穿刺针，外套置管鞘，结构类似套管针。直接由肘窝处穿刺，操作简单、方便、省时，但必须选择非常大的血管，穿刺成功率低。外露导管固定与肘窝影响患者活动，并发症较多。

2）改良塞丁格置管技术（盲塞）：是以一个相对较细的穿刺针插入静脉，送入导丝，局部麻醉扩皮后，将扩张器及导入鞘顺导丝送入血管内，然后撤出导丝及扩张器，沿导入鞘送入导管，直至上腔静脉，最后以 X 线确定导管尖端位置。操作过程较直接，穿刺法较复杂费时，成功率高，血管较细仍可尝试放置。

3）B 超引导下的改良塞丁格技术：穿刺针中间为空心，导引导丝可以通过，穿刺针尖带有金属涂层或经过磨削技术制造，在 B 超下可以显影，经可撕裂型带扩张器的置管鞘送管。

重点·考点·笔记

肘上置管，不影响活动；提高穿刺成功率，解决了血管条件差患者的难题，并发症少。

（6）置管前准备

1）用物准备：速干手消毒液、PICC 穿刺包、一次性治疗巾、止血带、记号笔、皮尺、皮肤消毒剂、无菌手套 2 副、注射器（10ml、1ml）、肝素钠、无菌胶带、弹力绷带、微插管鞘套件、PICC、输液接头、透明敷料（纱布）、2% 利多卡因、无菌生理盐水、利器盒、PICC 维护手册。

2）患者准备：向患者说明置管的目的和意义，签署 PICC 置管知情同意书，取得患者的同意和配合。评估患者血管情况，检查患者出凝血指标，选择穿刺部位，做好标记。

（7）传统置管技术步骤

1）护士洗手，戴口罩。携用物至患者床旁，核对患者。协助患者取仰卧位，测量导管置入长度。测量前协助患者侧举手臂呈 90°，测量从穿刺点开始到同侧锁骨头，再垂直向下到同侧胸骨缘第三肋间隙结束。成年人测量肘上 10cm 臂围，儿童测量肘上 6cm 臂围。

2）在手臂下方铺无菌治疗巾，并放置止血带。

3）穿刺者戴无菌手套，进行手臂皮肤消毒。穿刺部位皮肤用 75% 乙醇消毒 3 遍，再用碘伏消毒 3 遍。消毒范围以穿刺点为中心，上下各不小于 10cm（即上下直径不小于 20cm），左右至臂缘，整臂消毒。

4）采用最大无菌屏障建立无菌区。PICC 置管护士穿无菌衣，更换无菌手套，冲洗手套。铺治疗巾、孔巾覆盖患者，暴露穿刺点。

5）助手协助检查并开启 PICC 穿刺包，用无菌生理盐水冲洗导管，观察导管的完整性。预冲延长管、穿刺针、连接器、正压接头等专用物品，并将其浸泡在生理盐水中。

6）嘱助手在穿刺点上方 10cm 处扎止血带，嘱患者握拳。操作者用穿刺针穿刺静脉，进针角度为 15° ～ 30°，边推进穿刺针边抽回血，见回血后减小进针角度，继续推进 1 ～ 2mm，固定针芯，向前推送导入鞘，轻压导入鞘上端，松开止血带，同时退穿刺针芯（图 11-77、图 11-78）。

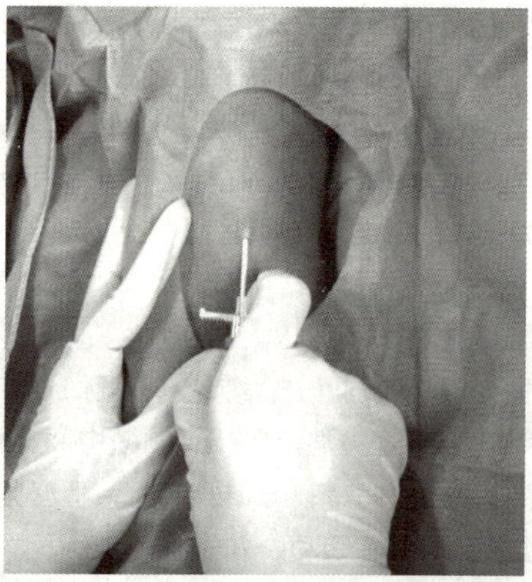

图 11-77　PICC 穿刺

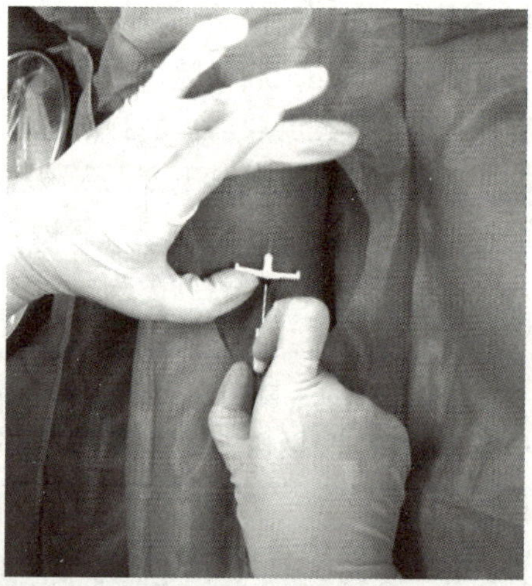

图 11-78　退穿刺针芯

7）从外套管内置入 PICC，将导管轻柔、匀速、缓慢送入，每次送入长度不得超过 2cm，送入 10 ～ 15cm 时，退出导入鞘并撕裂（图 11-79）。将导管送入 30cm 时，嘱患者头偏向穿刺侧向锁骨下压，以免导管误穿入颈内静脉。当导管置入至预定长度时，在导管尾部接注射器并回抽血液，以观察导管的通畅情况，确认导管通畅后压迫套管远端静脉，退出套管并去除，将导管与导丝的金属柄分离，取出导丝。清洁导管上血迹，修剪导管长度，导管体外留 6cm，以无菌剪刀垂直剪断导管。先将减压套筒套到导管上，再将导管连接到连接器翼行部分的金属柄上。用生理盐水 20ml 脉冲式冲管，安装正压接头正压封管。

8）用透明敷贴覆盖穿刺部位，再盖上无菌敷料，必要时用弹力绷带包扎（图 11-80）。安置导管固定锁，将导管的体外部分呈“S”（U、L）形弯放置固定，防止导管移动，减少导管脱出的风险。用输液贴记录穿刺日期、外露刻度、操作者。禁止在导管上贴胶布，此举将危及导管强度和导管完整性。

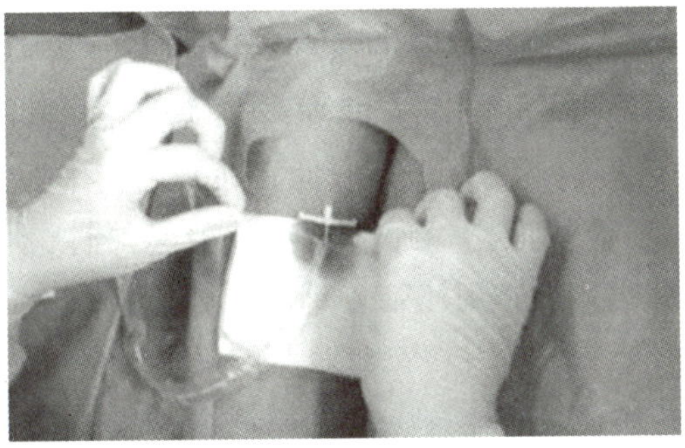

图 11-79　PICC 置管

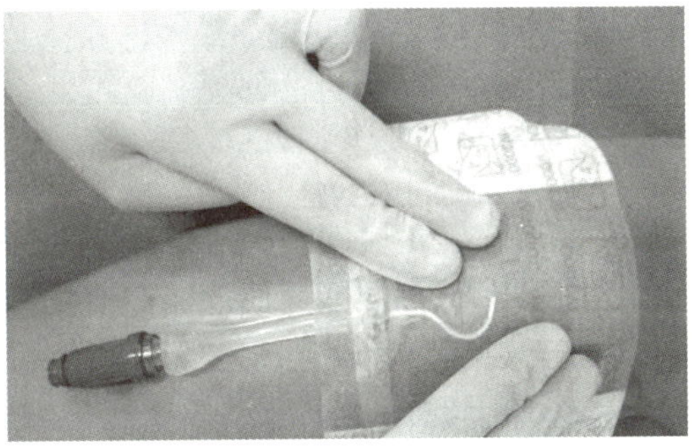

图 11-80　PICC 固定

9）脱手套、手术衣，整理用物，垃圾分类处理，洗手。向患者及家属交代置管侧手臂不能过度活动、过度弯曲和提重物。记录 PICC 穿刺记录单和维护记录单。

10）X 线摄片确定导管尖端位置，在上腔静脉中下 1/3 处（图 11-81）。

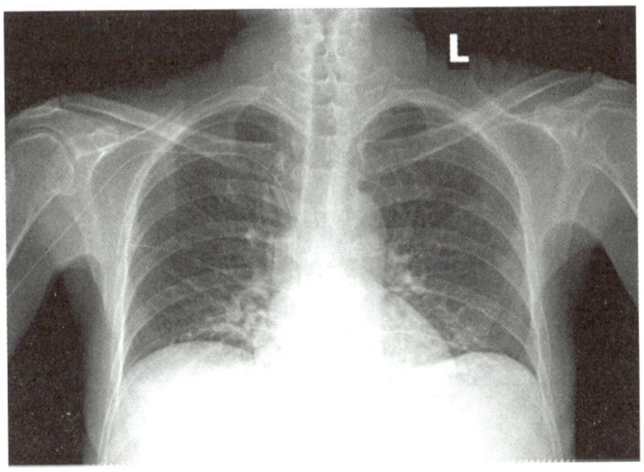

图 11-81　PICC 导管尖端位于第 6 胸椎

（8）置管时的注意事项：做好解释工作，帮助患者放松，紧张和激动会使血管收缩；保持置管位置低于心脏；遇到阻力不能强行推进导丝；根据静脉的粗细选择 PICC，在输液流速允许的情况下，应尽量选择最小型号最少管腔的 PICC 穿刺为佳。较粗的导管可增加静脉炎或血管阻塞的可能。置管过程中观察患者的全身反应，导管尖端进入右心房可能引起心律失常、心肌损伤、心包填塞。严格无菌操作，免疫低下的患者易感染，应加强观察。

（9）拔管：去除透明敷贴，沿着与皮肤平行的方向慢慢拔出导管。注意：为避免导管断裂，在拔管遇到阻力时不要使用暴力。遇到阻力时，可在局部加热 20 ～ 30 分钟，再沿平行皮肤的方向慢慢拔出导管。如仍有阻力，通知医生，X 线摄片检查导管情况。在丢弃导管前要检查导管，以确定导管完整拔出。局部消毒，无菌敷料覆盖穿刺点。

（10）PICC 的维护

1）更换敷料：必须严格无菌操作技术，透明贴膜应在导管置入后 24 ～ 48 小时更换，

重点·考点·笔记

以后每 7 天更换 1 次。或在发现贴膜被污染（或可疑污染）、潮湿、脱落或危及导管时随时更换。所有透明贴膜上应清楚地记录更换敷料的时间。

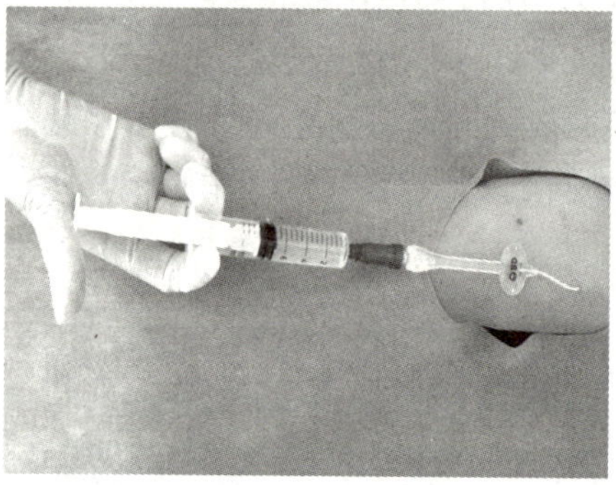

图 11-82　正压封管

2）更换正压接头：使用无菌技术打开正压接头的包装，用生理盐水预充一下正压接头，把原来的正压接头去掉，用乙醇棉片擦拭消毒路厄氏接头的外面数次，连接新的正压接头。连接正压接头和路厄氏接口。

3）冲洗导管：用 10ml 注射器以 20ml 生理盐水脉冲式冲洗导管。在注射最后 0.5ml 生理盐水时，边注射边向后拔针，正压封管（图 11-82）。

4）每次输液前用 10 ～ 20ml 生理盐水冲管，确认导管通畅后再输液。输液后脉冲式冲管，正压封管。如果经由此导管抽血、输血、输注其他黏滞性液体，必须先用手动冲管后再接其他液体，不可依赖静脉重力静脉滴注方式冲管。

5）经常观察导管滴速，发现滴速减慢时应及时察明原因并妥善处理，及时发现有无导管堵塞，必要时拔管。

6）经常观察穿刺点有无红肿、硬节、渗出物，应及时发现是否发生静脉炎和穿刺点感染。发现静脉炎，及时处理；如果发生导管相关性血流感染，尽早拔管。

第四节　机械通气的临床应用

导入情景

李先生，56 岁。因“咳嗽、咳痰 6 天，发热伴呼吸困难 2 天”急诊入院。查体：意识模糊，T 39.4℃，P 120 次 / 分，R 37 次 / 分，BP 143/86mmHg，SpO_2 83%，口唇发绀。血气分析：pH 7.23，PaO_2 56mmHg，$PaCO_2$ 52mmHg。入院诊断：肺部感染；Ⅱ型呼吸衰竭。

工作任务

1. 能正确判断该患者目前最主要的护理问题。
2. 医嘱拟行机械通气治疗，能知晓机械通气治疗的目的。
3. 患者机械通气治疗期间的护理要点有哪些？

PPT·机械通气的临床应用

一、概述

呼吸支持是抢救急危重症患者的重要措施，主要包括氧疗和人工通气。氧疗可以通过吸入氧气提高患者的血氧饱和度，纠正机体缺氧。人工通气包括口对口（鼻）人工呼吸和机械通气。本节主要阐述机械通气。

机械通气（mechanical ventilation，MV）是利用机械装置来代替、控制或改变自主呼吸运动，以达到增加通气量、改善气体交换、防止机体缺氧和二氧化碳蓄积的一种通气方式。

（一）机械通气的分类

临床上根据是否需要建立人工气道，机械通气分为无创正压机械通气和有创机械通气。

（二）机械通气的目的

1. 改善气体交换，纠正低氧血症　通过机械装置维持患者足够潮气量，保证代谢所需的肺泡通气量。此外，使用呼气末正压通气方法使肺内气体分布均匀，改善通气 / 血流比例，减少肺内分流，改善氧运输，纠正低氧血症。

2. 纠正急性呼吸性酸中毒　通过改善肺泡通气使 $PaCO_2$ 和 pH 维持在基本正常范围内，纠正急性呼吸性酸中毒。

3. 降低呼吸氧耗，缓解呼吸肌疲劳　机械通气可减少呼吸肌做功，降低呼吸氧耗，达到缓解呼吸肌疲劳的目的。

二、简易呼吸器的使用

简易呼吸器又称人工呼吸器或加压给氧气囊，是进行人工通气的简易工具。与口对口呼吸相比，供氧浓度高，且操作简便。尤其是病情危急，来不及气管插管时，可利用加压面罩直接给氧，使患者得到充分氧气供应，改善组织缺氧状态。

（一）组成

1. 四个组成部分　面罩、球囊、储氧袋和氧气连接管。

2. 六个阀门　单向阀、呼气阀、压力安全阀、进气阀、储氧阀和储氧安全阀。

（二）适应证

1. 人工呼吸　各种原因所致的呼吸停止或呼吸衰竭的抢救及麻醉期间的呼吸管理。

2. 运送患者　适用于机械通气患者做特殊检查、进出手术室、重症监护室等情况。

3. 临时替代　遇到呼吸机故障、停电等特殊情况时，可临时应用简易呼吸器替代。

（三）相对禁忌证

（1）中等以上活动性咯血。

（2）大量胸腔积液。

（3）急性心肌梗死。

（4）未经减压或引流的张力性气胸。

（5）严重误吸引起的窒息性呼吸衰竭。

（6）重度肺囊肿、肺大疱等。

（四）操作方法

1. 操作前准备

（1）用物准备：选择合适简易呼吸器一套（面罩、球囊、储氧袋、氧气连接管）。检查其各配件性能及连接：①面罩气垫予 10ml 注射器充气 1/2 ～ 2/3 满，饱和度适当且无漏气；②球囊及储氧袋完好无漏气；③单向阀工作正常；④各配件连接后检查各接头处无漏气。有氧气条件连接氧气，氧流量 10L/min 以上，使储氧袋充满氧气。

（2）患者准备：解开衣领、腰带，检查口、鼻腔，清除义齿等任何可见异物。采用仰头抬颏法开放气道，使下颌角与耳垂连线和身体水平面呈 90° 角，怀疑有颈椎骨折采用托颌法，舌后坠者置口咽通气管。球囊 - 面罩通气时，操作者位于患者头顶部，如果患者已经建立人工气道，实施球囊与人工气道的连接操作时可以站在患者的两侧。

2. 操作步骤

（1）固定面罩：单人操作时，操作者将面罩扣住患者口鼻部，采用“EC 手法”，E 指的是使用中指、无名指、小拇指提起下颌角开放气道，C 指的是使用大拇指与示指固定面罩并紧扣，保持密闭性，两部分采用向后提拉与向下按压的力进行操作（图 11-83）。双人操作时，由一人双手“EC 手法”固定面罩，即双手中指、无名指、小拇指呈“E”形提起下颌角开放气道，双手大拇指和示指呈“C”形按压面罩（图 11-84）。

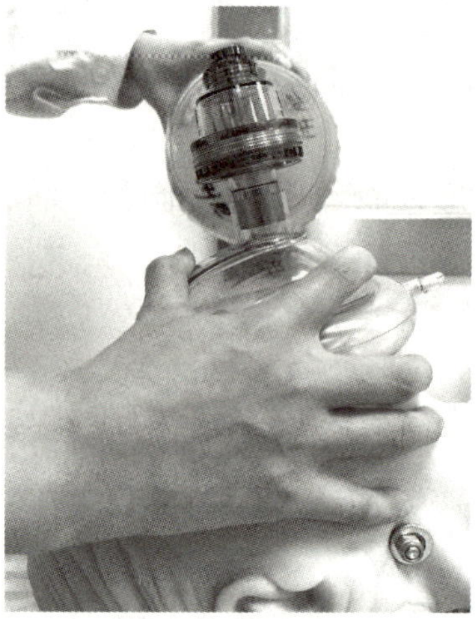

图 11-83　**单人简易呼吸器操作面罩固定手法**

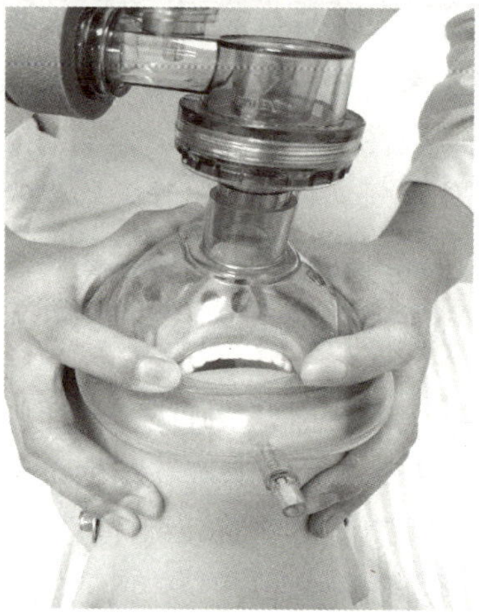

图 11-84　**双人简易呼吸器操作面罩固定手法**

（2）挤压球囊：单人操作时，另一只手规律、均匀地挤压球囊送气；双人操作时，由另一人挤压球囊。挤压时，通气量：成年人 400 ～ 600ml，儿童 150 ～ 200ml（8ml/kg），婴儿 30ml ～ 50ml。若患者无脉搏无呼吸，按照心肺复苏 30 ∶ 2 的比例进行按压通气；若患者有脉搏无呼吸，按照 10 ～ 12 次 / 分（5 ～ 6 秒送气 1 次）；若患者有微弱的自主呼吸，则在吸气时挤压球囊；已有高级气道后则可按 8 ～ 10 次 / 分；儿童及婴儿送气频率 12 ～ 20 次 / 分（3 ～ 5 秒送气 1 次）。

（3）效果判断：挤压过程中，注意“三看一感觉”判断挤压效果：一看单向阀工作是否正常，二看胸廓是否有起伏，三看面罩内是否有雾气，面色有无变化；感觉手挤压球囊的阻力，判断气道是否通畅。

三、无创呼吸机的使用

无创呼吸机是指无须建立气管插管或气管切开，而通过鼻罩、面罩、头罩等方式将呼吸机与患者相连接，由呼吸机提供正压通气的机械通气，又称无创正压机械通气。优点是没有创伤，痛苦少，使用方便。缺点是需要患者清醒配合，缺乏气道保护能力。

（一）适应证

无创呼吸机可适用于各种情况引起的呼吸衰竭，例如：①慢性阻塞性肺疾病（COPD）急性发作；② I 型呼吸衰竭（心源性肺水肿、急性肺损伤、急性呼吸窘迫综合征等）；③手术后呼吸衰竭；④神经肌肉疾病引起的通气不足；⑤辅助脱机或拔管后的呼吸衰竭；⑥哮喘；⑦肥胖低通气综合征；⑧胸廓疾病引起的限制性通气障碍；⑨睡眠呼吸暂停综合征；⑩呼吸康复治疗。

（二）禁忌证

无创呼吸机不用于绝对禁忌证的患者；对于相对禁忌证的患者，可在严密监护和观察的前提下，慎重使用。

1. 绝对禁忌证

（1）心跳呼吸停止。

（2）自主呼吸微弱、昏迷。

（3）误吸可能性高。

（4）合并其他器官功能衰竭。

（5）面部创伤、烧伤或畸形。

（6）上呼吸道机械性梗阻。

（7）严重不合作者。

2. 相对禁忌证

（1）气道分泌物多或排痰障碍。

（2）精神极度紧张。

（3）严重低氧血症（PaO_2<45mmHg）或严重酸中毒（pH ≤7.2）。

（4）近期上腹部手术，尤其需要严格胃肠减压者。

（5）严重肥胖。

（6）严重感染。

（三）操作方法

1. 操作前准备

（1）用物准备：选择呼吸机及合适的连接方式（以鼻罩和面罩最常用），连接管道，检查仪器性能。床旁备吸引装置、给氧装置、简易呼吸器、气管插管用物、抢救药品等。

（2）患者准备：做好充分解释工作，取得理解与配合，学会鼻呼吸方式。使用前清除呼吸道分泌物，无禁忌证时，可让患者取坐位或半卧位，床头大于 30°，头稍仰。

2. 操作步骤

（1）连接氧源。

（2）连接呼吸机电源，并打开呼吸机，调节合适的湿化温度档位。

（3）选择模式和调整好参数。

无创呼吸机控制模式包括 S/T 模式（自主 / 时控模式）、CPAP 模式（持续气道正压通气模式）、PCV 模式（压力控制通气模式）、AVAPS 模式（平均容积保证压力支持模式），其中最常用的模式为 S/T 模式和 CPAP 模式。

1）S/T 模式：即自主呼吸 / 时间触发模式。患者吸气时呼吸机给予一个较高的压力（IPAP），在呼气阶段给予一个较低的压力（EPAP）。此模式以患者自主呼吸为主，若患者没有自主呼吸，呼吸机将按照设置的吸气时间触发强制呼吸，可适用于所有无创通气患者。设置参数：一般 IPAP 设置为 8 ～ 12cmH_2O，EPAP 为 2 ～ 4cmH_2O，RR 为 10 ～ 16 次 / 分，吸气时间占总呼吸周期的 30% 左右。

2）CPAP 模式：即持续气道正压通气模式。该模式患者需要有较强的自主呼吸，全部的呼吸功由患者完成，呼吸机在工作过程中无触发、无切换环节，而是持续在吸气相和呼气相提供一个相同的压力，帮助患者降低气道阻力、维持上气道开放状态等。此模式适用于心源性肺水肿、睡眠呼吸暂停综合征等患者。设置参数：一般 CPAP 为 6 ～ 10cmH_2O，FiO_2 ≤60%。

（4）选择呼吸机“待机”状态键。

（5）戴面罩并固定。

（6）连接呼吸机与面罩并立即启动呼吸机送气。

（7）观察病情并调整：注意监测生命体征，包括意识、血氧、二氧化碳，以及人机协调性、潮气量、呼吸机的工作情况、不良反应等。

（8）常见并发症：包括罩压迫皮肤损伤、口咽干燥、吸入性肺炎、胃胀气等。

四、有创机械通气

有创机械通气是建立有创人工气道，如气管插管、气管切开、喉罩等，并通过呼吸机进行辅助呼吸的方法。

（一）适应证

1. 经积极治疗后病情恶化。

2. 意识障碍。

3. 呼吸形式严重异常，如呼吸频率 >35 ～ 40 次 / 分或 <6 ～ 8 次 / 分，或呼吸节律异常，或自主呼吸微弱或消失

4. 血气分析提示严重通气和 / 或氧合障碍，PaO_2<50mmHg，尤其是充分氧疗后仍<50mmHg。

5. $PaCO_2$ 进行性升高，pH 动态下降。

（二）禁忌证

有创机械通气无绝对禁忌证，相对禁忌证为：

1. 气胸及纵隔气肿未行引流者。

2. 肺大疱和肺囊肿。

3. 低血容量性休克未补充血容量者。

4. 严重肺出血。

5. 气管 - 食管瘘。

（三）操作前准备

1. 用物准备

（1）急救物品准备：床旁备吸引装置、给氧装置、简易呼吸器、抢救车等。

（2）呼吸机准备：应专人管理与维护，随时处于备用状态。①根据患者情况选择合适的呼吸机和管道系统；②正确连接电源、起源和呼吸机各管道；③设置呼吸机模式、参数和报警上下限；④机器自检各部件功能无异常；⑤用模拟肺进行试运行，正常后调至备用状态。

2. 患者准备

（1）清醒患者做好健康宣教：解释操作目的、注意事项、配合要点等。

（2）明确患者基本信息：包括性别、年龄、身高、体重、病情、诊断、既往史及对呼吸支持的特殊要求等。

（3）根据需要建立合适的人工气道，如气管插管、气管切开等。

（4）选择舒适的体位，如无特殊情况可取抬高床头 30° ～ 45° 。

（四）基本模式

1. 根据送气目标类型　可分为定容型通气和定压型通气。

（1）定容型通气：呼吸机以预设通气容量来管理通气，即呼吸机送气达预设容量后停止送气，依靠肺、胸廓弹性回缩力被动呼气。常见的定容型通气模式有容量控制通气（VCV）、容量辅助 - 控制通气（V-ACV）、间歇指令通气（IMV）和同步间歇指令通气（SIMV）等。

（2）定压型通气：以气道压力来管理通气，当吸气达预设压力水平时，吸气停止，转换为呼气，故定压型通气时，气道压力是设定的独立参数，而通气容量（和流速）是从属变化的，与呼吸系统顺应性和气道阻力相关。常见的定压型通气模式有压力控制通气（PCV）、压力辅助控制通气（P-ACV）、压力控制 - 同步间歇指令通气（PC-SIMV）、压力支持通气（PSV）等。

2. 根据呼吸机送气的机制　可分为控制通气和辅助通气。

（1）控制通气（control ventilation，CV）：呼吸机完全代替患者的自主呼吸，呼吸频率、潮气量、吸呼比、吸气流速完全由呼吸机控制，呼吸机提供全部的呼吸功。CV 适用于严重呼吸抑制或伴呼吸暂停的患者，如麻醉、中枢神经系统功能障碍、神经肌肉疾病、药物过量等情况。

（2）辅助通气（assist ventilation，AV）：依靠患者的吸气努力触发或开启呼吸机活瓣实现通气，当存在自主呼吸时，气道内轻微的压力降低或少量气流触发呼吸机，按预设的潮气

量或吸气压力将气体输送给患者，呼吸功由患者和呼吸机共同完成。AV 适用于呼吸中枢驱动稳定的患者，患者的自主呼吸与呼吸机同步，通气时可减少或避免应用镇静药，保留自主呼吸可避免呼吸肌萎缩，有利于改善通气对血流动力学的不利影响，有利于撤机过程。

3. 常见模式

（1）辅助控制通气（assist-control ventilation，ACV）：是辅助通气（AV）和控制通气（CV）两种通气模式的结合，当患者自主呼吸频率低于预设频率或无力使气道压力降低或产生少量气流触发呼吸机送气时，呼吸机以预设潮气量和通气频率进行正压通气，即 CV。当患者吸气用力可触发呼吸机时，通气以高于预设频率的任何频率进行，即 AV。

（2）同步间歇指令通气（synchronized intermittent mandatory ventilation，SIMV）：是自主呼吸与控制通气相结合的呼吸模式，在触发窗内患者可触发和自主呼吸同步的指令正压通气，在两次指令通气周期之间允许患者自主呼吸，指令呼吸以预设容量或预设压力的形式进行。SIMV 能与患者的自主呼吸相配合，减少患者与呼吸机的拮抗，减少正压通气的血流动力学负效应，可用于长期带机患者的撤机。

（3）压力支持通气（pressure support ventilation，PSV）：属于部分通气模式，是患者触发、压力目标、流量切换的一种机械通气模式，即患者触发通气并控制呼吸频率及潮气量，当气道压力达预设的压力支持水平时，且吸气流速降低至低于阈值水平时，由吸气相切换到呼气相。主要用于机械通气撤机过渡。

（4）持续气道正压通气（continuous positive airway pressure，CPAP）：是在自主呼吸条件下，整个呼吸周期以内气道均保持正压，患者完成全部的呼吸功，是呼气末正压（PEEP）在自主呼吸条件下的特殊技术。用于通气功能正常的低氧患者。

（5）双相气道正压通气（biphasic positive airway pressure，BIPAP）：是指自主呼吸时，交替给予两种不同水平的气道正压，高压力水平（Phigh）和低压力水平（Plow）之间定时切换，且其高压时间、低压时间、高压水平、低压水平各自独立可调，利用从 Phigh 切换至 Plow 时，功能残气量（function residual capacity，FRC）的减少，增加呼气量，改善肺泡通气。BIPAP 通气时可有控制通气向自主呼吸过度，不用变更通气模式直至脱机。

（五）参数设置

1. 潮气量设置　潮气量的选择应保证足够的气体交换及患者的舒适性，通常依据体重选择 5 ～ 12ml/kg，并结合呼吸系统的顺应性、阻力进行调整，避免气道平台压超过 30 ～ 35cmH_2O。

2. 呼吸频率设置　呼吸频率的选择应根据分钟通气量及目标 PCO_2 水平，成年人通常设置为 12 ～ 20 次 / 分。

3. 峰值流速调节　理想的峰流速应能满足患者吸气峰流速的需要，成年人一般设置为 40 ～ 60L/min 之间。

4. 吸气时间或吸呼比设置　通常设置吸气时间为 0.8 ～ 1.2 秒或吸呼比例为 1 :（1.5 ～ 2）。

5. 触发灵敏度调节　一般情况下，压力触发常为 − 1.5 ～ − 0.5cmH_2O，流速触发常为 2 ～ 5L/min。合适的触发灵敏度能促进患者舒适，促进人机协调。

6. 吸入氧浓度（FiO_2）设置　机械通气初期，可给予高 FiO_2（100%）以迅速纠正严重缺氧，之后可依据目标 PaO_2、PEEP 水平、MAP 水平和血流动力学状态，酌情降低设置 FiO_2 至 50% 以下，并设法维持 SaO_2>90%。

（六）常见报警参数设置

常见报警参数包括气道压力报警、呼吸频率报警、呼出潮气量报警、呼出分钟通气量报警、窒息时间报警等。相关参数报警设置见表 11-2。

重点·考点·笔记

表 11-2 常见报警参数设置

报警参数	上限	下限
气道压力	吸气峰压 +（5 ~ 10）cmH_2O	吸气峰压 −（5 ~ 10）cmH_2O
呼吸频率	<35 次 / 分	6 ~ 8 次 / 分
呼出潮气量	V_T 实测 +1/3V_T 实测	V_T 实测 − 1/3V_T 实测
呼出分钟通气量	MV 实测 +1/3MV 实测	MV 实测 − 1/3MV 实测
窒息时间	30 秒	15 秒

（七）常见报警原因分析与处理措施

报警功能是呼吸机必备功能之一，是对患者的一种保护性措施。常见报警原因分析与处理措施见表 11-3。

表 11-3 常见报警原因分析与处理措施

报警类别	原因分析	处理措施
电源报警	停电；电源插头脱落；电源跳闸；蓄电池电量低	将呼吸机与患者断开；用简易呼吸器进行人工通气；检查修复电源
气源报警	压缩氧气或空气压力低；气源接头接触不良；氧浓度分析错误	将呼吸机与患者断开；用简易呼吸器进行人工通气；调整和更换气源，或校对 FiO_2 分析仪，必要时更换氧电池
气道高压报警	呛咳；肺顺应性降低（肺水肿、支气管痉挛、肺纤维化等）；分泌物增多，气道阻力增加；导管移位；呼吸回路阻力增加（如管路积水、打折等）；潮气量过高或高压报警限设置不当；患者兴奋、激动、烦躁不安	吸痰；解除支气管痉挛；听呼吸音；检查呼吸回路；检查导管位置；调整呼吸机参数；安抚患者；使用镇静药物
气道低压报警	呼吸回路漏气；导管脱出；气囊充气不良；气体经胸腔闭式引流管漏出；气管食管瘘；峰流速低；潮气量过低；气道阻力降低；肺顺应性增加	检查呼吸回路；检查导管位置；检查气囊压力；检查胸腔闭式引流管；重设峰流速和潮气量；检查患者是否出现较强的自主呼吸
通气不足报警	机械故障、管道连接漏气或人工气道漏气；患者与呼吸机脱离；氧压力不足	维持或更换空气压缩机，及时更换损坏部件；正确连接电源；正确连接管道，保持管道通畅；保持中心供气或氧气瓶压力正常
通气过度报警	病情变化，患者呼吸增快，潮气量增加；参数设置不当	处理原发疾病，必要时镇痛、镇静；重新调整参数
窒息报警	患者病情改变，呼吸减慢或停止	根据患者病情调整呼吸模式和参数

（八）有创机械通气的护理

1. *一般护理*

（1）环境：室温 22 ~ 26℃，湿度 55% ~ 65%，保持空气清新，环境安全舒适。

（2）体位：若无禁忌一般抬高床头 30° ~ 45°，可减少回心血量，减轻肺淤血，增加肺活量，改善心肺功能。

（3）心理护理：对清醒患者应做好心理护理，加强人文关怀，增强患者治疗疾病的信心，提高机械通气治疗效果。

（4）眼睛护理：昏迷患者为防止眼球干燥和角膜溃烂，可滴氯霉素眼膏或涂四环素眼膏，再用凡士林纱布覆盖。

（5）口腔护理：每日用生理盐水或漱口水行口腔护理 2 ～ 3 次，或根据口腔 pH 选择漱口液。经口气管插管患者，应双人配合进行口腔护理，防止气管导管脱出。

（6）皮肤护理：机械通气患者由于长时间卧床、营养不良、末梢循环差、机体抵抗力低等原因，容易发生压疮。可指导患者每 1 ～ 2 小时翻身 1 次，保持皮肤清洁，必要时应用气垫床等措施，预防压疮发生。

（7）营养支持：根据患者营养状况、病情需要给予肠内或肠外营养支持，提高患者营养状况，增强机体抵抗力。

2. 过程中的监测　患者在机械通气期间，应严密观察生命体征变化，重点监测呼吸功能、循环功能、意识、血气分析与血氧等，综合分析判断呼吸机治疗效果，预防机械通气并发症，保障患者安全。

3. 人工气道的护理　机械通气相关人工气道主要包括气管插管和气管切开置管，护理重点包括人工气道固定、气道湿化、气道分泌物清除、气囊管理等。（具体见第 10 章第六节）

4. 机械通气常见并发症的护理

（1）呼吸机相关性肺损伤（ventilator-induced lung injury，VILI）：指机械通气对正常肺组织的损伤或已损伤肺组织的加重，包括气压伤、容积伤、萎陷伤和生物伤，临床表现为肺间质气肿、皮下气肿、纵隔气肿、心包积气、气胸、肺水肿等。为了避免和减少 VILI 的发生，机械通气应避免高潮气量和高平台压，吸气末平台压≤30 ～ 35cmH_2O，以避免气压伤、容积伤，同时设定合适呼气末正压，以预防萎陷伤。

（2）呼吸机相关性肺炎（ventilator-associated pneumonia，VAP）：指机械通气 48h 后发生的院内获得性肺炎。气管插管或气管切开导致声门的关闭功能丧失，机械通气患者胃肠内容物反流误吸是发生院内获得性肺炎的主要原因。一旦发生，会明显延长住院时间，增加住院费用，增加病死率。VAP 的高位因素包括：高龄、高 APACHE Ⅱ评分、急慢性肺部疾病、Glasgow 昏迷评分 <9 分、长时间机械通气、误吸、过度镇静、平卧位等。因此，机械通气患者没有体位改变的禁忌证时应予半卧位，避免镇静时间过长和程度过深，避免误吸，尽早脱机，以减少 VAP 的发生。

5. 撤机的护理

（1）撤机指征：①原发病和诱发因素基本控制，生命体征平稳。②氧合指标：$PaO_2/FiO_2>150$ ～ 200mmHg，PEEP ≤5 ～ 8cmH_2O，FiO_2 ≤40% ～ 50%，pH ≥7.25。COPD 患者：pH>7.30，PaO_2 ≥60mmHg，FiO_2<40%。③血流动力学稳定，没有心肌缺血动态变化，临床上没有显著的低血压，不需要血管活性药物或只需要小剂量的血管活性药物，如多巴胺或多巴酚丁胺 <5 ～ 10μg/(kg • min)。④有自主呼吸能力和较强的咳嗽能力。

（2）撤机方法：①直接撤机。适用于原心肺功能良好，呼吸支持时间短的患者，特别是外科术后患者。若病因迅速逆转，患者自主呼吸能力迅速恢复或呼吸阻力迅速降低，一般可直接撤机。②呼吸模式过渡。适用于原心肺功能较差，呼吸支持时间较长的患者。可使用 SIMV、PSV 等模式过渡。③间断撤机。脱机期间使用射流给氧、T 管给氧等间接支持方式，初始脱机时间一般为 10 ～ 15 分钟，以后逐渐延长脱机时间，宜白天进行。

（3）撤机实施：宜选择在患者充分休息后的上午进行，此时患者状态较好，医务人员较多，能保证及时有效地观察与处理。撤机后应严密观察患者的病情，包括呼吸状况、SpO_2、心率、血压等。

重点·考点·笔记

（4）不能耐受撤机的指征：撤机后若患者出现以下情况，应立即恢复机械通气。①发绀、呼吸频率 >30 次 / 分。②血压升高或降低超过 20mmHg，心率增加或减慢超过 20 次 / 分。③ PaO_2<60mmHg，$PaCO_2$>55mmHg。④出现烦躁不安、出汗及尿量进行性减少。

（5）呼吸机依赖及护理：呼吸机依赖是指机械通气患者实际使用呼吸机通气支持时间超过根据病情预期通气支持时间的一种状况，患者至少有一次撤机失败。呼吸机依赖的原因包括生理原因和心理原因两种。生理原因包括气体交换降低、通气负荷增加、通气需求增加、通气驱动力降低、呼吸肌疲劳等。心理原因包括不能控制呼吸模式、缺乏动机和信心及精神错乱等。对呼吸机产生心理依赖的患者应做好心理护理，告知患者其各项生理指标已达脱机标准，安慰鼓励患者，做好脱机保障措施，床旁密切观察，及时反馈患者生命体征稳定的信息，增强患者脱机的信心。

6. 呼吸机的维护与消毒

（1）呼吸机的维护：①定期保养。定期检查更换氧电池、活瓣、氧流量器、过滤器及过滤网等。呼吸机每工作 1000 小时，应由工程师进行保养及检修，建立保养和维修档案。②使用前检测。包括电源检测、气源供气检测、气密性检测、呼吸机模式和各种参数检测、报警系统检测、湿化装置检测等。③使用中维护。保持呼吸机管路通畅无漏气；保持湿化罐内湿化液温度、水量正常；保持机器设置正常、通风散热良好，能够正常工作。

（2）呼吸机的消毒：①主机消毒。包括内部消毒和外部消毒。内部消毒建议由专业工程师进行消毒；外部消毒可参考呼吸机出厂说明进行，可使用乙醇或含氯消毒液进行擦拭消毒。②呼吸回路消毒。呼吸回路包括呼吸机管道、过滤器、湿化罐等，可根据材质选择浸泡消毒法、高压蒸汽灭菌法、环氧乙烷灭菌法等进行。有条件者可选择一次性呼吸回路，减少交叉感染的机会。

第五节　连续性肾脏替代治疗技术

导入情景

PPT·连续性肾脏替代治疗技术

王女士，35 岁。因“慢性肾炎 6 年余，乏力、尿少、颜面水肿 5 天”入院。查体：神志清楚，T 36.4℃，P 102 次 / 分，R 19 次 / 分，Bp 145/92mmHg。头晕、乏力、食欲减退，颜面部水肿，24 小时尿量约 300ml。实验室检查：血钾 6.2mmol/L，血钠 142mmol/L，血钙 2.05mmol/L，尿素氮 18.9mmol/L，血肌酐 342μmol/L，尿酸 565mmol/L。入院诊断：慢性肾炎；急性肾衰竭。

工作任务

1. 能知晓该患者目前的治疗方法。
2. 能对该治疗方法进行正确的护理。

一、概述

连续性肾脏替代治疗（continuous renal replacement therapy，CRRT）又称连续性血液净化（continuous blood purification，CBP），是指所有能够连续性大于等于 24 小时清除体内代谢产物、异常血浆成分及蓄积在体内的药物或毒物，以纠正体内环境紊乱的一项新的血液净化技术。

（一）基本原理

血液净化是把患者血液引至体外，并通过一种净化装置清除血液中的有害物质，以净化血液达到治疗疾病的目的。常用的方法包括血液透析、血液滤过、血液透析滤过、血液灌流、血浆置换、免疫吸附、腹膜透析等。目前 CRRT 清除溶质的原理主要有：

1. *弥散（diffusion）* 是指溶质通过半透膜，由浓度高的一侧向浓度低的一侧转运。溶质清除率主要依赖于透析膜两侧溶质的浓度差，其次与溶质分子大小成反比。这种方式主要清除患者血液中的一些小分子物质，如尿素、肌酐、钾离子、钠离子、尿素氮等。

2. *对流（convection）* 有赖于半透膜两侧的压力梯度，溶质分子在压力梯度下随着水分进行跨膜移动，跨膜压使溶液从压力高的一侧进入压力低的一侧，同时溶液中的溶质伴随溶液进入压力低的一侧。其中溶质清除的过程称为对流，溶液清除的过程称为超滤。对流对中分子的物质清除效果较好，如部分炎症因子。

3. *吸附（adsorption）* 为溶质吸附到滤器膜的表面，溶质的清除与溶质分子的特性及半透膜的表面积有关，对中分子、大分子物质清除较好，如炎性介质、细胞因子和内毒素等。

（二）适应证

包括肾脏疾病和非肾脏疾病两大类。

1. *肾脏疾病* 主要是指各种复杂的急性肾衰竭，如：①急性肾衰竭合并高钾血症、酸中毒、肺水肿；②急性肾衰竭合并心力衰竭；③急性肾衰竭合并脑水肿；④急性肾衰竭伴高分解代谢；⑤肾移植术后。

2. *非肾脏疾病* 主要包括：①全身炎症反应综合征；②多器官功能障碍综合征；③急性呼吸窘迫综合征；④急性重症胰腺炎；⑤其他，如酸碱平衡紊乱、药物或毒物中毒、急性肝衰竭、充血性心力衰竭、肝移植围术期支持治疗等。

（三）血管通路的建立

血管通路是指将血液从体内引出，使之进入体外循环装置，再回到体内的途径。CRRT 的血管通路分为静脉 - 静脉、动脉 - 静脉两种。

1. *静脉 - 静脉血管通路* 临床最常见。置管部位包括股静脉、颈内静脉、锁骨下静脉，依靠血泵将血液泵入滤过器进行滤过。在危重患者应用中，置管部位首选股静脉。

2. *动脉 - 静脉血管通路* 临床较少见。将滤过器置入动静脉环路，依靠动脉 - 静脉压差，使血流经过滤器进行滤过。

（四）常见的连续性肾脏替代治疗技术

连续性肾脏替代治疗技术种类较多，其中临床常见的包括连续性动 - 静脉血液滤过、连续性静脉 - 静脉血液滤过、连续性动（静）静脉血液透析、连续性动（静）静脉血液透析滤过、缓慢连续性超滤。

1. *连续性动 - 静脉血液滤过（continuous arterio-venous hemofiltration，CAVH）* CAVH 的原理是利用动、静脉之间的压力差作为体外循环的动力，以对流和弥散方式清除中、小分子代谢产物和毒素，补充合适的电解质溶液，以超滤方式清除体内过多水分的治疗技术。主要适应于急性肾衰竭，常规方法难以纠正的水、电解质和酸碱失衡。

2. *连续性静脉 - 静脉血液滤过（continuous veno-venous hemofiltration，CVVH）* CVVH 清除溶质原理与 CAVH 相同，不同之处是采用深静脉留置单针双腔导管建立血管通路，应用泵驱动进行体外循环。CVVH 应用血泵，便于血流量控制；对血流动力学影响小，优于 CAVH；可避免动脉穿刺带来的相关并发症。

3. *连续性动（静）- 静脉血液透析（CAVHD 及 CVVHD）* 两者的原理是采用低通量透析器，沿血流相反方向输入透析液，依赖于弥散及少量对流清除溶质。对小分子物质的清除率优于 CVVH。

4. *连续性动（静）- 静脉血液透析滤过（CAVHDF 和 CVVHDF）* 两者的原理是通过

弥散和对流的方式清除溶质。CVVHDF 是在 CVVH 的基础上发展而来，溶质清除率增加 40%，适用于高分解代谢的患者。

5. *缓慢连续性超滤*（slow continuous ultrafiltration，SCUF） 主要原理是以对流的方式清除溶质，也是 CAVH 的一种。不同的是不需要补充置换液，也不用透析液，对溶质清除不理想，不能控制肌酐水平，有时需要加用透析治疗。主要用于水肿、难治性心力衰竭等。

二、连续性肾脏替代治疗技术的观察要点与护理措施

（一）CRRT 应用过程中的观察要点

1. *生命体征的观察* 使用心电监护仪持续监测患者的血压、心率、呼吸、血氧饱和度，及时发现异常情况，随时调整血液净化的速度，一般以匀速为最佳。

2. *意识状态、瞳孔的观察* 密切监测患者意识状态、瞳孔大小，发现异常及时汇报医生处理。

3. *肾功能、血电解质和血气的监测* 病情稳定者初始 2 小时内必须检测 1 次，如无明显异常，可适当延长检测时间。

4. *血液净化机器各种参数的监测* 及时监测仪器各种参数的变化，尤其是动脉压、跨膜压、血流速度等。

5. *体温的监测* 血液净化时，由于液体进出量大，患者体温波动较大，应及时做好保暖措施。

6. *出凝血状态的监测* 体外循环中需要应用抗凝剂，应定时监测凝血功能，密切观察患者有无消化道、皮肤黏膜和穿刺点出血等情况。

（二）CRRT 的护理措施

1. *心理护理* 实施 CRRT 时需要将患者的血液引至体外，因此会增加患者焦虑、恐惧等不良情绪。对于清醒患者，应做好心理护理，解释 CRRT 的目的、注意事项及可能出现的并发症，减轻患者的思想负担，使其积极配合治疗及护理工作。

2. *液体的管理* 准确记录出入液量，保持出入液量动态平衡在 CRRT 的治疗中至关重要。应根据患者心、肺、肾功能状态制订相应的计划，每小时统计出入量并根据患者病情和血压变化及时调节流速，达到良好的治疗效果。

3. *感染的预防* 严格无菌操作是预防感染的重要措施。透析管路应严格密闭预冲，治疗时减少管路侧支端口暴露。加强透析留置导管的护理，妥善包扎固定，专管专用，不可用作抽血、输液等操作。

4. *血管通路的护理* 维持血管通路的通畅是保证 CRRT 有效运转的重要措施。①妥善固定导管，防止脱管。②治疗前需要检查导管内有无凝血，如有小血栓形成需要立即抽出，严禁向导管内强行推注液体以防血块脱落形成栓塞。③每次治疗结束后应严格消毒接口，用管腔容量的 100% ～ 120% 的封管液进行封管。④根据患者凝血功能选择合适肝素浓度。⑤对凝血功能障碍，穿刺部位有渗血者，应及时调节抗凝方式、补充凝血因子，延长压迫止血时间。

（裴立霞　王恒俊　郭　晓　高东霞　樊　华）

课后练习

A_1 型题

1. 解除舌根后坠堵塞气道的简便方法是（　　）

A. 环甲膜穿刺　　B. 口咽通气管置入术　　C. 经鼻腔气管插管术

D. 经口腔气管插管术　　E. 气管切开术

2. 需要较长时间人工通气时可通过以下何种方法建立人工气道（　　）

A. 环甲膜穿刺　　B. 口咽通气管置入术　　C. 经鼻腔气管插管术

D. 经口腔气管插管术　　E. 气管切开术

3. 关于气管插管术下列说法错误的是（　　）

A. 插管后勿直接连接呼吸机

B. 插管后可通过连接简易呼吸器观察患者胸廓有无起伏

C. 插管后向气囊内注入气体不低于 10ml

D. 成年人置管深度自门齿计算，男性 22 ～ 24cm，女性 20 ～ 22cm

E. 对于插管困难的患者，若 30 秒内插管未成功应先给予 100% 氧气吸入后重新尝试插管

4. 复合性创伤患者出现下列情况时应首先紧急处理的是（　　）

A. 疼痛　　B. 休克　　C. 伤口出血　　D. 骨折　　E. 窒息

5. 车祸现场有下列伤员，应先抢救的是（　　）

A. 脑挫伤　　B. 张力性气胸　　C. 小腿挫裂伤

D. 肠穿孔　　E. 上肢开放性骨折

6. 脊柱骨折患者急救运送方法，正确的是（　　）

A. 用软担架搬动　　B. 三人平托放于硬板搬运　　C. 两人抱持搬运

D. 一人抱持搬运　　E. 一人背负搬运

7. 电除颤的原理是（　　）

A. 恢复患者肺部通气　　B. 恢复患者正常血流　　C. 恢复患者肺部通气及血流

D. 消除异位心律，阻断折返激动　　E. 消除患者呼吸困难

8. 电除颤的适应证不包括（　　）

A. 室颤、室扑　　B. 房颤、房扑伴有血流动力学障碍

C. 药物及其它方法治疗无效的阵发性室上速、室速　　D. 心肌缺血　　E. 室扑

9. 电除颤的禁忌证不包括（　　）

A. 病史已经多年，心脏已经明显增大及心房内有新鲜血栓形成或近三个月内有栓塞史

B. 抢救突发的心搏骤停

C. 有洋地黄中毒、低血钾时暂不宜电除颤

D. 伴有高度或完全性房室传导阻滞的房颤或房扑

E. 病态窦房结综合征患者

10. AED 在分析心律时，您应该采取什么措施（　　）

A. 检查脉搏　　B. 继续胸外按压　　C. 仅提供急救呼吸

D. 离开患者　　E. 用手按压电极片

11. IABP 气囊放（排）气时，心脏产生的血流动力学变化是（　　）

A. 主动脉压力下降，左室的后负荷降低，心脏做功降低，心肌耗氧量降低

B. 主动脉内舒张压增加，冠状动脉压升高

C. 冠状动脉灌注量提高，心肌供氧增加　　D. 以上都是　　E. 以上都不是

12. 使用 IABP 的患者的体位护理中，下列哪项是错误的（　　）

A. 应用 IABP 的患者要卧床休息取　　B. 平卧位或半卧位大于 60°

C. 穿刺侧下肢伸直，避免屈膝、屈髋，踝关节处可用约束带固定

D. 保持穿刺侧肢体功能位　　E. 穿刺处肢体尽量活动，避免血栓形成

13. 安置临时起搏器患者不宜接受的检查与治疗有（　　）

A. X 线透视　B. B 超检查　C. 核磁共振检查　D. 心电图　E. CT 检查

14. 使用简易呼吸器进行人工通气时，成年人的通气量为（　）

A. 500 ～ 800ml　B. 500 ～ 600ml　C. 400 ～ 500ml

D. 300 ～ 500ml　E. 300 ～ 450ml

15. 无创呼吸机常用的模式为（　）

A. 辅助通气（AV）　B. 控制通气（CV）　C. 自主呼吸 / 时间触发（S/T）

D. 压力控制通气（PCV）　E. 同步间歇指令通气（SIMV）

16. 有创机械通气吸呼比例一般为（　）

A. 1 ∶ 1　B. 1 ∶（1 ～ 1.5）　C. 1 ∶（1 ～ 1.8）　D. 1 ∶（1.5 ～ 2）　E. 1 ∶（1.5 ～ 2.5）

17. CRRT 是以下哪项英文的简称（　）

A. 连续性肾脏替代治疗　B. 连续性血液滤过　C. 连续性血液净化治疗

D. 连续性血浆滤过吸附　E. 缓慢连续性超滤

18. 目前 CRRT 已成为抢救危重患者的重要治疗手段，常运用于下列哪项治疗（　）

A. 药物和毒物中毒　B. 肝衰竭　C. 急性肾衰竭合并心力衰竭

D. 肾移植术后　E. 以上都是

19. 目前危重患者行 CRRT 治疗首选的血管通路是（　）

A. 股静脉　B. 颈内静脉　C. 锁骨下静脉　D. 动静脉内瘘　E. 人工血管

A_2 型题

1. 患者，男，18 岁。车祸致摔倒在路边泥沙堆中，意识模糊，咯血，口鼻均有泥沙外溢，呼吸困难，烦躁不安，左胸严重擦伤，肿胀，心率 98 次 / 分，血压 120/90mmHg。此时最紧迫的抢救措施是（　）

A. 请胸外科医生会诊处理　B. 清除呼吸道异物，保持呼吸通畅

C. 吸氧　D. 输血　E. 予以胸带行胸廓固定

2. 患者，男，40 岁。在高速公路驾驶货车过程中发生车祸，患者被卡在驾驶座无法动弹，此时查体发现患者意识昏迷、呼吸困难，全身疑有多处骨折。最合适的建立人工气道的方式为（　）

A. 口咽通气管置入术　B. 鼻咽通气管置入术　C. 喉罩置入术

D. 气管切开术　E. 食管－气管联合导气管置入术

第 12 章　急危重症患者用药及护理

学习目标

1. 掌握各系统急危重症患者用药的不良反应和护理；掌握急症、重症医学科抢救备药及护理。

2. 熟悉各系统急危重症患者常用药物的临床应用。

3. 了解各系统急危重症患者常用药物的药理作用。

4. 学会对急危重症患者正确实施用药护理。

5. 具有强烈的责任心和急救意识，注意用药前后的查对，用药过程中患者的用药效果和不良反应的观察和护理。

急危重症患者因病情重而急、累及的器官和系统多，需要使用的药物种类多，用药的剂量、方法、途径更为复杂，影响药物作用的因素在急危重症患者的用药中体现的更为突出和集中。护理人员需要对急危重症患者进行病情监护，正确执行医嘱合理用药，药物的药理作用、临床应用、不良反应和用药的观察和护理是护理人员必须掌握的内容。

第一节　呼吸系统急症患者用药及护理

导入情景

王先生，46 岁。以“反复咳嗽、喘息 20 余年，间断发作、加重 3 天”为主诉入院。患者 20 余年前在天气变冷时出现胸闷气喘症状，诊断为“支气管哮喘”，予以对症治疗，症状好转后间断发作，未进行特殊治疗。3 天前受凉后再次发作，咳少许白色黏液痰，喘息明显，伴胸闷、活动后气喘。入院后 T 36.5℃，P 106 次 / 分，R 21 次 / 分，BP 115/85mmHg。予以沙丁胺醇、氨茶碱等对症治疗后，胸闷气喘症状好转。

请思考

1. 如何对患者进行氨茶碱用药护理？

2. 糖皮质激素治疗哮喘的药物有哪些？

PPT·呼吸系统急症患者用药及护理

一、常见呼吸系统急症

急性上呼吸道感染、急性气管炎 - 支气管炎、慢性阻塞性肺疾病急性发作、慢性肺源性心脏病急性发作、支气管哮喘急性发作等。

重点·考点·笔记

二、常用平喘药物及护理

知识链接

支气管哮喘是一种主要受环境因素和遗传因素影响的呼吸系统疾病。主要特征是气道出现慢性炎症，患者发病时，出现反复发作的气急、咳嗽、喘息或胸闷等症状，以夜间或凌晨时症状更为明显。对于急性发作的患者而言，发病时极有可能发生缺氧的情况，另外，一旦患者呼吸系统长时间出现炎性病变，引发气道变异反应，最终导致肺通气障碍，严重时甚至会威胁生命安全。

（一）β_2 受体激动药

考点提示

常用的平喘药物。

通过激动气道内不同细胞的 β 受体，可解除支气管平滑肌痉挛，抑制组胺、白三烯等炎症介质释放，促进纤毛运动，增强气道清除功能来发挥其平喘作用。临床主要用于支气管哮喘和喘息性支气管炎，也可用于慢性阻塞性肺疾病及其他呼吸系统疾病所致的支气管痉挛。大剂量可引起心悸、心律失常、肌肉震颤、血糖升高，长期或反复使用可产生耐受性或气道反应性增高。

1. 沙丁胺醇（salbutamol，舒喘灵） 口服后 30 分钟起效，作用持续 4 ～ 6 小时，气雾吸入约 5 分钟起效，可维持 3 ～ 4 小时。临床上还有缓释和控释制剂，可延长作用时间，适用于夜间哮喘发作者。

2. 克仑特罗（clenbuterol，氨哮素） 松弛支气管的作用是沙丁胺醇的 100 倍，且心血管不良反应轻微，口服 10 ～ 20 分钟起效，维持 4 ～ 6 小时；气雾吸入 5 ～ 10 分钟起效，维持 2 ～ 4 小时；直肠给药效果持续可达 24 小时，适用于夜间哮喘发作者。

3. 特布他林（terbutaline，间羟舒喘灵） 可口服、吸入、皮下注射。口服 30 分钟起效，维持 5 ～ 8 小时；吸入 5 ～ 10 分钟起效，维持 4 小时；皮下注射 5 ～ 15 分钟起效，维持 1.5 ～ 5 小时。

4. 福莫特罗（formoterol） 是长效类 β_2 受体激动药，松弛支气管平滑肌作用较沙丁胺醇强而持久，还具抗感染作用。吸入给药 2 ～ 5 分钟起效，维持 12 小时。用于哮喘持续期治疗、夜间发作性哮喘和运动诱发性哮喘。

（二）茶碱类

考点提示

氨茶碱静脉用药的护理。

茶碱类对平滑肌有解痉作用，尤其对支气管解痉作用更显著。茶碱难溶于水，临床上用其与乙二胺的复合物氨茶碱。

氨茶碱（aminophylline）

（1）药理作用

1）平喘：氨茶碱能松弛支气管平滑肌，解除支气管痉挛，抑制炎细胞浸润和免疫抑制。临床上用于支气管哮喘和喘息性支气管炎，可口服和静脉注射。

2）强心、利尿：氨茶碱可增强心肌收缩力、增加心排血量；还可增加肾血流量和肾小球滤过率，并抑制肾小管对 Na^+ 的重吸收，使尿量增加。临床上可用于治疗心源性哮喘和心源性水肿的辅助治疗。

（2）用药护理

1）氨茶碱刺激性强，口服后易引起恶心、呕吐，宜饭后服用。

2）用药后有失眠、烦躁、头晕、头痛等中枢神经兴奋症状，做好病情观察和护理。

3）剂量使用过大或静脉注射过快，可引起心律失常、血压降低、惊厥、昏迷等中毒症状，严重者可发生猝死。临床上常稀释以后缓慢静脉注射，并严密观察患者生命体征变化。

（三）M 胆碱受体阻断药

对平滑肌具有解痉作用，但阿托品、东莨菪碱是非选择性 M 受体阻断药，对支气管解痉作用弱，副作用多，不用于治疗哮喘。临床上常用阿托品的衍生物异丙托溴铵治疗哮喘。

异丙托溴铵（ipratropium bromide）

异丙托溴铵可选择性阻断支气管平滑肌上的 M 受体，具有较强的扩张支气管的作用。常用吸入给药，5 分钟左右起效，维持 4 ~ 6 小时。临床上用于防治各种支气管哮喘，尤其是老年性哮喘，合并有心血管疾病、对糖皮质激素疗效差或不能耐受及禁用 β_2 受体激动药的患者。不良反应较少，大剂量可引起口干、干咳、喉部不适等症状。

（四）糖皮质激素类药

糖皮质激素是目前治疗哮喘最有效的抗炎药物，是治疗哮喘持续状态和危重发作的重要抢救药物。泼尼松、泼尼松龙等全身用药虽然抗炎作用强，平喘效果好，但是不良反应多而严重，仅限于严重的哮喘发作或哮喘持续状态；糖皮质激素的吸入制剂，在气道内达到较高浓度，充分发挥其局部抗炎作用，同时避免了全身严重的不良反应。常用的药物有倍氯米松、布地奈德、曲安奈德等。

倍氯米松（beclomethasone）

倍氯米松局部抗炎作用约为地塞米松的 500 倍，吸入后可直接作用于气道发挥抗炎平喘作用，起效慢，不宜用于急性发作。主要用于哮喘发作的间歇期或慢性哮喘，中、重度哮喘采用长期低剂量疗法。长期吸入药物可在咽部和呼吸道残留，引起声音嘶哑或诱发口咽部感染，用药后应及时漱口。

第二节　循环系统急症患者用药及护理

导入情景

张先生，81 岁。以“反复心慌、胸闷、喘憋 7 年加重伴食欲缺乏 1 周为主诉”入院。查体：T 36.8℃，P 105 次 / 分，R 20 次 / 分，BP 151/119mmHg。患者神志清，呼吸急促，无颈静脉充盈，气管位置居中，胸廓外形正常，叩诊双肺呈清音，心界叩诊无扩大，节律不齐，有杂音，肝颈静脉回流征阴性，双下肢有凹陷性水肿。心电图示：心房颤动。心脏彩超检查示：左房大，老年瓣膜退变，二尖瓣中度反流，主动脉瓣中重度反流。

入院诊断：心功能Ⅳ级、冠状动脉粥样硬化性心脏病、心房颤动、高血压病。入院后完善其他相关检查，内科护理常规，Ⅰ级护理，病重，吸氧，心电监护。给予利尿药物、血管扩张剂、洋地黄类药物，降低心肌耗氧量类等药物应用。

请思考

1. 如何对患者进行利尿药的用药护理？
2. 洋地黄中毒反应有哪些？

PPT・循环系统急症患者用药及护理

一、常见循环系统急症

心力衰竭、心律失常、高血压急症、心绞痛急性发作、急性冠脉综合征等。

二、常用药物及护理

（一）抗充血性心力衰竭药

1. 血管紧张素转化酶抑制药（ACEI） 治疗充血性心力衰竭的首选药物，包括卡托普利、依那普利等。

（1）药理作用：扩张血管，使全身阻力血管和容量血管扩张，降低心脏前、后负荷；增加心排血量，增加肾血流量，改善肾功能；可抑制心肌细胞增生、胶原含量增加及心肌间质纤维化，防止和逆转心肌及血管重构，改善左心室功能，降低病死率；减少醛固酮分泌，减轻水钠潴留，减少回心血量，降低心脏前负荷。

考点提示

利尿药的用药护理。

（2）用药护理：①从小剂量开始逐渐增加到靶剂量；②开始治疗时，应注意监测血压，每隔 3 ～ 5 天检查肾功能和电解质，直到用量稳定，然后每 3 ～ 6 个月检查 1 次，一旦发生肾功能不全应立即停药；③血管神经性水肿、无尿性肾衰竭患者，妊娠期、哺乳期妇女禁用。双侧肾动脉狭窄、血肌酐水平显著升高（>225.2μmo/L）、高钾血症（>5.5mmol/L）、低血压（收缩压 <90mmHg）慎用。

2. 利尿药 呋塞米（furosemide，呋喃苯胺酸，速尿）目前临床应用最广泛的高效、速效利尿药。口服 30 分钟起效，静脉注射 5 分钟生效，1 小时作用达峰值，作用维持 2 ～ 3 小时。血浆蛋白结合率为 95% ～ 99%，药物大部分以原形随尿液排出。螺内酯（spironolactone，安体舒通）口服吸收好，生物利用度高，起效缓慢，服药后 1 天显效，2 ～ 3 天达到最大效应，停药后作用维持 2 ～ 3 天。约 10% 以原形经肾排泄，其余经肾和胆道排泄。

（1）药理作用：利尿药早期通过排钠利尿，减少血容量和回心血量，减轻心脏前负荷，改善心功能；久用使血管壁中 Na^+ 减少，Na^+ - Ca^{2+} 交换减少，使血管平滑肌细胞中的 Ca^{2+} 减少，舒张外周血管，降低心脏后负荷，减轻心功能不全症状。

（2）临床应用：轻度心功能不全者可单独应用小剂量噻嗪类；中、重度心功能不全或单独使用噻嗪类效果不佳者，可用袢利尿药呋塞米或噻嗪类与保钾利尿药合用；对于严重心功能不全、慢性心功能不全急性发作、急性肺水肿或全身水肿者，可选用呋塞米静脉注射。从小剂量开始用药，逐渐增加剂量直至尿量增加。

（3）用药护理：排钾利尿药呋塞米的主要不良反应是电解质代谢紊乱，发生低血容量、低钾、低钠、低氯、低镁、低钙。尤其是低血钾，容易诱发心律失常，与强心苷合用时发生率更高，应注意补充钾盐或与保钾利尿药合用。偶见胃肠道反应，发生恶心、呕吐，宜饭后服用呋塞米。呋塞米也可引起高尿酸血症，诱发痛风。长期大剂量呋塞米静脉给药，可引起暂时性听力下降。螺内酯不良反应较轻，少数患者可引起头痛、困倦与精神紊乱等。螺内酯久用可引起高钾血症、肾功能损害，肾功能不全者禁用螺内酯。

3. β 受体阻断药 卡维地洛（carvedilol）、美托洛尔（metoprolol）和比索洛尔（bisoprol）等长期应用可改善充血性心力衰竭症状，提高左心室射血分数，改善患者生活质量，降低病死率。目前 β 受体阻断药已被推荐为治疗充血性心力衰竭的常规用药，与 ACEI 合用可提高疗效。

（1）药理作用：拮抗交感神经活性，避免心肌坏死，减慢心率，降低心肌耗氧量，扩张血管减轻心脏负荷；抗心律失常与抗心肌缺血；抗氧化和抗炎作用，可保护心肌细胞。

（2）用药护理：小剂量开始，逐渐增加至患者可以耐受又不加重病情的剂量；严重心动过缓、严重左心室功能减退、明显房室传导阻滞、低血压及支气管哮喘者禁用或慎用。

4. 正性肌力药

（1）强心苷类

强心苷（cardiac glycoside）

强心苷是一类选择性作用于心脏，产生正性肌力作用的苷类化合物。常用药物有地高辛（digoxin）、洋地黄毒苷（digitoxin）、毛花苷丙（cedilanid，西地兰）和毒毛花苷 K（strophanthin K）等，其中以地高辛为最常用。

1）药理作用：能显著增强心脏的收缩力，增加心排血量，从而缓解心功能不全的症状；降低心脏的耗氧量；利尿作用，减少血容量，减轻心脏负担，改善心功能；扩张血管作用，心排出量增加及组织灌流增加。

2）毒性反应：强心苷的安全范围小，一般治疗量接近于中毒量的 60%，且个体差异性较大，易发生不同程度的毒性反应。胃肠道反应是最常见的早期中毒症状，剧烈呕吐可引起失钾而加重强心苷中毒，应注意补钾并减量或停药；有眩晕、头痛、谵妄等不适症状及视觉异常，是强心苷中毒的先兆，是停药指征之一；快速心律失常、室性期前收缩等心脏反应是强心苷最严重、最危险的不良反应。

考点提示

强心苷类药物的毒性反应。

3）用药护理：观察询问患者有无毒性反应，一旦出现强心苷中毒，应立即停用强心苷及排钾利尿药，并根据中毒症状的类型和严重程度，及时报告医生采取措施。与排钾利尿药、糖皮质激素合用时应注意补钾，否则易诱发强心苷中毒。嘱患者多食含钾丰富的食物，如香蕉、柑橘、西红柿、菠萝等。静脉注射给药要严格控制速度，避免注射过快引起心律失常，毒毛花苷 K 不宜与碱性药物配伍。

（2）非苷类正性肌力药：主要用于强心苷禁忌（如伴有心率减慢或严重房室传导阻滞的心力衰竭）或疗效不佳的替代药，仅限短期应用。常用药物有多巴酚丁胺（dobutamine）。多巴酚丁胺选择性激动心脏的 β_1 受体，心肌收缩力增强，心排血量增加；治疗量对心率影响较小，较少引起心律失常。主要用于难治性心力衰竭和急性左心衰竭的紧急治疗。

5. 血管扩张药　血管扩张药通过扩张小静脉，使回心血量减少，减轻心脏前负荷，降低肺楔压和左心室舒张末压，缓解肺部淤血；扩张小动脉，降低外周血管阻力，降低心脏后负荷，增加心排血量，增加动脉供血，缓解组织缺血，明显改善心力衰竭。主要适用于强心苷、利尿药疗效差的严重心力衰竭，如急性心肌梗死或高血压合并急性左心衰竭，在常规治疗的基础上加用血管扩张药，可提高疗效。

常用的药物：①扩张小静脉为主的药物，如硝酸酯类（硝酸甘油、硝酸异山梨酯），用药后可明显减轻呼吸急促和呼吸困难；②扩张小动脉为主的药物，如氨氯地平等，主要用于外周阻力高、心排血量减少的心力衰竭患者；③扩张小动脉和小静脉药物，硝普钠缓慢静脉滴注对急性心肌梗死及高血压所致心力衰竭疗效较好。应用血管扩张药时，应注意监测血压变化，随时调整给药剂量。防止动脉血压下降影响冠脉流量，使心肌供血减少。

（二）抗快速性心律失常药

1. 钠通道阻滞药

（1）奎尼丁（quinidine）

1）药理作用：奎尼丁是从金鸡纳树皮中提取的生物碱，口服易吸收，1 ～ 2 小时后血药浓度达高峰，生物利用度约为 80%，血中药物 80% 与血浆蛋白结合，主要经肝代谢，20% 以原形经肾排出，$t_{1/2}$ 为 5 ～ 7 小时。具有适度阻滞心肌细胞膜 Na^+ 内流的作用，同时能轻度抑制 K^+ 外流和 Ca^{2+} 内流，使有效不应期延长、传导减慢和自律性降低。大剂量可呈现负性肌力作用。可阻断 α 受体和 M 受体，静脉注射引起低血压和心动过速。奎尼丁为广谱抗心律失常药，可用于各种快速性心律失常的治疗。临床上可用于心房颤动与心房扑动的复律和复律后窦性心律的维持，预防室上性和室性心动过速，治疗频发性期前收缩等。

2）用药护理：奎尼丁安全性较小，用药过程中约有 1/3 患者出现恶心、呕吐、头痛、眩晕、耳鸣、视物模糊等金鸡纳反应；心血管毒性较强，长期大量用药可出现低血压、心力衰竭、室内传导阻滞、房室传导阻滞、室性心动过速等症状。严重者发生晕厥、心室纤颤甚至死亡。用药前应测量脉率和血压，如发现脉率过快或过慢时，暂停用药并通知医生；用药过程中要密切观察患者心率、血压及心电图的改变，一旦发现异常应及时停药或减量并通知医生；不能使用变色的奎尼丁药液。肝肾功能不全、严重房室传导阻滞、心动过缓、低血压等患者禁用。心力衰竭患者慎用。苯巴比妥、苯妥英钠为肝药酶诱导剂，可加速奎尼丁代谢；普萘洛尔、维拉帕米、西咪替丁能减慢奎尼丁在肝脏的代谢，合用时应减少本药的剂量；乙酰唑胺、抗酸药、碳酸氢钠、噻嗪类利尿药、胺碘酮可增高奎尼丁的血药浓度，合用时应注意剂量的调整；奎尼丁与地高辛合用，可降低地高辛的清除率，应减少后者的用量。

（2）普鲁卡因胺（procainamide）

1）药理作用：属广谱抗心律失常药，主要用于室性期前收缩及室性心动过速，作用优于奎尼丁，静脉给药用于抢救危急患者。对心房颤动与心房扑动的疗效较差。对室上性心律失常也有效，但不作为首选药。

2）用药护理：口服可致胃肠道反应。静脉给药可引起低血压、窦性心动过缓、心力衰竭。过敏反应较常见。长期应用可出现粒细胞减少及红斑狼疮样反应，停药后可消失，必要时可用皮质激素治疗。严重的心力衰竭、完全性房室传导阻滞、重症肌无力、系统性红斑狼疮及肝、肾功能严重损害者禁用。

（3）利多卡因（lidocaine）

1）药理作用：利多卡因是局部麻醉药，也用于心律失常的治疗。具有安全、高效、速效的特点。常静脉注射给药，$t_{1/2}$ 约 1.5 小时。可抑制 Na^+ 内流、促进 K^+ 外流，具有降低心肌自律性作用，可改善传导。主要用于各种室性心律失常。对急性心肌梗死引起的室性心律失常是首选药。还可用于急性心肌梗死、心脏手术及强心苷中毒所致室性期前收缩、室性心动过速及心室纤颤。

2）用药护理：本药不良反应较少，常见有嗜睡、眩晕、定向障碍等中枢神经系统症状。静脉注射过量或过快，可出现惊厥、低血压、房室传导阻滞、呼吸抑制等。用药过程中应给予心电监护。严重传导阻滞、窦房结功能障碍及严重肝、肾功能障碍者禁用。

（4）苯妥英钠（phenytoin sodium）

1）药理作用：苯妥英钠作用与利多卡因相似，并且本药还能抑制 Ca^{2+} 内流，与强心苷竞争 Na^+、K^+-ATP 酶，防止强心苷中毒所引起的延迟后除极和触发活动，并可加快房室传导。临床上主要用于室性心律失常及强心苷中毒所致室性心律失常的治疗，是强心苷中毒引起的快速性心律失常的首选药。也可用于心导管术、心脏手术、心肌梗死等引发的室性心律失常。

2）用药护理：静脉注射过量或过快可引起低血压、心动过缓、传导阻滞甚至心脏停搏。

（5）美西律（mexiletine）

1）药理作用：主要治疗各种室性心律失常，如室性期前收缩、阵发性室性心动过速、心室纤颤等，尤其是心肌梗死引起的心律失常。

2）用药护理：有胃肠道反应，长期用药可引起神经系统反应，如共济失调、震颤、眩晕等；静脉注射可出现低血压、心动过缓、传导阻滞等。有癫痫病史、低血压、缓慢性心律失常、重度心力衰竭的患者应慎用或禁用。用药过程中应注意心率、血压和心电图的监测。

（6）普罗帕酮（propafenone）

1）药理作用：普罗帕酮可明显阻滞钠通道，抑制 Na^+ 内流，也能阻滞钾通道，而降低浦肯野纤维的自律性、减慢传导和延长有效不应期。本药为广谱抗心律失常药，可用于室上性和室性心律失常、预激综合征伴发的心动过速和心房颤动者的治疗。

2）用药护理：常见消化道不良反应。严重时可致心律失常，如窦性心动过缓、房室传导阻滞，加重心力衰竭。本药一般不宜与其他抗心律失常药合用，用药过程中注意血压及心电的监测。心源性休克、严重房室传导阻滞患者禁用；心力衰竭、低血压患者应慎用或不用。

2. β 受体阻断药

普萘洛尔（propranolol，心得安）

本药可阻断 β 受体，降低窦房结、心房传导纤维、浦肯野纤维的自律性，减少儿茶酚胺所致的延迟后除极而防止触发活动；较高浓度可减慢房室结及浦肯野纤维的传导，延长其有效不应期。主要治疗室上性及室性心律失常。对交感神经兴奋性过高、甲状腺功能亢进及嗜铬细胞瘤等引起的窦性心动过速效果好；与强心苷或地尔硫䓬合用治疗心房颤动、心房扑动及阵发性室上性心动过速；心肌梗死患者长期用药，可减少心律失常的发生，缩小心肌梗死范围，降低病死率。

常用于抗心律失常的 β 受体阻断药还有索他洛尔（sotalol）、美托洛尔（metoprolol）、艾司洛尔（esmolol）、阿替洛尔（atenolol）等。

3. 延长动作电位时程药

胺碘酮（amiodarone）

胺碘酮口服吸收缓慢，静脉注射 10 分钟起效。消除缓慢，几乎全部在肝脏代谢，经胆道排泄。

1）药理作用：本药对心肌细胞膜上的钾通道、钠通道和钙通道有阻滞作用，降低窦房结和浦肯野纤维的自律性、减慢传导、明显延长动作电位时程和有效不应期。此外，胺碘酮还可扩张冠状动脉和外周血管、降低心耗氧量。可用于各种室上性和室性心律失常的治疗。可使心房扑动、心房颤动和阵发性室上性心动过速转复并维持其窦性节律；对预激综合征合并心房颤动或室性心动过速者疗效好。

2）用药护理：常见心血管反应如窦性心动过缓、房室传导阻滞、Q-T 间期延长及低血压等；长期应用可出现角膜褐色微粒沉着，不影响视力；少数患者可出现甲状腺功能紊乱；个别患者可发生间质性肺炎或肺纤维化，一旦发生应立即停药。首剂负荷剂量给药时必须在住院和心电监护下给予；用药过程中要密切监护患者血压、心率和节律；长期应用必须定期监测血 T_3、T_4 浓度和肺功能，进行肺部 X 线检查。房室传导阻滞、Q-T 间期延长、对碘过敏、甲状腺功能失调者禁用。

4. 钙通道阻滞药

维拉帕米（verapamil，异搏定）

1）药理作用：本药主要通过阻滞心肌细胞膜钙通道，抑制 Ca^{2+} 内流，降低慢反应细胞（如窦房结、房室结）自律性、减慢房室结传导、延长有效不应期，并可降低心肌收缩力。此外还有扩张冠状动脉及外周血管的作用。维拉帕米是治疗阵发性室上性心动过速的首选药；可控制房性心动过速、心房颤动、心房扑动的心室率。对强心苷中毒、急性心肌梗死、心肌缺血引起的室性期前收缩也有效。

2）用药护理：本药口服安全，常见不良反应有腹胀、腹泻、便秘、头痛等。静脉注射可引起低血压、心动过缓，甚至诱发心力衰竭。用药前应先检查血压、心率和肝肾功能；静脉注射后应嘱患者静卧 1 小时。

重点·考点·笔记

（三）抗高血压药

知识链接

高血压急症是常见心血管危急重症，常表现为血压在几天或几小时内急剧升高，一般高于 180/110mmHg（1mmHg≈0.133kPa），机体出现恶心呕吐、心悸、视力快速下降、剧烈头痛等症状，对各个组织系统功能均有明显损伤，甚至危及生命。

1. 利尿药

（1）氢氯噻嗪（hydrochlorothiazide，双氢克尿噻）

1）药理作用：用药初期通过排钠利尿，减少细胞外液和血容量，导致心排血量减少而降压；长期用药、因排钠而致血管平滑肌内 Na^+ 减少，影响 Na^+-Ca^{2+} 交换，使细胞内 Ca^{2+} 浓度降低，致使血管平滑肌对缩血管物质的反应性降低，血管舒张而降压。氢氯噻嗪是利尿降压药中最常用的一类，与其他降压药合用治疗中、重度高血压。对老年收缩期高血压患者、合并心功能不全者降压效果较好。用药后 2～4 周见效。

2）用药护理：长期大剂量应用可降低血钾、血钠及血镁；增加血中总胆固醇、三酰甘油及低密度脂蛋白，降低高密度脂蛋白，可诱发动脉粥样硬化；诱发高尿酸血症引起痛风，还可降低糖耐量，诱发糖尿病等。因此服药期间应定期查电解质，发现口干、衰弱、嗜睡、肌痛、腱反射消失等症状应停药或减量。宜多食深色蔬菜、海带、香蕉等含钾丰富的食物或补充钾盐。痛风、糖尿病及血脂异常者应慎用。

（2）吲哒帕胺（indapamide）：具有利尿和钙通道阻滞双重作用，为新型强效、长效降压药。口服后 30 分钟血药浓度达峰值，作用可持续 24 小时。主要用于轻、中度高血压，长期应用可减轻和逆转左心室肥厚，对糖和脂肪代谢影响小，伴有高脂血症患者可用本品代替氢氯噻嗪。不良反应轻，可有上腹不适、恶心、食欲减退、头痛、嗜睡、皮疹等。严重肝、肾功能不全和急性脑血管病患者禁用，孕妇慎用。

2. 钙通道阻滞药

硝苯地平（nifedipine，心痛定）

硝苯地平舌下含化 3 分钟起效，口服 30～60 分钟起效，作用持续 3 小时。口服吸收率大于 90%，生物利用度 60%～70%，血浆蛋白结合率高达 98%。经肝脏代谢，80% 原药及代谢产物自肾脏排泄。

1）药理作用：降压时使肾素活性水平增高，伴有反射性心率加快，心排血量增多，合用 β 受体阻断药可对抗此反应且协同降压。可用于轻、中、重度高血压的治疗，尤其适用于合并心绞痛或肾脏疾病、糖尿病、哮喘、高脂血症及恶性高血压的治疗。可单用或与 β 受体阻断药、利尿药、血管紧张素转化酶抑制药等合用。目前多推荐使用缓释或控释制剂，起效缓慢，药效持久，降压平稳，患者依从性好。

2）用药护理：不良反应主要是血管扩张引起的面部潮红、头痛、直立性低血压、踝部水肿等。血压下降可反射性引起心悸、心动过速等。在用药过程中要规律监测血压，尤其是同服 β 受体阻断药和其他降压药的患者，应从小剂量开始服用，逐渐增加剂量。

考点提示

肾素 - 血管紧张素 - 醛固酮系统抑制药的用药护理。

3. 肾素 - 血管紧张素 - 醛固酮系统抑制药

卡托普利（captopril，巯甲丙脯酸）

1）药理作用：卡托普利口服 15 分钟即可生效，1～2 小时达高峰，持续 4～5 小时。口服生物利用度约 70%，食物可减少其吸收，宜在饭前 1 小时空腹服用。部分在肝脏代谢，

40% ～ 50% 原形药物随尿排出。肾功能不全者易引起蓄积，$t_{1/2}$ 为 2 小时，乳汁中有少量分泌，不透过血脑屏障。卡托普利作用强、起效快，具有中等强度的降压作用。用于各型高血压，尤其适用于合并有糖尿病、左心室肥厚、心力衰竭、心肌梗死的高血压患者。重型及难治性高血压宜与利尿药或 β 受体阻断药合用。

2）用药护理：刺激性干咳是最常见的不良反应，也是被迫停药的主要原因，应预先告诉患者。避免与保钾利尿药及其他补钾药物合用，以防发生高血钾。肾动脉狭窄、肾功能不良和高血钾患者应禁用本药。宜从小剂量开始，并密切监测血压变化，尤其老年人对其降压作用敏感，应加强观察。

4. β 受体阻断药

(1) 普萘洛尔（propranolol，心得安）

普萘洛尔为非选择性 β 受体阻断药，降压时不引起直立性低血压和水钠潴留，长期应用易产生耐受性。起效慢，连用 2 周以上才产生降压作用，收缩压、舒张压均降低。

1）药理作用：阻断心肌 $β_1$ 受体，使心肌收缩力减弱、心率减慢、心排血量减少而发挥作用；阻断肾小球旁器的 $β_1$ 受体，减少肾素分泌，抑制肾素 - 血管紧张素 - 醛固酮系统；阻断去甲肾上腺素能神经突触前膜 $β_2$ 受体，消除正反馈作用；阻断血管运动中枢的 β 受体，抑制外周交感神经张力而降压。主要用于轻、中度高血压的治疗。对伴有心排血量偏高或血浆肾素活性增高者效果好，尤其适用于伴有心绞痛、心动过速或脑血管疾病的患者。治疗重度高血压时需利尿药或血管扩张药合用，以增强降压效果，减少不良反应。

2）用药护理：常见恶心、呕吐、腹泻、头痛、头晕等。可致心动过缓、房室传导阻滞等心脏抑制反应，还可引起外周血管痉挛如四肢发冷、皮肤苍白等。阻断 $β_2$ 受体可诱发支气管哮喘。长期用药还可见血糖下降、血脂升高等。支气管哮喘严重左心室衰竭及重度房室传导阻滞者禁用。

(2) 美托洛尔（metoprolo1）、阿替洛尔（atenolol）：两药对心脏 $β_1$ 受体有较高选择性，对支气管的 $β_2$ 受体影响较小。口服用于轻、中度高血压，降压作用持续时间较长，每日用药 1 ～ 2 次，作用优于普萘洛尔。诱发或加重支气管哮喘，延缓血糖水平恢复的作用较普萘洛尔小。

(3) 拉贝洛尔（labetalol，柳胺苄心定）：本药兼有 α、β 受体阻断作用，对 $α_1$ 受体作用较弱，对 $α_2$ 受体则无阻断作用。阻断 $β_1$ 和 $β_2$ 受体作用强度相似。适用于各种程度的高血压及高血压急症（如高血压危象）、嗜铬细胞瘤、妊娠期高血压等。常见眩晕、乏力、幻觉、胃肠反应等不良反应，大剂量可致直立性低血压。支气管哮喘患者禁用。

5. 血管平滑肌扩张药

硝普钠（sodium nitroprusside）

硝普钠口服不吸收，需静脉滴注给药。1 ～ 2 分钟起效，停药后 5 分钟血压回升，可通过调节静脉滴注速度将血压控制在所需水平。

考点提示

各类抗高血压药的作用。

1）药理作用：硝普钠直接作用于血管平滑肌，扩张小静脉、小动脉血管，降低心脏前、后负荷，为速效、强效、短效的降压药。主要用于高血压急症的治疗，也可用于急性心肌梗死及急、慢性心功能不全的治疗。

2）用药护理：主要有呕吐、头痛、心悸、出汗等不良反应，为血压过度降低所致。故应严格控制滴速，使血压平稳下降至所需水平。长期或大剂量使用，可出现氰化物蓄积中毒症状，如厌食、恶心、乏力、定向障碍、肌肉痉挛等，可用硫代硫酸钠防治。硝普钠遇光易分解，药液现配现用，溶液内不宜加入其他药品，静脉滴注过程中应注意用黑色布包裹整个静脉滴注系统以避光。肝、肾功能不全，甲状腺功能减退者慎用。孕妇禁用。

重点·考点·笔记

考点提示

硝酸甘油用药的护理。

（四）抗心绞痛药

1. 硝酸酯类

硝酸甘油（nitroglycerin）

硝酸甘油起效快、疗效可靠、经济方便，是目前防治心绞痛最常用的药物。硝酸甘油口服的生物利用度仅为 8%，故不宜口服。因其脂溶性高，常舌下含服，经口腔黏膜迅速吸收，生物利用度达 80%。含服后 1 ～ 2 分钟起效，3 ～ 10 分钟作用达高峰，疗效可维持 20 ～ 30 分钟。主要经肝脏代谢，由肾脏排出。硝酸甘油还有皮肤贴片、软膏剂、膜剂、喷雾剂、注射剂等多种剂型。

1）药理作用：硝酸甘油的基本作用是松弛平滑肌，可扩张容量血管，减少静脉回心血量，使心肌耗氧量下降。在心绞痛急性发作时，硝酸甘油能扩张心外膜血管及侧支血管，使血液易从心外膜区域向心内膜下缺血区流动，改善缺血区的血供。舌下含服或吸入给药可迅速缓解心绞痛症状，常作为心绞痛急性发作时的首选药物。急性心肌梗死静脉滴注给药，可减少急性心肌梗死患者的心肌耗氧量。可降低心脏前、后负荷，改善心功能，用于难治性心功能不全的治疗。

2）用药护理：常见颜面潮红、搏动性头痛、眼压升高、直立性低血压及晕厥等血管扩张反应。血管扩张可反射性兴奋交感神经，使心率加快、心肌收缩力加强，反使耗氧量增加而诱发心绞痛发作。大剂量或频繁用药时可引起高铁血红蛋白血症，出现呕吐、发绀等症状。用药过程中要密切观察生命体征，特别是心肌梗死患者。静脉滴注前用 5% 葡萄糖溶液或生理盐水稀释，不得超过 400μg/ml。贴剂使用时要贴于皮肤无毛发的部位，心脏除颤前要将其去除，以防其背面的铝产生电子流烧伤患者。

2. β 受体阻断药

普萘洛尔（propranolol，心得安）

1）药理作用：心绞痛发作时，心肌局部和血中儿茶酚胺含量明显增加，激动 β_1 受体，使心肌收缩力增强、心率加快、血管收缩，心肌耗氧量增加。本药通过阻断 β_1 受体，使心率减慢、心肌收缩力减弱、血压降低，从而明显降低心肌耗氧量，缓解心绞痛。本药可阻断冠状动脉上的 β 受体，促使血液向已代偿性扩张的缺血区流动，增加缺血区的供血。本药可促进缺血区的心肌细胞对葡萄糖的摄取和利用，改善糖代谢，减少耗氧，从而使缺血区的心肌得到保护。临床用于治疗稳定型及不稳定型心绞痛，可减少发作次数及硝酸甘油的用量，对高血压或快速心律失常的心绞痛患者更为适用，对心肌梗死也有效，能缩小梗死范围。

2）用药护理：普萘洛尔的有效剂量个体差异较大，一般宜从小量开始逐渐增加剂量。突然停药可导致心绞痛的发作，甚至诱发心肌梗死。

（五）急性心肌梗死镇痛常用药物及护理

吗啡（morphine）

吗啡是阿片中的主要生物碱，是阿片受体激动药。口服易吸收，常采用注射给药，肌内注射吸收良好。仅有少量通过血脑屏障进入中枢，但足以产生明显的镇痛作用。主要在肝内代谢，经肾脏排泄，少量经胆汁和乳汁排泄。

（1）药理作用：吗啡具有强大镇痛作用，一次给药，作用维持 4 ～ 5 小时，对各种疼痛均有效，其中对慢性持续性钝痛的效果优于急性间断性锐痛，且不影响意识和感觉。吗啡能改善由疼痛所引起的焦虑、紧张、恐惧等情绪反应，产生镇静作用，提高对疼痛的耐受力。

（2）临床应用：吗啡一般仅短期用于其他镇痛药无效的疼痛，如严重创伤、手术后和烧伤等剧痛，或晚期癌症疼痛等；对心肌梗死引起的剧烈疼痛，血压正常者可用吗啡镇痛；对胆、肾绞痛，应与解痉药阿托品合用。

重点·考点·笔记

(3) 用药护理：治疗量可引起恶心、呕吐、嗜睡、眩晕、呼吸抑制、便秘、排尿困难、直立性低血压等症状；连续反复应用可引起耐受性、依赖性和成瘾。一旦停药可出现戒断症状，表现为兴奋、焦虑、失眠、流涕、流泪、出汗、呕吐、腹泻、发热、肌肉疼痛甚至虚脱和意识丧失等；过量可致急性中毒，表现为昏迷、呼吸深度抑制、瞳孔极度缩小呈针尖样、血压下降甚至休克或死亡。呼吸麻痹是其中毒致死的主要原因。可应用阿片受体阻断药纳洛酮、呼吸兴奋药尼可刹米及通过吸氧、人工呼吸等措施抢救。

第三节　消化系统急症患者用药及护理

导入情景

王先生，42 岁，以“上腹痛 5 天”为主诉入院。患者 5 天前无明显诱因出现上腹部隐痛不适，无恶心、呕吐。门诊查胃镜显示：糜烂性胃炎，十二指肠多发性溃疡，食管隆起型病变。入院查体：T 36.7℃，P 86 次 / 分，R 18 次 / 分，BP 160/90mmHg。低脂、半流质饮食。予以抑酸护胃药物及营养支持治疗。

请思考

1. 如何做好西咪替丁的用药护理？
2. 如何做好奥美拉唑的用药护理？

PPT·消化系统急症患者用药及护理

一、常用抗消化性溃疡药

知识链接

胃溃疡是临床常见病症，多由酸性胃液破坏胃壁所致，以出血、消化不良、腹痛等为主要临床表现，其中 70% 患者与幽门螺杆菌（Hp）感染相关。因此，针对胃溃疡患者，根除 Hp 不仅能够促进溃疡愈合，同时还可有效预防复发，进而彻底治愈胃溃疡。目前针对 Hp 所致胃溃疡，多采取两种抗生素、质子泵抑制剂与胃黏膜保护剂标准四联疗法，可有效消灭 Hp，修复胃溃疡。此外，中药在消化系统疾病中使用较多，疗效确切。党的二十大报告指出，促进中医药传承创新发展，在消化系统急症处理中，如大黄等药物发挥主要作用。

（一）抗酸药

抗酸药又称中和胃酸药，是一类弱碱性化合物，口服后在胃内中和胃酸，减轻胃酸对胃、十二指肠黏膜的侵蚀和对溃疡面的刺激及腐蚀作用，从而缓解疼痛，促进溃疡愈合。有些抗酸药在中和胃酸时还能形成胶状物覆盖于溃疡表面，达到保护和收敛止血的作用。临床常用于治疗胃及十二指肠溃疡。常用复方制剂如复方氢氧化铝、复方铝酸铋等。抗酸药与 H_2 受体阻断药联合应用效果好。

（二）抑制胃酸分泌药

1. H_2 受体阻断药　本类药是常用的治疗消化性溃疡药，对胃腺壁细胞表面的组胺 H_2 受体有竞争性阻断作用，可使胃酸分泌减少，其抑制胃酸分泌作用强而持久，疗程短，溃疡愈合率较高。

(1) 西咪替丁（cimetidine）

1）药理作用：本药为第一代 H_2 受体阻断药。能显著抑制胃酸分泌，降低胃内酸度，还可减少胃蛋白的分泌，对胃黏膜有保护作用。主要用于消化性溃疡的治疗，对十二指肠溃疡的疗效优于胃溃疡，也可用于急性胃炎引起的出血。

2）用药护理：不良反应较多，常见头痛、头晕、腹痛等症状；长期应用可抑制骨髓造血功能，患者可出现粒细胞减少；老年患者大剂量应用可致精神错乱、谵妄甚至昏迷；严重者可致肝、肾功能损伤。西咪替丁不宜与抗酸药同服，如需同服，至少间隔 1 小时；静脉滴注给药时注意浓度和滴速，避免与其他药物共用静脉滴注通道；妊娠期及哺乳期禁用。

(2) 雷尼替丁（ranitidine）：药理作用：本药为第二代 H_2 受体阻断药。抑制胃酸分泌的作用比西咪替丁强 5～8 倍，具有速效、长效的特点，副作用小且安全。临床主要用于胃溃疡、十二指肠溃疡，静脉用药可治疗上消化道出血。偶见白细胞计数或血小板计数减少、血清氨基转移酶升高，停药后可恢复。妊娠期和哺乳期及 8 岁以下儿童禁用。

(3) 法莫替丁（famotidine）：本药为第三代 H_2 受体阻断药。抑制胃酸分泌作用比雷尼替丁强 6～8 倍，显效快，作用持续时间长。不良反应较西咪替丁少见，可有头痛、头晕、便秘、腹泻、皮疹、白细胞计数减少、氨基转移酶升高等。妊娠期和哺乳期慎用。肝、肾功能不良，有药物过敏史者慎用或禁用。

2. 质子泵抑制药

奥美拉唑（omeprazole）

1）药理作用：为第一代 H^+、K^+-ATP 酶抑制药。口服易吸收，能选择性抑制胃壁细胞 H^+, K^+-ATP 酶，使其活性降低，减少胃酸分泌。同时可增加胃黏膜血流量，促进胃黏膜生长，抑制幽门螺杆菌，促进溃疡愈合。适用于胃和十二指肠溃疡、反流性食管炎、上消化道出血。作用强、显效快、复发率低。

2）用药护理：主要有头痛、视物模糊等神经系统反应，用药期间不宜驾驶或进行高空作业。也可引起恶心、呕吐、腹胀、腹痛、腹泻等消化系统症状，停药可恢复。偶有皮疹、血清氨基转移酶升高、白细胞计数减少。对本品过敏者、严重肝肾功能不全及婴幼儿禁用。

（三）胃黏膜保护药

胃黏膜保护药通过增强胃黏膜细胞屏障，黏液 - 碳酸氢盐屏障的效应发挥抗溃疡作用。

1. 硫糖铝　胃液的酸性环境下，在溃疡面上形成胶体保护层；抑制胃蛋白酶的活性；增强黏液 - 碳酸氢盐屏障作用，诱导溃疡区的表皮生长因子聚集；抑制幽门螺杆菌繁殖。用于治疗胃及十二指肠溃疡。偶有轻度的口干、恶心、便秘。餐前 1 小时及睡前服用。

2. 枸橼酸铋钾　胃液酸性条件下，在溃疡面上形成氧化铋胶体膜保护层；促进内源性前列腺素释放，改善胃黏膜血流量；抑制胃蛋白酶活性；促进胃黏液分泌及清除幽门螺杆菌。用于治疗胃及十二指肠溃疡。偶见恶心，可使舌、粪便染成黑色。不宜与牛奶和抗酸药、碳酸饮料及其他碱性药物同服。

> **考点提示**
> 枸橼酸铋钾用药的护理。

3. 米索前列醇　促进胃黏液和碳酸氢盐分泌；增加胃黏膜血流量；激动前列腺素受体，抑制胃酸分泌。用于治疗胃及十二指肠溃疡。不良反应轻微，常见腹泻。可引起流产，妊娠期禁用。对前列腺素过敏者禁用。

（四）抗幽门螺杆菌药

幽门螺杆菌（helicobacter pylori，Hp）的感染与消化性溃疡的发病及复发有密切关系。杀灭幽门螺杆菌，能显著提高消化性溃疡的治愈率。目前临床用的抗幽门螺杆菌药物有阿莫西林、甲硝唑、克拉霉素、庆大霉素、奥美拉唑、枸橼酸铋钾等。常与其他治疗消化性溃疡药合用，以提高疗效，降低复发率。

二、止吐药

甲氧氯普胺（metoclopramide）通过阻滞中枢和外周 DA 受体，加强胃肠活动。用于胃轻瘫、功能性消化不良引起的恶心、呕吐等，餐前服用。长期用药可致锥体外系反应及溢乳，忌与吩噻嗪类、M 受体阻断药合用。妊娠期禁用。

三、泻药

1. 硫酸镁（magnesium sulfate）

（1）药理作用和临床应用：口服后难吸收，在肠道内形成较高的渗透压，依据渗透原理产生导泻作用，作用强大而迅速，空腹应用并大量饮水。临床主要用于清除肠内毒物、治疗急性便秘及服用驱虫药后促使虫体排出。另外，口服 33% 的硫酸镁溶液能产生利胆作用；注射硫酸镁能抑制中枢神经系统及外周神经系统，并使血压迅速下降。外用 50% 硫酸镁溶液热敷患处可消肿镇痛。

（2）不良反应及用药护理：口服硫酸镁，因对肠壁刺激作用强，易致盆腔充血，故妊娠期及经期妇女禁用。急腹症、肠道出血、肾功能不全及老年患者应禁用。中枢抑制药中毒禁用其导泻。硫酸镁肌内注射可致剧痛，应深部注射。静脉注射硫酸镁过量或过快，可引起呼吸抑制、血压急剧下降，腱反射迟钝或消失等，一旦出现应立即停药，并缓慢静脉注射钙剂（10% 葡萄糖酸钙或氯化钙）解救。肾功能不全者慎用，充血性心力衰竭和水肿患者禁用。

考点提示

泻药的用药护理。

2. 硫酸钠（sodium sulfate）　本药导泻作用与硫酸镁相似，但作用稍弱，无中枢抑制作用，多用于中枢抑制药中毒时的导泻。

四、止泻药

蒙脱石（smectite）有很强的覆盖、保护肠黏膜作用。用于急、慢性腹泻，肠道菌群失调，对儿童急性腹泻疗效好。久用可致便秘。止泻时应注意纠正脱水，服用期间不与其他药物合用。

五、治疗肝性脑病药

肝性脑病又称肝昏迷，是严重肝病引起的、以代谢紊乱为基础的中枢神经系统功能失调的综合征。氨中毒是肝性脑病的主要原因，因此减少氨的吸收和加强氨的排出是药物治疗的主要手段。常用治疗肝性脑病的药物有以下几种。

1. 谷氨酸（glutamic acid）　能与血氨结合成无毒的谷氨酰胺，从尿中排出体外；参与脑内糖及蛋白质的代谢，改善中枢神经系统功能。用于防治各种原因引起的肝性脑病。静脉给药过快可引起皮肤潮红、流涎、恶心、呕吐及腹泻，过量可致低血钾及碱中毒。

2. 左旋多巴（levodopa，L-dopa）　口服后透过血脑屏障，在中枢生成多巴胺再转化为去甲肾上腺素，改善神经元之间的正常冲动传递，恢复大脑功能。用于治疗帕金森病和肝性脑病。用药初期常见直立性低血压、胃肠道反应，长期用药多见运动过多症、症状波动及精神症状。

3. 乳果糖（lactulose）　口服后进入结肠被分解为乳酸和乙酸，释放出 H^+ 与 NH_3 结合成 NH_4，减少肠内氨的吸收，降低血氨；可产生渗透性导泻作用。主要用于血氨升高的肝性脑病。长期服用可预防该病的发生，还可用于导泻。不良反应有腹痛、腹泻等消化系统症状。消化道出血、肠梗阻或穿孔、不明原因腹痛者禁用。

重点·考点·笔记

第四节　神经系统急症患者用药及护理

导入情景

陈奶奶，68 岁。以“突发意识不清伴左侧肢体活动障碍 2 小时”为代主诉急诊入院。患者 2 小时前无明显诱因出现呕吐、意识不清，伴左侧肢体活动障碍。CT 示：右侧丘脑出血破入脑室。入院查体：T 36.8℃，P 92 次 / 分，R 19 次 / 分，BP 205/98mmHg。患者浅昏迷，双侧瞳孔等大等圆，直径约 2mm，对光反射消失。急诊给予甘露醇、呋塞米脱水降低颅内压、静脉应用硝普钠降压、6- 氨基己酸止血处理后收住院。

PPT·神经系统急症患者用药及护理

请思考

1. 如何做好甘露醇的用药护理？
2. 简述硝普钠的用药护理。

一、兴奋呼吸中枢的常用药物

1. 尼可刹米（nikethamide，可拉明）

（1）药理作用：尼可刹米可直接兴奋延髓呼吸中枢，也可刺激颈动脉体和主动脉体的化学感受器，反射性兴奋呼吸中枢，提高呼吸中枢对 CO_2 的敏感性，使呼吸加深加快。对大脑皮质、血管运动中枢及脊髓也有较弱的兴奋作用。皮下注射、肌内注射后吸收好，起效快。一次静脉注射，作用仅维持 5 ～ 10 分钟，尼可刹米作用温和，安全范围大。临床常用于各种原因引起的呼吸抑制，对肺心病引起的呼吸衰竭及吗啡引起的呼吸抑制效果较好。对巴比妥类引起的呼吸抑制效果较差。

（2）用药护理：治疗量不良反应少见，大剂量可致血压升高、心悸、心律失常、肌肉震颤，严重者可引起惊厥。尼可刹米作用时间短，临床需多次给药。给药过程中应注意观察患者血压、心率及呼吸状况，如出现心率加快、多汗、面红、恶心、呕吐、血压升高等情况应及时调整剂量，当出现震颤、肌僵直时，应立即停药，以防惊厥。如出现惊厥，可静脉注射地西泮对抗。

2. 二甲弗林（dimefline，回苏灵）　直接兴奋呼吸中枢，作用比尼可刹米强 100 倍。能显著改善呼吸功能，增加肺换气量，降低 CO_2 分压，提高动脉血氧饱和度。静脉给药迅速出现疗效，维持 2 ～ 4 小时。主要用于麻醉药、催眠药过量等各种原因引起的中枢性呼吸抑制；对肺性脑病有较好的催醒作用。安全范围小，过量可致肌肉震颤和惊厥。不良反应可见恶心、呕吐、皮肤烧灼感等。吗啡中毒者、肝肾功能不全者、妊娠期和哺乳期禁用。

3. 洛贝林（lobeline，山梗菜碱）　通过刺激颈动脉体和主动脉体的化学感受器，反射性兴奋呼吸中枢而使呼吸加快；对迷走神经中枢和血管运动中枢也有反射性的兴奋作用。用于各种原因引起的呼吸抑制，常用于新生儿窒息、小儿感染性疾病引起的呼吸衰竭和一氧化碳中毒所引起的呼吸抑制。本药作用维持时间短，安全范围大，较少引起惊厥。

4. 多沙普仑（doxapram）　小剂量通过颈动脉化学感受器兴奋呼吸中枢，大剂量可直接兴奋呼吸中枢及血管运动中枢。静脉注射后立即生效，持续 5 ～ 12 分钟，安全范围大，临床用于解救乙醇、镇静催眠药、麻醉药等引起的呼吸抑制。不良反应可见头痛、乏力、恶心、呕吐、腹泻及尿潴留、胸痛、胸闷、血压升高、心律失常，用药局部发生血栓性静脉炎等；过量表现为惊厥、不自主震颤和反射亢进。癫痫、惊厥、严重肺部疾病者禁用。

5. 贝美格（bemegride）　直接兴奋呼吸中枢及血管运动中枢，作用快、强、短。主要用于巴比妥类、水合氯醛等中枢抑制药过量中毒的解救；也用于减少硫喷妥钠麻醉的深度以加速恢复。安全范围小，用量过大或注射速度太快可致惊厥。

重点・考点・笔记

二、促大脑功能恢复药

知识链接

脑出血患者常伴意识障碍，在脑水肿发生后，患者的意识异常严重，通常自觉头晕头痛，恶心呕吐，肢体功能障碍，甚至发生意识障碍，嗜睡、昏睡或昏迷。在脑出血 48h 后，患者的脑水肿最严重，且持续进展。在脑水肿发生后，颅内压受其影响增高，损伤脑组织，具有致死风险。

考点提示

吡拉西坦用药的护理。

1. 甲氯芬酯（meclofenoxate）　兴奋大脑皮质，促进脑细胞能量代谢，增加葡萄糖的利用，使受抑制的中枢神经功能恢复，改善脑缺氧，促进苏醒。临床主要用于外伤性昏迷、阿尔茨海默病、药物中毒或脑动脉硬化及脑梗死引起的意识障碍、乙醇中毒、小儿遗尿症等。甲氯芬酯作用缓慢，故需反复用药。为避免失眠，应上午服用。有精神过度兴奋及锥体外系症状者不宜使用。

2. 胞磷胆碱（citicoline，尼可林）　能改善脑组织代谢，促进大脑功能恢复与苏醒。主要用于急性颅脑外伤和脑手术后所致意识障碍，也适用于脑梗死、药物急性中毒、重症乙醇中毒、严重感染所致意识障碍。脑出血急性期不宜大剂量使用。若发生过敏症状如皮疹应立即停药。

3. 吡拉西坦（piracetam）　能促进脑组织对葡萄糖、氨基酸和磷脂的利用，促进脑内蛋白质和核酸的合成，对大脑神经细胞具有激活、保护和修复作用。临床用于脑动脉硬化及脑血管意外引起记忆和思维活动减退等；对巴比妥类、氰化物、CO 及乙醇中毒后的意识恢复有一定疗效。不良反应可见口干、失眠、食欲低下、呕吐等，偶见轻度肝功能损伤。

三、脱水降颅压药物

甘露醇（mannitol）

甘露醇是临床最常用的脱水药。临床常用 20% 甘露醇高渗溶液静脉注射或静脉滴注。

（1）药理作用：静脉给药后能迅速提高血浆渗透压，使组织间水分向血浆转移，减轻组织水肿，可降低颅内压和眼压。甘露醇可扩张肾血管，增加肾脏血流量，提高肾小球滤过率；且药物不易被肾小管重吸收，升高管腔渗透压，阻止 Na^+、K^+、Cl^- 和水的重吸收而产生利尿作用。

（2）临床应用：甘露醇是治疗脑水肿、降低颅内压安全、有效的首选药。用于治疗颅内肿瘤、颅脑损伤、脑组织炎症及缺氧等引起的脑水肿。甘露醇还能降低青光眼患者的眼压，短期用于青光眼急性发作和术前使用以降低眼压。急性肾衰竭早期及时应用甘露醇，通过利尿、脱水和增加肾血流量等作用，可迅速消除水肿，加速有毒物质排出，防止肾小管萎缩和坏死。

（3）用药护理：静脉注射过快可引起一过性头痛、眩晕、畏寒和视物模糊、肾功能不全甚至急性肾衰竭。20% 甘露醇在低温时可析出结晶，使用前需严格检查。如有结晶，应置于 80℃ 左右的热水中使结晶全部溶解。静脉滴注发生药液外渗，可发生局部组织肿胀，严

重点·考点·笔记

重者可引起组织坏死。心力衰竭、活动性颅内出血者禁用甘露醇。

第五节　血液系统急症患者用药及护理

导入情景

刘先生，46 岁。以“胸闷、心前区疼痛 2 小时”为主诉急诊平车入院。患者 2 小时前活动时出现胸闷、心前区烧灼样疼痛伴压迫感。心电图示：急性下壁心肌梗死。入院查体：T 36.2℃，P 90 次 / 分，R 18 次 / 分，BP 165/100mmHg，SpO_2 98%。患者神志清，全身皮肤黏膜湿润。高血压病史 2 年。急诊给予吗啡镇痛、尿激酶溶栓处理后收住院。

请思考

1. 如何做好吗啡镇痛的用药护理?
2. 简述尿激酶溶栓的用药护理。

PPT·作用于血液系统急症患者用药及护理

一、促凝血药

促凝血药是通过加快血液凝固、抑制纤维蛋白溶解、降低毛细血管通透性而止血的药物。

1. 促进凝血因子生成药

维生素 K（vitamin K）

（1）药理作用：可促进凝血因子的合成，主要用于防治阻塞性黄疸、胆瘘、慢性腹泻所致出血，新生儿出血及长期应用广谱抗菌药所致的出血。对肝硬化或晚期肝癌患者的出血效果不佳。本药对内脏平滑肌痉挛所致的疼痛有一定疗效，可用于缓解胆绞痛。

（2）用药护理：维生素 K 不良反应较少，口服维生素 K_3、维生素 K_4 时，可致恶心、呕吐等胃肠道症状，饭后服药可减轻。静脉注射过快可致面部潮红、出汗、血压下降、胸闷甚至休克，故除严重出血外，多采用肌内注射。

2. 抗纤维蛋白溶解药　常用药物包括氨甲苯酸（para-aminomethylbenzoic acid，PAMBA）、氨甲环酸（tranexam acid，AMCHA）、6- 氨基己酸（aminocaproic acid）等。能竞争性对抗纤溶酶原激活因子，阻止纤溶酶原转化为纤溶酶，高浓度时也可直接抑制纤溶酶，避免纤维蛋白的溶解而止血。用于纤溶亢进所致的出血，如产后出血及肺、肝、脾、前列腺、甲状腺、肾上腺等手术时的出血；也可用于链激酶和尿激酶过量所致的出血。用量过大可致血栓形成、诱发心肌梗死等。

3. 促进血小板生成药　酚磺乙胺（etamsylate）又名止血敏，能促进血小板的生成、聚集和黏附；降低毛细血管的通透性，减少渗血。起效快、维持时间长。主要用于预防和治疗手术前、后血小板计数减少及其他原因导致的出血。不良反应较少，静脉注射时可致过敏反应，偶致过敏性休克，应慎重。

4. 作用于血管的促凝血药　垂体后叶素（pituitrin）含有缩宫素和升压素（又称抗利尿激素）两种成分。缩宫素能收缩子宫平滑，即小剂量时引起节律性的收缩，用于催产引产；大剂量时引起子宫平滑肌的强直收缩而止血，用于产后出血。升压素能直接收缩小动脉、小静脉、毛细血管的平滑肌，尤其对内脏血管的平滑肌作用更强，降低门静脉及肺循环的压力，血流减慢，血管破损处易于形成血栓而止血。临床主要用于肺咯血及门脉高压导致的出血。本药口服易被破坏，常静脉给药，注射过快时可致面色苍白、出汗、心慌、腹痛等，应缓慢静脉注射。

重点·考点·笔记

二、抗凝血药和抗血栓药

（一）抗凝血药

抗凝血药是一类能抑制凝血过程而阻止血液凝固的药物，常用于防治血栓栓塞性疾病。

1. 肝素（heparin）　为大分子物质，强酸性。口服无效，常静脉给药。

（1）药理作用：肝素的抗凝作用机制是增强抗凝血酶Ⅲ（ATⅢ）的作用，ATⅢ是血浆中的一种生理性抗凝剂，能灭活多种活化的凝血因子，尤其是对凝血酶及凝血因子Ⅸa、Ⅹa、Ⅺa、Ⅻa 灭活作用更强。肝素还能减少血小板的黏附和聚集，抑制血栓形成。肝素在体内还有降血脂、抗血管内膜增生等作用。用于急性心肌梗死、脑血栓形成及深静脉血栓、肺栓塞等的治疗，可防止血栓的形成与扩大，对已形成的血栓无溶解作用。尤其适合需快速抗凝者。用于弥散性血管内凝血（DIC）早期，可防止微血栓的形成。用于心血管手术、心脏导管检查、血液透析等的抗凝。

（2）用药护理：肝素过量导致出血，表现为关节腔积血，皮肤黏膜、伤口出血等。一旦发生立即停药，并缓慢静脉注射解毒药鱼精蛋白（1mg 鱼精蛋白可中和 100U 肝素），每次剂量不超过 50mg。偶见如皮疹、发热、哮喘等过敏反应。可发生短暂性血小板计数减少，连续用药 3 ～ 6 个月，可引起骨质疏松甚至自发性骨折。有出血倾向、消化性溃疡、外伤或手术后、产后患者均禁用肝素。

2. 低分子量肝素（low nolecular weight heparin，LMWH）　是指相对分子质量低于 6500 的肝素。抗凝血和抗血栓作用强，出血的不良反应较少；生物利用度高、半衰期长。静脉注射可维持 12h，皮下注射每日 1 次即可。常用的制剂有依诺肝素、替地肝素。

3. 香豆素类　常用药物：双香豆素（dicoumarol）、华法林（warfarin，苄丙酮香豆素）和醋硝香豆素（acenocoumarol，新抗凝）。本类药物口服有效，故称口服抗凝血药。

（1）药理作用：香豆素类药物是维生素 K 的拮抗剂，能抑制凝血因子Ⅱ、Ⅶ、Ⅹ的形成，对已形成的凝血因子无作用。起效慢，维持时间长。用于防治血栓栓塞性疾病，因起效缓慢，应先与肝素合用，1 ～ 3 天起效后停用肝素。还可用于髋关节固定术、人工心脏瓣膜置换等手术后防止静脉血栓形成。

（2）用药护理：口服过量时易发生自发性出血，发生鼻黏膜出血、牙龈出血、内脏及皮肤瘀斑时，应立即停药并用维生素 K 对抗。

4. 枸橼酸钠（sodium citrate）

（1）药理作用：枸橼酸钠为体外抗凝剂，其中的枸橼酸根离子与血浆中的 Ca^{2+} 络合，使血浆中 Ca^{2+} 浓度减少，凝血过程终止。仅用于体外血液保存，一般每 100ml 全血中加入 2.5% 的枸橼酸钠 10ml，可防止血液凝固。

（2）用药护理：输血速度过快或输血量太大（>1000ml），机体不能及时氧化枸橼酸根离子，引起血液中 Ca^{2+} 浓度降低，导致手足抽搐、心功能不全、血压降低等。新生儿及幼儿输血更易发生，应注意观察和护理。

考点提示

枸橼酸钠用药的护理。

（二）抗血栓药

抗血栓药是指可以防止血栓形成或者对已经形成的血栓有溶解作用，临床上用于血栓栓塞性疾病治疗的一类药物。分为抗凝血药、抗血小板药和溶栓药 3 类。

1. 抗凝血药　常用药物有肝素、香豆素类药物等。

2. 抗血小板药　又称血小板抑制剂，是指通过抑制血小板的黏附、聚集及释放等功能，阻止血栓形成的药物。

（1）双嘧达莫（dipyridamole）：又称潘生丁（persantin），通过抑制磷酸二酯酶活性，

重点·考点·笔记

减少 cAMP 的降解，提高血小板内 cAMP 含量。一般与口服抗凝血药香豆素类合用，用于血栓栓塞性疾病及人工瓣膜置换术后，防止血小板血栓形成。

（2）噻氯匹定（ticlopidine）：又名氯苄噻啶，为强效的抗血小板药，能抑制 ADP 介导的血小板活化，阻止血小板与纤维蛋白原的结合，抑制血小板的聚集。用于预防急性心肌梗死等血栓栓塞性疾病。

（3）氯吡格雷（clopidogrel） 为 ADP 受体的拮抗剂，可阻止由 ADP 所诱导的血小板聚集，抑制血栓形成。用于心肌梗死、脑血栓形成等。

3. 溶栓药 又称纤维蛋白溶解药，是一类能使纤溶酶原转变为纤溶酶，加速纤维蛋白溶解，对已形成的血栓有溶解作用的药物。

知识链接

急性脑梗死（acute cerebral infarction，ACI）的形成，与脑部供血动脉粥样硬化或血栓所致管腔狭窄、异物进入血液循环导致脑动脉闭塞等病理变化有关。脑部缺血缺氧改变会影响脑组织新陈代谢的进行，脑部或颈部动脉血流灌注骤降，导致脑细胞缺血缺氧发生组织坏死。ACI 患者脑部病理性变化的进展速度较快，如未及时有效治疗可能扩大患者动脉管腔闭塞范围，诱发不可逆的脑细胞死亡。溶栓属于目前临床较常用的 ACI 治疗方法。静脉溶栓治疗操作简便、创伤性较低，主要通过静脉滴注或推注的方式将溶栓药物注入病灶溶解血栓，促进狭窄或闭塞血管再通，恢复缺血脑组织血流灌注，起到阻止或减轻脑部神经元细胞损伤的效果。

（1）链激酶（streptokinase，SK）：为天然的第一代溶栓药。间接激活纤溶酶原转变为纤溶酶，水解已经形成的纤维蛋白，血栓溶解，但对形成已久已机化的血栓无效。主要用于血栓栓塞性疾病，如急性心肌梗死、脑梗死、肺梗死、透析通道栓塞、人工瓣膜栓塞等。血栓形成 6 小时内用药疗效最佳。过量可引起出血，少数人可出现过敏反应，表现为荨麻疹、皮疹、药热等。

（2）尿激酶（urokinase，UK）：自健康人的新鲜尿液中提取的一种糖蛋白，能直接激活纤溶酶原变成纤溶酶，产生溶栓作用。临床应用与链激酶相同，但无抗原性，不引起过敏反应。

（3）组织型纤溶酶原激活剂（tissue-type plasminogen activator，t-PA）：为第二代溶栓药，该药能选择性激活与纤维蛋白结合的纤溶酶原，产生溶栓作用，对循环血液中的纤溶酶原激活作用弱，一般不引起出血并发症。主要用于治疗肺栓塞和急性心肌梗死，不良反应较少。

三、血容量扩充药

机体大失血或大面积烧伤可引起血容量降低甚至休克，补充血容量是治疗的关键。除输血和血浆外，使用人工合成的血容量扩充药提高血浆胶体渗透压，也是非常重要的治疗方法，常用的药物有右旋糖酐（dextran）。右旋糖酐是葡萄糖的聚合物，临床常用的有中分子右旋糖酐（右旋糖酐 70）、低分子右旋糖酐（右旋糖酐 40）和小分子右旋糖酐（右旋糖酐 10）。

（1）药理作用

1）扩充血容量：通过提高血浆胶体渗透压，扩充血容量，维持血压。作用强度和维持时间依中、低、小分子量而逐渐降低和缩短。可用于大失血、创伤和烧伤大量液体丢失引起的低容量性休克。

2）抗凝作用：低分子右旋糖酐和小分子右旋糖酐能抑制血小板黏附和聚集，防止血栓形成。可用于防治心绞痛、心肌梗死和脑血栓、血栓闭塞性脉管炎和视网膜动、静脉血栓形成等。

3）利尿作用：本药经肾代谢，有渗透性利尿作用，小分子右旋糖酐利尿作用强，中分子右旋糖酐无利尿作用。临床用于防治急性肾衰竭。

（2）用药护理：偶见过敏反应，极少数患者可出现过敏性休克。首次用药前应皮试，阴性者可用。首次滴注开始缓慢，严密观察 5 ～ 10 分钟，若出现过敏症状，立即停药，及时处理。用量过大可致凝血障碍，引起出血。

第六节　急诊、重症患者抢救用药及护理

导入情景

张奶奶，68 岁。以“心前区不适伴气促 3 小时”为主诉急诊入院。入院时神志清，自诉胃部疼痛。做完床旁心电图突发意识丧失，心跳呼吸骤停。心电图示：急性下壁心肌梗死，偶发室性期前收缩。

请思考

1. 如何进行心肺脑复苏的抢救？
2. 患者抢救常用药物有哪些？

PPT・急症、重症患者抢救用药及护理

知识链接

血管活性药包括血管收缩药和血管扩张药，其通过调节血管舒缩状态，改变血管功能，改善微循环血流灌注，在重症患者的救治过程中发挥着重要作用。同时血管活性药在临床应用中对医护人员的要求也非常高，要做到精确、安全、有效的用药，使患者生命体征维持在需要水平。常用的血管活性药主要有肾上腺素、去甲肾上腺素、多巴胺、异丙肾上腺素、硝普钠、硝酸甘油等。

一、肾上腺受体激动药

考点提示：肾上腺素临床应用。

1. 肾上腺素（adrenaline，AD）　静脉给药立即起效，仅维持数分钟即被代谢，用于急症治疗。

（1）药理作用：肾上腺素通过激动 α 受体和 β 受体发挥药理作用。肾上腺素通过激动心肌、窦房结和传导系统的 β_1 受体，增强心肌收缩力、加速心率和加快传导，使心排血量增加。但当患者处于心肌缺血、缺氧及心力衰竭时，或剂量过大或静脉注射速度过快时，会提高患者心肌代谢率及耗氧量，可能使病情加重或引起快速性心律失常，甚至导致心室颤动。

（2）临床应用

1）心搏骤停：肾上腺素用于抢救因溺水、麻醉意外、药物中毒、急性传染病和心脏传导阻滞等原因引起的心搏骤停。

2）过敏性休克：肾上腺素是抢救过敏性休克的首选药物。肾上腺素具有兴奋心脏、收缩血管、舒张支气管、抑制过敏性物质释放和减轻支气管黏膜水肿等作用，可迅速缓解过敏

性休克所致的循环衰竭和呼吸衰竭。常采用皮下注射或肌内注射。

(3) 不良反应及用药护理

1) 治疗剂量时不良反应为心悸、烦躁、头痛和血压升高等，停药后可缓解。大剂量使用或皮下、肌内注射时误入血管，或静脉注射速度过快，可引起搏动性头痛、心律失常和血压骤升，有发生脑出血的危险，使用时严格掌握剂量和注射方法。

2) 高血压、脑动脉硬化、器质性心脏病、甲状腺功能亢进和糖尿病等患者禁用。老年患者、妊娠期妇女慎用。

3) 本药不宜与氧化物、碱性药物合用，以免失效。与日光或空气接触易变质，应注意避光保存。

2. 多巴胺（dopamine，DA） 一般采用静脉滴注给药。

(1) 药理作用

1) 兴奋心脏：多巴胺能激动心脏 β_1 受体，使心肌收缩力增强、心排血量增加。

2) 对血压的影响：治疗量时，多巴胺在兴奋心脏和舒缩血管共同作用下，收缩压升高，脉压加大，但对舒张压无明显影响；大剂量时因血管 α 受体的兴奋作用占优势，血管收缩，外周阻力增大，收缩压与舒张压均升高。

3) 改善肾功能：治疗量多巴胺激动肾血管 D_1 受体，使肾血管舒张，肾血流量和肾小球滤过率增加。多巴胺还具有排钠利尿的功能，有助于改善肾功能。大剂量多巴胺对肾血管表现为收缩作用，会减少肾血流量，加重肾衰竭。

(2) 临床应用：应用于各种休克，对伴有心肌收缩力减弱及尿量减少而血容量不足的休克患者疗效好。与利尿药合用，通过舒张肾血管，增加尿量，改善肾功能，可用于治疗急性肾衰竭。

(3) 不良反应及用药护理：偶见恶心、呕吐。大剂量或静脉滴注过快可出现心律失常和肾血管收缩导致肾功能下降，一旦发生，应减慢滴速或停药。未纠正的快速性心律失常或心室纤颤患者禁用。妊娠期妇女慎用。静脉滴注时应注意观察局部有无外渗现象，以免局部组织坏死。

3. 去甲肾上腺素（noradrenaline，NA） 一般采用静脉滴注给药，作用维持时间短暂，停止静脉给药后 1 ～ 2 分钟作用消失，代谢产物经肾排泄。

(1) 药理作用

1) 舒缩血管：去甲肾上腺素能激动血管平滑肌 α_1 受体，使血管收缩。

2) 兴奋心脏：去甲肾上腺素对心肌 β_1 受体有较弱激动作用，可使心肌收缩力增强，心率加快，传导加速。但整体情况下，因为血压升高引起降压反射，导致迷走神经兴奋，心率减慢。且该作用胜过去甲肾上腺素直接兴奋心脏引起的心率加快，故心率减慢。

3) 升高血压：小剂量静脉滴注可兴奋心脏，使收缩压升高，但血管收缩不剧烈，舒张压升高不明显，脉压加大；大剂量静脉滴注时血管强烈收缩，收缩压与舒张压均升高，脉压减小。

(2) 临床应用

1) 休克和低血压：临床用于神经源性休克早期、过敏性休克、应用血管扩张药无效的感染性休克及药物中毒引起的低血压等，切忌大剂量或长时间应用，否则会因血管剧烈收缩而加重微循环障碍。

2) 上消化道出血：去甲肾上腺素 1 ～ 3mg，用生理盐水适当稀释后口服，可收缩食管或胃黏膜血管，产生止血作用。

（3）不良反应及用药护理

1）局部组织缺血坏死：静脉滴注时间过长、浓度过高或药液外渗，使局部血管剧烈收缩，组织缺血坏死。如发现注射部位苍白、发凉、肿胀，应立即停止注射或更换注射部位，局部热敷，并用普鲁卡因或 α 受体阻断药（如酚妥拉明）局部浸润注射以扩张局部血管。

2）急性肾衰竭：静脉滴注时间过长或剂量过大，可使肾血管剧烈收缩，肾血流量急剧减少，出现少尿、无尿和肾实质损伤。用药期间要严密监测尿量、血压、末梢循环情况，尿量至少保持每小时 25ml 以上。

3）高血压、动脉硬化症、器质性心脏病及少尿、无尿、严重微循环障碍患者禁用。妊娠期妇女慎用。

4. 间羟胺（metaraminol，阿拉明） 间羟胺主要激动 α 受体，对 β_1 受体作用较弱。与去甲肾上腺素比较，其收缩血管、升高血压的作用较弱而持久，对肾血管收缩作用较弱，不易引起急性肾衰竭；对心率影响不明显，易引起心律失常。本药可静脉滴注，也可肌内注射。用于各种休克早期或低血压。

5. 异丙肾上腺素（isoprenaline，喘息定） 异丙肾上腺素为人工合成品，口服无效，气雾吸入或舌下给药吸收较快，亦可静脉滴注。

（1）药理作用

1）兴奋心脏：激动心脏 β_1 受体，增强心肌收缩、加快心率、加速房室传导，增加心排血量。大剂量应用可引起心律失常，较少发生心室纤颤。

2）舒张血管：通过激动 β_2 受体而舒张血管，尤其是骨骼肌血管及冠状动脉血管，总外周阻力降低。

3）对血压的影响：因心脏的兴奋与血管的舒张，收缩压轻度升高而舒张压略下降，脉压增大。

4）扩张支气管：可激动支气管平滑肌上 β_2 受体，支气管扩张。

5）促进代谢：可使血糖升高，游离脂肪酸增加，能量代谢增加。

（2）临床应用：用于抢救各种原因引起的心搏骤停，使心脏恢复跳动；舌下给药或静脉滴注，可明显改善房室传导阻滞程度；气雾吸入或舌下给药，可迅速控制支气管哮喘急性发作，疗效快而强。

（3）不良反应及用药护理

1）常见的不良反应有心悸、头痛等，过量可致心律失常甚至心室纤颤。气雾吸入时，严格掌握剂量，以防发生心律失常；长期用药者注意观察耐受性。

2）心绞痛、心肌梗死、甲状腺功能亢进、嗜铬细胞瘤患者禁用。妊娠期妇女慎用。

6. 多巴酚丁胺（dobutamine） 一般静脉滴注给药。主要选择性激动 β_1 受体。临床主要用于治疗心肌梗死并发心力衰竭，治疗量可明显增加心排血量，改善心功能。因其可加速房室传导，梗阻性肥厚型心肌病患者禁用。心房颤动患者禁用。

二、M 受体阻断药

1. 阿托品（atropine）

（1）药理作用和临床急症应用

1）松弛内脏平滑肌：阿托品能阻断内脏平滑肌上的 M 受体，松弛多种内脏平滑肌，对处于过度活动或痉挛状态的平滑肌作用尤为明显。其中对胃肠平滑肌松弛作用最强，表现为降低其蠕动收缩的幅度和频率；对膀胱逼尿肌作用次之，对输尿管、胆管和支气管平滑肌松弛作用较弱，对子宫平滑肌影响很小。临床常用于缓解内脏绞痛，对胃肠绞痛及膀胱刺激征等疗效较好；对胆绞痛、肾绞痛单用阿托品疗效较差，常与镇痛药如吗啡或哌替啶合用。

2）对心血管作用：较大剂量的阿托品能阻断窦房结的 M_2 受体，解除迷走神经对心脏的抑制使心率加快，传导加速；较大剂量阿托品可引起血管扩张，解除小血管痉挛，增加血管的灌流量，改善微循环；较大剂量可轻度兴奋延髓和大脑，中枢兴奋作用明显加强。临床用于迷走神经过度兴奋所致的窦性心动过缓、传导阻滞等缓慢性心律失常。对于休克患者，在补足血容量的基础上，大剂量阿托品可用于抢救严重感染所致的休克。对于休克伴有高热或心率过快者，一般不宜使用。由于阿托品副作用较多，目前多用山莨菪碱取代。

3）解救有机磷酸酯类中毒：阿托品可迅速有效地缓解有机磷酸酯类中毒的 M 样症状，是特异性解毒药。

（2）不良反应

1）副作用：治疗量的阿托品常表现出口干、视近物模糊、畏光、心悸、皮肤干燥潮红、排尿困难和体温升高等不良反应。停药后可自行消失，无需特殊处理。

2）中毒反应：过量中毒时除上述外周症状加重外，还可出现中枢中毒症状如焦虑、失眠不安、幻觉、谵妄、躁狂甚至惊厥等以兴奋为主的症状；严重中毒者可由兴奋转入抑制，出现昏迷、呼吸麻痹而死亡。

（3）用药护理

1）及时提醒患者，用药前排便排尿，用药后多食含纤维素的食物，以减少尿潴留及便秘的发生。

2）使用较大剂量阿托品时应注意观察心率、皮肤及体温等变化，如心率高于 100 次 / 分，体温高于 38℃的患者，不宜使用。

3）用药期间，如出现呼吸加快、瞳孔散大、中枢兴奋症状及猩红热样皮疹，多提示阿托品中毒，应立即报告医生，以便及时处理。阿托品中毒时的外周症状可用毛果芸香碱或新斯的明对抗；中枢兴奋症状可用地西泮对抗。

4）青光眼、前列腺增生、幽门梗阻患者禁用。老年人、妊娠期、哺乳期妇女慎用。

2. 山莨菪碱（anisodamine） 天然品称 654-1，人工合成品为称 654-2。口服给药吸收差，多肌内注射给药。山莨菪碱具有与阿托品相似的药理作用，但较其弱。对胃肠平滑肌、血管平滑肌的解痉作用选择性高，强度与阿托品相似或略低。临床上替代阿托品用于感染性休克和内脏绞痛的治疗。禁忌证同阿托品。

三、抗惊厥药

惊厥是由疾病或药物等多种原因引起的中枢神经过度兴奋，导致全身骨骼肌不自主地强烈收缩。

1. 地西泮（diazepam，安定） 为长效镇静催眠药。口服吸收迅速而完全，肌内注射吸收慢而不规则。

（1）药理作用和临床应用

1）镇静催眠：剂量稍大，可产生镇静催眠作用。是目前临床最常用的镇静催眠药。本类药物还可以用于麻醉前给药，能缓和患者对手术的恐惧情绪，减少麻醉药用量并增加安全性，使患者术后对手术中的不良刺激不复记忆。

2）抗惊厥、抗癫痫：临床用于辅助治疗破伤风、子痫、小儿高热惊厥和药物中毒性惊厥。静脉注射地西泮是目前治疗癫痫持续状态的首选药。

3）中枢性肌肉松弛：大剂量有较强的肌肉松弛作用，临床用于缓解中枢神经病变（如脊髓损伤、脑血管意外）引起的中枢性肌肉强直和腰肌劳损及内镜检查等所致的肌肉痉挛。

（2）不良反应：治疗量连续服药后次晨可出现头晕、困倦、精神不振等症状。大剂量可导致共济失调；剂量过大或静脉注射过快对呼吸、心血管有抑制作用；长期服用可产生耐受性和依赖性，突然停药可出现反跳现象和戒断症状（如失眠、焦虑、激动、震颤等）。

（3）用药护理：用药期间注意观察心血管系统反应，出现急性中毒应尽快排出毒物、阻止吸收并使用氟马西尼解救。一般小剂量短期给药和间断给药，若用药超过 2 周应逐渐减量停药。驾驶员或高空作业者应慎用；老年人、小儿慎用，青光眼、重症肌无力、妊娠期和哺乳期妇女禁用。

2. 苯巴比妥（phenobarbital）

（1）药理作用与临床应用：巴比妥类对中枢神经系统有普遍抑制作用。剂量由小到大相继出现镇静催眠、抗惊厥、抗癫痫、麻醉等作用。苯巴比妥主要用于抗惊厥、抗癫痫。对多种原因（破伤风、脑炎、子痫、中枢兴奋药过量等）引起的惊厥也有较好的疗效。

（2）不良反应及用药护理：服药次晨可出现头晕、困倦、嗜睡、精神萎靡及定向障碍等后遗效应。长期使用可产生耐受性和依赖性，小剂量短程给药或间歇给药可避免。若连续用药超过 2 周，应考虑逐渐减量停药，以免发生戒断症状。大剂量用药或静脉注射过量、过速，可引起急性中毒，表现为昏迷、呼吸抑制、血压下降和反射消失，其中呼吸抑制是致死的主要原因。中毒后采用支持疗法以维持呼吸、循环功能，同时应以生理盐水或高锰酸钾溶液洗胃，用硫酸钠（禁用硫酸镁）导泻，并用碳酸氢钠等弱碱性药物碱化血液、尿液以加速药物排出。偶见皮疹、血管神经性水肿等过敏反应；严重肺功能不全、支气管哮喘、颅脑损伤所致的呼吸障碍及过敏体质者禁用。肝、肾功能不全者慎用。

3. 硫酸镁（magnesium sulfate）

（1）药理作用和临床应用：25% 硫酸镁注射给药可产生强大的骨骼肌松弛和中枢抑制作用；直接松弛血管平滑肌呈现快而强的降压作用。临床用于多种原因（子痫、破伤风）引起的惊厥和高血压危象、高血压脑病、妊娠高血压综合征的治疗。

（2）不良反应及用药护理：硫酸镁安全范围小，注射给药过快或过量可引起急性中毒，表现为中枢抑制、血压骤降、呼吸抑制等。腱反射消失是呼吸停止的先兆，出现急性中毒应立即缓慢静脉注射钙盐（葡萄糖酸钙、氯化钙）抢救。

四、兴奋呼吸中枢的药物

尼可刹米、洛贝林，药理作用和用药护理见本章第四节。

五、循环系统急救药物

抗心律失常药物利多卡因、胺碘酮、普罗帕酮；抗心绞痛药物硝酸甘油；抗心力衰竭药物呋塞米、去乙酰毛花苷；抗高血压药物硝普钠，药理作用和用药护理见本章第二节。

六、作用于血液系统的急救药物

促凝血药氨甲环酸、酚磺乙胺、维生素 K_1、垂体后叶素；抗凝血药肝素，药理作用和用药护理见本章第五节。

七、脱水利尿药

1. 20% 甘露醇注射液　药理作用和用药护理见本章第四节。

2. 50% 葡萄糖（glucose）　50% 葡萄糖高渗溶液兼有脱水及高渗透性利尿作用，可自血管弥散进入组织中，易被代谢，作用弱而不持久。多与甘露醇交替应用，治疗脑水肿，适应

重点·考点·笔记

证及注意事项同甘露醇。近年来研究发现，在脑供血障碍情况下，应用高渗葡萄糖降低颅内压，易引起乳酸增加，加重脑组织损伤，且停药后颅内压“反跳”明显，可能加剧病情，故目前已较少应用。

考点提示

纳洛酮用药护理。

八、其他药物

1. 氨茶碱　平喘药，药理作用和用药护理见本章第一节。

2. 纳洛酮（naloxone）　是阿片受体完全阻断药，常注射给药。能快速解除吗啡中毒所致的呼吸抑制、颅内压升高、血压下降，使昏迷患者迅速复苏。临床用于治疗阿片类镇痛药的急性中毒，解除阿片类药物麻醉的术后呼吸抑制及其他中枢抑制症状。也适用于各种原因引起的休克、脑卒中、乙醇中毒，对脑及脊髓创伤亦有很好疗效。

3. 异丙嗪（promethazine）

（1）药理作用和临床应用：H_1 受体阻断药，可通过血脑屏障，产生中枢抑制作用，表现为镇静、嗜睡、乏力等。H_1 受体阻断药大多具有抗胆碱作用，防晕和止吐效果较好。以组胺释放为主的超敏反应性疾病可作为首选药；对昆虫咬伤、药疹、接触性皮炎引起的瘙痒等也有一定的疗效；对输血、输液引起的过敏反应也有一定的防治作用；异丙嗪对晕车、晕船、妊娠及放射性呕吐均有良好的止吐效果。异丙嗪与氯丙嗪、哌替啶组成冬眠合剂用于人工冬眠。

（2）不良反应及用药护理：常见头晕、嗜睡、乏力等中枢抑制症状，驾驶员或高空作业者工作期间不宜使用；可引起恶心、呕吐、口干、便秘或腹泻、食欲下降等胃肠反应，餐后服用可减轻。偶见粒细胞减少和溶血性贫血。

4. 甲氧氯普胺（metoclopramide）　促胃肠动力药，药理作用和用药护理见本章第三节。

5. 地塞米松　糖皮质激素，主要作用是抗炎、免疫抑制及抗过敏作用、抗毒素、抗休克。临床主要用于严重感染、治疗炎症和抗休克。长期应用过量糖皮质激素导致物质代谢和水盐代谢紊乱引起类肾上腺皮质功能亢进，表现为满月脸、水牛背、向心性肥胖、皮肤变薄水肿、多毛、痤疮、低钾血症、高血压、高血脂、糖尿病等，也称库欣（Cushing）综合征。糖皮质激素可降低机体的免疫功能，长期应用易诱发感染或使潜在的病灶扩散。糖皮质激素刺激胃酸、胃蛋白酶的分泌并抑制胃黏液分泌，降低肠黏膜的抵抗力，可诱发或加剧胃、十二指肠溃疡，甚至造成消化道出血或穿孔，引起骨质疏松、肌肉萎缩、伤口愈合迟缓等。用药过程中注意观察患者有无不良反应的发生，必须按医嘱服药，不可擅自增减剂量、变更服药次数和时间或停止服药。

6. 5% 碳酸氢钠注射液　静脉滴注，临床应用于重度代谢性酸中毒、碱化尿液、治疗胃酸过多等。静脉滴注对某些药物中毒有非特异性的治疗作用，如巴比妥类、水杨酸类药物及甲醇等中毒。但碳酸氢钠注射液禁用于吞食强酸中毒时的洗胃，因碳酸氢钠注射液与强酸反应产生大量二氧化碳，导致急性胃扩张甚至胃破裂。短时间大量静脉输注可致严重碱中毒、低钾血症、低钙血症。

7. 10% 氯化钾注射液　临床主要用于防治低钾血症。静脉滴注浓度较高，速度较快或静脉较细时，易刺激静脉内膜引起疼痛；滴注速度较快或原有肾功能损害时，应注意发生高钾血症。一旦出现高钾血症，应紧急处理。

8. 羟乙基淀粉氯化钠注射液　为无色或微黄色稍带黏性的澄明液体，显轻微的乳光。本品静脉滴注后，较长时间停留于血液中，提高血浆渗透压，使组织液回流增多，迅速增加血容量，稀释血液，并增加细胞膜负电荷，使已聚集的细胞解聚，降低全身血黏度，改善微循环。临床应用于低血容量性休克、血栓闭塞性疾患。偶可发生输液反应。少数患者出现荨麻疹、瘙痒；一次用量不能过大，以免发生自发性出血；大量输入可致钾排泄增多，应适当补钾；有出血倾向和心力衰竭者慎用。

9. 碘解磷定（pralidoxime iodide）　阿托品是抢救有机磷酸酯类中毒的特异性解毒药，中度和重度中毒的患者，还必须合用胆碱酯酶复活药。胆碱酯酶复活药碘解磷定可迅速缓解骨骼肌震颤等 N 样症状。水溶性小且不稳定，久置可释放出碘。不能肌内注射，只能静脉给药。

知识链接

胰岛素是一种酸性蛋白质，口服易被消化酶破坏，必须注射给药。短效胰岛素可用于静脉注射（限急救时用）。为延长胰岛素的作用时间，用碱性蛋白质与之结合可制成中效及长效制剂，经皮下注射后，在注射部位发生沉淀，再缓慢释放、被吸收。所有中、长效制剂均为混悬剂，不可静脉注射。

考点提示

胰岛素临床应用及用药护理。

10. 胰岛素（insulin）

（1）药理作用

1）对代谢的影响：胰岛素可增加葡萄糖的转运，加速葡萄糖的氧化和酵解，促进糖原的合成和储存，抑制糖原分解和异生而降低血糖；增加脂肪酸的转运、促进脂肪合成并抑制其分解，减少游离脂肪酸和酮体的生成；增加氨基酸的转运和蛋白质的合成，同时抑制蛋白质的分解。

2）促进钾离子转移：胰岛素与葡萄糖同用，可促使钾从细胞外液进入组织细胞内，从而纠正高钾血症和细胞内缺钾。

（2）临床应用

1）糖尿病：1 型糖尿病必须使用胰岛素治疗才能控制高血糖；2 型糖尿病当口服降糖药无效或出现口服药物使用的禁忌证时，使用胰岛素控制高血糖，减少糖尿病急、慢性并发症发生的危险；酮症酸中毒、非酮症高渗性昏迷和乳酸酸中毒等急救时应选用短效胰岛素静脉滴注；合并消耗性疾病、重度感染、高热、创伤、妊娠及手术的各型糖尿病患者。

2）纠正细胞内缺钾：用普通胰岛素 10U 和 10% 氯化钾 10ml 加入 10% 葡萄糖溶液 500ml 中组成极化液静脉滴注，能使心肌细胞恢复细胞膜的极化状态，对保护缺血损伤的心肌、防止心肌梗死并发心律失常有一定作用。

（3）不良反应及用药护理

1）低血糖症：为胰岛素过量所致，出现饥饿感、出汗、心率加快、震颤等症状，严重者引起昏迷、惊厥及休克，甚至脑损伤及死亡。胰岛素制剂有多种规格，应正确使用。发生低血糖应紧急处理，及早摄食糖果、饼干或糖水以缓解，较重者应立即静脉注射 50% 葡萄糖溶液 40ml 以上，避免产生不可恢复的脑损害。建议患者随身携带“急救告示卡”，并随身携带含糖食物以备自救。

2）过敏反应：患者偶有注射部位红肿、瘙痒现象，通常在几日或几周内消失，如有局部反应发生，应立即告知医生。偶可引起全身过敏反应，出现全身皮疹、呼吸短促、气喘、血压下降、脉搏加快、多汗，严重者可危及生命。

3）局部反应：注射部位可有皮肤发红、皮下结节和皮下脂肪萎缩等局部反应，要经常更换注射部位。

4）胰岛素抵抗：急性抵抗常由应激状况（如手术、感染、创伤、情绪激动等）引起，短时间内增加胰岛素的用量，消除诱因后可恢复治疗量。慢性抵抗原因复杂，可能与胰岛素抗体产生、胰岛素受体数目减少有关，可换用高纯度胰岛素或人胰岛素制剂，并适当调整用药量。

（高东霞　郝巧容　方　伟　刘博文）

课后练习

护考直通

1. 患者，男，71岁。吸烟史40余年，20年前开始反复发作性咳嗽、咳痰，伴喘息。近年来咳嗽、喘息症状逐年加重。诊断：支气管哮喘。患者可选择的平喘药不包括（　　）

A. 福莫特罗　　B. 倍氯米松　　C. 氨茶碱　　D. 异丙托溴铵　　E. 可待因

2. 关于氨茶碱的论述**错误**的是（　　）

A. 有强心、利尿作用　　B. 安全范围大　　C. 有胃肠道刺激

D. 有中枢兴奋作用　　E. 宜稀释后缓慢注射给药

3. 患者，男，56岁。抗消化性溃疡药治疗中，引起舌及大便黑染所用的药物可能是（　　）

A. 氢氧化铝　　B. 硫酸铝　　C. 雷尼替丁　　D. 枸橼酸铋钾　　E. 甲硝唑

4. 患者，男，52岁。有2型糖尿病史9年，高血压病史18年。体检时测得空腹血糖7.6mmol/L，血压164/105mmHg，心率91次/分，心脏超声显示左心室肥厚。最适合患者的抗高血压药物是（　　）

A. 卡托普利　　B. 氢氯噻嗪　　C. 硝苯地平　　D. 硝普钠　　E. 普萘洛尔

5. 下列哪项**不是**长期使用ACEI类药物引起的（　　）

A. 刺激性干咳　　B. 血钾升高　　C. 血管神经性水肿

D. 血钾降低　　E. 对胎儿有损害，妊娠期妇女禁用

6. 患者，男，50岁。患原发性高血压病5年。近半个月来间断发生胸骨后或心前区疼痛，持续3～5分钟，休息后可缓解。入院检查确诊为心绞痛。责任护士指导患者使用硝酸甘油，以下**不正确**的是（　　）

A. 首次应卧位或坐位服药，以防发生直立性低血压

B. 该药应舌下含服，不可吞服或嚼服

C. 该药可扩张外周血管，减轻心脏负荷

D. 常见不良反应有头面部皮肤潮红、搏动性头痛等

E. 出现不良反应需立即停药

7. 患者，女，55岁。因肝硬化门静脉高压、呕血、黑便入院。下述药物中，可用于该患者止血的是（　　）

A. 异丙肾上腺素　　B. 间羟胺　　C. 肾上腺素

D. 多巴胺　　E. 去甲肾上腺素

8. 患者，男，38岁。1小时前口服过量苯巴比妥钠，家人急送入院。患者呈昏迷状态，护士迅速给予洗胃等支持治疗。洗胃和导泻应选用的药物是（　　）

A. 碳酸氢钠溶液和硫酸镁　　B. 生理盐水和硫酸镁　　C. 葡萄糖和硫酸钠

D. 葡萄糖和硫酸镁　　E. 生理盐水和硫酸钠

9. 患者，男，60岁。糖尿病病史15年。胰岛素治疗期间突然出现心悸、饥饿、出汗，随即意识不清。首要的措施为（　　）

A. 加大胰岛素剂量　　B. 加用格列本脲　　C. 静脉注射50%葡萄糖溶液

D. 静脉滴注碳酸氢钠溶液　　E. 应用呼吸兴奋剂

参考答案与解析

中英文名称对照索引

（刘博文）

参考文献

[1] 王惠珍 . 急危重症护理学 . 3 版 . 北京 : 人民卫生出版社 , 2017.
[2] 胡爱招 . 急危重症护理 . 4 版 . 北京 : 人民卫生出版社 , 2018.
[3] 费素定 . 基本急救技术 . 杭州 : 浙江大学出版社 , 2020.
[4] 李乐之 , 路潜 . 外科护理学 . 6 版 . 北京 : 人民卫生出版社 , 2017.
[5] 熊云新 , 叶国英 . 外科护理学 . 4 版 . 北京 : 人民卫生出版社 , 2018.
[6] 张波 , 桂莉 . 急危重症护理学 . 4 版 . 北京 : 人民卫生出版社 , 2017.
[7] 狄树亭 , 万紫旭 . 急危重症护理 . 2 版 . 北京 : 人民卫生出版社 , 2020.
[8] 周俊杰 , 谢红英 . 急危重症护理 . 北京 : 人民卫生出版社 , 2017.
[9] 熊彦 , 魏志明 . 急危重症护理 . 2 版 . 北京 : 人民卫生出版社 , 2020.
[10] 吕静 , 卢根娣 . 急救护理学 . 4 版 . 北京 : 中国中医药出版社 . 2021.
[11] 罗先武 , 王冉 . 2022 全国护士执业资格证考试轻松过 . 北京 : 人民卫生出版社 , 2021.
[12] 张荣 , 李钟锋 . 急危重症护理 . 北京 : 中国医药科技出版社 , 2019.
[13] 冒山林 , 曹隽 . 止血带的急诊应用专家共识 . 感染、炎症、修复 . 2020, 21(2):67-74.
[14] 心肺复苏与创伤救护 / 中国红十字会总会编著 . 北京 : 人民卫生出版社 , 2015.
[15] 熊云新 , 叶国英 . 外科护理学 . 4 版 . 北京 : 人民卫生出版社 , 2022.
[16] 费素定 , 黄金银 . 急重症护理 . 3 版 . 北京 : 高等教育出版社 , 2018.
[17] 中国红十字会总会 . 救护师资教程 (三) 常见急症与避险逃生 . 4 版 . 北京 : 人民卫生出版社 , 2021.
[18] 中国红十字会总会 . 救护师资教程 (一) 救护概论与教学法 . 4 版 . 北京 : 人民卫生出版社 , 2021.
[19] 胡爱招 , 王明弘 . 急危重症护理学 .4 版 . 北京 : 人民卫生出版社 , 2019.
[20] 孙志强 . 急危重症护理 (数字案例版). 湖北 : 华中科技大学出版社 , 2020.
[21] 费素定 , 吴忠勤 , 周一峰 . 急危重症护理 (数字案例版). 湖北 : 华中科技大学出版社 , 2020.
[22] 罗先武 . 2020 全国护士职业资格证考试轻松过 . 北京 : 人民卫生出版社 , 2019.
[23] 胡爱招 , 王明弘 . 急危重症护理学 . 4 版 . 北京 : 人民卫生出版社 , 2021.
[24] 乔萍 , 狄树亭 , 储媛媛 . 急危重症护理 . 北京 : 中国科学技术出版社 , 2018.
[25] 沈洪 , 刘中民 . 急诊与灾难医学 . 3 版 . 北京 : 人民卫生出版社 , 2018.
[26] 马瑜红 , 叶宝华 . 药理学 . 2 版 . 北京 : 科学出版社 , 2018.
[27] 郭茂华 , 王辉 . 急救护理学 . 北京 : 人民卫生出版社 , 2019.
[28] 黄蓉双 , 张凌 , 付平 . 精准连续性肾脏替代治疗——2017 急性透析质量倡议指南解读 . 华西医学 , 2018, 33(7):831-834.
[29] 中华医学会重症医学分会 . 机械通气临床应用指南 (2006). 中国危重病急救医学 , 2007, 19(2): 65-72.
[30] 尤黎明 , 吴瑛 . 内科护理学 . 6 版 , 北京 : 人民卫生出版社 , 2018.
[31] 李小寒 , 尚少梅 . 基础护理学 . 6 版 . 北京 : 人民卫生出版社 , 2017.
[32] 沈宏 , 刘中民 . 急诊与灾难医学 . 3 版 . 北京 : 人民卫生出版社 , 2018.
[33] Leanne Aitken, Andrea Marshall, Wendy Chaboyer. ACCCN 重症护理 . 3 版 . 北京 : 人民卫生出版社 , 2019.
[34] 张文武 . 急诊内科学 . 4 版 . 北京 : 人民卫生出版社 , 2017.
[35] Jean-Louis Vincent,Edward Abraham Frederick A. Moore. 重症医学 . 7 版 . 北京 : 人民卫生出版社 , 2021.
[39] 美国心脏会心肺复苏与心血管急救指南解读—成人基础 / 高级生命支持 , 华西医学 , 2020, 35(11):1311-1323.
[40] 石丽 , 李庆印 . 冠状动脉旁路移植术后置人主动脉内球囊反搏护理专家共识 . 中华护理杂志 , 2017, 52(12):1432-1439.